Informatik aktuell

Herausgeber: W. Brauer
im Auftrag der Gesellschaft für Informatik (GI)

Springer
Berlin
Heidelberg
New York
Barcelona
Hongkong
London
Mailand
Paris
Singapur
Tokio

Alexander Horsch   Thomas Lehmann (Hrsg.)

Bildverarbeitung für die Medizin 2000

Algorithmen - Systeme - Anwendungen

Proceedings des Workshops
vom 12. – 14. März 2000 in München

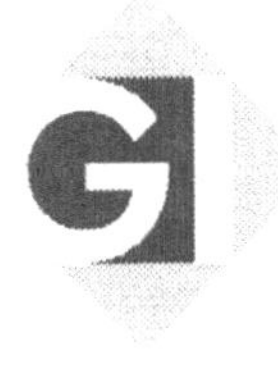

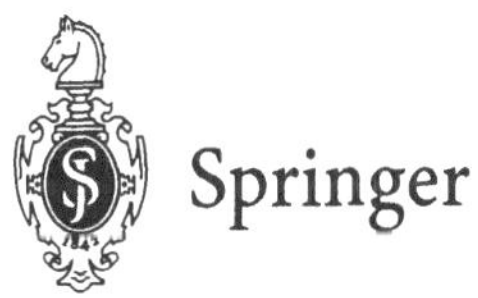
Springer

Herausgeber

Alexander Horsch
Institut für Medizinische Statistik und Epidemiologie
Technische Universität München
Klinikum rechts der Isar
Ismaninger Str. 22, 81657 München

Thomas Lehmann
Institut für Medizinische Informatik
Universitätsklinikum der RWTH Aachen
52057 Aachen

Die Deutsche Bibliothek - CIP-Einheitsafnahme

Bildverarbeitung für die Medizin 2000 : Algorithmen - Systeme -
Anwendungen ; Proceedings des Workshops vom 12. - 14. März 2000
in München / Hrsg.: Alexander Horsch ; Thomas Lehmann. - Berlin ;
Heidelberg ; New York ; Barcelona ; Hongkong ; London ; Mailand ;
Paris ; Singapur ; Tokio : Springer, 2000
  (Informatik aktuell)
  ISBN-13: 978-3-540-67123-7

CR Subject Classification (2000): H.3, I.4, I.5, J.3, C.2.4, I.2.10, I.3.3,
I.3.5, I.3.7, I.3.8, I.6.0, I.6.3

ISSN 1431-472X
ISBN-13: 978-3-540-67123-7   e-ISBN-13: 978-3-642-59757-2
DOI: 10.1007/978-3-642-59757-2

Springer-Verlag ist ein Unternehmen der Fachverlagsgruppe BertelsmannSpringer

© Springer-Verlag Berlin Heidelberg 2000

Satz: Reproduktionsfertige Vorlage vom Autor/Herausgeber

Gedruckt auf säurefreiem Papier   SPIN: 10720597   33/3142-543210

Industriepartner

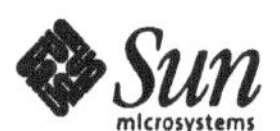
SUN
Microsystems GmbH
Brandenburger Str. 2
D-40880 Ratingen

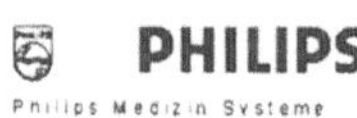
Philips Medizin Systeme
Roentgenstr. 24
D-22335 Hamburg

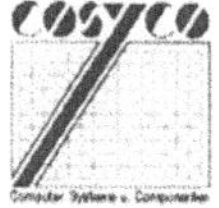
BrainLAB AG
Ammerthalstr. 8
D-85551 Heimstetten

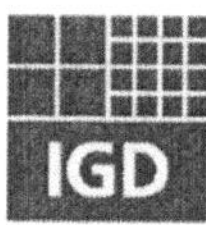
CREASO GmbH
Talhofstr. 30
D-82205 Gilching

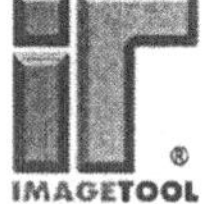
COSYCO GmbH
Westendstr. 26
D-82110 Germering

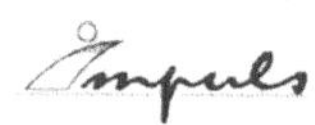
Fraunhofer-Institut für
Graphische Datenverarbeitung
Rundeturmstr. 6
D-64283 Darmstadt

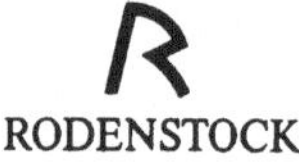
IMAGETOOL GmbH
Hanns-Braun-Str. 50
D-85375 Neufahrn

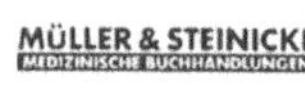
Impuls GmbH
Am Klopferspitz 19
D-82152 Martinsried

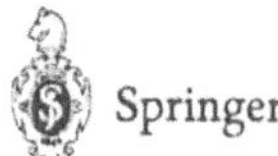
Rodenstock
Präzisionsoptik GmbH
Isartalstr. 43
D-80469 München

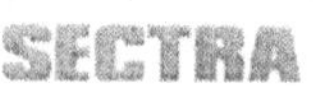
Müller & Steinicke GmbH
Medizinische Buchhandlung
Max-Weber-Platz 10
D-81675 München

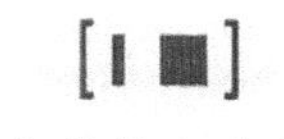
Springer-Verlag
Tiergartenstr. 17
D-69121 Heidelberg

SECTRA GmbH
Europark Fichtenhain A13a
D-47807 Krefeld

Vorwort

Bildgebende Verfahren spielen eine zentrale Rolle in der modernen Medizin. Seit der Entdeckung der Röntgenstrahlen vor einhundert Jahren fand eine rasante Entwicklung statt: Erste nuklearmedizinische Bildgebung und Ultraschall in den 50er Jahren; Echtzeitultraschall in den 60er Jahren, Computertomographie in den 70er Jahren, Digitale Radiographie, Doppler-Ultraschall, Kernspintomographie, Positronenemissionstomographie und Videoendoskopie in den 80er Jahren, funktionelle 3D-Bildgebung in den 90er Jahren. Diese Entwicklung wurde begleitet von einem stetig wachsenden Anteil digitaler Rohbilddaten und einer ebenfalls steigenden Zahl digitaler Verarbeitungsmethoden. Solche Methoden helfen bei der klinischen Auswertung der Bilder für diagnostische und therapeutische Maßnahmen ebenso wie bei der Weiterführung der bildgebenden Verfahren selbst. Die Entwicklung neuer Verfahren und die Verbesserung existierender Ansätze sind eine große interdisziplinäre Herausforderung, bei der Wissenschaftler, Hersteller und Anwender aus Medizin, Informatik, Natur- und Ingenieurwissenschaften und Technik eng zusammenarbeiten müssen, um entscheidende Fortschritte zu erzielen.

Zwischen 1992 und 1997 veranstalteten die Arbeitsgruppe Medizinische Bildverarbeitung der GMDS und die Fachgruppe Imaging und Visualisierungstechniken der GI jedes Frühjahr in Freiburg einen Workshop zur medizinischen Bildverarbeitung. Im November 1996 fand am damaligen Institut für Medizinische Informatik und Biometrie der RWTH Aachen mit Unterstützung des Joint Chapter Engineering in Medicine and Biology (IEEE German Section) ein Workshop zur Bildverarbeitung für die Medizin statt. Am selben Ort gelang es 1998 erstmalig, einen solchen Workshop als gemeinsame Veranstaltung vieler auf diesem Gebiet tätiger Fachgesellschaften durchzuführen. Der Workshop 1999 in Heidelberg und der diesjährige Workshop Bildverarbeitung für die Medizin 2000 (BVM2000) am Klinikum rechts der Isar der Technischen Universität München führen diese breite Kooperation fort.

Zum Workshop BVM2000 wurden 107 Beiträge eingereicht und anonymisiert von jeweils zwei unabhängigen Gutachtern beurteilt. Anhand dieser Bewertungen wurden 86 Beiträge für den Workshop ausgewählt. Die beiden Gutachten zu jedem Beitrag wurden wiederum anonym an den jeweilig korrespondierenden Autor zurückgeschickt. Die angenommenen Arbeiten werden als Vorträge, Poster oder Systemdemonstrationen auf dem Workshop vorgestellt. Die Qualität der eingereichten Arbeiten war insgesamt sehr hoch. Die besten Arbeiten werden mit Preisen ausgezeichnet, die von der Firma Philips gestiftet wurden.

Um dem interdisziplinären Charakter der medizinischen Bildverarbeitung noch besser Rechnung zu tragen, werden am Tag vor dem wissenschaftlichen Programm erstmals auch zwei Tutorials abgehalten. Das eine bietet für Mediziner eine Einführung in die Bildverarbeitung, das andere vermittelt Grundlagen der Radiologie für Bildverarbeiter. In zwei Spezialsessions zu den Themen Anwenderwünsche und Technologietransfer werden die wichtigen Fragen der klinischen Relevanz der Bildverarbeitungsmethoden sowie die Chancen und Schwierigkeiten einer Verwertung von Forschungsergebnissen und ihrer Einführung in die medizinische Routine diskutiert.

Die Herausgeber dieser Proceedings möchten allen herzlich danken, die zum Gelingen des Workshops beigetragen haben: Den Autoren für die rechtzeitige und formgerechte Einsendung ihrer qualitativ hochwertigen Arbeiten, dem Programmkomitee für die gründliche Begutachtung, den vortragenden Ärzten der Spezialsession Anwenderwünsche, den Referenten der Tutorien und der Session Technologietransfer sowie den Mitarbeitern des Instituts für Medizinische Statistik und Epidemiologie und des Rechenzentrums am Klinikum rechts der Isar für ihre tatkräftige Unterstützung bei der Organisation und Durchführung des Workshops. Herrn Ulrich Poth und seinen Kollegen danken wir für die Organisation der Industrieausstellung. Frau Dr. Andrea Bernklau und Frau Victoria Manzan gebührt große Anerkennung für die Unterstützung während der gesamten Vorbereitung des Workshops. Herrn Martin Eul und Herrn Jakob Valvoda danken wir für die tatkräftige Unterstützung bei der Erstellung dieses Proceedingsbandes. Für die finanzielle Hilfe bedanken wir uns bei den Fachgesellschaften und der Industrie, insbesondere beim Hauptsponsor Sun Microsystems und der Firma Philips für die Stiftung der Preisgelder. Nur durch die Zuwendungen dieser Sponsoren ist es möglich, die BVM-Workshops zu so günstigen Teilnahmegebühren durchzuführen. Dem Springer-Verlag, der nun schon den dritten Proceedingsband zu den BVM-Workshops herausbringt, wollen wir für die gute Kooperation ebenfalls unseren Dank aussprechen.

Schließlich möchten wir noch auf die Homepage des BVM2000 im Internet hinweisen, von der aus alle Informationen zum Workshop abrufbar sind:

http://www.imse.med.tu-muenchen.de/mi/bvm2000

Wir wünschen allen Teilnehmerinnen und Teilnehmern des Workshops BVM2000 lehrreiche Tutorials, viele interessante Vorträge, Gespräche an den Postern und den Ständen der Systemdemos und Industrieaussteller sowie attraktive neue Bekanntschaften und Begegnungen mit bekannten Kolleginnen und Kollegen. Und bestimmt wird München auch ein wenig für unseren Workshop leuchten, den ersten im neuen Jahrtausend!

München, im Februar 2000   Alexander Horsch
Thomas Lehmann

Inhaltsverzeichnis

Die römischen Ziffern am linken Seitenrand bezeichnen in chronologischer Reihenfolge die Poster- und Vortrags-Sessions auf dem Workshop.

Eingeladener Vortrag

Registrierung und Bildvergleich

Segmentierung

Rekonstruktion und Visualisierung

Bildarchivierung, Kommunikation und Management

Anwendungen in der klinischen Routine

Bildsequenzen

Quantifizierung von Bildinhalten

Objekterkennung und Klassifikation

Bildakquisition, -korrektur und -verbesserung

Systemdemonstrationen

20 Jahre medizinische Bildverarbeitung

Ränder, Regionen, Intelligenz und Wahrnehmung

Hans-Peter Meinzer

Deutsches Krebsforschungszentrum Heidelberg
Abteilung Medizinische und Biologische Informatik
Im Neuenheimer Feld 280, 69120 Heidelberg

Email: H.P.Meinzer@DKFZ-Heidelberg.de

Zusammenfassung. Diese Arbeit beschreibt die Erfahrungen vieler Jahre medizinischer Bildverarbeitung. Sie ist stark autobiographisch. Sie zeigt verschiedene Versuche medizinische Bilder zu verstehen, auszuwerten und die gewonnene Information dem Mediziner zur Verfügung zu stellen. Das Ziel ist die Verbesserung der Diagnose und der Therapieplanung. Trotz aller Bemühungen bleiben bis heute ungelöste Probleme bestehen.

Schlüsselwörter: Medizinische Bildverarbeitung

1 Einleitung

1979 besuchte der Gastwissenschaftler Gershom Zaijcek von der Hadassah Universität in Jerusalem unser Institut für Dokumentation, Information und Statistik, das von Gustav Wagner geleitet wurde. Wir vereinbarten, die Mitosen (sich teilende Zellen) in der Darmkrypte mit Hilfe digitaler Bildverarbeitung statistisch auszuwerten.

Zaijcek, als Pathologe (und Computerexperte), sollte die Dünnschnitte besorgen. Mir fiel die Hardwarebeschaffung und die Entwicklung der Bildverarbeitungssoftware und Statistik zu. Dieses Projekt ist an unüberwindlichen Schwierigkeiten gescheitert, die ich heute besser verstehe als damals. Auf der anderen Seite hat kein Projekt vorher oder nachher meine Arbeit so geprägt und fokussiert wie dieses. Seit dieser Zeit arbeiten wir an medizinischer Bildverarbeitung.

Zusammen mit Bengt Sandblad von der Universität Uppsala haben wir in der Folge durch Simulation der Zellkinetik entscheidende Einblicke in die Proliferation epithelialer Gewebe gewonnen. Berichten will ich hier aber über die zweite Entwicklung: die digitale Bildverarbeitung, zunächst an biologischen Daten und nachher in größerem Umfang an medizinischen CT und MR Daten.

2 Die Anfänge

Anfang der 80er Jahre gab es wenige Lehrbücher für die Bearbeitung von Rasterbildern [1-3], wie man das damals nannte, und untaugliche Geräte für Eingabe und Ausgabe. Genaugenommen waren auch die damaligen Rechner völlig überfordert.

Die Kamera konnte zeilenweise ausgelesen werden. So war das Bild sein eigener primärer Speicher und nahm keinen Platz im Hauptspeicher weg. Typischerweise las man nur immer die drei Zeilen für die nächste Faltung ein. Die 32-bit Adressierung beschränkte den Adressraum auf 4 Mbytes, davon standen real maximal 64 Kbytes Hauptspeicher zur Verfügung.

Die Ausgabegeräte waren eigentlich gar keine. In der Not, die Ergebnisse doch irgendwie ansehen zu müssen, wurden mehrere merkwürdige Krücken erfunden. So konnte man die Bilder auf Flutelektronenbildschirmen der Firma Tektronix ansehen. Eine ähnliche Technik wurde beim Übereinanderdrucken von mehreren Buchstaben auf dem Kettendrucker verwendet. Jedes Pixel wurde, je nach Grauwert, in einen Buchstabenhaufen abgebildet, die Löcher dazwischen haben arg gestört. Die beste Methode war eine Art Höhenlinienplot auf dem Plotter.

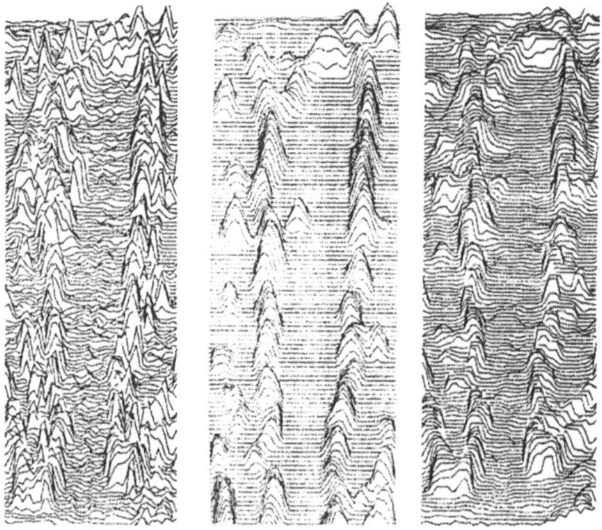

Abb. 1: Höhenlinienplot einer Darmkrypte, daneben nach Gaussglättung und nach einer Medianfilterung

Die Software war völliges Neuland, praktisch haben wir alles selbst erfunden. Um uns das Leben leichter zu machen und weil uns langsam die Schwierigkeit des Unterfangens geschwant hat, haben Uwe Engelmann und ich 1981 einen Bildverarbeitungsinterpreter gebaut, der immerhin schon über 100 Befehle verarbeitet hat: den Interpreter PIC.

Ich habe das Handbuch noch einmal zur Hand genommen und mich köstlich amüsiert. Ein paar der Abbildungen stammen daraus. Immerhin gab es schon ein Konzept zur Integration eigener Erweiterungen, man konnte eigene Programme über einen CALL Befehl aufrufen. Auch eine Beleuchtungskomponente gab es schon, allerdings zur Beleuchtung von Grauwertoberflächen, die Grauwerte waren als Höhen auf das 2D Bild aufgetragen.

Im Nachhinein kann man feststellen, daß unser Unwissen ebenso groß wie unsere Begeisterung war. Kein Chef hat uns gebremst und nur wenige haben verstanden, was wir da überhaupt machen. Der Interpreter PIC erwies sich bald als zu starr. So wurde in den Jahren 1985 bis 1988 auf der Basis des Interpreters APL ein viel größeres Paket entwickelt, das hatte dann schon 936 Funktionen. Da die Übersichtlichkeit gleichzeitig dahin ging, haben wir alles in 33 Hauptgruppen eingeordnet.

Zu den Operatorgruppen zählten solche zur Manipulation von Histogrammen, Pyramiden, Regions-of-Interest, Fourieroperatoren, Faltungen, Verschiebungsvektorfelder, Merkmalsextraktion, Morphologie sowie ein Visualisierungspaket für das Raytracing, das eigentlich schon ein Volumenvisualisierer war. Das gesamte japanische Softwarepaket SPIDER mit weiteren 350 Routinen war aufrufbar. Es gab einfach nichts mehr, was wir nicht eingebaut haben. Als wir bald gemerkt haben, daß die Rechnerei uns nicht weiterbringt, haben wir versucht, dem Gesamtwerk auch ein wenig Vernunft beizubringen.

Die AI Sprache PROLOG wurde komplett nachimplementiert, um eine bekannte AI Sprache direkt mit Bildverarbeitungsroutinen verknüpfen zu können. Bis dahin standen AI und BV in verschiedenen, nicht verknüpfbaren Sprachen quasi alleine da. Das gilt noch heute, allerdings erwartet man sich von den AI Sprachen heute weniger. Der beschriebene große Aufwand war weniger erfolgreich als wir uns das gewünscht und auch erwartet hatten.

Ich hatte damals die Idee, ein Buch über Bildverarbeitung zu schreiben. Bei der genaueren Planung wurde mir klar, wie unlogisch alles aufgebaut sein müßte. Das Buch wurde nie geschrieben. Mir tun die Studenten leid, die vor unbegründeten Haufen von Algorithmen sitzen und auch beim besten Willen nicht verstehen können, welche Methoden für welche Problemstellung womöglich geeignet sind. Vor allem können sie nicht wissen, was genaugenommen nur akademischen Reiz besitzt und keine praktische Relevanz.

3 Die 3D Visualisierung

1983 sah ich von dem Pionier Gabor Herman aus Philadelphia spektakuläre 3D Rekonstruktionen einer Wirbelsäule. Die Attraktion und Relevanz solcher Einsichten in den menschlichen Körper hat mich sehr beeindruckt und ich habe versucht, auch in diese Richtung tätig zu werden. Als erstes brauchten wir dazu eine 3D Visualisierung. Aus Unkenntnis der Verfahren, die auf Oberflächen beruhen, haben wir uns der Volumenvisualisierung zugewandt. Es war der Versuch, als Physiker, ein physikalisch begründetes Modell der Wechselwirkung von Licht und Materie zu bauen.

In der Tat ist der erste einer Reihe von 3D Visualisierern etwa 1986 entstanden. Damals haben wir diese fälschlicherweise Raytracer genannt, erst danach wurde dieses Wort semantisch eingegrenzt. Was wir hatten, heißt seit langem genauer Volumenvisualisierung. Die anderen Verfahren rechnen aus den Volumendaten auf diese oder jene Weise erst eine Oberfläche heraus und lassen dann diese geeignet reflektieren. Diese Verfahren waren im Prinzip von Lukasfilm und Spielberg entwickelt worden. Die medizinischen Anwendungen hatten typischerweise Probleme mit Objekten, die sich innerhalb von anderen Objekten befanden, ein Schatten fehlte. Diese Verfahren können halb transparente Objekte wie Wolken oder Texturen in Volumina gar nicht darstellen. Die Bestimmung einer Oberfläche innerhalb medizinischer Daten ist und bleibt sehr kritisch. Unser Verfahren, der Heidelberger Raytracer, konnte das alles, war aber sehr langsam. Wir brauchten auf dem damaligen Großrechner pro Bild etwa 1 Stunde Rechenzeit.

Immer wieder werden Anstrengungen unternommen, die Rechenzeit deutlich zu beschleunigen, Ziel ist der Bereich von 25 frames pro Sekunde. Dafür wurde und wird gerne spezielle Hardware gebaut. Nach unserer Erfahrung hat sich das nie gelohnt, weil man in der Regel mit der jeweils nächsten Hardwaregeneration die speziell dafür notwendige Software wegwerfen muß. Dafür werden in einem scheinbar unaufhaltsamen Prozeß die normalen Rechner immer schneller, mit dem Vorteil, alte Softwaremodule einfach viel schneller abzuarbeiten. Nach unserer Erfahrung ist es daher besser, in ordentlichen standardisierten Code zu investieren.

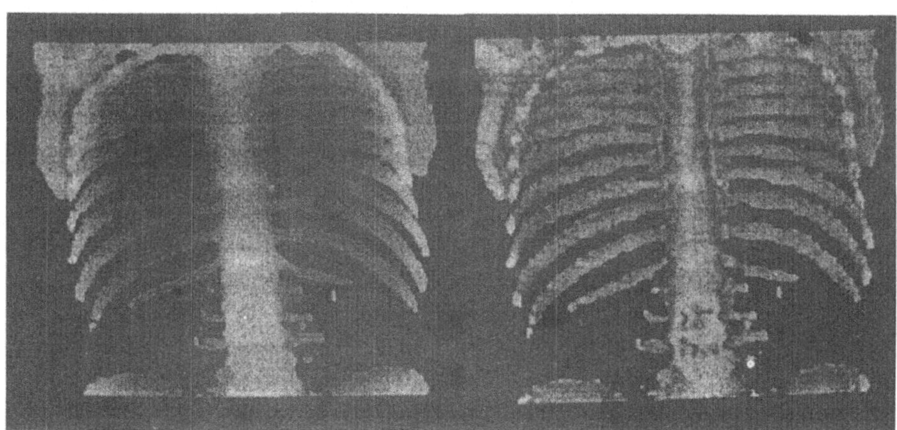

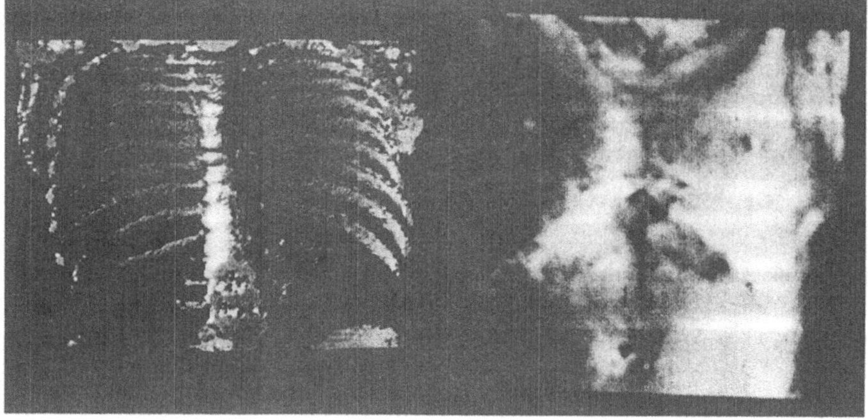

Abb.2 Frühe Visualisierung des Thorax mit distance shading, gradient shading und dem Heidelberger Raytracer 1986

4 Kurven und Flächen

Nachdem die Visualisierung heute gelöst ist, rückt als eigentliches Problem die Segmentierung in die Mitte der Aufmerksamkeit. So war es zwar schon immer, aber die technischen Randbedingungen und die Probleme mit der Visualisierung haben das zunächst überdeckt.

Schon der erste simple Ansatz vor 20 Jahren hatte Operatoren beinhaltet, die Ränder oder alternativ zusammenhängende Gebiete zu suchen. Heute findet man das alles bestenfalls rührend. Damals konnten noch Herren wie Sobel oder Roberts mit Trivialitäten berühmt werden. An den real existierenden medizinischen Bildern sind alle Operatoren aber gescheitert. Die Ränder waren eben dauernd, und sei es nur um ein Pixel, unterbrochen. Was der Mensch ohne nachzudenken als zusammenhängend erkennt, war für den Rechner zweierlei.

Wir haben in die Verbesserung der Gradientenfilter sehr viel gesteckt, erst mit Herrn Canny, dann durch look-ahead Strategien an Kurvenenden, dann durch dilatation-erosion. Der Höhepunkt war eine Arbeit zu sogenannten Illusionskanten, dem verwegenen Versuch, das menschliche Auge zu kopieren. Warum kann ein Mensch mit elegantem Schwung Grenzlinien ziehen, die objektiv im Datenraum nicht vorhanden sind? Traurigerweise haben alle Versuche erfolglos geendet, allein einige interaktive, d.h. durch den Mensch gesteuerte Verfahren werden heute noch benutzt.

Wenn es mit dem Rand nichts ist, müssen eben regionenbasierte Verfahren herhalten. Diese funktionieren immer nach dem selben Schema: man sieht nach, ob ein Nachbarpixel dem zu untersuchenden ähnlich ist. Das Dilemma steckt hier im Wort ähnlich. Man braucht erst mal ein Maß an sich, um etwas quantitativ erfassen zu können und dann eine Methode um den Abstand, oder besser die Nähe, beurteilen zu können.

Eine umfassende Studie über alle verfügbaren Nachbarschaftsmaße wurde angefertigt. Sage und schreibe 401 Texturmaße wurden untersucht, darunter Cooccurence Matrizen, Histogramm Differenzenstatistik, Runlength Matrizen, Powerspektren mit Ringsummen und Keilsummen, Gradientenstatistik sowie mehrere Dutzend Texturparameter des Robertsopearator.

Diese Arbeit erfüllt uns insofern mit Stolz, als daß man die sichtliche Intensität des Vorgehens nachvollziehen kann. Vom Ergebnis her war es eher traurig, die Maße korrelieren miteinander in erschreckendem Umfang. Ein für alle Fälle gültiges Maß konnten wir nicht finden, man muß für jede Modalität und jede spezielle Segmentierung das geeignete Maß ermitteln. Da die Maße mathematisch eher willkürlich sind, kann Erfolg oder Mißerfolg nicht interpretiert oder vorhergesagt werden.

Die Zusammenfassung der Maße und das Aufspannen eines Merkmalsraumes kann durch viele Verfahren versucht werden. Am primitivsten, am besten verstanden und am schnellsten wäre die klassische multivariate Statistik. Aber auch hier haben wir alles Mögliche versucht. Viel Energie haben wir in die topologischen Karten nach Kohonen gesteckt. Es gelang tatsächlich, die topologischen Beziehungen im Merkmalsraum auf zweidimensionalen Karten abzubilden. Es gelang nicht, diese Information wieder sinnvoll auszulesen, man scheitert zuletzt an der Abgrenzung der einzelnen Klassen untereinander. Eine böse Zunge ließ dazu die Bemerkung fallen, daß nichts besseres als bei der klassischen Statistik herauskäme, nur die Rechenzeit sich verhundertfacht.

5 Die Intelligenz

Wir haben erkannt, daß wir mit den blanken numerischen Waffen nicht viel weiter kommen. Die Zuordnung der Voxel zu Organen oder allgemein medizinischen Objekten erwies sich als diffiziler als vermutet. Weil es für den Menschen so einfach scheint, seine Umwelt intelligent wahrzunehmen, denkt man, daß es doch auch einer Maschine einfach beizubringen sein müßte. Dem ist nicht so.

Douglas Hofstadter hat in seinem Buch ‚Gödel, Escher, Bach' [4] eine für mich damals merkwürdige Definition eines Computers gegeben: ‚It's impossible for men to be unobservant'. Ich verstehe das so, daß er meint, es sei, im Gegensatz dazu, einer Maschine möglich, unaufmerksam zu sein.

Eine ähnliche Lehre will ich hier ziehen: ‚It's impossible for men to see pixels'. Wir sehen, wenn wir die Augen öffnen, die Welt in Echtzeit, farbig und dynamisch. Wir kommen gar nicht auf die Idee, diskrete Mikroeinheiten (pixel) wahrzunehmen. Wir sehen gestalt-orientiert Zusammenhänge, d.h. ganze Einheiten: ein Mensch, ein Bild, eine Leber. Exakt daran scheitert ein Rechner.

Es wurde daher folgerichtig versucht, dem Rechner eine Art von Intelligenz beizubringen. Das Gebiet der künstlichen Intelligenz war ja in den 80er Jahren sehr en vogue. Große Hoffnungen ruhten, nicht nur hier in Europa, auf diesen Entwicklungen. Die Japaner wollen in der Dekade 1980 bis 1990 die fünfte intelligente Generation von Computern entwickeln und auf den Markt bringen. Arg viel mehr als fuzzy logic im Staubsauger ist dabei nicht heraus gekommen.

Persönlich habe ich immer gehofft, daß diese Entwicklungen uns in der Bildanalyse wegweisend hilfreich sein könnten. Ich habe auch mit Interesse die Entwicklungen in der Sprachanalyse verfolgt, in der gleichen Hoffnung. Die Sprachforscher hatten es meiner Meinung nach leichter, weil es hier wenigstens einen Ansatz einer Theorie gab.

Naom Chomsky klassifizierte die Sprachen in vier Klassen, die regulären Ausdrücke, die kontextfreien Sprachen, die kontextsensitiven Sprachen und die sogenannten freien Sprachen. Zu den ersten beiden kann man Analysatoren bauen, die endlichen Automaten (finite automata) und die Kellerautomaten (pushdown automata) respektive. Für die beiden letzteren bräuchte man endliche Automaten mit endlichen oder unendlichen linearen Listen, das sind Turing Maschinen. Die letzen beiden können aus theoretischen Überlegungen heraus nicht gebaut werden. Das ist im Falle der Analyse von Computersprachen nicht weiter schlimm, weil diese doch nur den beiden ersten Klassen angehören. Problematisch sind echte Sprachen, wie z.B. Deutsch, das vermutlich der kontextsensitiven Klasse angehört. Die heutigen Spracheingabeanalysatoren sind daher nicht auf einer soliden Theorie aufgebaut, sondern auf einer simplen, trotzdem wirkungsvollen Triplett-Wortfolgenstatistik, die sich einer Phonemanalyse anschließt.

Leider hilft uns das für die Fragestellung der Bildanalyse, dem Bildverstehen, nicht weiter. Vielleicht mußte der Versuch, Rechnern Intelligenz beizubringen, sogar ganz systematisch und logischerweise scheitern. Man kann versuchen, die Struktur des Gehirns im Rechner abzubilden, das läuft auf die Modellierung von Nervenzellen und Synapsen hinaus. Das ist denkbar, setzt aber voraus, daß vergleichbare Mengen an Instanziierungen von Nerven und Vernetzungen zur Verfügung stehen und noch wichtiger, daß dieses elektrische Modell überhaupt so richtig ist.

Die meiner Meinung nach letztlich gescheiterten Modelle der letzten 20 Jahre waren noch primitiver: man beschied sich mit dem vorhandenen Werkzeug, das Rechner zur Verfügung stellen. Ein Rechner kann Bitmuster speichern, umladen, vergleichen, negieren und addieren. Alles basiert auf dem Neumann'schen Konzept von seriellen Operationen auf Speicherinhalten. Ein solches Werkzeug eignet sich gut zum Rechnen, daher der Name, aber schon viel schlechter für Text- und graphische Aufgaben. Alles, was sich in irgend einer Form als flacher Graph im Sinne der Graphentheorie darstellen läßt, ist mit guter Chance auch auf eine heutige Rechnerarchitektur abbildbar.

Dazu gehören eben Computersprachen und Rechnungen, deshalb geht das so gut. Ich vermute, daß, selbst wenn wir wüßten, wie die Wahrnehmung und Verarbeitung optischer Information vor sich geht, dann unsere heutigen Rechner zu dumm wären, diese Modelle in sich abbilden zu lassen. Wenn wir uns in unserer Ratlosigkeit an die medizinischen Experten wenden, so wird uns hier leider auch nicht geholfen. Die rein topologische und strukturelle Beschreibung von Organen und deren nervöser Vernetzung nutzt solange nichts, wie die zugrunde liegende Funktionalität nicht klar ist.

Wenn ich keinen Plan und kein Modell habe, muß meine Modellierung der visuellen Wahrnehmung auf einem Rechner ganz logischerweise scheitern. Ein bisschen Statistik kann trösten, ein Verständnis wäre aber hilfreicher. Das Nichtwissen und Nichtverstehen hinter gewaltiger Mathematik zu verbrämen, halte ich für übel und eine Gemeinheit am einfachen Studenten.

6 Rechnen statt Verstehen

Man könnte an dieser Stelle über die existierenden Studien- oder Lehrbücher über Bildverarbeitung klagen. Wir wissen wie schwer es ist, ein didaktisch vernünftiges Werk zu verfassen. Alle Wissenschaften haben für lange Zeit ihres Bestehens den Mangel, daß die dazugehörigen Bücher ein historisierendes Vorgehen pflegen. Der berühmte Gerthsen, bis heute die Bibel der Physiker, fängt mit der Mechanik an und arbeitet sich dann Kapitel für Kapitel durch die Jahrhunderte, um mit der Atom- und Teilchenphysik zu enden.

In den Bildverarbeitungsbüchern stehen nacheinander, ohne erkennbare Logik im Aufbau, Bildverbesserung, Kantenoperatoren, Texturmaße usw. Vielleicht muß man das eben akzeptieren, weil noch niemand die geniale Idee der inhärenten Logik gehabt hat. Die Lehrbücher der Chemie waren genauso ungeordnet, damals nannte man das Alchemie (Libavius), bis endlich das Periodensystem der Elemente ein nachvollziehbares und vorhersagbares Verhalten in chemischen Verhalten der Elemente ermöglicht hat. Das ist ein schönes Beispiel für die Reifung einer Wissenschaft. Der medizinische Bildverarbeitung fehlt diese Art der Reife.

Über die angebliche Analogie der faltungsorientierten Operatoren und der Fourieroperationen will ich mich nicht auslassen. Beide haben viel gemeinsam und unterscheiden sich doch nicht nur im Vorgehen. Wie beim Dualismus von Welle und Teilchen in der Physik, so stehen auch diese beiden Methoden nebeneinander und praktischerweise setzt man einfach immer die gerade nachvollziehbar nützlichere ein.

Die klassische Faltung, also eine arithmetische Operation in kleinen Fenstern (3*3, 5*5...), die auf alle Bildpunkte nacheinander angewandt wird, zerfällt in mehrere Gruppen. Bei den einen ist irgendwo in der Arithmetik zwischen den Pixeln ein Pluszeichen. Diese Addition führt unabhängig von allen weiteren Machenschaften zu einer Glättung des Ergebniswertes. Ebenso rabiat wirkt ein einziges Minus zwischen zwei Pixeln wie eine hochfrequente Ableitung, meistens mit der Wirkung einer Rauschverstärkung. Beide Effekte sind meist ebenso unsichtbar, unerwartet wie ungewollt, systematisch aber nicht verhinderbar.

Eine weitere schwerwiegende Einsicht ist die, daß bei jedweder Operation auf einem Bild man immer das Ergebnis erhalten wird, nach dem man gefragt hat. Die Wahl einer Beobachtungsgröße, meistens simpel die Kantenlänge einer Faltung, legt den untersuchten Bandpass fest. Das entspricht im Fourierraum der Wahl eines bestimmten Frequenzbandes. Man sucht mit einer bestimmten Filtergröße eben gezielt nach Objekten genau dieser Größe. Kleinere (hochfrequentere) Objekte oder Bildinhalte fallen ebenso durch den Beobachtungsraum wie größere (niederfrequentere).

Statt die Größe der Operatoren, die auf ein Bild angewendet werden, zu verändern, um andere Frequenzen anzusprechen, kann man auch die Filter gleich lassen und dafür die Bilder verkleinern. Dieses populäre Verfahren führt zu der Familie der Pyramiden, ein Bild wird nach und nach mehrfach verkleinert, in der Regel halbiert. Man kann nun den gleichen Operator über eine Reihe von Frequenzbändern schicken. So ein ähnlicher Prozeß scheint sich im Auge abzuspielen, wenn man die Augen zusammenkneift und im unscharfen Bild andere Details besser sieht, konkret die niederfrequenteren.

In einer großen Arbeit haben wir uns den kognitiven Texturparametern zugewandt. Es war der Versuch, über die hölzerne Mathematik hinaus (den genannten 401 Texturmaßen), vermeintlich humane Wahrnehmungsprozeduren abzubilden. Die Hauptwaffe dabei waren Fourieroperationen auf größeren Teilbildern. Der Mensch ist in der Lage, in stark verrauschten Bildern doch noch Regelmäßigkeiten zu erkennen. Wir konnten das nicht gut genug nachvollziehen. Die Hauptschwierigkeit dabei war, die rechte Fenstergröße auf dem rechten Bildausschnitt anzusetzen. Warum kann der Mensch uninteressante Gebiete so schnell als eben solche aussortieren?

Wir rechnen mehr, als dass wir verstehen. In einem wütenden Leserbrief hat einmal ein Kollege im renomierten Journal ,Pattern Analysis and Machine Intelligence' die dort geschätzte Mathematisierung und Formalisierung in Frage gestellt. Er meinte, wir sollten doch zugeben, daß wir optische Information nicht verstehen könnten, mit einer einzige Ausnahme: dem Strichcode im Supermarkt. Den könnten wir aber nur deshalb einscannen, weil wir ihn selbst erschaffen haben. Ich gebe zu, ich habe gelacht, der Mann sprach mir aus dem Herz.

7 Wohin denn dann?

Unser Traum, mit einer AUTOMATISCHEN Bildverarbeitung den Medizinern bei Diagnose und Therapieplanung nützlich sein zu können, hat sich als ungemein viel schwieriger herausgestellt, als alle Pioniere vor 20 und noch vor 10 Jahren glauben wollten. Wir befinden uns tröstlicherweise in guter Gesellschaft. Bei den Anderen (KI, Spracherkennung) klappt es auch nicht, oder nur schlecht und recht.

Das ist aber nur der eine Teil der Problematik, den wir in unserer Eigenbetrachtung zuerst sehen. Selbst wenn wir einige der obengenannten Mängel gelöst hätten, blieben uns noch große Hürden zu überwinden.

Nach unserem Selbstverständnis soll unsere Arbeit den Ärzten und vor allem den Patienten nützlich sein. Das bedeutet aber ganz einfach, daß unsere Arbeit dort Wirkung zeigen muß, wo therapeutische Prozesse stattfinden und das ist nicht in unseren Softwarelabors. Unsere Arbeit muß vor Ort in der Praxis und in der klinischen Routine etwas nutzen. Das bedeutet mit anderen Worten, daß wir hinaus müssen ins feindliche Leben (Schiller).

Wenn ich die mir bekannten Arbeiten in Deutschland und auch in den USA Revue passieren lasse, ist davon selten die Rede. Es wird zu gern in den geschützten Biotopen der Labors herumgebastelt. Schon die Besorgung von mehr als ein paar Testbildern gestaltet sich zum großen Hindernis. Das Abgreifen und Lesen der primären Bilddaten ist selten gut gelöst.

Die Integration in die medizinische Routine liegt ebenfalls sehr im Argen. Wir medizinischen Bildverarbeiter haben uns bisher um die Arbeitsabläufe in der Klinik oder Praxis definitiv zu wenig gekümmert, so als ginge uns das gar nichts an. Es kommt dazu, daß eben diese Abläufe (workflows) oft unregelmäßig, unlogisch und Ritualen unterworfen sind. Sie bilden oft Historie und Hierarchie ab, statt Vernunft und praktisches Denken. Das ist aber nicht unsere Sache, da einzugreifen und verbessern zu wollen. Wir müssen naht- und fugenlos unsere Werkzeuge integrieren in die nun mal vorhandenen ritualisierten Abläufe.

Gerne vergessen wird auch, daß eine erfolgreiche Integration nicht mit der Installation abgeschlossen ist, wie glatt auch immer im Arbeitsablauf. Der nächste oft vergessene Baustein ist die klinische Evaluation. Unsere tollen Algorithmen müssen einen Härtetest der Wahrheit und Nützlichkeit über sich ergehen lassen. Alles muß an hunderten Patienten ausgetestet und mit konkurrierenden Verfahren verglichen werden.

Hier handelt es sich um deutlich personenbezogene Daten, also gelten alle Datenschutzbestimmungen wie sonst kaum. Es handelt sich auch um extrem relevante Prozesse, wo es schnell um Leben und Tod gehen kann. Es ist also nicht unbillig, wenn hier Gesetze wie z.B. das Medizingerätegesetz gilt.

Die Gruppen, die die letztgenannten neuralgischen Punkte berücksichtigen, soll man loben. Es geht hier sehr schnell aus der reinen medizinischen Bildverarbeitung hinaus. Diese Arbeit wird manchmal als unakademisches Engineering abgetan. Das ist ein sehr kurzsichtiger und unfairer Schluß.

8 Schluß

Erst die Integration von vernünftiger und wenn möglich eleganter medizinischer Bildverarbeitung mit den klinischen Handlungsabläufen, mit einer pingeligen Qualitätskontrolle, wird die von uns allen gewünschte Verbesserung der Diagnose und Therapie für uns alle, Ärzte und Patienten, bringen. Wir sind nicht da, wir sind auf dem Weg.

9 Literatur

1. Rosenfeld A: Digital Picture Processing, Academic Press, New York (1976)

2. Pratt WK: Digital Image Processing, Wiley, New York (1978)

3. Serra, J: Image Analysis and Mathematical Morphology, Academic Press, London (1982)

4. Hofstadter DR: Gödel, Escher, Bach ein Endloses Geflochtenes Band, Klett-Cotta, Stuttgart (1994)

5. Gerthsen C, Kneser HO, Vogel H: Physik, Springer Verlag, Berlin, Heidelberg, New York (1982)

Registrierung und Bildvergleich

Registrierung und Fusion von funktionellen und anatomischen MRT-Daten

Quantitative Genauigkeitsanalyse und Anwendung in der navigierten Neurochirurgie

Torsten Rohlfing[1], Jürgen Beier[1,2], Jay B. West[3], Ulrich-Wilhelm Thomale[4], Thomas Liebig[1] und Christian A. Taschner[1]

[1] Strahlenklinik und Poliklinik, Charité, Campus Virchow-Klinikum, Augustenbuger Platz 1, D-13353 Berlin
[2] hyperCIS AG, Am Köllnischen Park 1, D-10179 Berlin
[3] Department of Computer Science, Vanderbilt University School of Engineering, 5332 Stevenson Center, Box 1826, Nashville, TN 37235, USA
[4] Klinik für Neurochirurgie, Charité, Campus Virchow-Klinikum, Berlin
Email: {torsten.rohlfing,uthomale,thomas.liebig,
christian.taschner}@charite.de, juergen.beier@hypercis.de,
jayw@vuse.vanderbilt.edu

Zusammenfassung. Eine Prozedur für die Akquisition, Registrierung und Fusion funktioneller und anatomischer Magnetresonanztomographien (MRT) wird beschrieben und validiert. Anatomische MRT (5-10 Schichten) wurden in identischer Schichtlage zur funktionellen MRT erzeugt und für die Registrierung mit anatomischen 3D-Datensätzen (MP-RAGE, typischerweise 160 Schichten) verwendet. Die Genauigkeit der Registrierung wurde mittels Daten von 8 Patienten des Vanderbilt-Projektes quantitativ validiert. Hierbei wurde kein Verlust an Genauigkeit durch die geringe Anzahl von Schichten festgestellt. Für reale Patientendaten wurden fMRT und MP-RAGE-Daten fusioniert und bei neurochirurgischen Interventionen unter Verwendung eines robotergestützten Operationsmikroskops eingesetzt.

Schlüsselwörter: Funktionelle MRT, Registrierung und Fusion, Validierung, navigierte Neurochirurgie

1   Einleitung

Intraoperative Navigation in der Neurochirurgie erfordert eine exakte Kenntnis der Position von Läsionen. Darüber hinaus profitiert die Operationsplanung und -durchführung erheblich von zusätzlichen Informationen, die funktionell intakte Hirnareale als Risikostrukturen ausweisen. Derartige Daten lassen sich insbesondere mit der funktionellen Magnetresonanztomographie (fMRT, [1]) gewinnen.

Ein Vorteil dieser bildgebenden Modalität ist die enge technische Verwandtschaft zur üblichen anatomischen MRT. Diese erlaubt eine transformationsfreie Fusion anatomischer und funktioneller Bilddaten. Die räumliche Auflösung der resultierenden fusionierten Daten genügt jedoch aufgrund der geringen Anzahl verfügbarer Schichten (typischerweise 5 bis 10) nicht den Anforderungen bildgesteuerter Interventionen.

Die vorliegende Arbeit beschreibt eine Prozedur für die kombinierte Akquisition funktioneller und anatomischer MRT sowie die Registrierung und Fusion dieser Daten mit hochaufgelösten anatomischen MRT-Daten. Die Genauigkeit der Registrierung wird quantitativ validiert [2] und eine Anwendung der Technik auf einen realen Patientendatensatz demonstriert.

2 Material und Methodik

Bildgebung. Die im klinischen Einsatz verwendeten MRT-Daten stammen von einem 1.5T-Scanner (Gyroscan ACS NT, Philips, Best, Niederlande). Drei verschiedene Arten von Daten wurden akquiriert:

(*I*) 5 Schichten T_2^*-gewichtete MRT: Pixelgöße 3,59 mm×3,59 mm, 64×64 Pixel, Schichtdicke 7,0 mm. Die Akquisition wurde permanent wiederholt, wobei ein geeigneter periodischer Stimulus auf den Patienten angewendet wurde. Die Berechnung der funktionellen MRT erfolgte durch pixelweise Korrelation der Grauwerte mit dem Stimulus unter Verwendung des Philips Brain Activation Processing Tool (Release 6.1).

(*II*) 5 Schichten T_1-gewichtete MRT in identischer Schichtlage zu (*I*): Pixelgröße 0,45 mm×0,45 mm, 512×512 Pixel, Schichtdicke 7,0 mm.

(*III*) MP-RAGE[1]-Daten für die Navigation. Typische Parameter: Pixelgröße 0,45 mm×0,45 mm, 512×512 Pixel, 160 Schichten, Schichtdicke 1,0 mm.

Registrierung und Fusion. Die unter (*I*) genannten funktionellen Bilddaten bedürfen aufgrund der identischen Schichtlage keiner Registrierung mit den unter (*II*) genannten anatomischen Daten. Letztere wiederrum wurden mit einem voxelbasierten Verfahren [3] auf der Basis des Ähnlichkeitsmaßes Normalised Mutual Information [4] mit den Daten aus (*III*) registriert. Die resultierende Transformation wurde dann für die Fusion von (*I*) und (*III*) verwendet.

Die Fusion selbst erfolgte durch Überlagerung der in den fMRT identifizierten funktionellen Areale über die MP-RAGE-Daten [5]. Aus den resultierenden fusionierten Bilddaten wurden DICOM-Dateien generiert, welche dann für die Operationsplanung und interventionelle Navigation an ein robotergestütztes MKM-Operationsmikroskop (Zeiss, Oberkochen, D) übertragen wurden.

Validierung. Das Projekt "Evaluation of Retrospective Image Registration" [2] der Vanderbilt-University stellt den derzeit einzigen frei verfügbaren Gold-Standard für die starre multimodale Registrierung im Schädelbereich dar. Als Teil dieser Studie stehen unter anderen T_2-gewichtete MRT und MP-RAGE-Daten von 8 Patienten zur Verfügung. Für diese wurden die korrekten Registrierungen unter Verwendung stereotaktischer Rahmen und implantierter Knochenmarker bestimmt.

---

[1] Auf Philips-Scannern mit 3D-FFE bezeichnet.

Abb. 1. Mittlerer Fehler bei der Registrierung von T_2-gewichteter und MP-RAGE MRT. Für Patient 103 existieren keine T_2-gewichteten Daten.

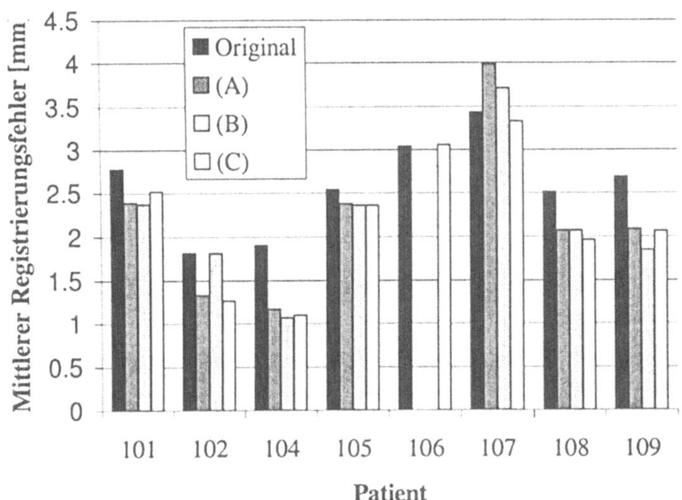

Mit Hilfe dieser Bilddaten, jedoch ohne Kenntnis der korrekten Transformationen, wurde die Registrierung von fMRT und MP-RAGE nachvollzogen. Dazu wurden aus den originalen T_2-gewichteten Daten einzelne Schichten selektiert, deren Auflösung in etwa den oben erwähnten Daten (*II*) entsprach. Im einzelnen wurden für jeden Patienten drei neue Datensätze erzeugt:

(A) 5 Schichten, 6 mm Schichtabstand,
(B) 10 Schichten, 3 mm Schichtabstand,
(C) 10 Schichten, 6 mm Schichtabstand.

Die Datensätze (B) und (C) dienen der Untersuchung der Auswirkungen einer Verdopplung der Anzahl von fMRT-Schichten. Eine solche wird unter anderem von Scannern neuerer Bauart ermöglicht. In (B) werden die zusätzlichen Schichten dabei zur Halbierung des Schichtabstandes verwendet, während sie in (C) der Vergößerung des Blickfeldes dienen.

Alle reduzierten Datensätze wurden mit den originalen MP-RAGE-Daten der Vanderbilt-Studie registriert und die Genauigkeit der Registrierung anhand der stereotaktischen Referenztransformationen quantifiziert. Die Resultate für (A), (B) und (C) wurden dann mit denen bei Verwendung der vollständigen T_2-gewichteten Daten (52 Schichten, 3 mm Schichtabstand) verglichen.

3 Ergebnisse

Die mittleren Registrierungsfehler für die verschiedenen Datensätze sind in Abbildung 1 graphisch dargestellt. Die erzielte Genauigkeit bei Verwendung der Bilddaten aus (A) und (B) war in jeweils einem von acht Fällen marginal

Abb. 2. Fusionierte anatomische und funktionelle MRT (intraoperativ). Die weißen Bereiche (*Pfeile*) zeigen das motorische Sprachzentrum (Broca) des Patienten, wie in der fMRT dargestellt.

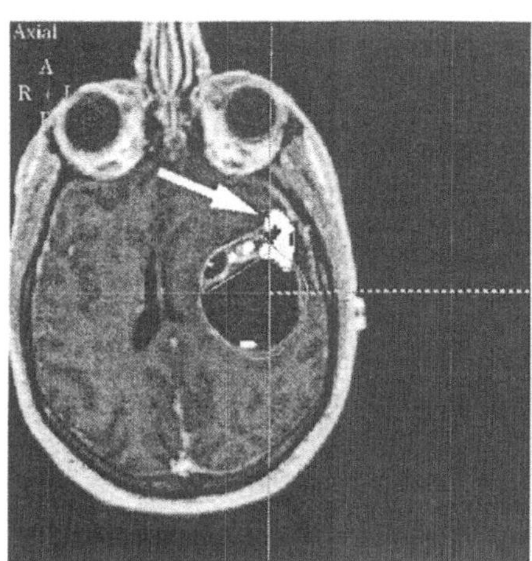

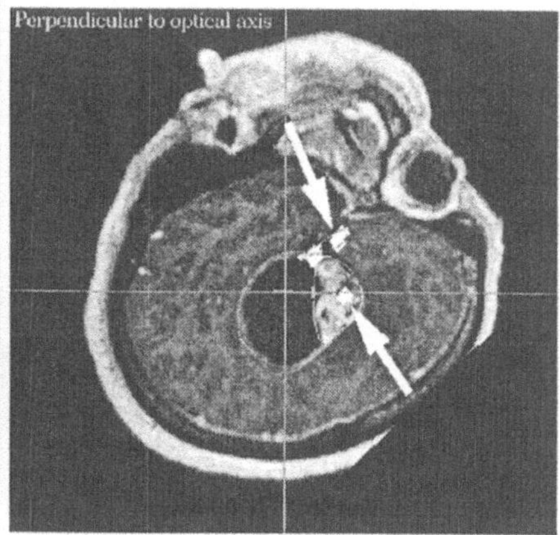

schlechter als mit vollständigen Daten (52 Schichten). Zwischen (A) und (B) bestanden keine signifikanten Unterschiede. Die Registrierung der Daten von Patient 106 schlug fehl, was durch visuelle Kontrolle leicht zu identifizieren war.

Der mittlere Registrierungsfehler bei Verwendung der Daten aus (C) war nie größer als bei Verwendung vollständiger Daten. Darüber hinaus wurde hier auch Patient 106 auf Anhieb erfolgreich registriert.

Abbildung 2 illustriert den praktischen Nutzen des in dieser Arbeit behandelten Verfahrens. Die gezeigten Bilddaten wurden während der navigierten Resektion eines zystischen Glioms aus den präoperativen Daten reformatiert. Die horizontale unterbrochene Linie im linken Bild zeigt die optischen Achse des Operationsmikroskops im Moment der Bilderzeugung. Das rechte Bild wurde orthogonal zur dieser Achse reformatiert und entspricht somit genau dem Blick des Chirurgen auf das Operationsfeld.

Dieses Bild demonstriert darüber hinaus die Notwendigkeit der Verwendung insbesondere in z-Richtung hochaufgelöster Daten für die Navigation. Bei größeren Schichtabständen würden derartige Schnittebenen (annähernd sagittal) kaum noch anatomische Details enthalten.

4 Schlußfolgerungen

Weder die geringe Anzahl verfügbarer Schichten noch der vergleichsweise große Schichtabstand beeinträchtigten die Genauigkeit der Registrierung von T_2-gewichteten MRT und MP-RAGE-Daten. Eine Verringerung des Schichtabstandes von 6 auf 3 mm brachte ebenfalls keine Verbesserung.

Verdopplung der räumlichen Ausdehnung der verwendeten Daten (C) steigerte zwar nicht die Genauigkeit, wohl aber die Zuverlässigkeit der Registrierung (keine fehlgeschlagene Registrierung gegenüber jeweils einer bei (A) und (B)). Allerdings stellt die Robustheit der verwendeten Verfahren ohnehin kein praktisches Problem dar, da gescheiterte Registrierungen leicht visuell zu identifizieren waren. Unter Vorgabe einer groben manuellen initialen Transformation ließen sich zudem auch die zuvor fehlgeschlagenen Registrierungen erfolgreich durchführen.

Die Integration von funktionellen MRT beispielsweise in die bildgesteuerte Neurochirurgie ist somit effizient, zuverlässig und exakt mittels automatischer voxelbasierter Registrierungsverfahren möglich. Der medizinische Nutzen wurde bereits an anderer Stelle beschrieben [5, 6], ist jedoch auch anhand der hier gezeigten Abbildungen ohne weiteres ersichtlich.

5 Danksagung

TR, JB und CT wurden gefördert von der Deutschen Forschungsgemeinschaft (DFG), Graduiertenkolleg 331. Die Autoren danken Herrn Prof. Dr. Dr. Roland Felix, Herrn Prof. Dr. Norbert Hosten sowie Herrn Prof. Dr. Wolfgang Lanksch für ihre großzügige Unterstützung.

The images and the standard transformations for registration accuracy assessment were provided as part of the project, "Evaluation of Retrospective Image Registration", National Institutes of Health (NIH), Project Number 1 R01 NS33926-02, Principal Investigator, J. Michael Fitzpatrick, Vanderbilt University, Nashville, TN.

Literatur

1. Frahm J, Bruhn H, Merboldt KD, Hanicke W: Dynamic MR imaging of human brain oxygenation during rest and photic stimulation. *J Magn Reson Imaging*, 2(5):501–505, 1992.
2. West JB, Fitzpatrick JM, Wang MY, Dawant BM, Maurer, Jr CR, Kessler RJ, et al.: Comparison and Evaluation of Retrospective Intermodality Brain Image Registration Techniques. *J Comput Assist Tomogr*, 21(4):554–566, 1997.
3. Rohlfing T, Beier J: Improving reliability and performance of voxel-based registration by coincidence thresholding and volume clipping. In Hawkes DJ, Hill DLG, Gaston R, (Hrsg.), *Proceedings of Medical Image Understanding and Analysis*, Seiten 165–168, King's College, London, UK, Juli 1999.
4. Studholme C, Hill DLG, Hawkes DJ: An overlap invariant entropy measure of 3D medical image alignment. *Pattern Recognition*, 32:71–86, 1998.
5. Thomale U-W, Liebig T, Taschner CA, Rohlfing T, Beier J, Rosenthal A, Unterberg AW, Hosten N, Lanksch WR: Integration of functional MRI data in computer assisted surgery. In Lemke HU, Vannier MW, Inamura K, Farman AG (Hrsg.), *Computer Assisted Radiology and Surgery (CARS)*, Nummer 1191 der Reihe Excerpta Medica, International Congress Series, Seiten 668–672, Elsevier, Amsterdam, Juni 1999.
6. Taschner CA, Liebig T, Hosten N, Thomale U-W, Rohlfing T, Lanksch W, Felix R: Integration of functional MRI in the image–guided therapy of supratentorial tumors of the brain. *Neuroimage*, 1999.

Automatische Registrierung von CT– und MR–Bildfolgen für die dreidimensionale Planung von Hüftoperationen

J. Ehrhardt[1], H. Handels[1], W. Plötz[2], S.J. Pöppl[1]

[1]Institut für Medizinische Informatik
[2]Klinik für Orthopädie
Medizinische Universität zu Lübeck, Ratzeburger Allee 160, 23538 Lübeck
Email: ehrhardt@medinf.mu-luebeck.de

Zusammenfassung. Die Einbeziehung multimodaler Bildinformationen aus der Computer– und Magnetresonanztomographie kann die Planung orthopädischer Operationen von Tumorpatienten entscheidend erleichtern und verbessern. Für die Nutzung dieser Informationen in computergestützten Planungssystemen ist eine vorherige Ausrichtung der Bilddaten notwendig. Lokale Verformungen der Weichteilgewebe und Atmungsartefakte erschweren die Registrierung im Beckenbereich. Durch die Erweiterung voxelbasierter starrer Registrierungsverfahren kann jedoch eine präzise Ausrichtung der CT– und MR–Bilddaten innerhalb der Knochenstrukturen erreicht werden. Die so gewonnenen Registrierungsinformationen werden für die gemeinsame Visualisierung von Knochen und Tumorgewebe während der Operationsplanung verwendet und ermöglichen die genauere Beurteilung der Form und Lage von Knochentumoren.

Schlüsselwörter: Registrierung, mutual information, virtuelle Operationsplanung

1 Einleitung

Patienten, deren Hüftpfannen von Knochentumoren befallen sind, können oftmals nur durch einen Beckenteilersatz therapiert werden. Bei dieser Operation wird die befallene Knochenstruktur durch Schnitte am Darmbein oberhalb der Hüftpfanne sowie an Sitz- und Schambein entfernt. Anschließend wird eine individuell-modular gefertigte Prothese eingesetzt [1]. Am Institut für Medizinische Informatik wird in Kooperation mit der Klinik für Orthopädie das System VIRTOPS (Virtual Operation Planning in Orthopaedic Surgery) zur virtuellen Planung und Simulation dieser Operationen entwickelt [2].

Um einen optimalen Sitz der individuell gefertigten Prothese im resezierten Becken des Patienten gewährleisten zu können, ist eine exakte Planung des chirurgischen Eingriffs notwendig. In diesem Zusammenhang kommt der Einbeziehung multimodaler Bildinformation eine erhöhte Bedeutung zu, da die genaue präoperative Lokalisation des tumorösen Knochengewebes Voraussetzung für eine exakte Operationsplanung ist.

Während CT-Aufnahmen zur Segmentierung der Knochenstrukturen verwendet werden, sind MR-Aufnahmen, insbesondere bei Verwendung von Kontrastmitteln, zur genauen Bestimmung des tumorösen Gewebes geeignet. Für eine gemeinsame Darstellung von Knochen und Tumorgewebe in der virtuellen Planungsumgebung ist die Registrierung der CT- und MR-Daten notwendig.

2 Vorverarbeitung

Ausgangspunkt für die virtuelle Operationsplanung sind tomographische Bildfolgen des Beckens mit typischen Pixelgrößen von 0.75mm × 0.75mm × 4mm für CT-Daten und 0.7mm × 0.7mm × 8mm für MR-Daten.

Durch Anwendung einer Schwellwertoperation sowie morphologischer Filter (Closing, Connected Components) wird der Hintergrund segmentiert. Anschließend werden die Bildvolumina auf die Bereiche mit Vordergrundpixeln beschränkt und auf Grauwerte zwischen 0 und 255 skaliert. Dieses Vorgehen spart Speicherplatz und beschleunigt die Berechnung des Ähnlichkeitsmaßes bei der Registrierung (Gl. 2).

Die Segmentierung der Knochenstrukturen erfolgt in den CT-Daten durch ein schwellwertbasiertes, semiautomatisches Verfahren (siehe [2, 3]). Die Segmentierungsergebnisse werden sowohl für die Generierung der virtuellen Beckenmodelle als auch für den Registrierungsalgorithmus verwendet.

3 Registrierung der CT- und MR-Bildfolgen

Zwischen den CT- und MR-Bildfolgen des Beckens eines Patienten treten neben den globalen Veränderungen, welche durch unterschiedliche Lagen des Patienten in den Tomographen bedingt sind, lokale Verformungen der Weichteilgewebe auf. Diese Verformungen werden hervorgerufen durch Atmungsartefakte, Lage- bzw. Formveränderungen der inneren Organe sowie durch verschiedene Darmfüllungen des Patienten zum Untersuchungszeitpunkt (siehe Abb. 1). Für die Planung von Hüftoperationen beziehen sich die Genauigkeitsanforderung wesentlich auf Knochen und eng angrenzende Gewebe, welche von den o.g. Verformungen unbeeinflußt sind.

Die Verwendung voxelbasierter starrer Registrierungsverfahren nach [4, 5] führt bei der Registrierung multimodaler Bilddaten im Beckenbereich zu ungenauen Ergebnissen (Abb. 2). Um eine präzise und robuste Registrierung der Knochenstrukturen zu gewährleisten ohne rechenintensive elastische Registrierungsverfahren einzusetzen, werden diese Verfahren erweitert.

Seien die CT-Daten das Referenzvolumen $u(x)$ und die MR-Daten das anzupassende Volumen $v(x)$, dann ist die Transformation $\hat{T}$ gesucht

$$\hat{T} = \arg\max_{T} I\left(u(x), v(T(x))\right), \tag{1}$$

wobei als Distanzmaß I die "Mutual Information" verwendet wird [5, 6]:

$$I(X, Y) = \sum_{x} \sum_{y} p(x, y) \log_2 \left(\frac{p(x, y)}{p(x)p(y)}\right). \tag{2}$$

Durch die Verwendung dieses Informationstheoretischen Maßes ist der Algorithmus nicht auf die Registrierung von CT- und MR–Daten beschränkt, sondern kann für beliebige multimodale Daten verwendet werden.

Für die Bestimmung der optimalen Transformation $\hat{T}$ wird eine Multi–Resolution–Strategie eingesetzt [4]. Im ersten Schritt werden die Originaldaten trilinear zu kubischen Voxeln mit Kantenlänge s interpoliert, wobei s das Minimum der originären Kantenlängen ist. Mittels einfacher Interpolationsmethoden (z.B. Nächster–Nachbar) werden die Auflösungsstufen $2\sqrt{2}s, 2s$ und $\sqrt{2}s$ erzeugt. Ein Simplex–Algorithmus maximiert für jede Auflösung die Gl. (1), wobei die bestimmten Transformationsparameter jeweils als Starttransformation für die nächste, verfeinerte Auflösungsstufe dienen.

Bei der feinsten Auflösungsstufe mit einer Kantenlänge von s werden die Segmentierungsergebnisse der Vorverarbeitung genutzt, um alle Pixel, die nicht zu Knochenstrukturen und einem umliegenden 5 Pixel breiten Rand gehören, als Hintergrund zu markieren. Hierdurch wird der Einfluß der Verformungen und variierenden Positionen von Weichteilgeweben auf das Ähnlichkeitsmaß "Mutual Information" eliminiert.

Die Beschränkung der CT–Bildinformation auf Knochenstrukturen erhöht die Sensitivität des Simplex-Algorithmus auf den Startwert. Durch die Verwendung der gesamten Bildinformation für niedrige Auflösungsstufen der Multi-Resolution–Strategie werden gute Startpositionen für den letzten Optimierungsschritt gefunden, so daß eine robuste Registrierung der Patientendaten möglich ist.

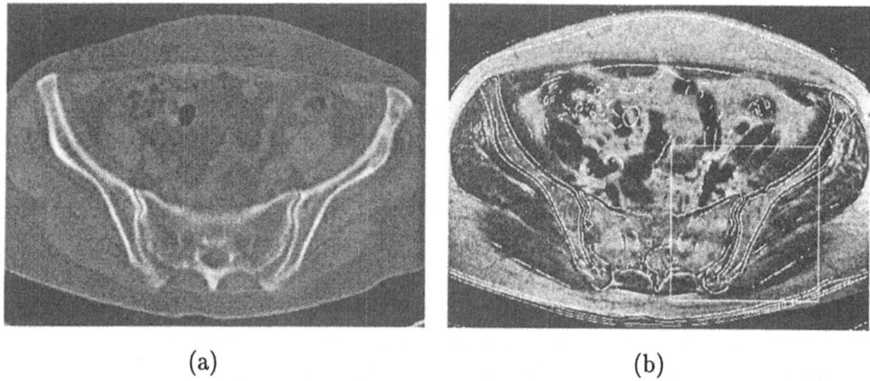

(a)   (b)

Abb. 1. Darstellung korrespondierender Schichten der (a) CT- und (b) MR–Daten mit überlagerten Kanten des registrierten CT-Datensatzes. Während es im Bereich der Weichteilgewebe zu starken Abweichungen zwischen den Bilddaten kommt, werden korrespondierende Knochenstrukturen korrekt aufeinander abgebildet. Der markierte rechteckige Bereich ist in Abb. 2 vergrößert dargestellt.

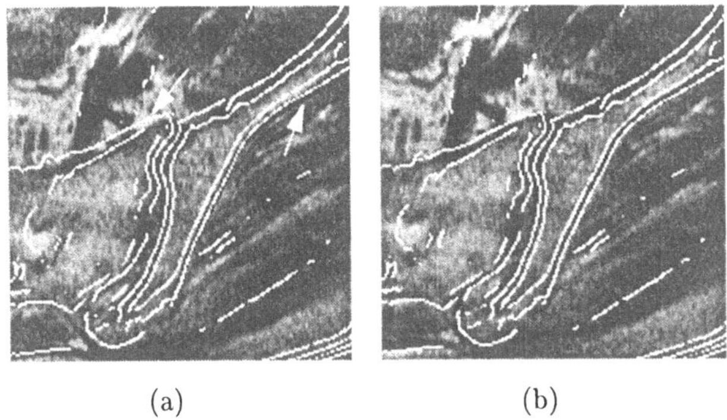

(a)   (b)

Abb. 2. Vergrößerte Darstellung von Registrierungsergebnissen. Für Abb. (a) wurden die gesamten Bildinformationen in die Registrierung einbezogen; das führt zu fehlerhaften Zuordnungen im Knochenbereich (weiße Pfeile). Durch das Ausblenden von Weichteilgeweben erhält man verbesserte Resultate (Abb. (b)).

4 Segmentierung des Tumorgewebes

Das in Abschnitt 3 vorgestellte Verfahren wird zur Registrierung der verschiedenen MR–Sequenzen genutzt, wobei die Restriktion auf Knochenstrukturen für die höchste Auflösungsstufe entfällt.

Nach der Registrierung liegt pro Voxel ein n–dimensionaler Merkmalsvektor vor, welcher im allgemeinen aus T1, T2 und evtl. kontrastverstärkten T1 gewichteten Sequenzdaten besteht. Anschließend werden manuell ROI´s im Tumorgewebe selektiert und für die resultierenden Stichprobenvektoren Mittelwert $\bar{x} \in I\!R^n$ und inverse empirische Kovarianzmatrix $\hat{\Sigma}^{-1} \in I\!R^{n \times n}$ berechnet. Es werden alle Voxel markiert, für deren Merkmalsvektoren x die Mahalanobisdistanz kleiner als ein vorgegebener Schwellwert t ist:

$$(x - \bar{x})\hat{\Sigma}^{-1}(x - \bar{x}) \leq t.$$

Aus den 3D–Zusammenhangskomponenten der selektierten Voxel werden interaktiv die Tumorsegmente bestimmt.

5 Ergebnisse und Ausblick

Das beschriebene Registrierungsverfahren wurde auf klinische Patientendaten angewendet und erwies sich trotz der geringen Auflösung der MR–Daten in z–Richtung als robust gegenüber verschiedenen Startwerten.

Aus den segmentierten Knochenstrukturen und dem Tumorgewebe werden unter Verwendung des Marching Cubes Algorithmus [7] Oberflächenmodelle generiert, welche im Softwaresystem VIRTOPS zur Planung von Hüftoperationen verwendet werden können. Die Visualisierung des tumorösen Knochengewebes zusammen mit der transparenten Knochenoberfläche (Abb. 3(a)) ermöglicht dem

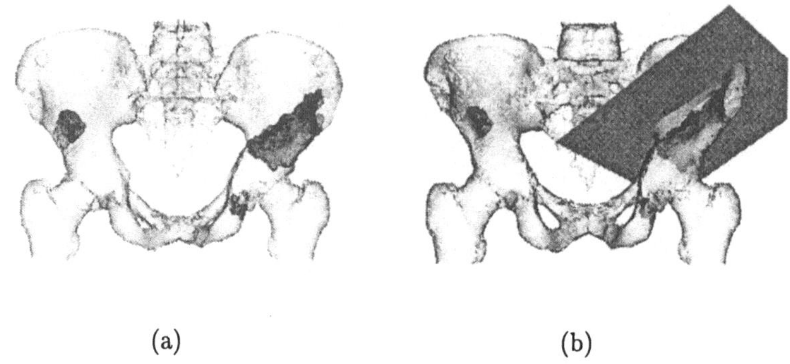

(a)   (b)

Abb. 3. Die Visualisierung des Tumorgewebes (dunkel) im transparenten Knochen (a) ermöglicht die Berurteilung von Form und Lage des Tumors und eine genaue Positionierung der Resektionsebene (b).

Chirurgen sowohl Form und Größe des Tumors, als auch seine Lage im Becken zu beurteilen. Dies kann zu einer verbesserten Bestimmung der Resektionsebene führen (Abb. 3(b)).

Über die betrachtete Applikation hinaus kann das vorgestellte Verfahren zur Unterstützung weiterer orthopädischer Operationen verwendet werden, bei denen die gemeinsame Visualisierung von Knochen und umliegenden Weichteilgeweben von Nutzen ist.

Literatur

1. R. Gradinger, H. Rechl, R. Ascerl, W. Plötz, and E. Hipp. Endoprothetischer Teilersatz des Beckens bei malignen Tumoren. *Orthopädie*, 22:167–173, 1993.
2. H. Handels, J. Ehrhardt, P. Peters, W. Plötz, and S. J. Pöppl. Computer–assisted planning of hip operations and design of endoprostheses using virtual three-dimensional models. In H.U. Lemke, M.W. Vannier, K. Inamura, and A.G. Farman, editors, *Computer Assisted Radiology and Surgery*, pages 726–730, Paris, 1999. Elsevier Science B.V.
3. H. Handels, J. Ehrhardt, P. Peters, W. Plötz, and S. J. Pöppl. Computergestützte Planung von Hüftoperationen in virtuellen Körpern. In *Bildverarbeitung für die Medizin*, pages 177–181, 1999.
4. D. L. G. Hill C. Studholme and D. J. Hawkes. Automated 3D registration of MR and CT images of the head. *Medical Image Analysis*, 1(2):163–175, 1996.
5. W. M. Wells, P. Viola, H. Atsumi, S. Nakajima, and R. Kikinis. Multi–modal volume registration by maximization of mutual information. *Medical Image Analysis*, 1(1):35–51, 1996.
6. A. Collignon, F. Maes, D. Delaere, D. Vandermeulen, P. Suetens, and G. Marchal. Automated multi–modality image registration based on information theory. In Y. Bizais et. al., editor, *Information Processing in Medical Imaging*, pages 263–274, 1995.
7. W. E. Lorensen and H. E. Cline. Marching cubes: A high resolution 3D surface construction algorithm. *Computer Graphics*, 21(4):163–169, 1987.

Automatische Übertragung von präoperativen fMRI-Markern in intraoperative MR-Datensätze

M. Wolf, T. Vogel, P. Weierich, Ch. Nimsky*, H. Niemann

Bayerisches Forschungszentrum für Wissensbasierte Systeme (FORWISS)
Forschungsgruppe Wissensverarbeitung
Am Weichselgarten 7, 91058 Erlangen
* Neurochirurgische Klink der Universität Erlangen-Nürnberg
Schwabachanlage 6, 91054 Erlangen
E-Mail: wolf@forwiss.de

Zusammenfassung Mittels funktioneller Magnetresonanztomographie können neuro-funktionelle Bereiche im Gehirn bestimmt werden, welche dem Chirurgen während der Operation zur Identifikation von Gehirnbereichen dienen. Verschiebungen des Gehirns führen jedoch zu Ungenauigkeiten, die nur durch eine intraoperative Aufnahme eines Volumenbildes kompensiert werden können. Funktionelle Informationen (fMRI-Marker) gehen dabei verloren. Zur Übertragung dieser Informationen wird ein automatisches Verfahren vorgestellt, welches prä- und intraoperativen Datensätze registriert und dann nach korrespondierenden Gehirnarealen sucht, umso die Markerposition schätzen zu können.

Schlüsselwörter: Magnetresonanztomographie, Segmentierung, Registrierung, Verschiebungskompensation

1 Einleitung

Zur Operationsplanung werden dreidimensionale Volumendaten des Kopfes, z. B. aus einem Magnetresonanz-Tomographen (MR), durch Daten einer funktionellen Magnetresonanz-Tomographie (fMRI) ergänzt, in welcher wichtige Bereiche in der Nähe des Tumors identifiziert und anschließend in den MR-Datensatz übertragen werden [1].

Mittels eines Neuronavigationssystems kann der Chirurg während der Operation anhand dieser Bilder wichtige Gehirnbereiche identifizieren. Während der Operation führen Verschiebungen im Gehirn jedoch zu Ungenauigkeiten, die schlimmstenfalls zu einer falschen Interpretation von Gehirngewebe führen. Durch die Erstellung intraoperativer Magnetresonanzaufnahmen kann die Neuronavigation aktualisiert und Gehirnverschiebungen kompensiert werden. Die funktionelle Information geht jedoch verloren, da diese Untersuchung während der Operation nicht wiederholt werden kann.

Ziel dieses Projekts ist die automatische Übertragung der präoperativen fMRI-Marker in den intraoperativen Datensatz. Dafür müssen gekennzeichnete Gehirnbereiche des präoperativen Datensatz im intraoperativen Datensatz wieder gefunden und entsprechend gekennzeichnet werden.

Während bekannte Ansätze zur Kompensierung des *Brain-Shifts* eine elastische Registrierung des gesamten Volumens durchführen [2, 3] und auf eine Segmentierung der Bilder verzichten, wird in dieser Arbeit ein Ansatz vorgestellt, der lediglich lokale Verschiebungen berechnet, um die automatische Übertragung von fMRI-Markern in einen intraoperativen Datensatz durchführen zu können[4, 5]. Dafür wird in den beiden Datensätze zuerst eine Rauschreduktion durchgeführt. Anschließend werden die Augen, das Gehirn und der umgebende Hintergrund segmentiert. Diese Segmente dienen zur rigiden Registrierung der Datensätze. Danach werden korrespondierende Punkte auf Gehirnfurchen bestimmt, deren Abstände zu den fMRI-Markern im präoperativen Datensatz zur Schätzung der Markerposition im intraoperativen Datensatz verwendet werden, indem diese in eine gewichtete Mittelwertberechnung einfliessen.

2 Segmentierung

Eine zentrale Rolle bei der Übertragung der fMRI-Marker spielt die pixelgenaue Registrierung der beiden Datensätze. Nur wenn es gelingt, die beiden Bildvolumen korrekt aufeinander auszurichten, ist eine zuverlässige und genaue Bestimmung der Markerpositionen im intraoperativen Datensatz überhaupt erst möglich. Zur Bestimmung der Translations- und Rotationsparameter wurde ein zweistufiger Ansatz realisiert, in welchem die Position der Augen für eine initiale Ausrichtung und die Oberfläche des Gehirns für die Feinregistrierung verwendet werden. Hierfür muss zunächst eine Segmentierung der Augen, des Gehirngewebes und des umgebenden Hintergrunds berechnet werden.

Hierfür wurde ein *Bereichswachstumsverfahren* entwickelt, welches, ausgehend von einer initialen Menge von Saatpunkten, iterativ alle noch nicht verarbeiteten Nachbarpunkte betrachtet und diese gemäß eines Homogenitätskriteriums einer Region zuordnet.

Bestimmung der Saatpunkte Da der mittlere Grauwert für das korrekte Wachstum einer Region eine große Bedeutung hat und in der Wachstumsphase keine Regionen unterteilt werden, ist eine gute Wahl der Saatpunkte unabdingbar. Um später ein korrektes Wachstum gewährleisten zu können, müssen die Saatpunkte in Segmente mit möglichst homogenem Grauwertniveau gesetzt werden. Dafür wird für jeden Punkt x des Bildes f ein Homogenitätswert $H(x)$ berechnet, der die mittlere Abweichung der Grauwerte der Nachbarpunkte zum eigenen Grauwert $f(x)$ beschreibt: $H(x) = \frac{1}{44} \sum_{\nu=1}^{8} D(x, n_\nu) + 2 \sum_{\nu=9}^{26} D(x, n_\nu)$. Wobei für die Berechnung die 26 direkten Nachbarpunkte n_ν ausgewählt werden. Für jeden Nachbarpunkt wird die Grauwertdifferenz $D(x, n_\nu) := |f(x) - f(n)|$ berechnet, wobei die Grauwertdifferenzen der 8 Eckpunkte $n_1, \ldots, n_8$ mit dem Faktor 1, alle anderen Nachbarn mit dem Faktor 2 gewichtet werden.

Als Saatpunkte werden Bildpunkte mit minimalen Homogenitätswerten ausgesucht. Da in homogenen Bereichen des Datensatzes viele solcher Punkte nebeneinander existieren, wird direkt nach Bestimmung eines Saatpunktes ein Volumenwachstum gestartet, damit diese Punkte gegebenenfalls segmentiert werden und nicht mehr als Saatpunkte für weitere Volumen zur Verfügung stehen.

Volumenwachstum Beim Volumenwachstum wird Schritt für Schritt derjenige angrenzende Punkt zum Volumen hinzugefügt, der noch keinem anderen Volumen angehört und dessen Grauwert die kleinste Differenz zum mittleren Grauwert des Volumens aufweist. Wenn mehrere Randpunkte mit dieser Eigenschaft existieren, entscheidet der Gradient des Punktes, denn er gibt Aussage über die Grauwertdifferenzen zu den jeweiligen Nachbarpunkten und enthält somit globalere Information als nur der Homogenitätswert. Je kleiner dieser Gradient ist, desto homogener ist der weitere Grauwertverlauf und desto besser wird das weitere Wachstum des Volumens.

Erkennung anatomischer Bereiche Zur Erkennung der Augen und des Gehirns wird die Segmentierung mit unterschiedlichen Schwellwerten ausgeführt, sodass im Fall der Augenerkennung ca. 8000 Saatpunkte bzw. Volumen generiert werden, während bei der Erkennung des Gehirns mehr Wert auf die Homogenität gelegt wird, sodass hier nur ca. 3000 Saatpunkte generiert werden, die in diesem Verarbeitungsschritt zu größeren Strukturen zusammengefasst werden. Hierfür wird die Verschmelzung benachbarter Volumen anhand der Form, Größe und den mittleren Grauwerten entschieden. Zuletzt werden Fehlsegmentierungen am Objektrand detektiert und korrigiert.

3 Registrierung

Für die Identifikation der markierten Gehirnbereiche müssen die beiden Gehirnsegmente registriert werden. Hierfür wird ein zweistufiger Ansatz verwendet.

Initiale Registrierung Im ersten Schritt werden die Schwerpunkte der Augen in Übereinstimmung gebracht. Dazu werden Translations- und Rotationsvektoren derart bestimmt, dass die Strecken, die die Augenschwerpunkte verbinden, genau aufeinander liegen.

Vollständige Registrierung Um die beiden Datensätze vollständig zu registrieren, muss noch die Drehung um die Achse der Augenschwerpunkte berechnet werden. Dies geschieht durch Minimierung des Abstandes der Gehirnoberfläche. Dazu werden zunächst zwei Rotationen ermittelt. Die eine Rotation minimiert das Abstandsmaß in der linken, die andere minimiert das Abstandsmaß in der rechten Gehirnhälfte. Es wird die Rotation ausgewählt, die das Abstandsmaß minimiert. Dadurch wird zusätzlich die Gehirnhälfte ermittelt, die am wenigsten Tumorgewebe enthält, sodass die Unterschiede im Gehirngewebe, die durch die Entfernung des Tumors verursacht wurden, bei der Registrierung einen möglichst kleinen Einfluss haben.

Verfeinerung Für die Korrektur der bisherigen Registrierung werden nur noch Translationen verwendet. Dazu wird der intraoperative Datensatz in z-Richtung zwischen -5 und $+5$, in y-Richtung zwischen -10 und $+10$ und in x-Richtung zwischen -10 und $+10$ Pixel verschoben. Für alle möglichen Kombinationen von Translationen in diesem Bereich wird das Abstandsmaß berechnet und am Ende die Translation für die endgültige Registrierung ausgewählt, bei der das Abstandsmaß minimiert wird.

Nach der Registrierung sind die Gehirnsegmente in Übereinstimmung gebracht, wobei die Ränder der Gehirnsegmente besonders berücksichtigt werden.

4 Übertragung der Marker

Die Platzierung der Markierungen orientiert sich hauptsächlich an den Positionen der Gehirnfurchen. Um korrespondierende Punkte zu finden, werden zunächst alle Punktepaare ermittelt, die die folgenden Bedingungen erfüllen: Beide Punkte müssen sich (a) am Rand einer segmentierten Gehirnfurche befinden und (b) die gleichen Randeigenschaften aufweisen.

Ausgehend von diesen Punktepaaren werden nun weitere korrespondierende Randpunkte ermittelt, indem die Ränder der Gehirnfurchen in beiden Datensätzen gleichzeitig in Richtung der Marker verfolgt werden. In einem Schritt werden dabei immer zwei Punkte aus den beiden Datensätzen einander zugeordnet. Der Weg, der dadurch im präoperativen Datensatz beschrieben wird, darf nur maximal 90 Grad von der Richtung des aktuellen Markers abweichen. Außerdem darf die Abweichung der beiden Wege in einem Schritt den Wert von 45 Grad nicht überschreiten. Dieser Verfolgungsalgorithmus endet, wenn eine der folgenden Bedingungen erfüllt ist: (a) Die beiden maximalen Abweichungen können nicht mehr eingehalten werden, (b) einer der beiden aktuellen Punkte hat keinen Nachbarpunkt mehr, der sich auf dem Rand eines Segmentes der Gehirnfurchen befindet und noch nicht untersucht wurde oder (c) der Punkt im präoperativen Datensatz ist weniger als fünf Pixel von der Markierung entfernt.

Durch die Verfolgung der Gehirnfurchenränder lassen sich Punkte einander zuordnen, die durch die Registrierung nicht in Übereinstimmung gebracht werden konnten. Dies sind vor allem Randpunkte der Gehirnfurchen, die während der Operation mitsamt dem Gehirngewebe verschoben werden.

Zur Bestimmung der Markerpositionen wird für jeden Marker die Menge der korrespondierenden Punktepaare ermittelt. Von den Punktepaaren, die bei den einzelnen Verfolgungen der Gehirnfurchenränder bestimmt werden, wird jedoch nur das Paar ausgewählt, das am Ende der Verfolgung bestimmt wurde und somit dem aktuellen Marker im präoperativen Datensatz am nächsten ist.

Für jedes Punktepaar wird nun die Position der Markierung m_i im intraoperativen Datensatz durch die folgende Gleichung berechnet.

$$m_i = x_i + (m_p - x_p) \tag{1}$$

Dabei bezeichne x_p die entsprechende Position im präoperativen Datensatz, m_p die Markerposition im präoperativen Datensatz und x_i die Position im intraoperativen Datensatz. Es wird also der Vektor zwischen dem Punkt und dem Marker im präoperativen Datensatz zum Punkt im intraoperativen Datensatz addiert.

Die endgültige Position der Markierung im intraoperativen Datensatz ergibt sich nun aus der gewichteten Mittelung der berechneten Positionen. Hierbei werden Vektoren, die näher am Marker liegen, stärker gewichtet als Vektoren, die weiter entfernt sind.

5 Ergebnisse

Die Eignung des Verfahrens wurde an 4 Datensätzen untersucht. Die komplette Verarbeitungskette konnte in allen Fällen bearbeitet werden. Ein typisches Ergebnis ist in Bild 1 dargestellt. Die Genauigkeit der geschätzten Markerposition wurde von einem Experten als sehr hoch eingestuft und wich durchschnittlich 3 Pixel von einer manuellen Platzierung ab. Die maximale Verarbeitungszeit auf einem Pentium II, 350 MHz, betrug ca. 10 Minuten und wird für den intraoperativen Einsatz als ausreichend schnell erachtet.

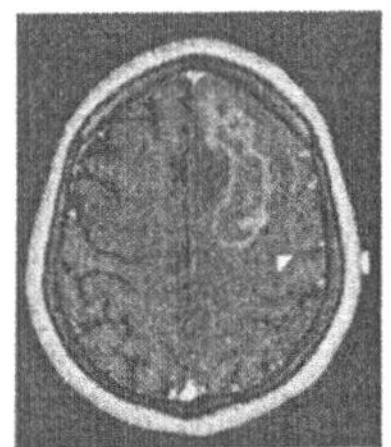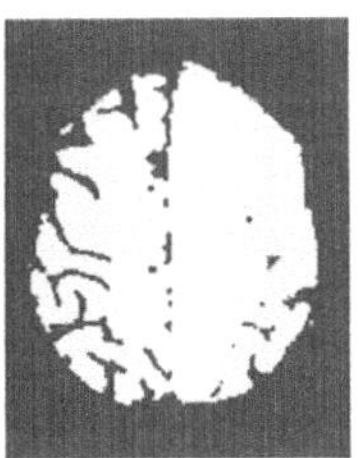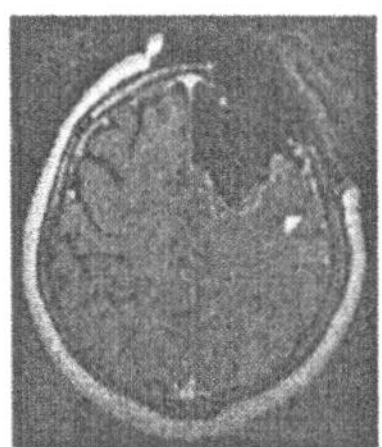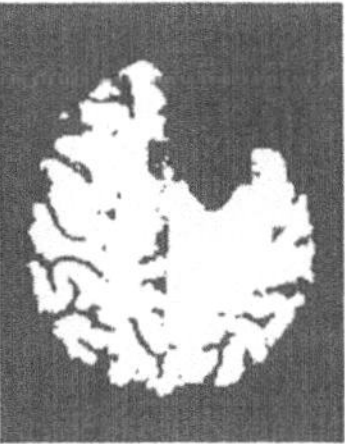

Bild 1. Endergebnis der Markerplatzierung: Links: Schichtbild und segmentiertes Gehirngewebe mit dreieckigem Marker; rechts: automatisch bestimmte korrespondierende Schicht sowie geschätzte Markerposition

Literatur

1. Ch. Nimsky, O. Ganslandt, H. Kober, M. Möller, S. Ulmer, B. Tomandl, and R. Fahlbusch. Integration of Functional Magnetic Resonance Imaging Supported by Magnetoencephalography in Functional Neuronavigation. *Neurosurgery*, 44(6):1249–1256, 1999.
2. K. Rohr, H.S. Stiehl, R. Sprengel, W. Beil, T.M. Buzug, J. Weese, and M.H. Kuhn. Point-based elastic registration of medical image data using approximating thin-plate splines. In K.H. Höhne and R. Kikinis, editors, *Visualization in Biomedical Computing*, pages 297–306. Springer Verlag, September 1996.
3. Wladimir Peckar, Christoph Schnörr, Karl Rohr, and H. Siegfried Stiehl. Parameter-free elastic deformation approach for 2-d and 3-d registration using prescribed displacements. *Mathematical Imaging and Vision*, pages 143–162, 1999.
4. M. Wolf, T. Vogel, P. Weierich, C. Nimsky, and H. Niemann. Automatic Transfer of Pre-Operation fMRI Markers Into Intra-Operation MR-Images. *Journal of Computer Aided Surgery*, 1999.
5. T. Vogel. Automatische Identifikation von Hirnarealen in prä- und intraoperativen MR-Aufnahmen des Gehirns. Master's thesis, Friedrich-Alexander-Universität Erlangen-Nürnberg, Institut für Mathematische Maschinen und Datenverarbeitung, Lehrstuhl Mustererkennung (IMMD5), Prof. H. Niemann, 1999.

A New Approach to Define Landmarks for Point-Based Warping in Brain Imaging

Rainer Pielot, Michael Scholz*, Klaus Obermayer*, Eckart D. Gundelfinger and Andreas Hess

Leibniz Institute for Neurobiology, Brenneckestr. 6,
D-39118 Magdeburg, Germany
*TU Berlin, Department of Computer Science, Sekr. FR 2-1, Franklinstr. 28/29,
D-10587 Berlin, Germany
email: pielot@ifn-magdeburg.de

Abstract. An accurate comparison of inter-individual 3D image datasets of brains requires warping techniques to reduce geometric variations. In this study we use a point-based method of warping with weighted sums of displacement vectors, which is extended by an optimization process. To improve the practicability of 3D warping, we investigate fast automatic procedures for determining landmarks. The combined approach was tested on 3D autoradiographs of brains of Mongolian gerbils. The landmark-generator is based on Monte-Carlo-techniques to detect corresponding reference points at edges of anatomical structures. The warping function is distance-weighted with landmark-specific weighting factors. These weighting factors are optimized by a computational evolution strategy. Within this optimization process the quality of warping is quantified by the sum of spatial differences of manually predefined registration points (registration error). The described approach combines a highly suitable procedure to detect landmarks in brain images and a point-based warping technique, which optimizes local weighting factors. The optimization of the weighting factors improves the similarity between the warped and the target image.

Keywords: Registration, Warping, Brain imaging, Landmark Detection

1 Introduction

As an approach for an accurate comparison of inter-individual 3D image datasets of brains we use geometric nonlinear transformation algorithms (warping) to reduce geometric variations within a group of individuals. Warping techniques are used for matching an individual dataset to a reference system, e.g. a standardized brain. Because the spatial distribution of grayvalue differences is an important result of our investigation density-based warping is not appropriate for this kind of analysis. Therefore point-based warping is investigated. For this class of warping corresponding points (landmarks) between the two datasets have to be defined in order to perform the transformation [1]. Setting of many landmarks between 3D image datasets by a human expert is highly impracticable and time-consuming. Furthermore, definition of landmarks depends on prior knowledge by the human expert, resulting in a subjective selection of corresponding points. As an approach to overcome these problems we investigate fast automatic procedures for determining landmarks to greatly improve the analysis in brain imaging.

Here, we apply point-based warping for reduction of interindividual variations in autoradiographic brain imaging of gerbil brains. The gerbils were acoustically stimulated and brain activity is visualized by the metabolic radioactive marker. The transformation function calculates the spatial correspondence between all voxels in the source and the target dataset using the information of the landmarks. This function can be based on e.g. second-degree polynomials [2, 3] or radial basis functions [4, 5]. In this study we used a distance-weighted method of warping with weighted sums of displacement vectors [6, 7], which is extended by an optimization process [8].

2 Material and Methods

The 8 datasets used in this study are image-stacks of 49 consecutive slices. After preprocessing, the landmark detection algorithm defines corresponding reference points in all datasets to generate a reference template. Then each source dataset is warped to this reference template. Finally, the quality of the warping is evaluated by comparison of the similarities between the original and the warped datasets.

2.1 Tissue-Preparation and Image Preprocessing

The autoradiographs were obtained after intraperitoneal injection of non-metabolizable radioactive 2-fluoro-2-deoxyglucose (2FDG) into gerbils, thereby visualizing brain activity. The animals were acoustically stimulated for 45 min. Afterwards the animals were sacrificed and the brains removed. Then the brains were sectioned with a cryostat and after drying at 60°C the brains were autoradiographed. After 2 weeks exposure, the films were developed and digitized with a CCD camera (768 * 512 pixel, 8 bit/pixel). The image-stacks were reconstructed by translating and rotating each slice (image alignment) [9].

2.2 Landmark detection

The landmark detection algorithm is based on Monte-Carlo-techniques to find edges of biological structures. In this study, an edge is defined by a transition of grayvalues of voxels, which exceeds a certain threshold value. The threshold depends on the contrast of the image. Initially a three-dimensional grid is placed on each dataset to define 1920 non-overlapping subvolumes. Within each of these subvolumes the Monte-Carlo-search is performed by random movements of a single point. The searching procedure stops within a certain subvolume, if an edge is found. Subvolumes that contain no edge after a maximum number of iterations, do not contribute a reference point. Only if a given subvolume contains a reference point in all datasets, for this subvolume a reference point in the template is generated by averaging the positions of all corresponding reference points of the individual datasets. The spatial difference of an individual reference point and the corresponding one in the reference template defines a displacement vector. In order to detect different displacement sizes we use a multiscaling procedure. Two differently sized grids are used successively: First a coarse grid with larger first-order subvolumes (1920) is used to detect large distortions. Afterwards, each large subvolume is divided into four smaller second-order subvolumes (7680). If the search procedure within the second-order subvolumes detects more than one edge in the corresponding first-order subvolume, the displacement vector in the latter one is eliminated to avoid non-corresponding contours. Monte-Carlo-techniques are based on pseudo random number generators, which are initialized with a certain seed number. As an approach to minimize the influence of the seed number, the final positions of the landmarks are averaged over 10 generated landmark sets.

2.3 Warping

The subsequent warping is based on displacement vectors, which are defined by the spatial difference of corresponding reference points in the individual dataset and in the reference template. The transformation function determines the displacement of each voxel by the weighted sum of all displacement vectors. Each displacement depends on the spatial difference of a given voxel to each landmark and a landmark-specific weighting factor [8]. The weighting factor determines the influence of that specific landmark on the displacement. At the beginning all weighting factors have identical values, so that the displacement of a voxel is mainly influenced by the neighboring landmarks.

The following transformation function $T(x,y,z)$ describes the transformation of the voxel (x,y,z) based on the reference points $\{(x_i,y_i,z_i)|0 <= i <= M\text{-}1\}$ in the source 3D dataset and the corresponding points $\{(u_i,v_i,w_i)|0 <= i <= M\text{-}1\}$ in the reference template:

$$T(x,y,z)=(x,y,z)+\frac{\sum_{i=0}^{M-1} w_i(x,y,z)\left[(u_i,v_i,w_i)-(x_i,y_i,z_i)\right]}{\sum_{i=0}^{M-1} w_i(x,y,z)} \qquad (1)$$

The weighting function $w_i(x,y,z)$ consists of the landmark-specific weighting factor β_i and the city-block distance of the point (x,y,z) to the reference point (x_i,y_i,z_i):

$$w_i(x,y,z)= e^{-\beta_i *[|(x-x_i)|+|(y-y_i)|+|(z-z_i)|]} \qquad (2)$$

Calculation of the Euclidean distance instead of the city-block distance does not improve the warping results but increases the computational effort (data not shown). It is essential to select the weighting factors optimally due to their strong influence on the warping result. To optimize the weighting factors, we used a computational evolutionary strategy, which consists of the following steps: At the beginning, a population of identical sets of weighting factors is generated. The fitness of the sets is determined by warping of each set and then by calculating a registration error to quantify the similarity. The registration error is the sum of the distance values between all registration points of the warped dataset and the corresponding ones of the reference template. Registration points are a small number (28) of manually defined points at characteristic positions in all datasets (one expert). In case of the reference template the registration points are generated by averaging the coordinates of the registration points of the individual datasets at a given position. This registration error has to be minimized by the optimization procedure. Therefore after each generation, the set with the lowest registration error is duplicated and replaces the worst set. Then the weighting factors are mutated randomly with normal distributed step sizes. These steps are iterated for a constant number of generations, which was selected to obtain a stable fitness.

3 Results

Fig. 1a shows as an example a surface view of a brain image dataset with the defined landmarks (M=626). For the sake of a better illustration, different regions and the outer contour of the brain were segmented manually and then surface rendered. Most of the landmarks are located on the edges of the structures. Fig. 1b depicts another dataset with the defined registration points (28).

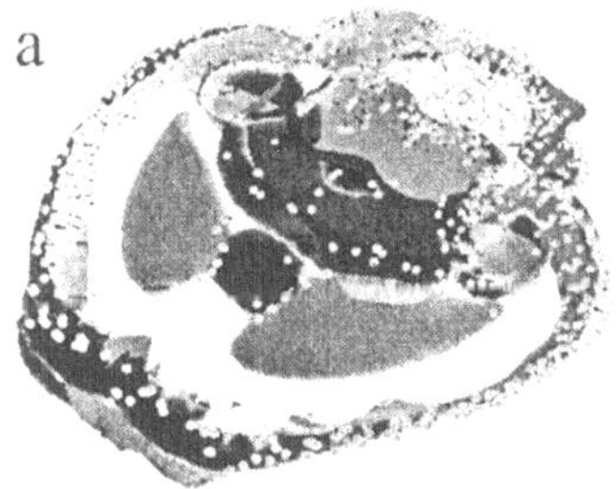
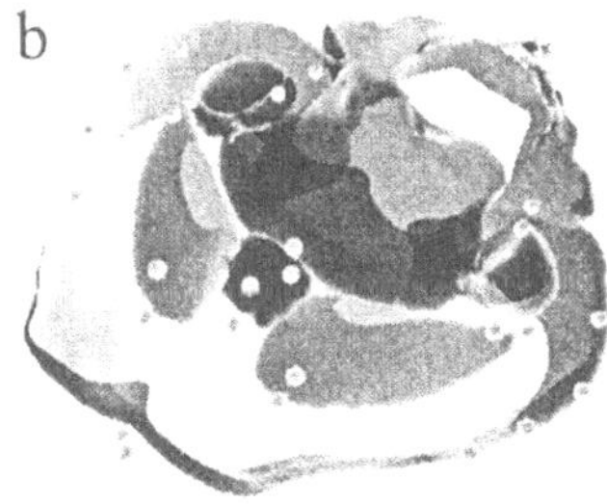

Fig.1   a) Brain image dataset with 626 landmarks. b) Another dataset showing the 28 manually defined registration points. Rendering software: AMIRA (TGS Europe)

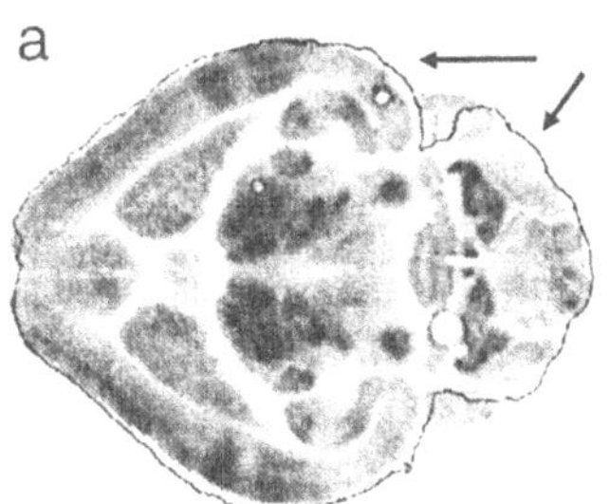
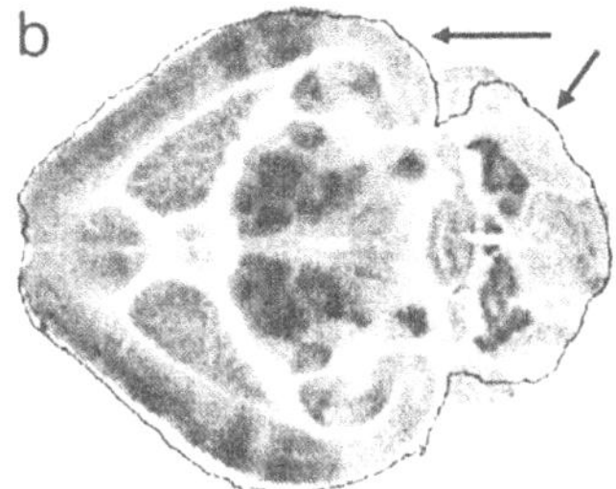

Fig. 2 a) Slice of the warped dataset before optimization of the local weighting factors. b) Slice of the warped dataset after 1000 iterations. Black contour: Outline of the corresponding slice of another warped brain.

The optimized warping was realized with a population of 500 sets of weighting factors, which started with the identical value of 0.04. Fig. 2 shows as an example a slice of the warped dataset before optimization (all weighting factors – 0.04) (fig. 2a) and on the right after optimization (fig. 2b). The contour of the corresponding slice of another warped dataset is shown to illustrate the increase in overlap after application of the optimization. It can be seen, that the overlap increases after the application of the optimization procedure (see arrows). The overall quality of optimized warping is quantified by applying 3 similarity functions before and after warping (mean values across all datasets): 1) registration error: decrease of 19.46 %; 2) linear cross-correlation coefficient: increase of 3.24 %; 3) overlap index: increase 0,65 %.

4 Discussion

The described approach combines a fast fully automatic procedure to detect landmarks and a point-based warping technique, which optimizes the influence of displacement vectors. The presented landmark generator is a highly suitable tool for calculating landmarks simultaneously in a large number of brain datasets without any prior knowledge. The optimization of the weighting factors improves the similarity of the warped datasets and hence decreases the inter-individual differences in all cases tested. The method results in an accurate warping with very good local adjustments, which justifies the relatively high computational effort of the optimization procedure. It may prove to be a useful tool to make complex biological structures comparable and accessible to an efficient automatic quantitative evaluation.

5 References

1. Toga, A.W., Brain Warping. 1999, San Diego London: Academic Press.
2. Wolberg, G., Digital Image Warping. 1990, IEEE Computer Society Press.
3. Lohmann, K., et al. Spatial based polynomial 2D-warping: a possibility to reduce interindividual variations in functional neuroimaging? In: IEEE Int. Conf. Image Processing. 1996.
4. Hardy, R.L., Multiquadric equations of topography and other irregular surfaces. J. Geophys. Res., 1971, 76: p. 1905-1915.
5. Bookstein, F.L., Principal warps: thin-plate splines and the decomposition of deformations. IEEE Transactions on pattern analysis and machine intelligence. 1989, 11(5): p. 567-585.
6. Shepard, D. A two-dimensional interpolation function for irregularly-spaced data. In: 1968 ACM National Conference. 1968
7. Franke, R. and G. Nielson, Smooth interpolation of large sets of scattered data. Int. J. for Numerical Methods in Engineering, 1980, 15: p. 1691-1704.
8. Pielot, R., et al. Optimiertes Warping durch gewichtete Summen von Verschiebungsvektoren - eine neue Methode zur Reduktion von interindividuellen Variabilitäten von Hirndaten. In: Bildverarbeitung für die Medizin 1999, 1999, Heidelberg: Springer-Verlag.
9. Hess, A., et al., A new method for reliable and efficient reconstruction of 3-dimensional images from autoradiographies of brains sections. Journal of Neuroscience Methods. 1998, 84: p. 77-86.

3D Fusion von physiologischen Bild- und anatomischen Volumendatensätzen

Anwendung in der f-MRI Bildanalyse

R. Ringler, W. Hopfer, C. Forster

Institut für Physiologie und Experimentelle Pathophysiologie
Universitätsstraße 17, 91054 Erlangen
Email: Ringler@physiologie1.uni-erlangen.de

Zusammenfassung. Ein nicht zu vernachlässigendes Problem bei der Auswertung von Daten der funktionellen Kernspintomografie (fMRI) ist die korrekte Identifizierung der Hirnregionen, in denen eine Aktivierung gemessen wurde. In dieser Arbeit wird ein Verfahren beschrieben, bei dem die funktionellen Daten in einen dreidimensional hoch aufgelösten Datensatz des Probandenhirns registriert werden. Ausgehend von interaktiv zu markierenden korrespondierenden Punktepaaren werden funktionelle Schnitte und anatomische Datensätze mit Hilfe einer Shanon basierten Transformation in einem approximativen Vorgehen ineinander überführt. Mittels der sich daraus ergebenden Transformationsmatrix werden die funktionellen Daten in den dreidimensionalen Datensatz projiziert. Dieser kann zusammen mit den funktionellen Markierungen in verschiedenen Darstellungen visualisiert werden.

Schlüsselwörter: fMRI, EPI, Registrierung, Landmark, Rendering

1 Einleitung

In vielen Bereichen der medizinischen Bildgebung ist es für eine optimale Auswertung notwendig, Bilddaten unterschiedlicher Aufnahmemodalitäten ineinander zu überführen (registrieren). Ziel ist dabei, deren Informationsgehalt zu kombinieren, um daraus detailliertere Aussagen über die untersuchten Strukturen abzuleiten. In der Kernspintomografie (MR) gab es in der letzten Zeit deutliche Fortschritte bei der Entwicklung von Sequenzen, die es ermöglichen, physiologische Vorgänge des Hirns, die auf lokalen Änderungen der Blutoxygenierung (BOLD-Effekt) basieren, mit relativ hoher zeitlicher Auflösung zu erfassen. Dabei ist jedoch die Qualität der Gewebsdarstellung zur sicheren Identifizierung der betroffenen anatomischen Strukturen nicht geeignet. Daher ist ein zusätzlicher dreidimensionaler Datensatz hoher Qualität erforderlich, in dem die betroffenen Hirnregionen identifiziert werden können. Durch eine semiautomatische Registrierung können MR-Datensätze des selben Probanden mit unterschiedlichen Parametern, wie räumliche und zeitliche Auflösung und Positionierung übereinander gelegt werden, wodurch eine zuverlässige Auswertung hinsichtlich funktionellem und anatomischem Informationsgehalt ermöglicht wird [1, 2].

2 Methodik

Für die Auswertung der Funktionellen Untersuchung sind drei Datensätze vom selben Probanden zu registrieren: Ein Schicht orientierter funktioneller Datensatz mit hoher zeitlicher Auflösung, ein zweiter Datensatz mit identischer Schichtführung, jedoch guter anatomischer Abbildungsqualität, sowie ein dreidimensionaler Datensatz. Dabei ist es nicht notwendig, dass alle Daten in einer Sitzung aufgenommen werden. Die zugrunde liegende Methode basiert auf einem informationstheoretischen Ansatz, bei dem die Datensätze verschiedener Modalitäten durch eine „Rigid Body" Registrierung miteinander verknüpft werden. Der von Collignon et al. [3] vorgeschlagene Algorithmus basiert auf der Optimierung einer Funktion, die die gemeinsame Information der Wahrscheinlichkeitsverteilung der Grauwerte aus zwei 3D-Datensätzen betrachtet. Diese auch als Shanoninformation bekannte Methode kann mit dem informationstheoretischen Ansatz „Quelle-Kanal-Senke" auf das Registrierproblem angepasst werden. Vernachlässigt man die dreidimensionale Struktur des Datensatzes und liest ihn in einer vorab definierten Sequenz als diskretes Signal ein, so kann man den ersten Datensatz als Quelle, den zweiten als Senke betrachten. Der Registriervorgang selbst stellt in dem oben erwähnten Ansatz den Kanal dar.

Der Vorteil der Shannoninformation besteht in der Möglichkeit, intrinsische Marker in den Datensätzen zu verwenden, welche als Startpunkte für die Registrierungslöung dienen. Gerade bei den hier verwendeten Datensätzen aus dem Kopfbereich lassen sich eindeutige Landmarks in jedem der unterschiedlich aufgenommenen Datensätze finden, z. B. Ventrikelgrenzen, markante Sulci und Gyri, Übergänge zwischen Knochen und Weichteilen. Zusätzliche Segmentationsschritte oder externe Marker am Probanden oder Patienten entfallen gänzlich, was eine einfache Handhabung der Datenaufnahme ermöglicht.

2.1 Datensätze zur Registrierung

Um physiologisch schnell veränderliche Effekte, z. B. den Bold-Effekt, mittels MR aufzunehmen, bedarf es schneller Bildsequenzen. Die Messungen erfolgen dabei mit Echo-Planar-Imaging (EPI) Sequenzen, die eine einzelne Schicht in 156ms aufnehmen können. Dadurch ist es möglich, den menschlichen Cortex mit einer Folge von 16 axialen Schichten in 2,5 Sekunden zu messen. Für jede Schicht wird eine 64*64 Voxel-Matrix verwendet, wodurch sich ein Inplane-Auflösung von nur 3,4*3,4mm² bei einer Schichtdicke von 4mm ergibt. Es wird ein T2 gewichteter Sequenztyp verwendet, wodurch funktionelle Veränderungen besonders deutlich abgebildet werden.

Mit der selben Schichtposition wird am Ende eines funktionellen Experiments ein T1-gewichteter Datensatz aufgenommen. Die Voxel-Matrix beträgt 256x256, so dass bei gleichen Field of View (FOV) der einzelne Voxel ein Volumen von 0,86*0,86*4mm³ repräsentiert.

Zur Registrierung wird neben dem oben erwähnten axialen T1-Datensatz ein zweiter Datensatz benötigt. Zweckmäßig ist dabei eine Aufnahme des gesamten Gehirns, in dem das Volumen mit hoher räumlicher Auflösung abgebildet wird. Dies hat den Vorteil, dass anatomische Details und einzelne Strukturen sicher identifiziert werden können. Dazu wird ein 3D-Datensatz aufgenommen, der aus rund 120 sagittalen Schnitten mit einer Schichtdicke von 1,5mm besteht. Die Inplane-Resolution eines Voxels ergibt sich zu 0,98*0,98mm² (Field of View 250mm, 256x256 Voxel-Matrix). Die zugrunde liegende MPRAGE-Sequenz (<u>m</u>agnetization <u>p</u>repared <u>r</u>apid <u>g</u>radient <u>e</u>cho) liefert in rund 9 Minuten Messzeit diesen Datensatz.

2.2 Intrinsische Marker

Für eine erfolgreiche Registrierung müssen mindestens vier unabhängige Punktepaare definiert werden. Im Gehirn lassen sich vier anatomische Landmarks finden, die sich auf Grund der Asymmetrie der linken und rechten Gehirnhälfte auf sieben Punkte erweitern lassen. Dies sind Cornu occipitale, Cornu frontale, Foramen inter-ventriculare (jeweils links und rechts) und, als medial gelegener Punkt, der apikale Ansatz des Cerebellum. Diese sieben Punkte finden sich in dem axialen T1- und sagit-talen MPRAGE-Datensatz (Abb. 1).

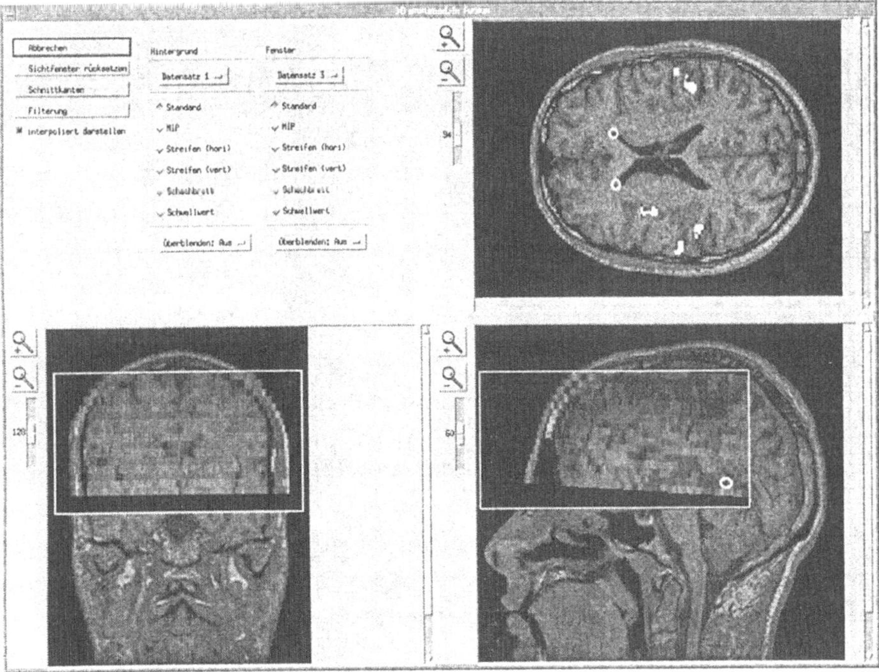

Abb. 1: *Anatomische Ergebnisse*: Registrierung anatomischer Datensätze (coronarer und sagittaler Schnitt). Im Hintergrund liegt der MPRAGE-, im Vordergrund der übergeblendete T1-Datensatz, der mit einem weißen Rahmen markiert ist. *Landmarks*: Gezeigt sind 3 Land-marks als weiße Ringe im sagittalen (cerebellum) und axialen Schnitt (cornu front.). *Funktio-nelle Ergebnisse*: Im axialen Schnitt sind die funktionellen Daten weiß überlagert dargestellt.

2.3 Arten der Registrierung

Die Registrierung der beiden Datensätze mit der Shanoninformation bedarf einer zeitlich aufwendigen Rechnung. Nach Auswahl der korrespondieren Landmarks ist es von Vorteil, diese mit einer Rigid-Body-Transformation zu überprüfen. Bei dieser Registrierlösung werden die beiden Datensätze auf Grund der korrespondierenden Landmarks ineinander umgerechnet und können zur visuellen Kontrolle dargestellt werden. Ist dieses Ergebnis der zur erwarteten Lösung recht nahe, so erfolgt nun eine Transformation mittels Shanoninformation. Die momentane Programmversion verwendet drei Translationen und drei Rotationen zur Lösung des Problems der starren Körper, als das die beiden Datensätze behandelt werden. Zur Beschleunigung der Rechenzeit wird zusätzlich eine Lösungspyramide verwendet, die im ersten Durchgang nur jedes vierte, im zweiten jedes zweite und im letzten Durchgang jedes Voxelpaar zur Berechnung der Wahrscheinlichkeitsverteilung der gemeinsamen Grauwertinformation heranzieht. Die gesamte Rechenzeit zur vollständigen Registrierung eines Datensatzpaares beträgt auf einem Pentium 233 MHz unter Linux ca. 30 Minuten.

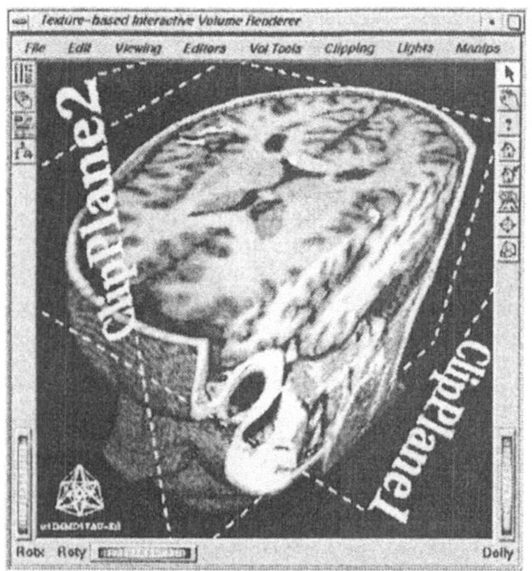

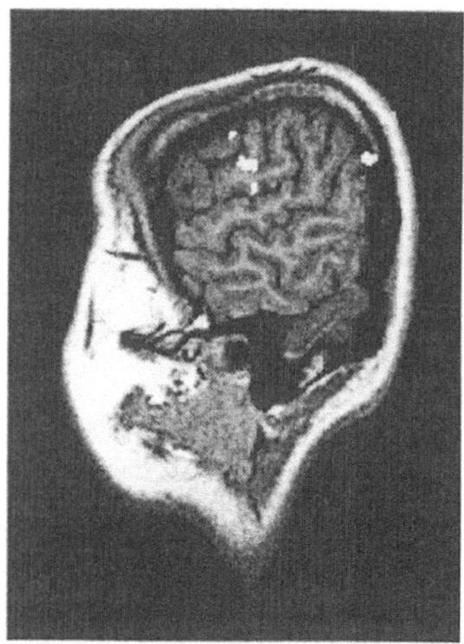

Abb. 2 *Links*: Erweiterte Darstellung zur Auswertung funktioneller Daten (weiße Regionen) und anatomischer Details durch ein Volumengerendertes Bild. *Rechts*: Beispiel einer sagittalen Schnittführung zur Darstellung funktioneller Daten im Bereich des präzentralen Cortex.

2.4 Auswertung registrierter Datensätze

Die aus der Shanoninformation gewonnene Matrix zur Transformation des axialen T1-Datensatzes in den MPRAGE-Datensatz wird anschließend dazu verwendet, die identisch zum T1-Datensatz orientierten funktionellen Daten auf den 3D- Datensatz zu projizieren. Ein Vergleich der Gyri und Sulci mit gedruckten Atlanten ermöglicht nun eine eindeutige Identifizierung der anatomischen Strukturen. Neben den zweidimensionalen Darstellungsverfahren zur Lokalisation von anatomischen Strukturen und funktionell aktivierten Regionen ist eine dreidimensionale Visualisierung des Datensatzes möglich, wodurch räumliche Zusammenhänge leichter erkannt werden können. Auf einer Workstation wird der 3D-Datensatz in einem weiteren Arbeitsschritt segmentiert und mit spezieller grafischer Hardware ein Volumengerendertes Bild erstellt. Dadurch entsteht die Möglichkeit, den Kortex semitransparent zu projizieren oder durch Clip-Planes beliebige Strukturen in der dreidimensionalen Ansicht darzustellen (Abb. 2).

3 Zusammenfassung

Die vorgestellte Registrierung von Datensätzen unterschiedlichster Modalitäten ist in vielen Bereichen der Technik und Medizin eine unerlässliche Aufgabe, mit der die Diagnose bzw. allgemein die Auswertung zielgerichtet voranschreiten kann. Nicht nur die Zusammenführung von MR-MR Datensätzen, sondern auch MR-Angiografie, MR-CT oder MR-PET sind durch den gewählten Ansatz der Shanoninformation verknüpfbar. Es ist durchaus denkbar, das Verfahren auf Datensätze aus anderen Körperregionen zu übertragen, wobei hier die momentane Restriktion auf drei Translationen und drei Rotationen nicht ausreichen werden, das Problem zufriedenstellend zu lösen. Außerdem gilt es zu prüfen, wie weit der Ansatz der „Rigid Body Transformation" gültig bleibt. Im Bereich des Kopfes wurden die Daten mit zufriedenstellender Genauigkeit von 1 bis 2 Pixel Abweichung registriert, wobei sich die Überprüfung auf visuelle Inspektion der Lösung der Registrierung beschränkt [4]. Die Genauigkeit der Registrierung verbessert sich mit der Anzahl der Schichten im T1-axialen Datensatz, da es weniger Freiheitsgrade zur Fehlregistrierung im „großen" 3-D Volumen gibt. Wichtigste Voraussetzung, um die Registrierung erfolgreich zu starten, ist, eine ausreichende Anzahl von Landmarks sicher in beiden Datensätzen zu finden. Die Leistung moderner PC ist ausreichend das Registrierproblem in akzeptabler Zeit zu bearbeiten, auch die Visualisierung der registrierten Datensätze ist bereits problemlos möglich. Durch die voranschreitende Entwicklung immer leistungsfähigerer Grafikkarten im PC-Bereich wird auch das Rendering bald unterstützt werden. Geplant ist eine Portierung des Programms auf das häufiger eingesetzte Betriebsystem Windows NT.

4 Literatur

1. P. Hastreiter, W. Hopfer, Th. Ertl, Semi-Automatic Registration of 3D-Multi-Modality Brain Images based on an Information Theoretic Approach, Workshop: Digitale Bildverarbeitung i. d. Medizin, GMDS 1996, (3): 132-137
2. Ringler R., Forster C., Hopfer W., Handwerker H. O., Signalverarbeitung in der funktionellen Kernspintomographie (fMRI) bei Applikation von Schmerzreizen, Biomedizinische Technik, Band 43, Ergänzungsband 3, 1998, 139-143
3. A. Collignon, F. Maes, D. Delaere, D. Vandermeulen, P. Suetens, G. Marchal, Automated multi-modality image registration based on information theory, Kluwen Acad. Publ's: Computational Imaging and Vision, Vol.3, pp. 263-274, 1995
4. P. F. Hemler, S. Napel, T.S. Sumanaweera, R. Pichumani, P.A. van den Elsen, D. Martin, J. Drace, J. R. Adler, Registration error quantification of a surface based multimodality images fusion system, Med. Phys. 22(7), pp. 1049-1065, July 1995

3D Volumenbeschneidung bei der voxelbasierten Registrierung medizinischer Bilddaten: Verfahren und quantitative Analyse

Torsten Rohlfing[1] und Jürgen Beier[1,2]

[1] Strahlenklinik und Poliklinik, Charité, Campus Virchow-Klinikum,
Augustenburger Platz 1, D-13353 Berlin
[2] hyperCIS AG, Am Köllnischen Park 1, D-10179 Berlin
Email: torsten.rohlfing@charite.de, juergen.beier@hypercis.de

Zusammenfassung. Ein Verfahren zur Berechnung der gemeinsamen Voxel in zwei beliebig zueinander positionierten dreidimensionalen medizinischen Bilddatensätzen wird beschrieben. Bei der voxelbasierten Registrierung beider Bilder eliminiert es die Betrachtung überflüssiger Daten und reduziert so die notwendige Rechenzeit. Zwei Testreihen mit klinischen Daten belegen eine deutliche Beschleunigung der Registrierung.

Schlüsselwörter: Voxelbasierte Registrierung, Volumenbeschneidung

1 Einleitung

In den letzten Jahren haben sich voxelbasierte Verfahren als die derzeit exaktesten und robustesten Methoden zur Registrierung multimodaler Bilddaten erwiesen [1]. Alle diese Algorithmen basieren auf der Optimierung eines anhand der Grauwerte zweier Datensätze definierten Ähnlichkeitsmaßes. Dessen Berechnung erfordert dabei im allgemeinen den wesentlichsten Teil der bisweilen erheblichen Rechenzeit.

Unabhängig vom im Einzelfall verwendeten Ähnlichkeitsmaß erfolgt dessen Berechnung nach folgendem Schema: Für jeden Voxel des einen Datensatzes (*Modell*) wird, ggf. durch Interpolation, der korrespondierende Voxel des anderen (*Referenz*) bestimmt. Aus der Folge aller so gewonnenen Voxelpaare wird dann das Ähnlichkeitsmaß berechnet. Im Fall eines der einfachsten Maße, dem mittleren Abstandquadrat, besteht dieser Schritt beispielsweise nur noch in der Bestimmung der durchschnittlichen quadratischen Differenz zwischen jeweils zusammengehörigen Voxeln.

Betrachtet man die Voxel des Modelldatensatzes, so gehen in diese Berechnung nur diejenigen unter ihnen ein, zu denen ein zugehöriger Voxel im Referenzbild existiert. Es sind dies genau diejenigen Modellvoxel, die *innerhalb* der Referenz liegen, wobei die gegenseitige Lage beider Bilder durch die jeweils betrachtete Koordinatentransformation zwischen Ihnen bestimmt wird. Alle übrigen Modellvoxel haben keinerlei Einfluß auf die Registrierung, doch ihre Betrachtung erfordert – beispielsweise für die Anwendung der Transformation – ebenfalls Rechenzeit.

Es liegt daher der Gedanke nahe, solche unnötigen Voxel von der Betrachtung auszuschließen und so die Registrierung zu beschleunigen. Die vorliegende Arbeit stellt ein Verfahren hierzu vor und evaluiert anhand klinischer Daten quantitativ die typischerweise zu erwartenden Einsparungen an Rechenzeit.

2 Methodik

2.1 Volumenbeschneidung

In [2] beschreiben Liang und Barsky ein computergraphisches Verfahren ("parameterized line clipping") zum Beschneiden von zu visualisierenden Geraden an den Grenzen eines rechtwinkligen Sichtbarkeitsbereiches. Dieser Algorithmus läßt sich wie folgt auf das wechselseitige Beschneiden zweier dreidimensionaler Bilder verallgemeinern.

Wir betrachten eine beliebige Zeile des Modellbildes als Gerade L im Raum. Analog zu [2] wird jeder Punkt $\mathbf{p}$ auf L wie folgt parametrisiert: $\mathbf{p} = c(\mathbf{b} - \mathbf{a})$, wobei $\mathbf{a}$ den Anfangs- und $\mathbf{b}$ den Endpunkt der betrachteten Bildzeile beschreibt. Jeder Voxel der durch L dargestellten Zeile ist nun durch ein $c \in [0,1]$ eindeutig identifiziert. Weiterhin seien p_0, p_1 und p_2 die drei Koordinaten des Punktes $\mathbf{p}$; entsprechendes gelte für $\mathbf{a}$, $\mathbf{b}$ etc.

Das Referenzbild R übernimmt, übertragen auf den Kontext von [2], die Rolle des Sichtbereiches ("viewport"). Da lediglich auf das Modellbild eine Transformation angewendet wird, ist das Referenzbild ein zu den Koordinatenebenen paralleler Quader zwischen den Eckpunkten $(0,0,0)$ und (S_0, S_1, S_2).

Zunächst bestimmen wir denjenigen Abschnitt auf L, der innerhalb der Referenz liegt. Da letztere ein Quader und somit insbesondere konvex ist, handelt es sich dabei um einen zusammenhängenden Abschnitt $[c_s, c_e] \subseteq [0,1]$. Ist $\mathbf{d} = \mathbf{b} - \mathbf{a}$ der Richtungsvektor von L, so müssen die Grenzen dieses Abschnitts die folgenden Ungleichungen für $i = 0, 1, 2$ erfüllen:

$$c_s > -\frac{a_i}{d_i} \text{ und } c_e < \frac{S_i - a_i}{d_i} \quad \text{falls } d_i > 0, \tag{1}$$

$$c_e < -\frac{a_i}{d_i} \text{ und } c_s > \frac{S_i - a_i}{d_i} \quad \text{falls } d_i < 0. \tag{2}$$

Im Fall $d_i = 0$ schneidet L entweder R nicht (wenn $a_i \notin [0, S_i]$), oder die betreffende Ungleichung ist belanglos. Initialisiert man $c_s = 0$ und $c_e = 1$, so läßt das komplette Ungleichungssystem sich durch sukzessives Einschränken dieses Bereiches leicht lösen. Ergibt sich auf diese Weise $c_s > c_e$, so durchschneidet L die Referenz R *nicht*. Andernfalls liegen genau diejenigen Voxel im Bereich $[c_s, c_e]$ auf der von L repräsentierten Zeile des Modellbildes.

Der nächstkompliziertere Fall ist das Beschneiden einer Ebene P des Modellbildes. Sei diese, analog zur Geradenparametrisierung oben, beschrieben durch einen Eckpunkt $\mathbf{e}$ sowie zwei Vektoren $\mathbf{x}$ und $\mathbf{y}$ zu den beiden $\mathbf{e}$ benachbarten Eckpunkten von P. Weiterhin seien für $i = 0, 1, 2$ folgende Symbole definiert:

$$x_i^- = \min(0, x_i) \text{ und } x_i^+ = \max(0, x_i). \tag{3}$$

Hierbei handelt es sich um den minimale (x^-) bzw. maximale (x^+) Beitrag von $\mathbf{x}$ zur i-ten Koordinate eines beliebigen Punktes in P, wenn diese mit $0 \leq c \leq 1$ gewichtet wird. Für den zweiten P aufspannenden Vektor $\mathbf{y}$ kann nun der Bereich $[c_s, c_e]$ berechnet werden, für den R von P geschnitten wird:

$$c_s > -\frac{e_i + x_i^+}{y_i} \text{ und } c_e < \frac{S_i - e_i - x_i^-}{y_i} \quad \text{falls } y_i > 0, \tag{4}$$

$$c_e < -\frac{e_i + x_i^+}{y_i} \text{ und } c_s > \frac{S_i - e_i - x_i^-}{y_i} \quad \text{falls } y_i < 0. \tag{5}$$

Der Fall $y_i = 0$ wird behandelt wie beim oben dargestellten Beschneiden einer Geraden. Auch das Lösen des Ungleichungssystems erfolgt analog. Das Ergebnis ist ein Intervall $[c_s, c_e] \subseteq [0, 1]$, welches diesmal den Bereich aller zu $\mathbf{x}$ parallelen Bildzeilen in P angibt, die R potentiell schneiden. Für jede dieser Zeilen kann nun der oben angegebene Algorithmus zum Beschneiden von Geraden angewendet werden. So ergibt sich letztlich der exakte Schnitt von P und R.

Die Erweiterung des Verfahrens auf das Beschneiden des kompletten Modellbildes M erfolgt völlig analog. Zunächst sind alle Ebenen P zu bestimmen, die R potentiell schneiden. Dies erfordert das Lösen eines wie oben erweiterten Ungleichungssystems. Alle diese Ebenen können dann wie zuvor beschrieben behandelt werden und so fort.

2.2 Registrierung

Die Registrierung erfolgte durch Optimierung des voxelbasierten Ähnlichkeitsmaßes Normalised Mutual Information [3]. Die optimalen Transformationsparameter wurden mit einem Mehrfachauflösungs-Suchverfahren in Anlehnung an [4] bestimmt. Sowohl die ursprüngliche als auch die hier verwendete Implementierung haben bei Evaluierung im Rahmen der Vanderbilt-Studie [5] eine überlegene Genauigkeit demonstriert[1].

2.3 Evaluierung

Unter Verwendung zweier verschiedener Serien mit klinischen Testdaten wurden die Rechenzeiten der Registrierung mit und ohne Volumenbeschneidung verglichen. Die erste Serie umfaßte vier selektierte Fälle, in denen jeweils ein Spezialfall untersucht wurde: *a)* Referenz und Modell identisch und in voller Überdeckung, *b)* Modell vollständig in Referenz enthalten, *c)* Referenz vollständig in Modell enthalten, *d)* hochaufgelöste Bilddaten (Referenz und Modell jeweils > 140 Schichten).

Anhand von Daten des Vanderbilt-Projekts [5] zur Validierung der Genauigkeit automatischer Registrierungsverfahren erfolgte zusätzlich eine breiter angelegte Testreihe (je 12 mal CT-MRT und PET-MRT).

Alle Tests wurden auf zwei verschiedenen Rechnersystemen durchgeführt: (A) SGI O2 Workstation (Silicon Graphics, Mountain View, CA, USA), R5000

---

[1] Vgl. `http://www.vuse.vanderbilt.edu/~jayw/results.html`

Tabelle 1. Relative Ersparnis an Rechenzeit durch Volumenbeschneidung für vier selektierte Registrierungen.

	Daten				
System	a	b	c	d	
SGI	13,9	10,9	58,3	28,1	[%]
PC	13,8	13,4	71,6	37,3	[%]

Tabelle 2. Einsparung an Rechenzeit durch Volumenbeschneidung bei 24 Registrierungen der Vanderbilt-Studie.

	Relativer Rechenzeitgewinn				
System	median	min	max	total	
SGI	17.1	14.4	22.3	19.2	[%]
PC	21.6	15.4	28.6	24.0	[%]

CPU, 175 MHz, 256 MByte RAM. (B) Intel-basierter PC, Pentium-II, 400 MHz, 368 MByte RAM, Windows NT 4.0SP4.

3 Ergebnisse

Tabelle 1 zeigt die eingesparte Rechenzeit in Prozent für vier selektierte Registrierungen. Die absoluten Zeiten ohne Volumenbeschneidung lagen auf dem SGI-System bei *a)* 2090s, *b)* 687s, *c)* 8268s und *d)* 6092s. Für das PC-basierte System waren dies *a)* 1499s, *b)* 393s, *c)* 6618s sowie *d)* 4942s. Die Fälle *a)* und *b)* wurden gezielt als "worst case"-Situationen konstruiert: Da hier der Modelldatensatz jeweils fast vollständig innerhalb der Referenz lag, fand praktisch keine Beschneidung statt. Trotzdem ergaben sich noch mindestens 10,9% Einsparung auf SGI bzw. 13,4% auf dem PC. Im umgekehrten Fall *c)* reduzierte sich die Rechenzeit weit deutlicher.

Die Resultate der breiter angelegten Testreihe unter Verwendung der Vanderbilt-Daten sind in Tabelle 2 zusammengefaßt. Über alle 24 Registrierungen lag die Einsparung bei mindestens 14,4% (15,4% auf PC). Die summierte Rechenzeit über alle Registrierungen wurde um 19,2% bzw. 24,0% reduziert.

4 Diskussion

Volumenbeschneidung ermöglicht eine signifikante Einsparung an Rechenzeit für die voxelbasierte Registrierung. Dabei sind folgende Aspekte von besonderer Bedeutung. Zunächst sei hervorgehoben, daß sich durch Einsatz des Verfahrens keine Beeinträchtigung der *Registrierungsgenauigkeit* ergibt. Da nur solche Voxel ausgeschlossen werden, die ohnehin nicht in die Berechnung des Ähnlichkeitsmaßes eingehen, liefert die Registrierung mit Volumenbeschneidung *exakt* dieselben Resultate wie eine Implementierung ohne sie.

Zweitens wird selbst dann eine Einsparung an Rechenzeit erreicht, wenn nur wenige oder überhaupt keine Voxel von der Berechnung ausgeschlossen werden können. Nach der expliziten Berechnung der gemeinsamen Voxel von Referenz und Modell ist nämlich keine weitere Überprüfung im Einzelfall mehr notwendig, ob ein Modellvoxel noch innerhalb der Referenz liegt. Hieraus ergibt sich die beobachtete Beschleunigung um mindestens 11%.

Schließlich sei angemerkt, daß die Implementierung des vorgestellten Verfahrens bei weitem nicht so kompliziert ist, wie es zunächst den Anschein haben mag. De facto läßt sich jeder der drei Beschneidungsschritte in etwa 20 Zeilen einfachem C-Code implementieren. Die Integration in die eigentliche Berechnung des voxelbasierten Ähnlichkeitsmaßes gestaltet sich geradezu trivial. Hier sind lediglich die Start- und Endwerte der Schleifen über alle Bildebenen in x-, y- und z-Richtung durch die vom Beschneidungsverfahren gelieferten Bereichsgrenzen zu ersetzen.

5 Danksagung

Diese Arbeit wurde gefördert von der Deutschen Forschungsgemeinschaft (DFG), Graduiertenkolleg 331. Die Autoren danken Herrn Prof. Dr. Dr. Roland Felix und Herrn Prof. Dr. Norbert Hosten für ihre großzügige Unterstützung.

The images for registration efficiency assessment were provided as part of the project, "Evaluation of Retrospective Image Registration", National Institutes of Health, Project Number 1 R01 NS33926-02, Principal Investigator, J. Michael Fitzpatrick, Vanderbilt University, Nashville, TN, USA.

Literatur

1. West JB, Fitzpatrick JM, Wang MY, Dawant BM, Maurer, Jr, CR, Kessler RM, Maciunas RJ: Retrospective intermodality registration techniques for images of the head: Surface-based versus volume-based. *IEEE Trans Med Imaging*, 18(02):144–150, Februar 1999.
2. Liang YD, Barsky B: A new concept and method for line clipping. *ACM Transactions on Graphics*, 3(1):1–22, Januar 1984.
3. Studholme C, Hill DLG, Hawkes DJ: An overlap invariant entropy measure of 3D medical image alignment. *Pattern Recognition*, 32:71–86, 1998.
4. Studholme C, Hill DLG, Hawkes DJ: Automated three-dimensional registration of magnetic resonance and positron emission tomography brain images by multiresolution optimization of voxel similarity measures. *Med Phys*, 24(1):25–35, Januar 1997.
5. West JB, Fitzpatrick JM, Wang MY, Dawant BM, Maurer, Jr, CR, Kessler RM et al.: Comparison and Evaluation of Retrospective Intermodality Brain Image Registration Techniques. *J Comput Assist Tomogr*, 21(4):554–566, 1997.

Automatische Verfolgung von Augenlidbewegungen und Korrelation mit EMG-Daten

Thomas Wittenberg*[♣], Robert Frischholz[♦], Stephan Wolf[♥], Monika Tigges[♣], Bernhard Suchy[♥] und Simone Schneider[♥]

* Fraunhofer Institut für Integrierte Schaltungen - Angewandte Elektronik (IIS-A), Projektgruppe IBVMT, Am Weichselgarten 3, 91058 Erlangen
[♦]Dialog Communication Systems AG, Erlangen, Wetterkreuz 19a, 91058 Erlangen
[♣]Abteilung für Phoniatrie und Pädaudiologie, Klinikum der Universität Erlangen, Bohlenplatz 21, 91054 Erlangen
[♥]Hals-Nasen-Ohren-Klinik, Klinikum der Universität Erlangen, Waldstr. 1, 91054 Erlangen
Email: wbg@iis.fhg.de

Zusammenfassung. Es wird eine Methode vorgestellt, mit der es möglich ist, ohne spezielle Marker oder Markierungen die Bewegungen von Augenlidern zu detektieren. Dieses Verfahren basiert auf der Methode des Template-Matchings mittels Korrelation, die um eine dynamisches Template-Adaption sowie um Subpixel-Genauigkeit erweitert wurde. Das Verfahren wird anhand von Beispielen an Probanden und Patienten demonstriert. Die Aufnahmen wurden mit einer digitalen Hochgeschwindigkeitskamera gemacht, die Bewegungen der Augenlider wurden mittels unterschiedlicher Stimulationen hervorgerufen.

Schlüsselwörter: Bewegungsanalyse, Template Matching, Bewegung des Augenlides, Hochgeschwindigkeitskamera

1 Einleitung

Die Funktion der Augenlider ist für den Schutz des Auges unabdingbar. Der gestörte Lidschluß führt zu einer Austrocknung der Hornhaut und damit zu einer Beschädigung des Epithels. Bei einer fortbestehenden Funktionseinschränkung kann diese Beschädigung zu einer Hornhautulzeration, bis hin zu einer Perforation mit der Gefahr eines kompletten Verlusts des Auges führen.

Der spontane Lidschlag wird durch einen Taktgeber im Hirnstamm ausgelöst. Da die Hornhaut aber auch durch äußere Einflüsse akut gefährdet sein kann, besitzt der Mensch einen umfangreichen und sehr reaktionsschnellen Reflexmechanismus, der verhindert, daß Fremdkörper die Augenoberfläche zerstören.

1.1 Material und Methode

Um die schnellen Augenlidreflexe, die zugehörigen muskulären Aktivitäten sowie deren Korrelation quantitativ zu erfassen, wurde eine digitale Hochgeschwindigkeitskamera [1] verwendet. Die zeitliche Auflösung dieser Kamera beträgt 500 Bilder pro

Sekunde (bps) mit $\Delta t = 2ms$ zwischen zwei aufeinanderfolgenden Bildern. Die räumliche Auflösung ist 256×256 Pixel. Das verwendete Kamerasystem verfügt zudem über zwei integrierte, exakt synchronisierte digitale Meßkanäle für die Registrierung der muskulären Aktivitäten mittels Elektromyografie (EMG).

1.2 Probanden und Patienten

Die Hochgeschwindigkeitsaufnahmen des Augenlidreflexes wurden an zwei gesunden Probanden (je einer männlich und weiblich) sowie an einem männlichen Patienten mit einseitiger Facealisparese (Gesichtslähmung) durchgeführt. Bei jedem Studienteilnehmer wurde der Augenlidreflex mit mehreren unterschiedlichen Stimulationsarten (willkürlich, spontan, taktil, akustisch und visuell) ausgelöst und aufgenommen. Bei dem spontanen und dem willkürlichen Augenzwinkern wurden die Teilnehmer gebeten, diese so natürlich wie möglich auszuführen. Als akustischer Reiz diente eine Kinder-Korken-Pistole, die hinter dem Rücken des Probanden abgeschossen wurde; für den visuellen Reiz wurde ein Blitzlicht einer Fotokamera (vgl. dazu auch Abb.1) verwendet, das hinter der Hochgeschwindigkeitskamera positioniert wurde; als taktiler Reiz wurde den Probanden jeweils spontan von der Seite in das Gesicht gepustet.

Um die Kinematik der Augenlider nicht zu verfälschen und um für den Patienten und Probanden die Untersuchung bzw. die Aufnahme der Augenlidreflexe so angenehm wie möglich zu gestalten, wurden keine Markierungen oder Marker [2,3] auf den Augenlidern aufgetragen.

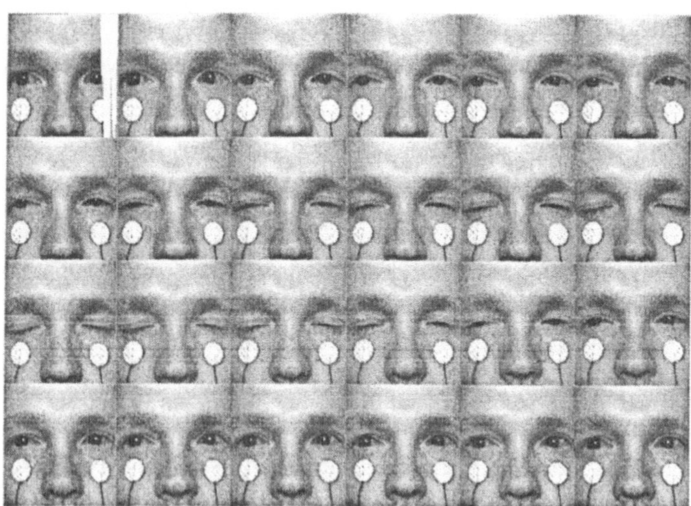

Abb. 1: Bildsequenz einer Hochgeschwindigkeitsaufnahme einer Augenlidbewegung eines gesunden Probanden. Im ersten Bild ist als visuelle Stimulation das Blitzlicht zu sehen. Auf den Wangen des Probanden sind die EMG-Meßpunkte aufgeklebt. Es ist hier jedes zehnte Bild der Bildfolge dargestellt.

2 Bewegungsanalyse

Die vertikalen Bewegungen der beiden Augenlider werden mit Hilfe eines vollauto-
matischen aber interaktiven Template-Matching-Verfahrens subpixelgenau verfolgt.
Im ersten Bild einer Sequenz werden die zu verfolgenden Objekte manuell markiert.
Verwendet werden dafür die Unterkanten der oberen Augenlider sowie die Oberkanten der EMG-Meßpunkte auf den beiden Wangen. Das markierte Template T_t im Bild
f_t wird anschließend mittels Korrelation (maximum cross correlation, MCC) automatisch im Suchraum B_{ij} des Nachfolgebildes f_{t+1} gesucht:

$$MCC_{i,j}(u,v) = \frac{\sum\limits_{(x,y)\in B_{i,j}} (T_t(x,y)T_{t+1}(x+u,y+v))^2}{\sum\limits_{(x,y)\in B_{i,j}} T_t(x,y)^2 \ \sum\limits_{(x,y)\in B_{i,j}} T_{t+1}(x+u,y+v)^2} \tag{1}$$

Die Korrelation ist im Vergleich mit Subtraktionsmethoden etwas rechenaufwen-
diger, arbeitet dafür bei den vorliegenden Anwendung wesentlich stabiler. Insbesondere bei den Beleuchtungsänderungen während der Blitzlichtstimulation konnten mittels
Intensitätsnormierung bessere Ergebnisse im Sinne von glatteren Trajektorien produ-
ziert werden. Durch eine speziell entwickelte Erweiterung des Korrelationsverfahrens
durch eine subpixelgenaue Positionsbestimmung [4] konnte zudem die Genauigkeit
der Objektlokalisation erheblich gesteigert werden. Zusätzlich wurde im Falle der
Verfolgung der affinen Gesichtsbewegungen auf den EMG-Meßpunkten, die sich
relativ zu den Augenlidern relativ langsamen bewegen, eine erhöhte Genauigkeit erzielt.

Die Position des detektierten Korrelationsmaximums im Bild f_{n+1} dient jeweils als
neuer Startpunkt für die nächste Iteration. Ab dem zweiten Bild f_2 arbeitet das Verfahren vollautomatisch. Manuelle Korrekturen der automatisch berechneten Trajektori-
enpunkte sind nur in Ausnahmefällen nötig.

Da sich das Anfangstemplate T_0 während des Korrlationsverfahrens über die Länge einer Bildsequenz (mit ca. 1000 Einzelbildern) relativ wenig oder kaum ändert,
wird nicht zwischen jedem neuen Bilderpaar f_t und f_{t+1} ein neues Template erzeugt,
sondern das aktuelle Template dynamisch angepaßt. Dies ist insbesondere dann wichtig, wenn sich die zuvor detektierte Verschiebung d im Subpixelbereich befindet.
Experimentell wurde folgendes Vorgehen festgelegt: Bei Verschiebungen mit $d < 1$

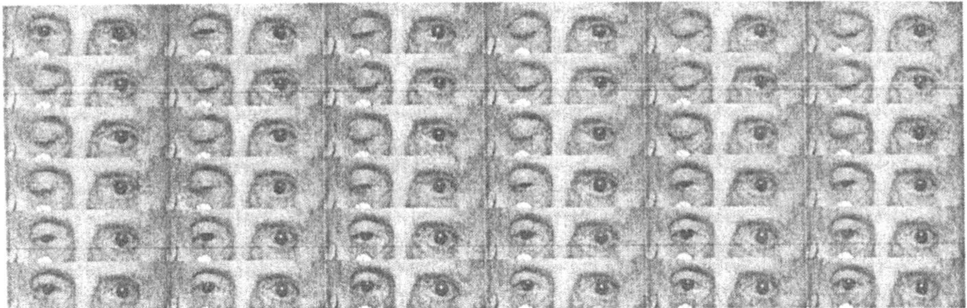

Abb. 2: Bildsequenz einer Augenlidbewegung eines Patienten mit einseitiger Gesichtslähmung.
Als Reaktion auf einen akustischen Reiz wird nur die das rechte Auge verschlossen, das linke
Auge bleibt aufgrund der Gesichtslähmung geöffnet. Es ist jedes achte Bild der Sequenz darge-
stellt.

pixel wird das Template nicht verändert, bei $d \geq 1$ *pixel* $\wedge$ $d \leq 8$ *pixel* wird das aktuelle Template mit dem neuen Template gemittelt und bei Verschiebungen von $d > 8$ wird ein neues Template erzeugt [3].

Die berechneten Trajektorien (vgl. Abb. 3 und 4) werden mit dem Durchmesser der EMG-Meßpunkte ($\varnothing = 19$ mm) normiert. Dadurch können die zeitlichen und räumlichen Komponenten der Bewegungen in DIN-Massen angegeben werden. Da als Reaktion auf die externe Stimulation (akustisch, taktil bzw. visuell) auch eine Bewegung des gesamten Kopfes stattfindet, muß diese sog. affine Bewegung kompensiert werden. Unter der Annahme, daß mit den Trajektorien der EMG-Meßpunkte diese affine Bewegung beschrieben werden kann, werden diese Trajektorien von den Trajektorien der Augenlider subtrahiert, vgl. Abb. 3a und 3b.

3 Ergebnisse

Durch den Vergleich der Trajektorien mit den synchron aufgenommenen EMG-Daten, konnte eine Zuordnung zwischen externer bzw. willkürlicher Stimulation, der daraus resultierenden muskulären Aktivität sowie der Reaktion durch Bewegung der Augenlider durchgeführt werden. Speziell können damit zwei damit zwei Teilergebnisse festgehalten werden:

(1) Mittels des vorgestellten Verfahrens lassen sich die Bewegungen des rechten und linken Augenlids vergleichen. Im Falle einer uni- oder bilateralen Gesichtslähmung reagieren beide Gesichtshälften unterschiedlich auf externe Stimulationen. In Abb. 2 ist ein Patient mit einer einseitigen Gesichtslähmung zu sehen, in Abb. 4 die zugehörigen Trajektorien. Während sich das rechte Augenlid (gesunde Gesichtshälfte) aufgrund des akustischen Reizes vollständig verschließt, bewegt sich das rechte Augenlid (gelähmte Seite) lediglich um ca. 2 mm nach unten.

(2) Durch den Vergleich der Trajektorien mit den EMG-Daten sowie der Stimulationstriggerung lassen sich die muskulären Aktivitäten sowie die Latenzzeiten zwischen Aktion und Reaktion objektiv bestimmen. Abb. 5 zeigt die Gegenüberstellung von akustischem Reiz, EMG-Daten und Augenlidbewegung.

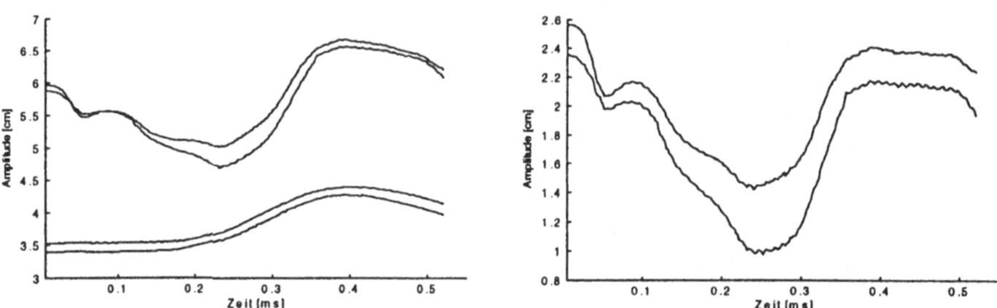

Abb. 3(a): Vertikale Trajektorien der Augenlider aus Abb. 1 (oben) sowie der Oberkanten der EMG-Meßpunkte (unten). Es sind zwei aufeinanderfolgende Augenlidbewegungen mit unvollständigen und vollständigem Verschluß zu beobachten. Anhand der beiden EMG-Trajektorien ist die affine Bewegung des Probanden als Reaktion auf die visuelle Stimulation ersichtlich. (b) Korrigierte Trajektorien durch Subtraktion der affinen vertikalen Anteile.

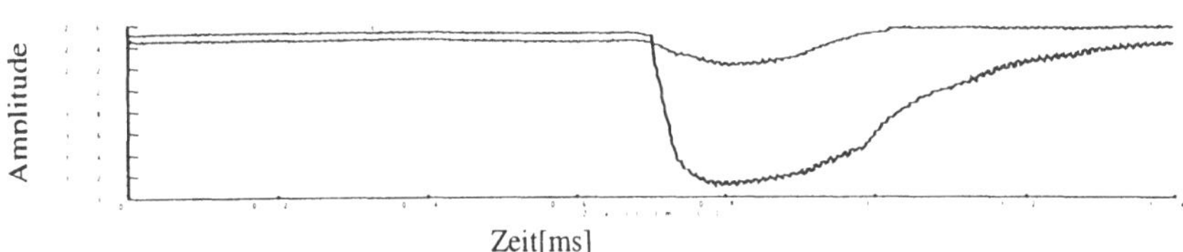

Abb. 4: Normierte vertikale Trajektorien-Anteile der Augenlider aus Abb. 2. Während sich das rechte Lid (gesunde Gesichtshälfte) aufgrund der Stimulation vollständig verschließt, bewegt sich das rechte Auggenlid (gelähmte Seite) lediglich um ca. 2 mm nach unten.Diskussion

4 Diskussion

Das vorgestellte Verfahren erlaubt es, die Bewegungen der Augenlider relativ gut zu approximieren. Für diese Studie wurde jedoch der Suchraum der Templates in der Horizontalen stark eingeschränkt, um einerseits die vertikalen Bewegungen stärker zu gewichten und um andererseits das Aperturproblem zu vermeiden. Zudem wurden die rotatorischen Bewegungskomponenten des Lidverschlusses in diesem ersten Ansatz vernachlässigt.

Zudem ist derzeit zu Beginn der Lidöffnungsphase meistens noch eine Interaktion des Benutzers nötig, da nach dem längeren Lidverschluß die Templates dazu tendieren, vom oberen zum unteren Augenlid zu springen.

5 Literatur

1. Wittenberg Th: Wissensbasierte Bewegungsanalyse von Stimmlippenschwingungen anhand digitaler Hochgeschwindigkeitsaufnahmen., Shaker Verlag Aachen 1998.
2. http://www.facs.org/clincon/presskit/somia.html
3. Frischholz R: Beiträge zur automatischen dreidimensionalen Bewegungsanalyse, Shaker Verlag, Aachen, 1998.
4. Frischholz RW, Spinnler KP: A Class of Algorithms for Real-Time Subpixel Registration. In: Europto Series, Proceedings, Vol. 1989, München, Juni 1993.

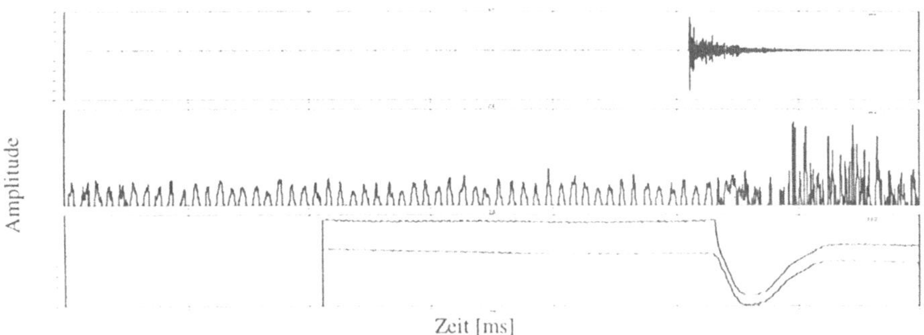

Abb 5. Gegenüberstellung von akustischem Reiz (oben), EMG-Daten (mitte) und Augenlidbewegung (unten). Nach dem akustischen Reiz wird eine erhöhte muskuläre Aktivität im Zusammenhang mit der Augenlidbewegung registriert.

Elastic Medical Image Registration Using Surface Landmarks with Automatic Finding of Correspondences

Mike Fornefett, Karl Rohr, H. Siegfried Stiehl

Universität Hamburg, FB Informatik, AB Kognitive Systeme
Vogt-Kölln-Straße 30, D-22527 Hamburg
Email: {fornefett, rohr, stiehl}@informatik.uni-hamburg.de

Abstract. We propose a novel approach to surface-based elastic image registration which at the same time finds the correspondences between source and target landmarks and determines the global transformation from the source image to the target image. In our approach only the coordinates of the sample points on the surface landmarks are required as free parameters to minimize an energy function. Thus, the number of parameters is kept small in comparison to other approaches which sample the whole image data. The energy function consists of the minimal distance between the transformed source and the target landmarks as well as the bending energy of the transformation. During the optimization procedure, more and more local deformations are allowed. We have investigated the performance of the approach using 2D and 3D synthetic as well as 2D tomographic image data. We found that image registration is achievable even when source and target landmarks differ largely. The registration result can be improved through an increase of the density of sample points. To achieve a better adaption to, e.g., thin dents, we extended our approach for inclusion of predefined landmark correspondences as well as the inverse transformation using sample points on the target landmarks.

Keywords: Elastic Image Registration, Surface Landmarks, Automatic Correspondence Finding

1 Introduction

Registration is an important technique in medical image analysis which yields a transformation from a source image to a target image. Rigid and affine registration methods can only cope with global differences between images. In contrast, elastic or non-rigid methods are required to cope with local differences, which are due to, for example, scanner-induced deformations, movement of the patient, surgical interventions, or anatomical variation.

In this contribution, we propose an approach to elastic registration using surface features (landmarks) which at the same time finds the correspondences between source and target landmarks as well as determines the global transformation from the source image to the target image. The transformation is defined only through a number of corresponding points of the surface landmarks (denoted as sample points) which keeps the number of parameters small. This is different to those approaches which sample the whole image data and where the number of parameters is proportional to the number of control points, e.g. [5, 6]. In comparison to [1, 2, 3], in our approach only sample points of the source landmarks are required and the correspondences between the source and target landmarks are found automatically.

2 Approach

The formal basis of our approach is an energy function h consisting of two terms: a distance term and a bending energy term:

$$h(\mathbf{p}^*, \lambda) = \sum_{j=1}^{d} \left[\frac{1}{n} \sum_{i=1}^{n} \left(\mathbf{p}_{i,j}^* - \mathbf{q}_{i,j}^*(\mathbf{p}^*) \right)^2 + \lambda\, \mathbf{p}_j^{*T} (\mathbf{L}^{-1})_n \mathbf{p}_j^* \right], \tag{1}$$

where $\mathbf{p}^*$ are the position vectors of the transformed source sample points $\mathbf{p}$, and $\mathbf{q}^*$ are the corresponding vectors of points on the target landmark(s) with smallest Euclidean distance to the transformed source sample points $\mathbf{p}^*$. Note that variables denoted with an asterisk change their value during iteratively minimizing h. $(\mathbf{L}^{-1})_n$ is the $n \times n$ upper left sub-matrix of $\mathbf{L}^{-1}$, where n is the number of sample points while $\mathbf{L}$ is the thin-plate spline bending energy [1]. d is the image dimension, e.g., $d - 2$ and $d = 3$ for 2D and 3D images, resp. $\mathbf{q}^*(\mathbf{p}^*)$ can be pre-computed by applying a distance map. The weighting parameter λ determines the relative influence of the bending energy. The sample points $\mathbf{p}_i$ on the source landmarks are determined once and remain fixed. Only the target sample points $\mathbf{q}_i^*$ are allowed to change their positions during the iteration process (as, of course, the *transformed* source sample points $\mathbf{p}_i^*$ do). In 2D, the most simple distribution of sample points on line landmarks is an equidistant distribution, which we used in all our 2D experiments. More sophisticated algorithms may sample the points by a sampling regime being proportional to the curvature of the outline, for example. For the 3D case, we use a meshing algorithm described in [4] to find sample points on surface landmarks.

To circumvent local minima, we start with a large value of λ (e.g., 1000), which leads to a global registration, because affine transformations do not contribute to the bending energy term. Subsequently we reduce λ during the iteration (using an exponential decrease) until a prior defined value λ_{min} (e.g., 0.1) is reached, which determines the allowed "degree of elasticity". As a result of the iterative process, i) the bending energy increases and ii) the transformed source landmarks (i.e. the sample points on the surfaces) more and more adapt to the target landmarks. If $\lambda_{min} = 0$, the source sample points are transformed exactly on the target landmark, which is the interpolation case. For $\lambda_{min} > 0$, the transformed source sample points in general do not exactly lie on the target landmark, which is the case of approximation.

To minimize the non-linear energy function h we apply the numerical scheme of Levenberg-Marquardt using also the gradients of the distance map. After the iteration has stopped, source and iterated (transformed source) sample points serve as input for determining the transformation function u for the whole image based on thin-plate splines (see, e.g., [1]). The transformation fulfills the condition that the source sample points are matched to the iterated sample points while the same bending energy as in (1) is minimized.

3 Experiments

Our approach has been tested using 2D and 3D synthetic as well as 2D tomographic datasets. A 2D synthetic experiment with outline landmarks is shown in Fig. 1. Here, an elliptic object (source, filled with a chess-board pattern) in (a) is registered to a brain outline in (e) using a sample point distance of $d_s = 5$. We obtained the result shown in (c) and (d). At the wavy part at the bottom of the target outline larger errors are present. Using instead a denser sampling ($d_s = 1$) at the bottom only (f), but keeping the sampling distance ($d_s = 5$) in the other parts of the outline landmark, the registration result is rather good ((g) and (h)).

Fig. 2 shows an experiment using 2D tomographic slices from which outlines of two different human vertebrae were extracted. The top row shows the sample points of the source landmark (grey), the iterated sample points (dark), and the

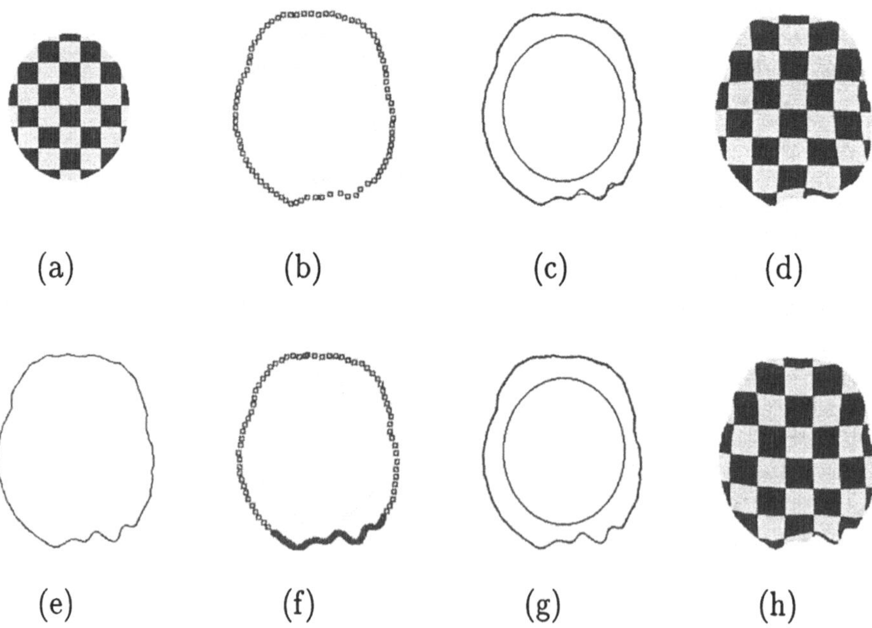

(a)   (b)   (c)   (d)

(e)   (f)   (g)   (h)

Fig. 1. Registration of an ellipse (a) with a brain outline (e). Sample points and iterated sample points (b), source, target and transformed source landmarks (c), and registration result (d). (f) - (h) same as (b) - (d) but using a different sample point distribution.

Fig. 2. Registration of two different human vertebrae in 2D tomographic images. (a) Results from the original approach, (b) from incorporation of predefined correspondences, and (c) from incorporation of the inverse transformation. (d) represents the source image, and (e), (f) show the registration results of (b), (c), resp.

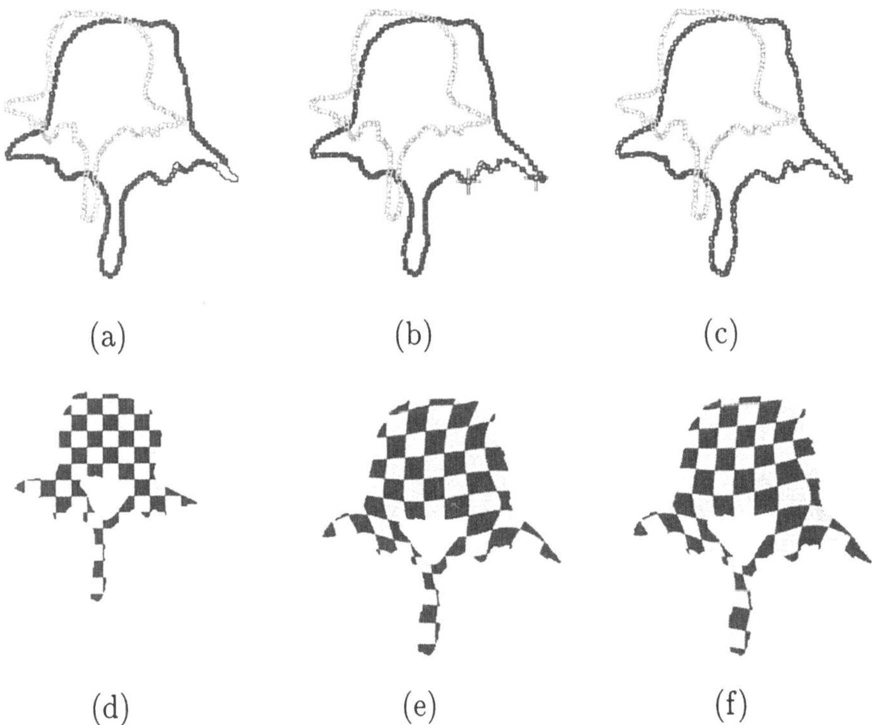

target landmark (thin black outline, see figure caption). (d) shows the source image filled with a chess-board pattern. In (a) the registration result is shown using a sample point distance of $d_s = 5$ (167 points). Only at the tip of the right processus of the vertebra the registration is locally erroneous. This error can be prevented by interactively incorporating two predefined correspondences, as shown in (b) as two crosses, between the source and target images. As result, the two outlines are well mapped onto each other (see (b) and (e)).

To circumvent the incorporation of predefined correspondences we extended our algorithm by modifying the energy function h in such a way as to include the inverse transformation of sample points of the *target* landmarks. This leads to the results shown in Figs. 2(c) and (f), which are quite similar to those including predefined correspondences ((b) and (e), resp.). Note, however, that this registration result was achieved fully automatically without interactively determining correspondences.

We also tested our algorithm using 3D synthetic images (Fig. 3), where (as an extreme case) an ellipsoid is registered to a cube. (c) shows the calculated correspondences using 271 sample points on the source landmark. The registration result (d) is surprisingly good although the objects are of very different shape.

Fig. 3. 3D experiment with synthetic data: registration of an ellipsoid (a) to a cube (b). Calculated correspondences (c), and registration result (d).

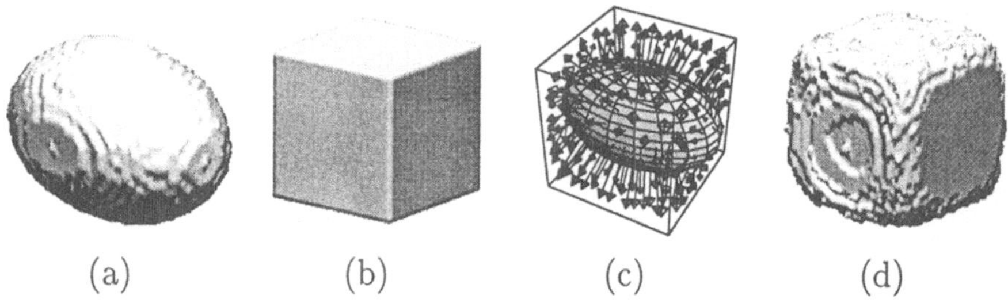

(a)   (b)   (c)   (d)

4 Summary and Conclusion

We have described a novel approach to elastic registration using surface landmarks. We demonstrated the applicability using 2D as well as 3D image data. The registration result can be improved by increasing the density of the sample points to better adapt to strongly curved structures. It is also possible to incorporate predefined correspondences. As a further improvement, the inclusion of the inverse transformation allows to register tips of anatomical structures fully automatically.

5 Acknowledgement

Support of Philips Research Laboratories Hamburg, project IMAGINE (IMage- and Atlas-Guided Interventions in NEurosurgery), is gratefully acknowledged.

References

1. F. L. Bookstein. Visualizing Group Differences in Outline Shape: Methods from Biometrics of Landmark Points. In *Proc. Conf. Visualization in Biomedical Computing (VBC'96)*, Hamburg, Germany, volume 1131 of *Lecture Notes in Computer Science*, pp. 405–410, 1996. Springer.
2. M. Gabrani and O. J. Tretiak. Surface-based matching using elastic transformations. *Pattern Recognition*, 32:87–97, 1999.
3. W. D. K. Green. Spline-based deformable models. In *Vision Geometry IV*, San Diego, CA, USA, 9 - 14 July, 1995, 2573, pp. 290–301. SPIE, 1995.
4. N. Krahnstöver and C. Lorenz. Development of a point based shape representation of arbitrary three-dimensional medical objects suitable for statistical shape modeling. In *Medical Imaging: IP, San Diego, CA, USA*, 3661, pp. 620–631. SPIE 1999.
5. G. Subsol, J.-P. Thirion, and N. Ayache. A scheme for automatically building three-dimensional morphometric anatomical atlases: application to a skull atlas. *Medical Image Analysis*, 2(1):37–60, 1998.
6. R. Szeliski and S. Lavallée. Matching 3-D Anatomical Surfaces with Non-Rigid Deformations using Octree-Splines. *International Journal of Computer Vision*, 18(2):171–186, 1996.

Ein System zur funktionellen Perfusionsuntersuchung der Niere bei gleichzeitiger Unterdrückung der Atembewegung des Organs

Jens Martin, Jens Hiltner, Bernd Reusch, Thomas Hackländer*, Jörg Stattaus*

Universität Dortmund, Fachbereich Informatik, Lehrstuhl I
Otto-Hahn-Strasse 16, 44227 Dortmund
*Klinikum Wuppertal GmbH
Heusnerstrasse 40, 42283 Wuppertal
[martin|hiltner]@ls1.cs.uni-dortmund.de

Zusammenfassung. Für viele weitverbreitete Erkrankungen, wie z.B. den krankhaft erhöhten Blutdruck, sind Funktionseinschränkungen der Nieren verantwortlich. Als Diagnosemethode ohne Strahlenexposition findet die Kernspintomographie (MRT) in der Medizin vermehrt Anwendung. Durch Auswertung der Passage eines Kontrastmittels (KM) durch das Organ für verschiedene Regionen der Niere (Rinde, Mark, Gesamtorgan) werden Signalintensitäts-Zeitkurven ermittelt. Die Nierenfunktion ergibt sich aus speziellen Parametern dieser Kurven. Eine computerunterstützte Auswertung hat zwei Hauptprobleme zu bewältigen. Einmal müssen Verschiebungen der Nieren während der Aufnahme, verursacht durch Atmung des Patienten, korrigiert werden. Zum anderen wird eine präzise Gewebedifferenzierung für Nierenmark und -rinde durch die spezielle Form der Nieren und die Bildqualität der Aufnahme erschwert. Das vorgestellte Systems löst beide Probleme und verkürzt die Bearbeitungszeit bis zur Diagnosestellung erheblich.

Schlüsselwörter: Registrierung, Bildsequenz, Kepstrum-Filter, Nierenfunktion, Magnetresonanztomograhpie

1 Einleitung

Zur Untersuchung der funktionellen Nierenperfusion wird in der modernen Medizin [8] vermehrt die MRT eingesetzt [1,5]. Dabei wird eine Serie von 90 Bildern einer leicht angulierten, koronaren (längs zur Körperachse liegenden) Schicht im Abstand von 2 Sekunden mit einer Turbo-Flash-Sequenz aufgenommen. Zu Beginn der Serie wird ein Kontrastmittel gegeben. Abbildung 1 zeigt eine solche Serie.

Probleme bestehender computerunterstützer Untersuchungsverfahren [2,9] resultieren aus der atmungsbedingten Verschiebung des Organs während der Bildgewinnung und der starken inhaltlichen Varianz der Aufnahmen. Daher geschieht heute die Auswertung meist per Hand, indem in jedes Bild der Serie sog. Regions of Interest (ROIs) für Gesamtniere, Nierenrinde und -mark getrennt eingezeichnet und ausgewertet werden [10]. Dieses Verfahren ist sehr zeitaufwendig (ca. 90 Min./Patient).

Das Problem der atmungsbedingten Verschiebung der Nieren läßt sich allgemeiner auch als Registrierungsproblem auffassen. Die Bildregistrierung, d.h. der Vergleich

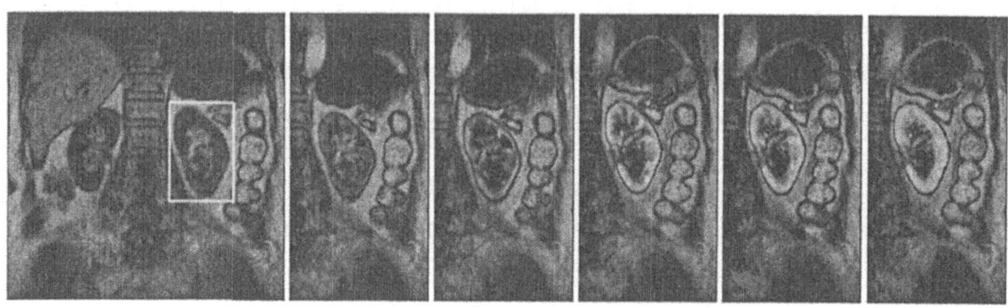

Abb. 1. Nieren-Serie. Links Vollbild, danach Halbbilder aus dem weiteren Aufnahmeverlauf

von zwei Bildern desselben Objektes, ist eine in der medizinischen Bildverarbeitung sehr häufig vorkommende Problemstellung. In Abschnitt 2 wird die hier angewendete Kepstrum-Technik zur Lösung vorgestellt.

Die automatische Differenzierung der verschiedenen Nierengewebe ist ein aus der Bildsegmentierung bekanntes Klassifizierungsproblem. Der Lösungsansatz hier ist jedoch neu und basiert auf a-priori-Annahmen über den Verlauf der KM-Aufnahme. Die Methoden werden in Abschnitt 3 vorgestellt.

2 Kepstrum-Technik zur Korrektur von Translationen

Zur Bildregistrierung existiert inzwischen eine Vielzahl von Verfahren [7]. Die klassische Kepstrum-Technik, ein der Fourier-Analyse zuzuordnendes Verfahren, eignet sich zu Detektion von Translationen. Sie ist zwar empfindlich gegenüber Rotationen [3], benötigt aber keine zusätzlichen Annahmen über den Bildinhalt (Objektform, etc.) und hat sich als äußerst robust und rauschunempfindlich erwiesen.

Als (Power-)Kepstrum $C\{f(x,y)\}$ einer diskreten Bildfunktion $f(x,y)$ wird allgemein das Power-Spektrum des Logarithmus des Power-Spektrums dieser Funktion definiert:

$$C\{f(t)\} = \left| \mathcal{F}\left\{\log\left| \mathcal{F}\{f(x,y)\} \right|^2 \right\} \right|^2 = \left| \mathcal{F}\left\{\log\left| F(u,v) \right|^2 \right\} \right|^2 \qquad (1)$$

mit der Notation $\mathcal{F}\{\}$ für die Fouriertransformation. Zur Filterung werden die zwei zu vergleichenden Bilder, das Referenzbild $r(x,y)$ und das Folgebild $t(x,y)$ nebeneinander in einem Kepstrum-Fenster $w(x,y)$ angeordnet (siehe Abb.2). Dabei wird für r und t die gleiche Dimension D angenommen. Mit Hilfe des Verschiebungssatzes der Fourier-Transformation läßt sich $w(x,y)$ schreiben als

$$w(x,y) = r(x,y) + t(x-D,y) = r(x,y) * \left(\varphi(x,y) + \varphi\big(x-(D+\delta_x), y-\delta_y\big)\right) \qquad (2)$$

wobei die gesuchte Verschiebung der Bilder durch δ_x und δ_y beschrieben wird. Betrachtet man das Bild des Logarithmus des Power-Spektrums von w, so sind darin cosinusförmige Wellen enthalten, deren Frequenz sich aus der relativen Verschiebung $(D+\delta_x,\delta_y)$ ergibt. Durch eine erneute Bildung des Power-Spektrums erhält man das (Power-)Kepstrum von w, das ein Hauptmaximum im Ursprung enthält sowie eine Abfolge von Nebenmaxima an ganzzahligen Vielfachen der gesuchten Verschiebung. Die Relativverschiebung ergibt sich aus Abstand zwischen Ursprung des Suchfensters

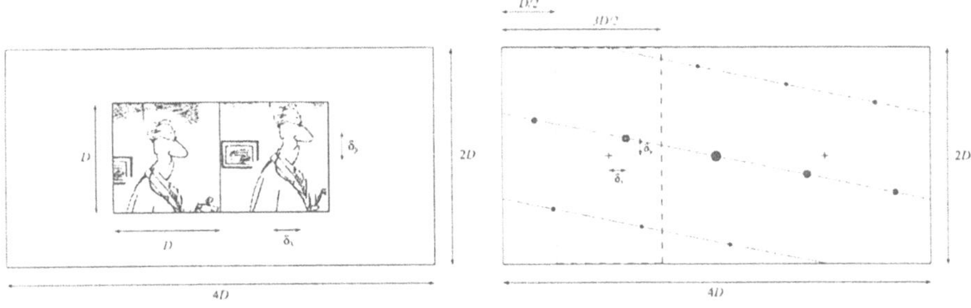

Abb. 2. Anordnung zur Kepstrumfilterung (a) , Maxima (Peaks) in der Kepstralebene (b)

und dem ersten Peak (s. Abb. 2). Durch eine Bildvorverarbeitung mit Zero-Padding, Kantenextraktion [6] und Fensterung [4] kann das Verfahren verbessert werden.

2.1 Anwendung auf MRT-Nieren-Serienaufnahmen

Bei der Anwendung der Kepstrum-Filterung auf die Nieren-Serienaufnahmen ergeben sich mehrere Probleme. Die durch die Art der MRT-Aufnahme bedingte, niedrige Auflösung kann durch Hochskalieren der Ausgangsbilder vor der Filterung kompensiert werden. So werden auch Verschiebungen im Sub-Pixel-Bereich detektiert.

Inhomogene Verschiebungen innerhalb des Bildes (d.h. nicht alle Pixel sind um den gleichen Betrag verschoben) führen zur schlechten Kepstrum-Ergebnissen. Sie sind aber, anatomisch bedingt durch konstante, unbewegliche Bildbereiche (Wirbelsäule, Beckenbereich) unvermeidbar. Daher wird nicht das ganze Bild in die Kepstrum-Filterung eingegeben, sondern der relevante Bereich auf einen (rechteckigen) Ausschnitt um die Niere begrenzt (Rahmen in Abb. 1). Dies garantiert einerseits möglichst konstante Verschiebungen innerhalb des Ausschnitts, andererseits niedrigere Rechenzeiten durch eine Reduzierung der Dimension des Kepstrum-Fensters w.

Wird der Winkel zwischen der Achse der Atmungsverschiebung und der Schnittachse der MRT-Aufnahme zu groß, kommt es zu unterschiedlichen Anschnitten der Niere in aufeinanderfolgenden Bildern. Das Folgebild kann nicht so justiert werden, daß die Nieren deckungsgleich sind. Nur durch partielle Bilddeformationen, z.B. durch Gitternetztransformation [11], kann dann eine Deckungsgleichheit erzielt werden. Dazu werden einzelne Paßpunkte auf dem oberen und unteren Nierenrand definiert und deren Verschiebung mit einem Differenzverfahren berechnet. Man erhält ein partiell deformiertes Bildraster, dessen Anwendung die Deckungsgleichheit der Nieren wieder herstellt.

2.2 Algorithmus zur Korrektur der Atmungsbewegung

Der Algorithmus zur Translationskorrektur der Nieren-Serienaufnahmen vergleicht sequentiell jeweils zwei Folgebilder n und $n+1$ der Serie, korrigiert die Verschiebung des Bildes $n+1$ und rückt dann eine Position weiter. Zur Vermeidung sich fortsetzender Fehler muß zur Laufzeit eine qualitative Ergebniskontrolle durchgeführt werden. Form und Ausprägung des Peaks im Kepstrum-Bild und der mittlere Grauwert des Differenzbildes von Referenzbild r_n und korrigiertem Folgebild t_{n+1} stellen geeignete Bewertungskriterien dar. Mißlingt die Translationskorrektur, so können einzelne

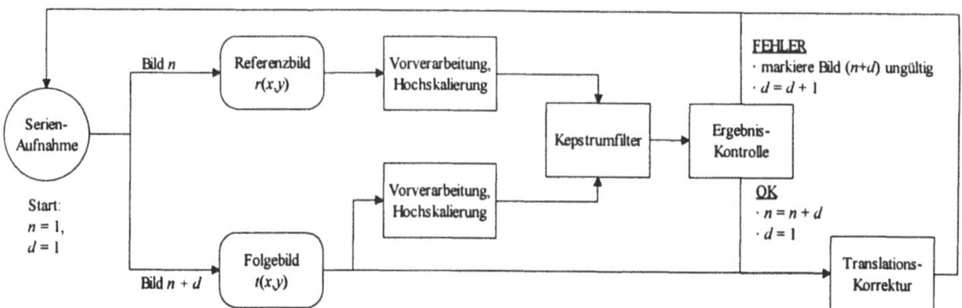

Abb. 3. Algorithmus zur Translationskorrektur der Nieren-Serienaufnahmen

Bilder als ungültig markiert werden und bleiben in der nächsten Iteration als (falsches) Referenzbild unberücksichtigt. Es wird dann r_n mit t_{n+2} verglichen (siehe. Abb. 3).

3 Signal-Intensitäts-Zeitkurven

Um medizinisch relevante Aussagen machen zu können, muß das Kontrastmittelverhalten für das Gesamtorgan und verschiedene Regionen der Niere betrachtet werden [5,9]. Grundlage für eine einfache Auswertung bilden die nun bewegungskorrigierten Bilddaten. Unter der Annahme, daß die Nieren in allen Bildern deckungsgleich sind, muß nur einmal eine ROI entlang der Kontur des Gesamtorgangs eingezeichnet werden, innerhalb dieser mittlerer Grauwert und Standartabweichung berechnet werden. Durch Projektion dieser ROI auf alle anderen Bilder der Serie errechnet sich dann die gesuchte Kurve für die Gesamtniere, siehe Abbildung 4. Diagnostisch interessant ist dabei der Vergleich zwischen linker und rechter Niere.

3.1 Gewebedifferenzierung

Da auch Verlaufskurven für die funktionell unterschiedlichen Nierenrinde und -mark berechnet werden sollen, müssen die Pixel der Niere zu einer dieser beiden Gewebeklassen zugeordnet werden. Dabei kann ein a-priori-Wissen über den Kurvenverlauf für das Gesamtorgan ausgenutzt werden: Selbst bei stark geschädigten Nieren nimmt zunächst die Rinde KM auf. Der Anstieg der Kurve in wird also durch hellere Grauwerte der Pixel der Rinde bewirkt, erst später nimmt auch das Mark KM auf. Eine maximale Anreicherung in beiden Geweben bewirkt schließlich den Peak bei 1/3 der Meßzeit. Durch eine Glättung der Meßkurve und Bildung der zweiten Ableitung berechnet sich der Wendepunkt. Dessen Betrag repräsentiert die Bildnummer der Serie, in der zur Rinde gehörenden Pixel schon KM aufgenommen haben, Pixel des Marks hingegen noch nicht. Der Bereich des Nierenbeckens ist für die Untersuchungsergebnisse uninteressant und kann, da seine

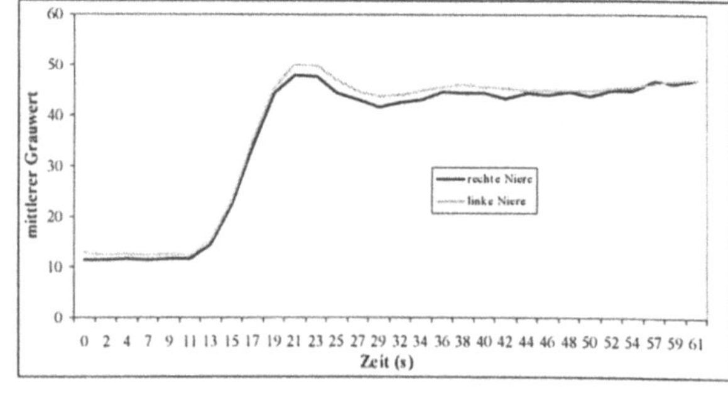

Abb. 4. Signalintensitäts-Zeitkurve für das Gesamtorgan

Pixel über die gesamte Serie gar kein oder nur sehr wenig Kontrastmittel aufnehmen, ebenfalls einfach eingegrenzt werden. Basierend auf den genannten Eigenschaften können Schwellenwerte oder Fuzzy-Regeln erstellt werden, die eine Klassifizierung ermöglicht. Man erhält dadurch eine präzise Unterscheidung zwischen Nierenrinde- und Nierenmarkgewebe, die durch manuelles Einzeichnen von ROIs nicht erzielt werden kann. Um eine visuelle Korrektur der Klassifizierungsergebnisse in Echtzeit zu ermöglichen, werden hier justierbare Schwellenwerte benutzt.

4 Ergebnisse und Zusammenfassung

Das System befindet sich derzeit im klinischen Praxistest und hat bereits bei 32 von 36 Patienten diagnostisch richtige, auswertbare Ergebnisse geliefert. Die Probleme der vier falsch berechneten Serien ergeben sich alle aus einer zu großen Abweichung der MRT-Schnittachse von der Achse der Atmungsverschiebung. Derartiges Bildmaterial ist aber auch per Hand nicht mehr justierbar und damit als Grundlage einer Diagnosestellung unbrauchbar. Durch die Kombination der Kepstrum-Filterung mit einer angepaßten Gewebcklassifizierung ist insgesamt ein System entstanden, das dem Diagnostiker eine beachtliche Zeitersparnis bietet. Die Dauer der Diagnose reduziert sich von 90 auf unter 25 Minuten. Gleichzeitig werden präzisere Ergebnisse für Nierenrinde und Nierenmark berechnet.

5 Literatur

1. Felix R, Heshiki A, Hosten N, Hricak H: Magnevist – Eine Monographie, 2. Auflage, Blackwell Wissenschaftsverlag Berlin 1997
2. Gerig G, Kikinis R, Kuoni W, von Schulthess GK, Kübler O: Semiautomated ROI Analysis in Dynamic MR Studies, A Tool for Automatic Correction of Organ Displacements, Journal of Computer Assisted Tomography 15(5), 725-732, Raven Press, New York, 1991
3. Goerke C: Geometrischer Angleich digitaler Freihand-Radiographien durch Kepstrum- und Spektrum-Techniken. Diplomarbeit, Institut für Biometrie und medizinische Informatik, RWTH Aachen, 1995
4. Harris FJ, On the Use of Windows for Harmonic Analysis with the discrete Fourier-Transform. Proc IEEE 66(1), 51-83, 1978
5. Knoop MV, Dörsam J, Oesingmann N, Piesche S, Hawighorst H, Wiesel M, Schad LR, van Kaick G: Funktionelle MR-Urographie bei Patienten mit Nierentransplantaten, Radiologie (1997) 37, 233-238. Springer Verlag, Berlin
6. Lee DJ, Mitra S, Krile TF: Analysis of sequential complex images using feature extraction and two-dimensional cepstrum techniques. JOSA A-6(6), 863-870, 1989
7. Lehmann T: Geometrische Ausrichtung medizinischer Bilder am Beispiel intraoraler Radiographien, Dissertation, Institut für medizinische Informatik, RWTH Aachen, 1998
8. Lehmann T, Oberschelp W, Pelikan E, Repges R: Bildverarbeitung für die Medizin. Grundlagen, Modelle, Methoden, Anwendungen. Springer-Verlag, Berlin, 1. Auflage 1997.
9. Miller S, Hahn U, Schick F, Nägele T, Duda SH, Claussen CD: Diagnostik von Nierenarterienstenosen bei 1,0T mittels 3D-Phasenkontrast-MR-Angiographie und dynamischer Kontrastmittelflutung, Fortsch. Röntgenstr. 170 (1999), 163-167, Thieme Verlag, 1999
10. von Schulthess GK, Kuoni W, Gerig G, Wüthrich R, Duewell S, Krestin,G: Semiautomated ROI Analysis in Dynamic MR Studics, Application to Renal Function Examination, Journal of Computer Assisted Tomography 15(5), 733-741, Raven Press, New York, 1991
11. Wolberg G: Digital Image Warping, IEEE Computer Society Press, 1990

Gesteigerte Registrierungsgenauigkeit verrauschter Bilddaten durch Coincidence Thresholding

Torsten Rohlfing[1] und Jürgen Beier[1,2]

[1] Strahlenklinik und Poliklinik, Charité, Campus Virchow-Klinikum,
Augustenbuger Platz 1, D-13353 Berlin
[2] hyperCIS AG, Am Köllnischen Park 1, D-10179 Berlin
Email: `torsten.rohlfing@charite.de`, `juergen.beier@hypercis.de`

Zusammenfassung. Das für die voxelbasierte Registrierung verrauschter multimodaler Bilddaten entwickelte Schwellenwertverfahren *Coincidence Thresholding* wird vorgestellt. Anhand von Daten des Vanderbilt-Projekts (NIH-Projekt 1 R01 NS33926-02) wurde die erreichte Steigerung der Registrierungsgenauigkeit quantifiziert. Das Verfahren zeigte eine deutliche Reduktion des maximalen Fehlers bei PET-MRT-Registrierung. Im Unterschied zum üblichen Schwellenwertverfahren erhöhte sich die Zahl fehlgeschlagener Registrierungen bei rauscharmen Daten wie CT und MRT dabei nicht.

Schlüsselwörter: Voxelbasierte Registrierung, Rauschunterdrückung, quantitative Genauigkeitsanalyse

1 Einleitung

Als Produkt eines physikalischen Meßprozesses unterliegen medizinische Bilddaten notwendigerweise einem gewissen Rauschen. Dieses setzt sich durch alle Stufen der Bildrekonstruktion und -verarbeitung fort und verursacht so beispielsweise in der Positronenemissionstomographie (PET) strahlenförmige Artefakte wie in Abbildung 1 gezeigt. Diese virtuellen Strukturen können durch ihre große räumliche Ausdehnung bei der Registrierung mehrerer Datensätze gegenüber den tatsächlichen Daten überwiegen und so die Registrierungsgenauigkeit verringern.

Ausgehend von einem additiven Rauschmodell ist das Signal-Rausch-Verhältnis besonders ungünstig in Regionen geringer Bildintensität. In den gängigen Modalitäten ist dies im allgemeinen der Bildhintergrund (Luft). Dieser läßt sich durch Schwellenwerte zwar leicht ausschalten, jedoch verliert man so zugleich auch nutzbare Information (Abb. 2).

Dieser Nachteil läßt sich durch das nachfolgend vorgestellte Verfahren, *Coincidence Thresholding* [1], beheben. Im Unterschied zur herkömmlichen Schwellenwerttechnik berücksichtigt das neue Verfahren gezielt die wechselseite räumliche Lagebeziehung der zu registrierenden Datensätze. Es erlaubt so das gezielte Verwerfen von für die Registrierung nutzloser Information bei gleichzeitiger Erhaltung aller relevanten Daten.

Abb. 1. Rauschbedingte Artefakte in PET. *Links:* Graufenster von 0 (schwarz) bis 400 (weiß), *rechts:* Graufenster von 0 (schwarz) bis 30 (weiß).

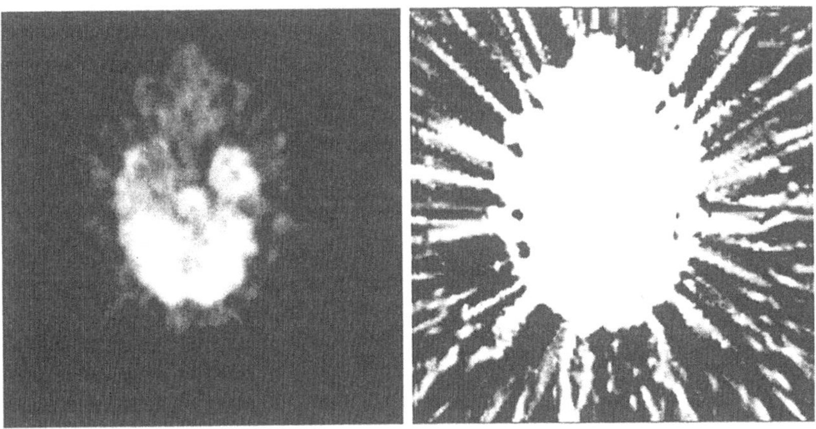

Abb. 2. Erhaltung der Forminformation bei Schwellenwertverfahren. Gezeigt ist die Überlappung zweier Schädelkonturen. *Dunkelgrau:* Zur Registrierung genutzte Daten bei Standard-Schwellenwertanwendung, *hellgrau:* Zusätzliche Information durch Coincidence Thresholding.

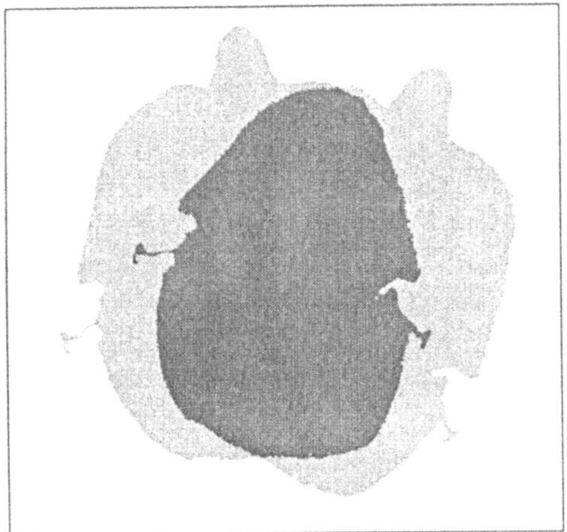

2 Material und Methodik

Coincidence Thresholding. Sei (r, m) ein Paar von Referenzvoxel r und zugehörigem Modellvoxel m. Herkömmliche Schwellenwertanwendung erlaubt die Verwendung dieses Paares für die Registrierung, wenn $m > t_m$ **und** $r > t_r$. Hierbei bezeichnen t_m und t_r die für Referenz und Modell festgelegten (unteren) Schwellenwerte. Diese sind so zu wählen, daß sie Hintergrund und abgebildetes Objekt möglichst vollständig separieren.

Im Unterschied hierzu verwendet *Coincidence Thresholding* alle Voxelpaare,

Abb. 3. Schematische Darstellung der Schwellenwertanwendung in Grauwerthistogrammen. *Links:* Standard-Schwellenwertverfahren, *rechts:* Coincidence Thresholding. Weiße Histogrammfelder werden jeweils verworfen.

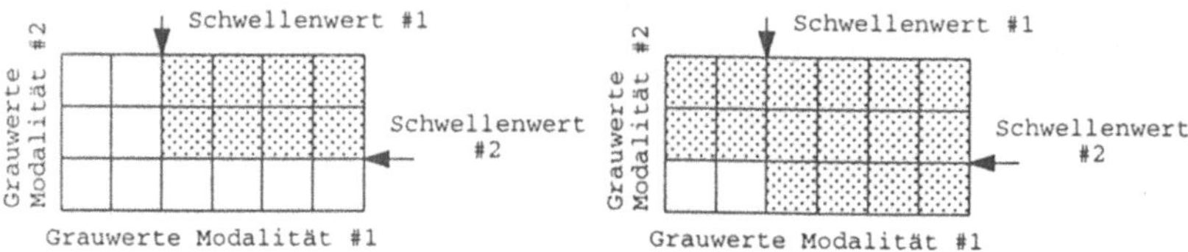

für welche nicht zwei unzulässige Werte zusammentreffen. Formal bedeutet dies, daß alle Paare akzeptiert werden, die

$$m > t_m \text{ oder } r > t_r. \tag{1}$$

erfüllen. Wie leicht zu erkennen ist, besteht der Unterschied in beiden Definitionen in der Ersetzung von **und** durch **oder**. Damit wird die zu erfüllende Bedingung weniger streng, so daß mehr Voxelpaare akzeptiert und folglich für die Registrierung verwendet werden. Abbildung 2 illustriert die Auswirkungen dieses Vorgehens. De facto werden nur noch solche Voxelpaare verworfen, die zwei Hintergrundvoxel enthalten. Derartige Koinzidenzen sind für die Registrierung offensichtlich ohnehin irrelevant.

Registrierung. Für die (starre) Registrierung wurde ein mehrstufiges voxelbasiertes Suchverfahren [2] verwendet, welches das entropiebasierte Ähnlichkeitsmaß "Normalised Mutual Information" [3] optimierte.

In die Berechnung dieses Maßes wurde die Schwellenwertanwendung wie folgt integriert: Zur Berechnung des entropiebasierten Ähnlichkeitsmaßes wurde zunächst das gemeinsame Histogramm von Modell- und Referenzbild erzeugt. Dieses enthielt in Form eines zweidimensionalen Diagramms die Grauwerte sämtlicher Voxelpaare. Nach dem Aufbau dieses Histogramms befanden sich – bis auf die Breite der diskreten Histogrammbehälter – alle Grauwerte, welche die gegebenen Schwellenwerte nicht erfüllen, in wohldefinierten Behältern (Abb. 3). Diese wurden bei der eigentlichen Berechnung des Ähnlichkeitsmaßes schlicht ignoriert.

Validierung. Die quantitative Bewertung der Registrierungsgenauigkeit erfolgte unter Verwendung der Daten des Projekts "Evaluation of Retrospective Image Registration" der Vanderbilt-University [4]. Sämtliche Registrierungen der ursprünglichen Studie plus neun später hinzugekommene Patienten mit hochauflösenden Magnetresonanztomographien (MRT) wurden bearbeitet.

Jede Registrierung wurde zunächst ohne Schwellenwertanwendung durchgeführt. Anschließend folgten Registrierungen mit Standard-Schwellenwertverfahren und schließlich *Coincidence Thresholding*.

Abb. 4. Maximale Registrierungsfehler für PET-MRT-Registrierung. In Daten mit Zusatz "rect" wurde während der Bildgebung die geometrische Distorsion korrigiert, "PD" steht für Protonendichte-gewichtete MRT.

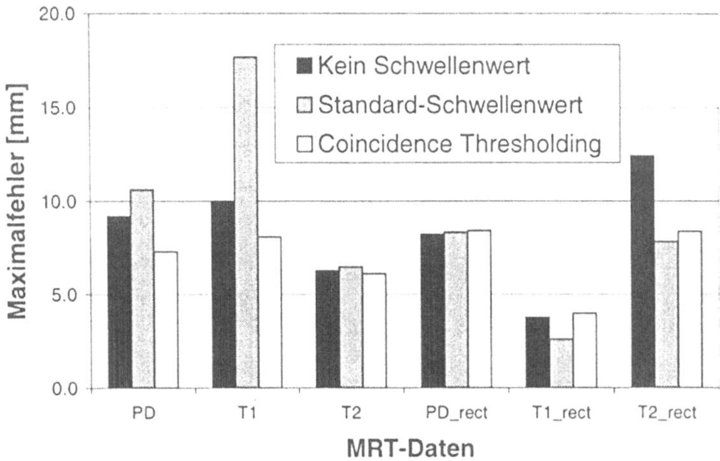

Tabelle 1. Maximale Fehler der PET-MRT-Registrierung mit verschiedenen Schwellenwertverfahren (DK=Distorsionskorrektur, PD=Protonendichte).

Schwellenwert	MRT			MRT mit DK			
	PD	T_1	T_2	PD	T_1	T_2	
ohne	9.19	10.00	6.26	8.23	3.74	12.41	[mm]
Standard	10.61	17.69	6.46	8.35	2.59	7.84	[mm]
Coincidence	7.31	8.09	6.09	8.43	3.96	8.39	[mm]

3 Ergebnisse

Abbildung 4 stellt die maximalen Fehler bei der Registrierung von PET- und MRT-Daten der Vanderbilt-Studie nach Art der verwendeten MRT-Daten graphisch dar. Tabelle 1 enthält die zugrundeliegenden Zahlenwerte. Jede der Kategorien repräsentiert zwischen vier und acht einzelnen Registrierungen. In drei von sechs Kategorien lieferte Coincidence Thresholding deutlich bessere Resultate als Registrierung ohne Schwellenwerte. In den drei übrigen Kategorien war das Verfahren höchstens marginal schlechter. Im Gegensatz zum Standard-Schwellenwertverfahren (bei Registrierung von PET und T_1-gewichteter MRT) traten bei Coincidence Thresholding keine extremen Ausreißer auf.

Bei der Registrierung von CT und MRT gab es keine signifikanten Unterschiede zwischen Coincidence Thresholding und Registrierung ohne Schwellenwerte, weswegen eine Darstellung der genauen Resultate entfällt. Das Standard-Schwellenwertverfahren führte hier in Einzelfällen allerdings zu einem vollständigen Scheitern der Registrierung (Fehler > 100 mm).

4 Schlußfolgerungen

Das vorgestellte Verfahren verringerte deutlich die maximalen Fehler bei der Registrierung von PET- und MRT-Daten. Es ist einfach zu implementieren, universell verwendbar und effizient. Anders als das übliche Schwellenwertverfahren verwirft Coincidence Thresholding keine nutzbare Bildinformation. Dies erklärt die gleichbleibende hohe Robustheit der Registrierung.

5 Danksagung

Diese Arbeit wurde gefördert von der Deutschen Forschungsgemeinschaft (DFG), Graduiertenkolleg 331. Die Autoren danken Herrn Prof. Dr. Dr. Roland Felix und Herrn Prof. Dr. Norbert Hosten für ihre großzügige Unterstützung.

The images and the standard transformations for registration accuracy assessment were provided as part of the project, "Evaluation of Retrospective Image Registration", National Institutes of Health (NIH), Project Number 1 R01 NS33926-02, Principal Investigator, J. Michael Fitzpatrick, Vanderbilt University, Nashville, TN, USA.

Literatur

1. Rohlfing T, Beier J: Improving reliability and performance of voxel-based registration by coincidence thresholding and volume clipping. In Hawkes DJ, Hill DLG, Gaston R, (Hrsg.): *Proceedings of Medical Image Understanding and Analysis 99*, S. 165–168, King's College, London, UK.
2. Studholme C, Hill DLG, Hawkes DJ: Automated three-dimensional registration of magnetic resonance and positron emission tomography brain images by multiresolution optimization of voxel similarity measures. *Med Phys*, 24(1):25–35, 1997.
3. Studholme C, Hill DLG, Hawkes DJ: An overlap invariant entropy measure of 3D medical image alignment. *Pattern Recognition*, 32:71–86, 1998.
4. West JB, Fitzpatrick JM, Wang MY, Dawant BM, Maurer, Jr, CR, Kessler RM et al.: Comparison and Evaluation of Retrospective Intermodality Brain Image Registration Techniques. *J Comput Assist Tomogr*, 21(4):554–566, 1997.

Registration of Intramodal Medical Images Using a Novel s-Distance Approach

Zdzisław Król

Surgical Simulation and Navigation Group
caesar - center of advanced european studies and research
Friedensplatz 16, 53111 Bonn, Germany
E-mail: krol@caesar.de

Abstract. In this paper a new fully automatic method for registration of intramodal medical data is proposed. The method combines edge detection at different thresholds with chamfer distance transformation. The result is a distance map which is weighted by the importance of the edges which are extracted. As an alternative to the user-dependent non-automatic registration methods this approach offers a good assessment of similarity in the intramodality case. The elimination of the less significant features in the registration process has resulted in a greatly improved efficiency over the voxel-based methods.

Keywords: registration, similarity measure, s-distance, chamfer distance, cross-metric, intramodal data.

1 Introduction

New developments in tomographic scanner technology has led to an explosive growth in availability of volumetric medical data. For diagnostic and therapeutic purposes different imaging modalities are applied to the same patient. The importance of correlation and integration of such volumetric information is becoming increasingly recognized in the medicine. A number of different registration techniques has been developed in the past. To make the registration feasible, most authors proposed methods that rely either on user interaction or a priori knowledge. The most representative class of the non-automatic methods which are based on the intrinsic features is the surface-based matching [1]. The second class of the automatic methods represents the voxel-based matching. Such techniques derive their registration on the basis of voxel grey-value correspondence alone and rely mostly on the scatter-plot histogram [2]. These two approaches represent extremes of behaviour. The algorithm based on the scatter-plot histogram works in the feature (distribution) space and does not validate what occurs in the data domain. The surface matching assesses the similarity in the Euclidean image space. In this work we are pursuing the investigation of cross metrics approach which measures similarity in both the distribution and image spaces.

2 The registration method

The defining of anatomically relevant object's surfaces in the volumetric data sets demands user's involvement. Thresholding is the simplest segmentation method capable of providing the corresponding features, but the threshold level can vary from study to study even for the same patient. If the selected threshold is too high, then the significant boundaries may not be computed. On the other hand, if the threshold is set too low, then a large number of meaningless features is produced. Hence we need a method that will differentiate between less and more meaningful features (strong and weak surfaces) and be invariant with respect to the imaging conditions. In this paper we describe a new fully automatic method for registration of intramodal medical data. The method provides a new distance measure which takes into account not only the feature's location but also its strength - we call it s-distance (distance to the *strongest* surface).

We assume, that an *object* volume is geometrically transformed in the registration process to fit a *reference* volume. The rigid transformation $\mathcal{T} : \mathbb{R}^3 \to \mathbb{R}^3$ which aligns the *object* with the *reference* is parameterized by the parameter vector $v = (r_x, r_y, r_z, t_x, t_y, t_z) \in \mathbb{R}^6$ and denoted by $\mathcal{T}_v$. From mathematical point of view we consider problem of the form:

$$v_{opt} = arg\ min\ \{\ C(v)\ |\ v \in \mathcal{M}\ \} \tag{1}$$

where $C : \mathbb{R}^6 \to \mathbb{R}$ is a continuous real-valued function which assigns a quality of match value to the transformation $\mathcal{T}_v$, $\mathcal{M} \subset \mathbb{R}^6$ and $\mathcal{M}$ is a six-dimensional interval $\mathcal{M} = \{v \in \mathbb{R}^6 : r_{xmin} \leq r_x \leq r_{xmax}, \ldots, t_{zmin} \leq t_z \leq t_{zmax}\}$.

In the preprocessing phase the method consists of two stages: generation of the s-distance volume for the *reference* volume, and extraction of the strongest surfaces in the *object* volume. A gradient operator is applied initially to both data sets. In the first stage the gradient magnitude volume is binarized using decreasing threshold levels - at each level the chamfer distance operator is applied. The sum of all chamfer distances from each threshold level produces the s-distance volume. Figure 1 (*left*) illustrates the concept of the threshold decrementing for the *reference* gradient volume. The associated s-distance volumes at each iteration step are shown in Fig. 1 (*right*). Since the voxels with small gradient magnitudes (weak surfaces) are not relevant to the feature discrimination process, we can stop it before the smallest threshold level is achieved (the last 2-3 iterations are not performed). Thus, the s-distance volume contains in each point the weighted distance to the nearest strongest surface. The weight depends on the statistical significance of the neighborhood points in the iteration process. In the second stage, voxels which belong to the upper 70% of the gradient magnitude grey-values only are accepted as *object* features. The resulting volume contains the most significant voxels only. The cost function is defined in the following way:

$$C(v) = \sum_{i=1}^{N} \frac{g_R(\mathcal{T}_v(\mathbf{p}_i)) \cdot g_O(\mathbf{p}_i)}{h(g_O(\mathbf{p}_i))} \tag{2}$$

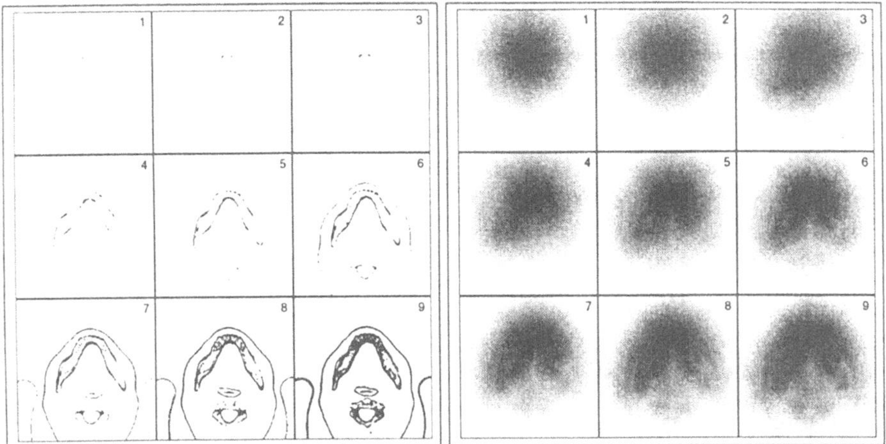

Fig. 1. Successive threshold levels during the s-distance iteration (*left*) and successive iteration steps of the s-distance computation (*right*).

where $g_O(\mathbf{p})$ is a grey-value of the *object* gradient volume voxel $\mathbf{p}$, $g_R(\mathcal{T}_v(\mathbf{p}))$ is a grey-value of the s-distance volume voxel at the position $\mathcal{T}_v(\mathbf{p})$, and $h(g_O(\mathbf{p}_i))$ is the histogram value for $g_O(\mathbf{p}_i)$. N is the number of *object* voxels in the gradient volume. Weighting of the product term, based on the relative statistical quality of the *object* feature is much more constraining than using only the product term alone. Several general observations about the s-distance method can be made. First, the s-distance in contrast to the chamfer distance takes into account not only feature locations but also their magnitudes. Thus, the influence of weak features on the chamfer distance value is significantly reduced in the s-distance approach. By reducing this negative influence on the quality of the extracted features and by weighting the feature's role in the evaluation of the cost function, based on its relative statistical or spatial significance, the presented approach provides important registration gains over the surface-based and voxel-based methods.

3 Results and discussion

We have found in our experimental analysis [3] that the accuracy of registration using s-distance approach was comparable to that of mutual information matching (see Tab. 1). Moreover, automatically extracting the necessary feature information and using a new distance measure to estimate the optimal matching transformation have resulted in a superior performance features over the surface-based and voxel-based methods (in the intramodality case). When only voxels with the largest gradient magnitude are accepted as object features, the amount of the data effectively processed is much smaller than the original *object* data. In Tab. 2 the scale of the *object* size reduction for different data sets is presented. This results in a large speed-up compared to other voxel-based regis-

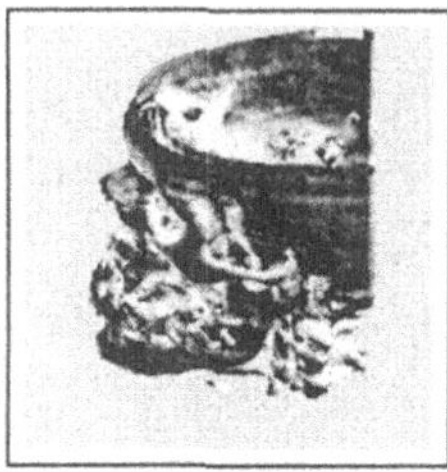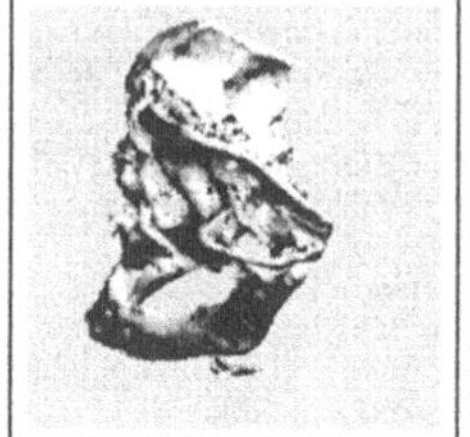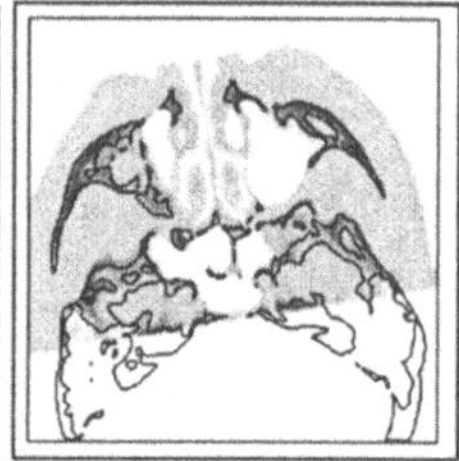

Fig. 2. CT–CT test data registered using s-distance approach.

tration algorithms e.g. cross-correlation, information entropy and mutual information. Shown in Tab. 3 run times for the new method and different voxel-based registration methods show that on average the algorithm based on the s-distance reduced the registration time by a factor of three over the cross-correlation and the scatter-plot based methods. To obtain numerically a solution of the optimization problem (1) we have applied a simulated annealing algorithm [4] which belongs to the class of non-deterministic optimization methods. In contrast to the deterministic algorithms deteriorations of the objective function can also be accepted. This allows to avoid being trapped in local minima. In Fig. 2 there is presented a CT–CT data pair registered using s-distance approach.

It has been observed that cost functions based on the magnitude of gradient as the feature are very susceptible to the presence of high magnitude values near the volume boundary. The small changes in the values of the parameter vector decide about presence or absence of these strong features in the intersection volume. It can lead to a global minimum which is anatomically incorrect. Another aspect of working with real-world data sets is the presence of imaging artifacts. Since the s-distance based method as well as many other registration techniques rely on the use of the gradient operator, the artifacts which cause sharp grey-value variations will affect the results.

4 Conclusions

In the presented new registration method for monomodality data, the size of the *object* is reduced as dramatically as in the surface similarity approach. The advantage over the surface similarity method is that the feature points are extracted automatically. Utilizing the most significant features only results in a significant

Table 1. Difference between v_{opt} estimated by s-distance and mutual information.

Data sets	r_x [°]	r_y [°]	r_z [°]	t_x [mm]	t_y [mm]	t_z [mm]
MR (feet)	0.482	0.426	0.368	-1.650	0.039	-0.698
MR (knee)	2.025	-0.414	1.308	-0.536	0.438	-1.644
MR (head)	-0.042	0.303	-0.080	0.139	2.300	0.845
CT (head)	1.577	-0.011	-0.289	0.471	-0.970	2.321

Table 2. Object size after reduction of the gradient data set to voxels belonging to the higher 70 % of the grey-values spectrum.

Modality	Matrix resolution	Data size	Object size	Reduction to
MR (feet)	$128\times128\times128$	4096 KB	87 KB	2.1 %
MR (knee)	$256\times256\times64$	8192 KB	115 KB	1.4 %
MR (head)	$256\times256\times29$	3712 KB	191 KB	5.1 %
CT (head)	$512\times512\times80$	40 MB	285 KB	0.7 %

Table 3. Sample running times for 100 cost function evaluations (in CPU seconds) for different data set pairs and different cost functions.

Cost function	MR–MR (feet)	CT–CT (head)	MR–MR (head)$_{128\times128}$
Mutual information	699	1078	155
Information entropy	675	1077	150
Cross-correlation	694	1093	151
s-distance	189	297	41

reduction of run time and memory requirements compared with the voxel-based methods. We found that the accuracy of the s-distance based registration for the test data sets is comparable with the *mutual information* accuracy. This issue, however, will require further exploration and evaluation. The new method is susceptible to the presence of high magnitude values near the volume boundary. Some imaging artifacts will also affect the results.

Acknowledgments

We wish to thank Dr H.-F. Zeilhofer from the Department of Oral and Maxillofacial Surgery of the Munich University of Technology, M. Wolf from the Bayerisches Forschungszentrum für Wissensbasierte Systeme (FORWISS), Erlangen, and Dr K.-H. Englmair, GSF Forschungszentrum für Umwelt und Gesundheit, Oberschleissheim for providing medical data to be used in our work.

References

1. Pelizzari C.A., Chen G.T.Y., Spelbring D.R., Weichselbaum R.R., Chen C.-T.: Accurate three-dimensional registration of CT,PET, and/or MR images of the brain, *Journal of Computer Assisted Tomography*, **13**(1), (1989) 20–26
2. Wells III W.M., Viola P., Atsumi H., Nakajima S., Kikinis R.: Multi-modal volume registration by maximization of mutual information. *Medical Image Analysis*, **1**(1) (1996) 35–51
3. Król Z.: *Computational Methods in the Registration and Visualization of Three-dimensional Multi-modality Medical Data*. Ph.D. thesis, Munich University of Technology (1998)
4. van Laarhoven P.J.M., Aarts E.H.J.: *Simulated Annealing: Theory and Applications*. D. Reidel Publishing Company, Dordrecht (1987)

Segmentierung

Automatische Parameterwahl für Ballon-Modelle

Jörg Bredno, Thomas Lehmann und Klaus Spitzer

Institut für Medizinische Informatik
Rheinisch–Westfälische Technische Hochschule (RWTH), 52057 Aachen
Email: jbredno@mi.rwth-aachen.de

Zusammenfassung. Wir stellen eine automatische Methode vor, mit
der auch Nutzer ohne technisches Wissen über Ballon–Modelle die nötige
Parametrierung für Bildmaterial vornehmen können. Für das vorliegende
Modell werden (1) die maximale Kantenlänge, (2) die Größe des Bil-
draums, aus dem externe Einflüsse gelesen werden, (3) Ursprung und
(4) Steigung der Zuordnung von Bildwerten zu Bildpotentialen, (5) die
Stärke der inneren Einflüsse und (6) die durch den Druck vorgegebene
Richtung der Segmentierung aus einer einmaligen manuellen Segmentierung eines exemplarischen Bildes bestimmt. Die Methode wird sowohl
für Grauwert– als auch für Farbbilder eingesetzt.

Schlüsselwörter: Aktives Konturmodell, Ballon–Modell, Segmentierung, Farbsegmentierung, Parametrierung, learning–from–examples

1 Einleitung

Aktive Konturmodelle werden häufig zur Segmentierung medizinischen Bildmaterials eingesetzt. Ballon–Modelle dienen insbesondere zur Detektion beliebig
geformter morphologischer Strukturen [1]. Diese müssen jedoch für jede Seg-
mentierungsaufgabe von einem Experten durch manuelle Interaktion passend
parametriert werden. Damit ist der Nutzen der Modelle in der klinischen Routine und Forschung eingeschränkt.

Eine "learning–from–examples"–Methode kann die Parametrierung eines
Ballon–Modells nach der Analyse eines exemplarischen Bildes und einer zugehörigen manuellen Segmentierung automatisch vornehmen. Im folgenden wird die
Analyse der Einflußgrößen des Modells [2] mit einem genetischen Algorithmus
kombiniert, der die bestmögliche Übereinstimmung zwischen automatischer und
manueller Segmentierung auffindet [3]. Dabei können auch die Parameter zur
Segmentierung von Farbbildern ermittelt werden.

2 Das verwendete Ballon–Modell

Das polygonale Modell wurde bereits zur Quantifizierung unterschiedlichen medizinischen Bildmaterials eingesetzt. Eine Form wird durch Knotenpunkte v_i
und gerade Kanten e_j mit Längen im Bereich $[L_{min}, L_{max}]$ gebildet. Neben des
für Ballon–Modelle charakteristischen treibenden Drucks p, der eine Kraft $\vec{F^p}$

normal zu Kanten ausübt, wird durch interne Einflüsse des Modells die zweite Ableitung der Kontur verringert. Eine Deformationskraft $\vec{F}^d$ zieht jeden Knoten mit justierbarer Stärke s_d zum Zentrum der Knoten in seiner Umgebung. Externe Bildeinflüsse wirken auf Kanten. In einer rechteckigen Umgebung jeder Kante wird die nicht–normierte Korrelation von Bildpotentialen Φ und eines normal zur Kante angelegten Filterkernels $k(h)$ bestimmt. Die Größe dieser Umgebung ist durch $h_{\min}$ und $h_{\max}$ beschränkt, der Filterkernel reflektiert die Breite und das Erscheinungsbild relevanter Gradienten. Der auf Kanten wirkende externe Einfluß wird unter Beachtung des Kraft- und Momentengleichgewichts auf stützende Knoten verteilt. Die Knoten bewegen sich proportional zur Summe der einwirkenden Kräfte und werden bei Kraftgleichgewicht stabilisiert. Die Kontur erstarrt nach und nach, bis ein Segmentierungsergebnis vorliegt (Abb. 1).

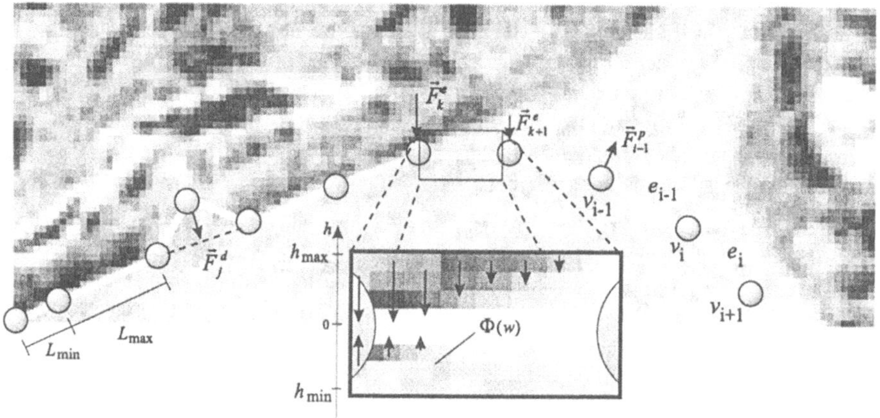

Abb. 1. Auf Knoten wirkt die Druckkraft $\vec{F}^p$, die Deformationskraft $\vec{F}^d$ und die externe Kraft $\vec{F}^e$.

3 Automatische Parameterwahl

Die Adaption des Ballon–Modells an Bildmaterial fordert eine Wahl der maximalen und minimalen Kantenlängen $L_{\max}$ und $L_{\min}$, der Breite relevanter Gradienten durch $h_{\min}$ und $h_{\max}$, deren Erscheinungsbild in $k(h)$, die Zuordnung von Bildpotentialen Φ zu Bildwerten w, die Stärke s_d der Deformationskraft sowie das Vorzeichen des Drucks und damit die Wahl einer wachsenden oder schrumpfenden Segmentierung. Zur automatischen Bestimmung dieser Parameter muß ein exemplarisches Bild mit einer manuelle Segmentierung vorliegen.

Zur Bestimmung der Kantenlängen wird iterativ eine Polygon–Approximation der manuellen Segmentierung erstellt [4]. Diese verfeinert eine Ausgangskontur aus nur zwei Knoten und Kanten so lange, bis kein Punkt des Polygons mehr als zwei Bildpunkte von der tatsächlichen Kontur entfernt liegt. Die resultierende Kontur hat eine ungleichmäßige Verteilung von Kantenlängen. Die maximale Kantenlänge $L_{\max}$ des Modells wird auf das 5%-Quantil aller Abstände von Knoten in der Polygon–Approximation gesetzt, die zwei Kanten voneinander entfernt liegen. Kanten dieser Länge müssen während des Segmentierungsvorgangs in zwei neue Kanten getrennt werden. Die minimale Kantenlänge wird auf $L_{\min} = \frac{2}{5}L_{\max}$ gesetzt.

Zur Bestimmung von $h_{\min}$ und $h_{\max}$ werden unterschiedliche Histogramme $H(d_1, d_2)$ auf der Außen- bzw. $H(-d_2, -d_1)$ auf der Innenseite der Kontur erstellt.

Der Abstand der erfaßten Bildpunkte zur polygon-approximierten Kontur liegt jeweils im Bereich $[d_1, d_2]$. Mit diesen Histogrammen wird dann eine optimale Schwellwertsegmentierung bestimmt, um Grauwerte auf der Innen- und Außenseite der Kontur voneinander zu unterscheiden. Diese Klassifikation gelingt jeweils mit einem Klassifikationsfehler $E_c(d_1, d_2)$. Im Bereich $1 \leq d_1 < d_2 \leq 5$ wird die Konstellation $\widehat{d_1}$, $\widehat{d_2}$ mit dem geringsten Klassifikationsfehler $\widehat{E_c}$ bestimmt. Zu den zugehörigen Bildbereichen auf der Innen- und Außenseite der Kontur werden dann die Kennwerte μ_{in}, σ_{in}, μ_{out} und σ_{out} berechnet.

Zwei verschiedene Varianten der Parametrierung werden bestimmt und anschließend miteinander verglichen. In der ersten Variante wird das Modell eingestellt, um unter positivem Druck das erste kohärente Auftreten von Grauwerten zu detektieren, die dem Äußeren der Kontur zugerechnet werden. Hierzu wird $h_{\min} = \widehat{d_1}$, $h_{\max} = \widehat{d_2}$ und $k(h) = 1 \, \forall \, h \in [h_{\min}, h_{\max}]$ gesetzt. Das Bildpotential wird so gewählt, daß das homogene Innere eines Objekts keinen Widerstand für die Kontur darstellt, Grauwerte außerhalb des Objekts hingegen die Kontur stoppen:

$$\Phi(w) = \begin{cases} \dfrac{S_p \cdot p}{(\mu_{\text{out}} - w_0)(\widehat{d_2} - \widehat{d_1} + 1)}(w - w_0) & \forall \quad w > w_0 \\ 0 & \text{sonst} \end{cases} \tag{1}$$

Dabei wird eine Sicherheit $S_p = 2$ verwendet, damit die Kontur auch bei inhomogenem Bildmaterial an der vermuteten Objektgrenze stoppt. Der Punkt w_o, an dem das Plateau $\Phi(w) = 0$ in den linear ansteigenden Bereich übergeht, liegt an der Stelle:

$$w_o = \frac{\mu_{\text{in}} \cdot \sigma_{\text{out}} + \mu_{\text{out}} \cdot \sigma_{\text{in}}}{\sigma_{\text{in}} + \sigma_{\text{out}}} \tag{2}$$

Als zweite Variante werden statt der Grauwerte die Gradienten im Bereich einer Objektgrenze verwendet, um Gegenkräfte auf die Kontur auszuüben. Hierzu wird der Filterkernel $k(h)$ zur Differenzbildung von Grauwerten auf der Innen- und Außenseite der Kontur eingesetzt:

$$k(h) = \begin{cases} -1 & \forall \quad h \in [-\widehat{d_2}, -\widehat{d_1}] \\ 1 & \forall \quad h \in [\widehat{d_1}, \widehat{d_2}] \\ 0 & \text{sonst} \end{cases} \tag{3}$$

In diesem Fall werden die Bildpotentiale so gewählt, daß ein Grauwertsprung $\mu_{\text{out}} - \mu_{\text{in}}$ mit einer Sicherheit von $S_p = 2$ die Kontur stoppt:

$$\Phi(w) = \frac{S_p \cdot p}{(\widehat{d_2} - \widehat{d_1} + 1)(\mu_{\text{out}} - \mu_{\text{in}})} \cdot w \tag{4}$$

Die Deformationskraft soll die Kontur glätten und Knoten auch an undeutlichen Bereichen der Objektgrenze festhalten. Um die Stärke s_d dieser Kraft zu bestimmen, wird zunächst die Polygon–Approximation neu gesampelt, damit die Kantenlängen im Bereich $[L_{\min}, L_{\max}]$ liegen. Für diese Kontur wird dann ein einzelner Iterationsschritt unter Einfluß von Druck und externen Kräften durchgeführt, hierbei bewegen sich Knoten, bei denen $\vec{F}^p$ und $\vec{F}^e$ nicht im Gleichgewicht stehen. Für jeden Knoten wird dann individuell die Stärke s_d bestimmt, um die auf den Knoten einwirkende Summe aller Kräfte zu minimieren. Das dritte Quartil der individuell bestimmten s_d wird für die Gesamtkontur verwendet.

Neben den beiden beschriebenen Varianten werden zwei weitere Parametersätze bestimmt, in denen eine schrumpfende Segmentierung mit $p < 0$ durchgeführt wird. Alle vier Segmentierungsvarianten werden gestartet, jeweils wird die Anzahl an Pixeln N_e bestimmt, in denen ein Segmentierungsergebnis nicht mit der manuellen Segmentierung übereinstimmt. Die Variante mit kleinstem N_e wird im folgenden verwendet.

3.1 Evolutionäre Optimierung

Da die bisherigen Regeln nicht die in medizinischem Bildmaterial immer vorliegenden Inhomogenitäten widerspiegeln, wird mit einem genetischen Algorithmus nachfolgend die Anzahl an fehlsegmentierten Pixeln N_e verringert. Dabei wird in einem Suchraum, bestehend aus der maximalen Kantenlänge, dem Ursprung und der Steigung der Zuordnung von Bildwerten zu Potentialen und der Stärke der Deformationskraft, ein Optimum aufgefunden.

3.2 Farbbilder

Für Farbbilder wird der externe Einfluß im Modell ermittelt, indem in jedem Farbkanal einzeln eine Potentialzuordnung und die Wahl eines Filterkernels erfolgt. Sowohl diese Wahl als auch die Abstimmung der externen Einflüsse aus unterschiedlichen Kanälen kann auch durch einen erfahrenen Nutzer nicht ausgeführt werden. Die automatische Parameterwahl setzt die Parameter zunächst einzeln für jeden Farbkanal, auf die Kontur wirkt dann eine gewichtete Summe der einzelnen externen Einflüsse. Für diese Wichtung wird jedem Farbkanal c ein Qualitätsmaß $Q_c = 25 - 100 \cdot \widehat{E}_c$ zugewiesen, negative Qualitäten werden zu Null gesetzt. Die externen Einflüsse jedes Kanals werden in der Segmentierung mit dem Faktor $Q_c / \sum_i Q_i$ gewichtet.

4 Ergebnisse

Die Methode wurde beispielhaft für die Quantifizierung histologisch gefärbter Motoneurone eingesetzt [5]. Hierbei fand eine Segmentierung bisher mit manuell eingestellten Parametern statt. Mit der vorgestellten Methode wurde die selbe

Detektionsqualität erreicht, wie bei der zeitaufwendigeren manuellen Einstellung. Exemplarisch wurde in einer Serie von 137 Zellen das visuell überprüfte Segmentierungsergebnis für 127 Zellen (93%) akzeptiert.

Die Methode und das Modell werden weiterhin auf endoskopische Aufnahmen des Kehlkopfes angewendet, hier werden die Stimmlippen unter Stroboskop-Beleuchtung aufgezeichnet. Die Verwendung von Grauwerten führt nicht zu robusten Segmentierungen mit dem vorliegenden Modell. Untersuchungen in unterschiedlichen Farbkanälen ergeben, daß der Grün- und Blaukanal des RGB-Farbraums ebenso wie Farbton H und Sättigung S im HSV-Raum Qualitäten von $Q_c > 5$ erreichen, damit ist in allen Bildern einer Sequenz ein robustes Segmentierungsergebnis möglich (Abb. 2).

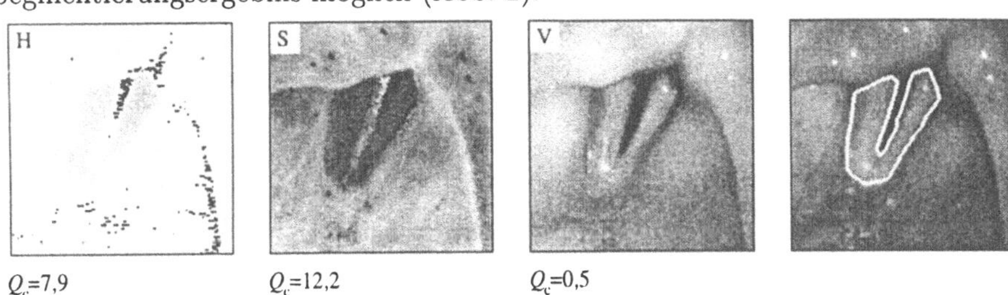

Abb. 2. Qualitäten Q_c der einzelnen Kanäle im HSV-Farbraum und Ergebnis der Farbsegmentierung.

5 Diskussion

Ein Ballon-Modell kann nur nach einer geeigneten Parametrierung zur Segmentierung medizinischen Bildmaterials eingesetzt werden. Diese bisherige Einschränkung im Nutzen von Ballon-Modellen in der medizinischen Routine ist mit der vorgestellten automatischen Parameterwahl nicht mehr gegeben. Mediziner können nun durch eine Handsegmentierung selbst eine Parametrierung des Modells vornehmen und so beispielsweise Quantifizierungsalgorithmen an verändertes Bildmaterial anpassen. Zusätzlich erlaubt die vorgestellte Methode, eine Segmentierung durch den Nutzen von Farbinformationen robuster zu gestalten. Die automatische Methode nimmt hier die selbst für erfahrene Nutzer nicht mögliche manuelle Parameterwahl vor.

Literatur

1. Metzler V, Bredno J, Lehmann T, Spitzer K: A deformable membrane for the segmentation of cytological samples. Proc. SPIE 3338, pp 1246–1257, 1998.
2. Horritt MS: A statistical active contour model for SAR image segmentation. Image and Vision Computing, 17(3–4), pp 213–224, 1999.
3. Cagnoni S, Dobrzeniecki AB, Poli R, Yanch JC: Genetic algorithm-based interactive segmentation of 3D medical images. Image and Vision Computing, 17(12), pp 881–895, 1999.
4. Jordan C, Ebrahimi, Kunt M: Compression for retrieval of binary images. Computer Vision and Image Understanding, 71(2), pp 198–212, 1998.
5. Bredno J, Metzler V, Nacimiento W, Lehmann T, Spitzer K: Detektion und Quantifizierung der Membranstrukturen von Nervenzellen. In Lehmann T et al. (Hrsg.) Bildverarbeitung für die Medizin 1998, pp 407–411, Springer-Verlag, Berlin, 1998.

Characterization of Stroke Lesions
Using a Histogram-Based Data Analysis
Including Diffusion- and Perfusion-Weighted Imaging

Alexander Grzesik (1), Johannes Bernarding (1), Jürgen Braun (1), Hans-Christian Koennecke (2), Karl-Jürgen Wolf (3), and Thomas Tolxdorff (1)

Department of Medical Informatics (1), Department of Neurology (2), and
Department of Radiology and Nuclear Medicine (3)
University Hospital Benjamin Franklin,
Free University of Berlin
Hindenburgdamm 30, 12200 Berlin
Email: grzesik@ukbf.fu-berlin.de

Abstract. Diffusion- and perfusion-weighted magnetic resonance imaging (DWI, PWI) allows the early diagnosis of ischemic brain injury. Regions with pathologic apparent diffusion coefficients (ADC) mismatching with pathologic mean transit times (MTT) or relative cerebral blood volume (rCBV) are thought to correlate with tissues that can be saved by appropriate treatment. Ten patients with cerebral ischemia were examined. Combining different information (T2w, DWI, ADC, rCBV, MTT) into multidimensional histograms allowed the segmentation of ischemic and unaffected tissues and overcame problems with strongly fluctuating parameters. Correlating ADC, T2w, and rCBV with clinical symptoms allowed the estimation of age and perfusion state of lesions.

Keywords: Segmentation, MRI, Diffusion, Perfusion, Image Processing

1 Introduction

Diffusion-weighted magnetic resonance imaging (DWI) allows the early diagnosis of ischemic brain injury, which may be undetectable in computer tomography as well as in T2-weighted MRI [1]. The calculated "apparent diffusion coefficient" (ADC) reflects the mobility of water in tissues. Perfusion-weighted imaging (PWI) characterizes the perfusion state of brain tissues. However, prolonged mean transit times (MTT), pathologic relative cerebral blood volume (rCBV) etc. do not necessarily match with pathologic regions in DWI. Mismatching parts are thought to reflect brain tissues that can be saved by appropriate treatment [2]. The difficult task of segmenting healthy and different pathologic tissues was solved by combining DWI, PWI, and standard clinical imaging. Tissues were segmented according to their features represented by multidimensional histograms. Localization, extension, and structure of ischemic lesions were determined and their mean parameter values and standard deviations were stored in a tissue data base.

2 Materials and Methods

All examinations were conducted on a 1,5-Tesla magnetic resonance imaging system (Magnetom Vision, Siemens). Ten patients with cerebral ischemia were examined. All patients underwent standard T1- and T2-weighted (T1w, T2w) imaging as well as DWI and PWI within the first week after stroke onset. Segmentation of ischemic regions and unaffected parenchyma was performed by a radiologist.

2.1 Imageacquisition (DWI and PWI)

Single-shot spin echo EPI (echo planar imaging) with additional diffusion-weighting gradients was used for DWI. Pulse parameters were TE:112 ms, matrix size:128*96, 6 mm slice thickness, 20 slices were acquired. Four images with increasing diffusion weighting (b-factor 0, 511, 736, 1001 s/mm^2) were acquired for each slice. The ADC was calculated by linear-fitting the logarithm of the signal intensity versus increasing b-factors [3]. PWI was also performed with single-shot spin echo EPI. 60 measurements were acquired in 60 seconds (TE:65 ms, matrix:128*64, 6 mm slice thickness, 5 slices). Ten seconds after measurement begin 20 ml GaDTPA were administered.

All images were zero-filled to be displayed as 256*256 matrices. To minimize errors due to patient movements during the acquisition, all data sets were motion-corrected by image registration [4] before image postprocessing.

A gamma-variate function with an additional linear function was fitted to the signal change due to bolus transition using the Marquardt-Levenberg algorithm [5]. The fitted parameters led to the calculation of maps of MTT, rCBV and rCBF. The rCBV and MTT were calculated from the concentration-time curve, which could be obtained from the signal curve by the relation:

$$c(t) = \frac{1}{k}\frac{1}{TE}\ln\left(\frac{s_0}{s(t)}\right) \tag{1}$$

where k is a tissue- and pulse-sequence-specific constant, TE is the time-to-echo (65 ms), s(t) is the time-dependent signal intensity, and s_0 is the mean signal intensity prior to contrast agent administration. The rCBV is the first moment of the concentration-time course [6, 7]:

$$rCBV = K\int_0^\infty c(t)dt \tag{2}$$

where K is a proportionality factor that depends on the blood-tracer concentration and can not be determined from MRI data alone. The MTT is defined as the ratio of the first and zeroth moment of the concentration-time curve [6,7]:

$$MTT = \int_0^\infty t\cdot c(t)dt \Big/ \int_0^\infty c(t)dt \tag{3}$$

Some authors claim that this can only be seen as an approximation for the MTT, and that an appropriate physiological model for tissue blood flow is needed for an accurate approach [8,9]. To date, such a model is not available and therefore the first moment was used as an approximation for the MTT.

2.2 Segmentation

Multidimensional histograms were constructed by combining 1D histograms of selected parameter subsets. Histogram segmentation was performed using rectangular ROIs. In 2D histograms arbitrarily shaped ROIs could be additionally used. In a given histogram, voxels within the selected ranges of an ROI were color-encoded according to the parameter range and then superposed onto the original parameter images, allowing the visualization of both anatomical and physiological information. To determine the ADC values, the ADC map was combined with T2w images and DWI. For perfusion parameters T2w images or DWI were combined with rCBV, MTT, and rCBF maps. Mean values, standard deviations and extrema of the segmented ROIs were calculated and stored for further analysis. Using standard spread sheet analysis the changes of signals of the ischemic tissue relative to unaffected areas were calculated automatically for all stored parameters.

3 Results and Discussion

Method and representative results are illustrated in fig. 1 (patient 2). The ischemic regions are hyperintensely demarcated in the DWI (fig. 1a). ADC values (fig. 1b) are reduced within this region, however, their spatial distribution in the unaffected and in the ischemic regions are difficult to determine. Fig. 1c depicts the histogram of the DWI and the ADC map. ROI 1 corresponds to unaffected parenchyma, ROI 2 to the ischemia. Mean ADC of ROI 2 is reduced to 68% of normal (ROI 1), mean rCBV was reduced within ROI 2 (data not shown). A control examination (7 days later) showed increased ADC and T2-weighted values.

Table 1. Examination results: Mean signal changes of ischemic regions relative to unaffected areas for different imaging techniques and calculated maps.

Patient	days after stroke	signal value of lesion relative to unaffected parenchyma				
		T2w	*DWI*	*ADC*	*rCBV*	*MTT*
1	1	137%	254%	94%	192%	97%
2	7	118%	236%	68%	52%	114%
3	6	129%	186%	99%	62%	98%
4	4	121%	213%	80%	72%	110%
5	6	120%	175%	81%	74%	102%
6	7	176%	199%	93%	41%	148%
7	1	219%	265%	85%	53%	110%
8	7	179%	218%	114%	58%	130%
9	3	162%	263%	51%	115%	104%
10	6	178%	252%	84%	95%	110%

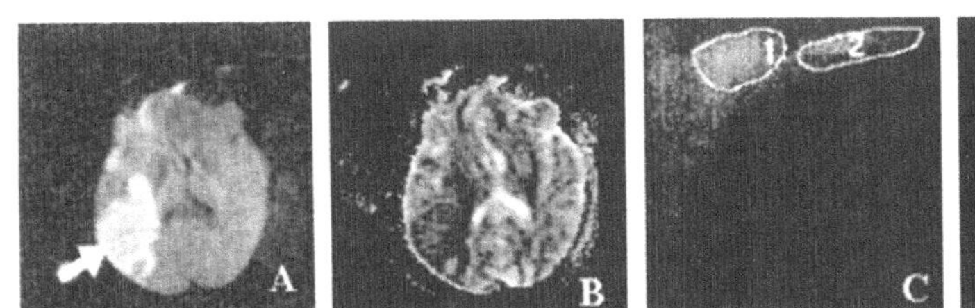

Fig. 1. Diffusion-weighted image (A). The ischemic regions are hyperintensely demarcated (arrow). The ADC map (B) shows a decrease of the ADC in the ischemic region. Histogram of DWI and ADC map (C) with regions of interest (ROI). Region 1 corresponds to unaffected gray and white matter and region 2 corresponds to the ischemic tissue. ADC values are ordered ascending in negative y-axis. Color-encoded overlay image (D) of ROI 2 depicts the ADC values of the ischemic regions.

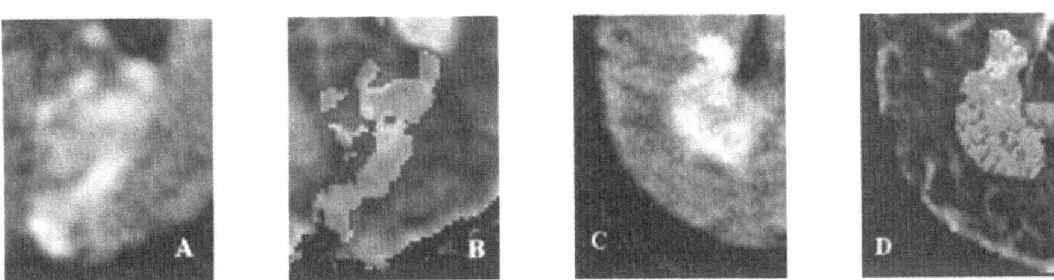

Fig 2. Spatial parameter distribution in ischemic lesions. A,B: The lesion is demarcated as a hyperintense region in the DWI (A; b-factor 1001 s/mm^2). The corresponding overlay of the histogram-based segmented ADC values (B) shows their spatial distribution within the scattered ischemic tissues. C,D: Perfusion parameters of a heterogeneously perfused lesion. The DWI (C) shows the hyperintense ischemic region, the corresponding overlay in the rCBF-map exhibits areas with high rCBF (green/yellow) as well as areas with decreased rCBF (blue).

The results of the examination are summarized in table 1. Eight patients showed prolonged MTT (see table 1) and reduced rCBV values within the lesion. Two patients showed increased mean rCBV (115 % and 192 %) within the whole lesion. Four patients allowed a differentiation of infarct regions with partially elevated rCBV and rCBF values (Fig 2c-d). However, for some ischemic regions a slow signal rise was observed in the late phase of the bolus passage. To fit this signal rise an additional linear function was required since a pure gamma-variate did not approximate the signal curve sufficiently. T2 was increased for all lesions, ADC values were reduced for all but one patient who exhibited slightly elevated values.

For all patients the combination of different information (T2, DWI, ADC, rCBV) allowed a clear separation of the lesions (Fig 2a-b). This is the prerequisite for the detection of even small relative ADC changes that may invert the sign during the first few 2 weeks. Quantitative ADC maps from patients with stroke are in good agreement with data found in the literature [1]. Since low ADC values with or without elevated T2 indicate acute ischemia whereas high ADC values and high T2 values are typical for old lesions [10], the above method enables an age estimation of different lesions and their perfusion state. This should provide a more accurate description on the time course of human infarcts.

4 Conclusion

Combining DWI, PWI, and standard imaging using a histogram-based data analysis overcomes problems of strongly fluctuating parameters such as ADC values. This led to good results in the determination and characterization of healthy and pathologic tissues by different parameter combinations. The feature-based analysis allowed a fast segmentation even of heterogeneous, scattered or small lesions that were otherwise difficult to characterize. Future examinations will investigate the details of different parameter characteristics, and the time courses of the ADC values and perfusion parameters for irreversibly and reversibly affected tissue.

5 References

1. Moseley ME, Cohen Y, Mintorovitch J, Chileuitt L, Shimizu H, Kucharczyk J, Wendland MF, Weinstein PR: Early detection of regional cerebral ischemia in cats: comparsion of diffusion- and T2-weightd MRI and spectroscopy. Magn. Reson. Med,. 14: 330-336, 1990.
2. Hossmann KA, Hoehn-Berlage M: Diffusion and PerfusionMR Imaging of Cerebral Ischemia. Cerebrovascular and Brain Metabolism Reviews, 7: 187-217, 1995.
3. Bernarding J, Braun J, et al.: Follow-up study of ischemic human cerebral tissue using com-bined diffusion-weighted imaging and relaxometry. Proc 7th Scient Meet ISMRM, Philadelphia: 211, 1999.
4. Woods RP, Grafton ST, Holmes CJ, Cherry SR, Mazziotta JC: Automated image registration: I. General methods and intrasubject, intramodality validation. Journal of Assisted Tomography, 22: 141-154, 1998.
5. Press WH, Teukolsky SA, Vetterling WT, Flannery BP: Numerical Recipes in C, 2nd Edition, Camebridge University Press, 1992.
6. Belliveau JW, Rosen BR, Kantor HL, Rzedzian RR, Kennedy DN, McKinstry RC, Vevea JM, Cohen MS, Pykett IL, Brady TJ: Functional crebral imaging by suceptibility-contrast NMR. Magn. Res. Med., 14: 538-546, 1990.
7. Norris DG, Hoehn-Berlage M, Wittlich F, Back T, Leibfritz D: Dynamic imaging with T2* contrast using U-FLARE, Magn. Res. Imag., 11: 921-924, 1993.
8. Hamberg LM, Macfarlane R, Tasdemiroglu E, Boccalini P, Hunter GJ, Belliveau JW, Moskowitz MA, Rosen BR: Measurement of cerebrovascular changes in cats after transient ischemia using dynamic magnetic resonance imaging,. Stroke, 25: 444-451, 1993.
9. Weisskoff Rm, Chesler D,Boxerman JL, Rosen BR: Pitfalls in MR measurement of tissue blood flow with intravascular tracers: which mean transit time? Magn. Res. Med., 29: 553-559, 1993.
10. Warach S, Gaa J, Siewert B, Wielopolski P, Edelman RR: Acute Human Stroke Studied by Whole Brain Echo Planar Diffusion-weighted Magnetic Resonance Imaging. Ann Neurol, 37: 231-241, 1995.

Modellbasierte Segmentierung mittels Snake und Mutual Information

Sebastian von Klinski und Thomas Tolxdorff

Institut für Medizinische Informatik, Biometrie und Epidemiologie
Universitätsklinikum Benjamin Franklin
Freie Universität Berlin
Hindenburgdamm 30, 12200 Berlin
Email: vonklinski@medizin.fu-berlin.de

Zusammenfassung. Jeder Segmentierungsansatz setzt spezifisches Vorwissen über das zu bearbeitende Bildmaterial voraus. In der Regel erfüllt das Bildmaterial zumindest lokal diese Annahmen nicht. Die Folge sind lange Bearbeitungszeiten bei der Parametrisierung oder Nutzung des Segmentierungsverfahrens oder bei der Nachbearbeitung der Ergebnisse. Unser Ziel war die Entwicklung eines Bildverarbeitungsansatzes zur Segmentierung dreidimensionaler Datensätze (CT und MRT), der nur wenige Benutzerinteraktionen erfordert. Dieses Ziel wurde erreicht, indem organspezifisches a priori Wissen in Form von Referenzmodellen ausgenutzt wird. Im ersten Schritt spezifiziert der Benutzer mit wenigen Interaktionen den Bildkontext. Auf der Basis dieser Informationen wird ein ähnliches Referenzmodell ausgewählt und ein modellbasiertes Snake-Verfahren angepaßt. Im dritten Schritt wird mittels des modellbasierten Snake eine Feinsegmentierung vorgenommen.

Schlüsselwörter: Modellbasierte Bildverarbeitung, Snake, Mutual Information

1 Einleitung

Die Funktion eines jeden Segmentierungsansatzes basiert auf Annahmen über das Bildmaterial, die eine Abgrenzung der Objekte vom umgebenden Gewebe ermöglichen sollen. Ein Großteil der Segmentierungsverfahren in der medizinischen Bildverarbeitung gehen davon aus, daß die zu segmentierenden Organe zumindest eine der folgenden Eigenschaften aufweisen: homogene Grauwerteigenschaften (Region Growing), eindeutige Grauwertzuordnungen (Thresholding), kontinuierliche und starke Kanten (Kantendetektionsverfahren) oder runde und starke Kanten (Snake-Verfahren). Diese Annahmen werden für sämtliche Objekte global und für alle Datensätze gleichermaßen vorausgesetzt. Eine Anpassung an veränderte Bildeigenschaften ist entweder nicht möglich, weil die Annahmen implizit in der Konzeption des Verfahrens integriert sind oder weil die Anpassung so aufwendig ist, daß der Arbeitsaufwand im Vergleich zu einer rein manuellen Segmentierung nicht mehr gerechtfertigt ist. Durch die globale und lokale Variabilität von medizinischem Bildmaterial werden in der Regel die Annahmen der verschiedenen Segmentierungsverfahren nicht erfüllt. Deutliche Änderungen in den Bildeigenschaften treten sowohl zwischen, aber auch innerhalb von Datensätzen auf. Zusätzlich wird das Bildmaterial durch unvermeidliche Artefakte überlagert. Die Folge sind entweder lange Bearbeitungszeiten bei der Parametrisierung und Nutzung aktueller Segmentierungsverfahren oder bei der Nachbearbeitung der Ergebnisse. Unser Ziel war die Entwicklung eines Bildverarbeitungsansatzes zur Auswertung von dreidimensionalen Datensätzen (CT und MRT), der globale Annahmen vermeidet und statt dessen individuell durch Nutzung von Referenzmodellen lokales Vorwissen über Form und Darstellungseigenschaften berücksichtigt. Gleichzeitig sollte der notwendige interaktive Arbeitsaufwand so gering wie möglich gehalten werden, um eine Anwendung in der klinischen Routine möglich zu machen.

2 Ansatz

Der entscheidende Aspekt für die Stabilisierung eines Segmentierungsverfahrens bei gleichzeitiger Reduzierung des Arbeitsaufwandes ist das Vorwissen, das für die Bildverarbeitung genutzt werden kann. Für eine wissensbasierte Bildverarbeitung muß zunächst festgestellt werden, welches Vorwissen benötigt wird. Hierfür muß der Bildkontext bestimmt werden. Liegt eine ungefähre Beschreibung des Bildmaterials vor, können das notwendige Vorwissen und die geeignete Analysestrategie ausgewählt und an das Bildmaterial angepaßt werden. Im letzten Schritt werden Vorwissen und Analysestrategie auf das aktuelle Bildmaterial angewandt, um die gesuchten Organe zu segmentieren. Der von uns entwickelte modellbasierte Bildverarbeitungsansatz setzt sich dementsprechend aus den folgenden drei Schritten zusammen:
1. Bestimmen des Bildkontextes,
2. Auswahl des Referenzmodells und Anpassung des modellbasierten Snakes,
3. Segmentierung mittels modellbasierten Snake.

Abbildung 1 zeigt die drei Verarbeitungsschritte der modellbasierten Bildverarbeitung mit ihren jeweiligen Unterschritten. Dieser Problemlösungsansatz für die Auswertung von Bilddaten stimmt mit dem Ansatz des Case-based Reasoning überein: Es existiert eine Falldatenbank, mit zuvor bearbeiteten Fällen und deren Lösungen. Die Lösung für ein aktuelles Problem wird bestimmt, indem aus der Falldatenbank ein dem aktuellen Fall sehr ähnlicher Referenzfall ausgewählt und die zugehörige Lösung auf den aktuellen Fall übertragen wird. Für die Bildverarbeitung besteht die Falldatenbank aus einer Sammlung von Patientendaten (Fälle) und den in diesen Daten segmentierten Organen (Lösungen). Das Ähnlichkeitskriterium berücksichtigt die Anatomie (Position, Skalierung, Proportion) und die Darstellungseigenschaften (Kontrast, Kantenprofil) der zu segmentierenden Organe. Das Übertragen der Lösung auf das aktuelle Bildmaterial besteht in einer komparativen Segmentierung des aktuellen Datensatzes, bei der versucht wird, das Bildmaterial genauso zu segmentieren wie die Bilddaten des Referenzmodells.

2.1 Bestimmen des Bildkontextes

Um entscheiden zu können, welches Vorwissen und welche Segmentierungsstrategie geeignet ist für die Auswertung des aktuellen Datensatzes, muß zunächst eine grobe

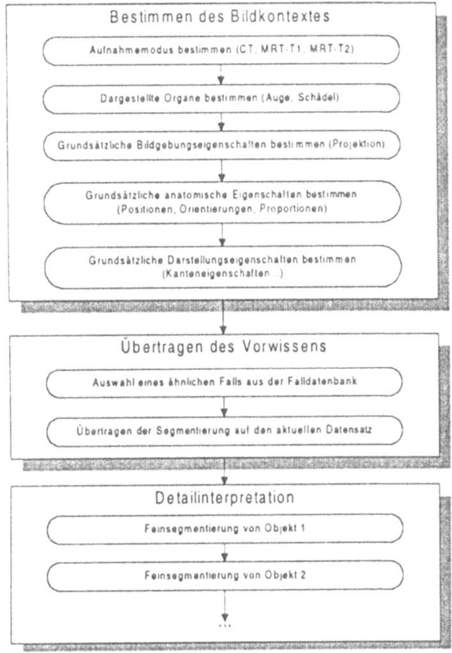

Abb. 1. Verarbeitungsschritte der modellbasierten Bildverarbeitung

Beschreibung des aktuellen Bildinhaltes (Bildkontext) vorliegen. Hierfür werden zunächst die folgenden Unterschritte durchgeführt:

1. Der Benutzer gibt vor, um welchen Bildmodus es sich handelt (CT/MRT, T1/T2, saggital, coronal, axial...).

2. Es muß eine grundsätzliche Beschreibung der Organanatomie gewonnen werden (Position, Skalierung, Proportion). Hierfür wird aus einer Falldatenbank ein Master-Referenzmodell ausgewählt und geladen, das in seinen Eigenschaften mit den Angaben aus Schritt 1 übereinstimmt. Dieses Master-Referenzmodell besteht aus dem Datensatz, aus der Segmentierung der Organe und aus einer Anzahl von Landmarken. Diese Landmarken sind eingezeichnete Punkte, die möglichst auf anatomisch markanten Landmarken positioniert sind. Indem der Benutzer die Landmarken an den korrespondierenden Positionen im aktuellen Datensatz einträgt, kann eine Landmarkenbasierte Registrierung des Master-Referenzmodells mit dem aktuellen Datensatz vorgenommen werden. Aus der daraus resultierenden Transformationsfunktion lassen sich die gesuchten Beschreibungsparameter der Organanatomie bestimmen, indem die transformierte Segmentierung des Master-Referenzmodells ausgewertet wird (Änderung in Position, Skalierung und Proportion).

3. Entlang der in den aktuellen Datensatz transformierten Segmentierung aus dem Master-Referenzmodell werden Grauwerteigenschaften wie Standardabweichung und Momente berechnet, um die Darstellungseigenschaften für das aktuelle Organ im Bildmaterial zu beschreiben.

Die Ergebnisse dieser Schritte stellen bereits umfassendes Wissen über den Bildmodus, die anatomischen Gegebenheiten und die Darstellungseigenschaften des aktuellen Datensatzes dar. Der Arbeitsaufwand besteht allein in dem Positionieren der Landmarken und dauerte bei Tests etwa dreißig Sekunden.

2.2 Übertragen des Vorwissens

Auf der Basis des gewonnenen Vorwissens können nun zwei Problemstellungen bearbeitet werden:

1. Wie ist das Bildmaterial des gegebenen Bildmodus zu segmentieren? Das „Wie" bedeutet in diesem Zusammenhang, wo die Konturen bei gegebenen Grauwertkonstellationen oder Kantenprofilen positioniert werden müssen. Im Falle von MRT-Aufnahmen des Auges muß beispielsweise unterschieden werden, ob die Segmentierungskontur auf der Innen-, auf der Außenkante oder direkt auf der Sklera liegen soll. Darüber hinaus muß verhindert werden, daß statt dessen die durch den Chemical Shift erzeugte Kante segmentiert wird. Diese Beschreibung einer korrekten Segmentierung kann erreicht werden, indem eine zuvor durchgeführte Segmentierung auf den aktuellen Fall übertragen wird. Hierfür wird aus einer Falldatenbank ein Referenzmodell ausgesucht, das möglichst ähnliche anatomische und Darstellungseigenschaften wie der aktuelle Datensatz aufweist. Die Auswahl wird auf der Basis der Ergebnisse des vorangegangenen Schritts vorgenommen.

2. Mit welcher Segmentierungsstrategie kann die im vorangegangenen Punkt definierte Segmentierung wie erreicht werden? Bei dem von uns entwickelten Ansatz verwenden wir einen modellbasierten Snake, der in der Definition seiner Energien an den aktuellen Datensatz angepaßt wird. Die Interne Energie versucht die Form des transformierten Referenzmodells beizubehalten, indem die interne Kraft die Winkel und Distanzen zwischen den Konturpunkten an jene des Referenzmodells anzunähern versucht. Die Externe Energie versucht die Position der Konturpunkte an die Positionen der Konturpunkte im Referenzmodell anzugleichen, indem als Energiefunktion die Mutual Information [Mae97] berechnet wird. Hierzu werden kleine Referenz- und Suchbereiche um die korrespondierenden Punkte in Referenzmodell und aktuellem Datensatz definiert, für

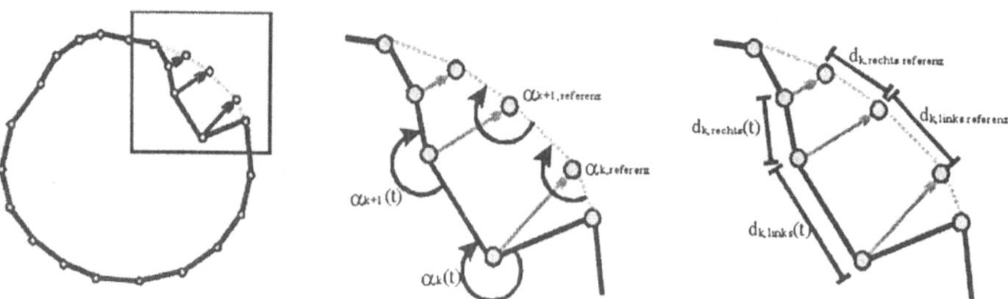

Abb. 2. Berechnung der Internen Kräfte am Beispiel des Auges: Weicht die aktuelle Kontur (durchgezogen) von der Form des Referenzmodells (gestrichelt) ab, können aus den Abweichungen in den Winkeln und Distanzen Verschiebungsvektoren zur Wiederherstellung einer anatomisch korrekten Form berechnet werden.

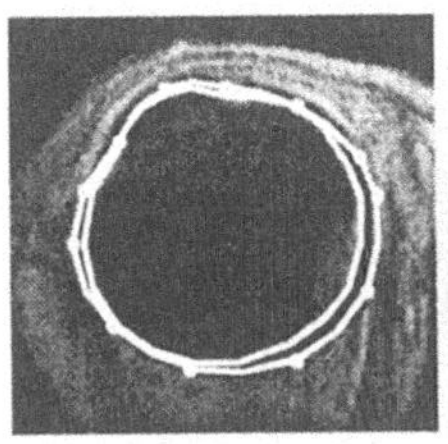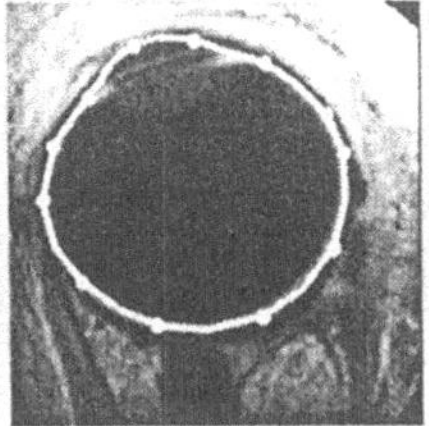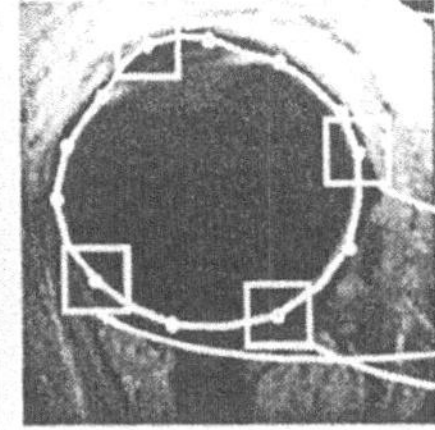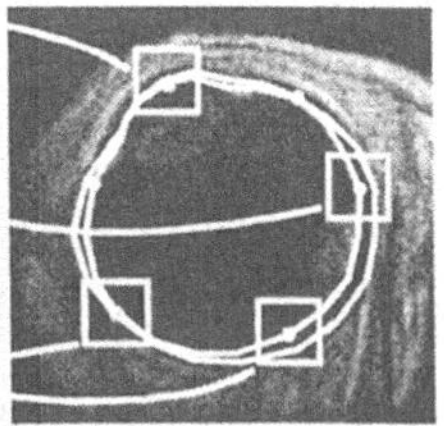

Abb. 3. Bild links: aktuelle Schicht mit der transformierten Segmentierung aus dem Referenzmodell (durchgezogen) und der gesuchten Segmentierung (gestrichelt). Zweites Bild von links: Referenzmodell mit der beispielhaften Segmentierung. Drittes und viertes Bild von links: Bildausschnitte um die Konturpunkte werden für die Berechnung der Externen Energie mittels Mutual Information genutzt. Die Maxima beschreiben jene Positionen im aktuellen Datensatz, die mit denen des Referenzdatensatzes korrespondieren.

die die Mutual Information berechnet wird. Die Externe Kraft versucht, die Konturpunkte dorthin zu ziehen, wo die Mutual Information und somit die Ähnlichkeit zwischen Referenz- und aktuellen Daten am größten ist.

2.3 Segmentierung

Bei der Segmentierung wird der modellbasierte Snake angewandt, um die aus dem Referenzmodell in den aktuellen Datensatz transformierte Segmentierung an das aktuelle Bildmaterial anzupassen.

3 Ergebnisse

Der Bildverarbeitungsansatz wurde an 15 MRT-Datensätzen des Auges und 10 CT- und MRT-Datensätzen des Gehirns getestet. Die notwendigen Benutzerinteraktionen beschränken sich für die Segmentierung eines dreidimensionalen Datensatzes auf die Eingabe der Landmarken (in der Regel zwischen 4 und 6) und dauerten etwa dreißig Sekunden. Alle weiteren Schritte werden automatisch durchgeführt. Die Ergebnisse des modellbasierten Snakes machten nur geringe bis keine Nachbearbeitungen notwendig. Durch die Verwendung desselben Referenzmodells für die Segmentierung unterschiedlicher Datensätze kann ohne jeden weiteren Arbeitsaufwand zusätzlich eine oberflächenbasierte Registrierung dieser Datensätze durchgeführt werden. Hierzu sind lediglich die Korrespondenzen zwischen den Oberflächen in den Datensätzen auf das gesamte Datenvolumen zu interpolieren und für die Transformation der Bilddaten anzuwenden.

4 Literatur

1. F Maes, A Collignon, D Vandermeulen, G Marchal, und P Suetens. Multimodality Image Registration by Maximization of Mutual Information. IEEE Trans. on Medical Imaging, 16(2)187-198, 1997.

Segmentierung des Gehirns auf der Basis von MR-Daten

K.Hahn[1], K. Rodenacker[1], V. Aurich[2] und D.P.Auer[3]

[1] Institut für Biomathematik und Biometrie des GSF-Forschungszentrums für
Umwelt und Gesundheit,Ingolstädter Landstr. 1,D-85764-Neuherberg
[2] Institut für Mathematik, Universität Düsseldorf
[3] Max Planck Institut für Psychiatrie, München
Email: hahn@gsf.de

Zusammenfassung Es wird ein Segmentierungsverfahren vorgestellt,
das bei T1-gewichteten MR Aufnahmen Liquor, Cortex und weiße Materie trennt. Das Verfahren korrigiert in mehreren Schritten aufnahmetechnisch bedingte Artefakte und bestimmt die Substanzen durch 2 globale
Schwellen. Das Verfahren erfordert an mehreren Stellen eine interaktive
Justierung von Parametern und ist entsprechend flexibel.

Schlüsselwörter: Segmentierung, Bildkorrektur

1 Einleitung

Durch die Kernspintomographie kann das menschliche Gehirn bildlich erfasst
werden, ohne den Probanden durch den Aufnahmevorgang zu schädigen. Bei
Verwendung der T1-Aufnahmetechnik können 3-dimensionale Blöcke von aneinanderliegenden parallelen Schnitten erzeugt werden, welche den Kopfbereich in
Voxel von z.B. $1 \times 1 \times 1$ mm^3 zerlegen. Die entsprechenden Gewebe- und Substanzkontraste sind bei dieser Technik recht scharf, jedoch sind die Bilder durch
Artefakte stark beeinträchtigt. Unter der idealiserten Annahme einer störungsfreien Aufnahme lägen die Intensitäten der drei wesentlichen Bestandteile des
Gehirns, nämlich Liquor (Hirnflüssigkeit), Cortex (Sitz der Neuronen) und weiße Materie (Verbindung der Neuronen) auf drei getrennten Intensitätsniveaus.
Sollen diese drei Bestandteile aus den T1-Aufnahmen segmentiert werden, so
scheint ein Verfahren, das auf globale Schwellen abzielt, vernünftig.

2 Segmentierung

Das vorgestellte Verfahren zur Beseitigung der Störungen verwendet ausschließlich 3-dimensionale Methoden und schreitet vom Beheben grober Artefakte zum
Feineren fort. Dabei wird die weiße Materie (w.M.) durch mehrere Korrekturen auf etwa konstante Intensität gebracht. Da die Störungen im Wesentlichen
gewebeunabhängig sind, werden diese Korrekturen auf die übrigen Bereiche extrapoliert [1]. Nach der Beseitigung von Rauschartefakten und der Einführung
globaler Schwellen wird schließlich eine Ausdehnung des segmentierten Gebietes
vorgenommen, davon ausgehend, dass sowohl Cortex als auch w.M. räumlich
zusammenhängend sind.

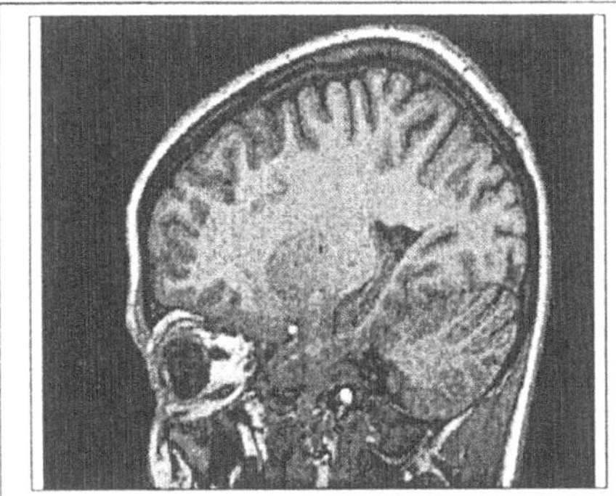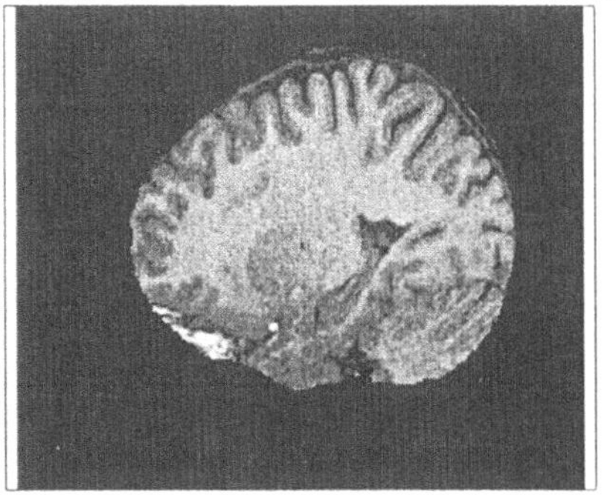

Abb. 1. Sagittaler Schnitt, links: Rohdaten, rechts: im Inneren der Kontur

2.1 Heraustrennen des Gehirns

Da die T1-Aufnahmen den ganzen Kopf abbilden wird mit Hilfe einer "active contour" Methode das Gehirn herausgetrennt. Dazu wird ein Startellipsoid definiert, das vom Cortex umschlossen wird. Nach dessen Triangularisierung [2] wird es iterativ in Richtung der Außennormalen deformiert, bis es den Cortex umschließt. Die Deformierung wird wie in [1] durchgeführt. Sei $X_k(n)$ der Vektor zum Vertex k nach der n-ten Iteration, so errechnet sich $X_k(n+1)$ aus:

$$X_k(n+1) = X_k(n) + \mathrm{Kraft}_{\mathrm{Reg}}(n) + \mathrm{Kraft}_{\mathrm{Normal}}(n) \tag{1}$$

wobei $\mathrm{Kraft}_{\mathrm{Reg}}$ die Abweichung der Kontur vom Konvexen, die Krümmung und den Unterschied der Vertexabstände minimiert, $\mathrm{Kraft}_{\mathrm{Normal}}$ vergrößert die Kontur in jedem Schritt. Das Verfahren wird beim Erreichen des Intensitätsabfalls im Liquorbereich zwischen Cortex und Schädelknochen beendet. Wegen fehlender Liquorgrenzen treten im unteren Bereich Abschneidefehler auf, welche in der Regel das Kleinhirn und den äußeren Rand des Cortex betreffen (Abb. 1). Dieser Mangel wird in Abschnitt 2.5 behandelt, er hat vernachlässigbaren Einfluss auf den Segmentiervorgang. Mit Hilfe eines "ray crossing" Algorithmus [3] wird schließlich die Menge der Voxel berechnet, welche im Inneren der Kontur liegen. Dieser Algorithmus berechnet die Anzahl der Durchstoßpunkte zufällig orientierter Strahlen mit der Kontur und klassifiziert den Ausgangspunkt des Strahles nach einer ungeraden Anzahl von Treffern als inneren Punkt und nach einer geraden Anzahl als äußeren Punkt.

2.2 Beseitigung axialer Inhomogenitäten

Die endliche Ausdehnung der Kopfspule erzeugt Magnetfeldinhomogenitäten in axialer Richtung und entsprechende Änderungen in den Intensitäten. Bei Messungen an einem Wasserphantom ist die Intensität im Bereich des Spulenzentrums maximal und fällt nach oben und unten linear-quadratisch ab. Untersucht man die geglätteten Intensitätshistogramme von je 5 benachbarten axialen

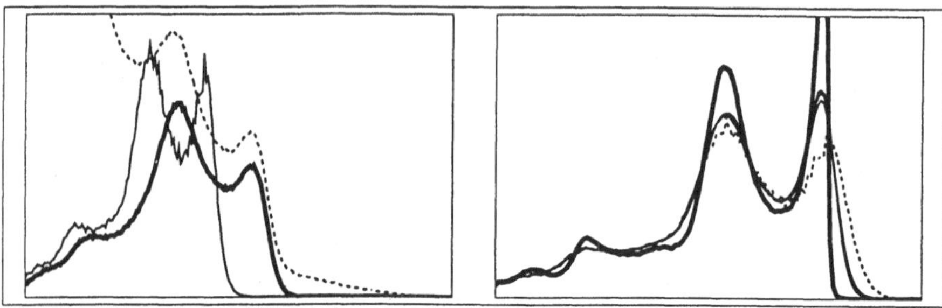

Abb. 2. globale Intensitätshistogramme, links: Rohdaten(strichliert), Inneres der Kontur(fett),zusätzlich axial korrigiert(dünn); rechts: z. axial korrigiert(strichliert), z. lokal korrigiert(4× dünn), z. geglättet(fett); der rechte peak ist jeweils w.M., links davon Cortex

Schichten des Gehirns und interpoliert die Maxima der w.M. längs der axialen Richtung, so findet man im oberen Bereich ein ähnliches Verhalten wie beim Phantom, im unteren einen stärkeren linearen Abfall. Da in diesen Bereichen die Maxima der w.M. wegen zunehmender Ausdünnung nicht mehr eindeutig ausgeprägt sind, muss dort von der Mitte her entsprechend extrapoliert werden. Ausgehend von dieser Kennlinie wird jede axiale Schicht durch einen multiplikativen Faktor so korrigiert, dass die Kennlinie der korrigierten Schichten eine Konstante bildet. Der Wert dieser Konstanten, C, ist eine beliebige Intensitätsnormierung (Abb. 2).

2.3 Beseitigung lokaler Inhomogenitäten

Inhomogenitäten der magnetischen Hochfrequenzfelder erzeugen unspezifisch orientierte lokale Schwankungen in den Intensitäten. Um an den Schwankungen der w.M. die lokalen Inhomogenitäten zu erkennen, ist eine konservative erste Segmentierung der w.M. nötig. Die Schwellen werden dem Intensitätshistogramm nahe des w.M. Maximums entnommen. Da das Volumen des Gehirns einigermaßen gleichmäßig von der w.M. durchdrungen wird, werden die lokalen Schwankungen durch einen linearen Gaussfilter berechnet, der an jedem Voxel des Gehirns den Trend aus den Voxeln der umgebenden w.M. bestimmt. Der Filter hat die Form:

$$T(x) = \sum_{\text{w.M.}\in U(x)} e^{-(x-w.M.)^2/2\sigma^2} \cdot \text{Intensität(w.M.)}/\text{Norm} \qquad (2)$$

Der so bestimmte Trend, $T(x)$, $x \in$ Gehirnvolumen, korrigiert die Intensität nach folgender Gleichung:

$$\text{Intensität}_{\text{korrigiert}}(x) = C \cdot \text{Intensität}(x)/\text{T(x)} \qquad (3)$$

Das Verfahren wird iteriert, bis $T(x)$ konstant bleibt, wobei sich in jedem Schritt das Volumen der segmentierten w.M. vergrößert und ihre Intensität homogeni-

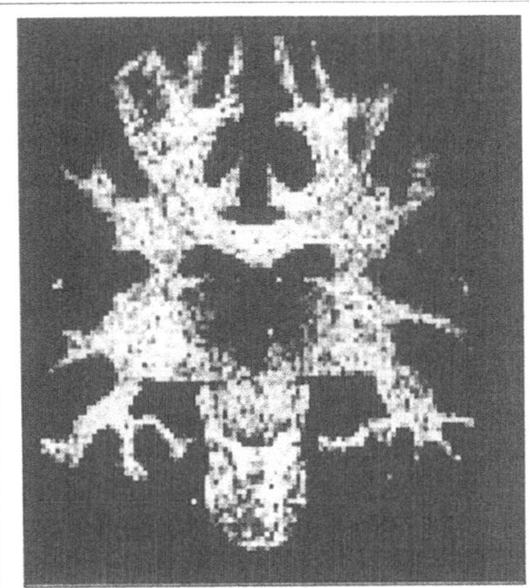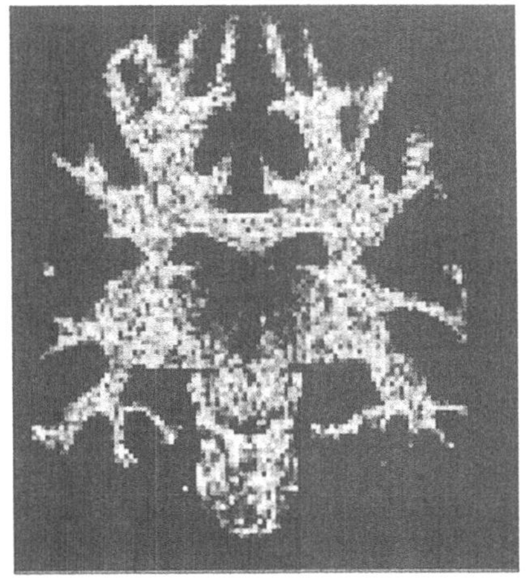

Abb. 3. Coronaler Schnitt der w.M., links: nach axialer Korrektur(horizontale Schwankungen), rechts: nach zusätzlicher lokaler Korrektur(4 Iterationen, Intensität homogen und erweitert)

siert (Abb. 2/3). Die Breite der Filterkette muss an die Skala der Feldinhomogenitäten angepasst werden; zu kleine Werte führen zur Nivellierung von Mischvoxeln zwischen Cortex und w.M., ein zu breiter Filter ignoriert Inhomogenitäten.

2.4 Reduzierung des Rauschens

Nach der Beseitigung der wichtigsten Intensitätsstörungen werden die T1-Aufnahmen geglättet. Dazu wird eine 3-dimensionale Kette nichtlinearer Gaussfilter [4] verwendet, welche kantenerhaltend ist (der Cortex ist auf der mm-Skala recht deutlich von der w.M. und vom Liquor abgesetzt) und welche die Konstanz von Intensitäten verstärkt (Abb. 2). Der Grad dieser Verstärkung kann durch die Länge der Kette gesteuert werden. Als am besten geeignet erwies sich eine Kette der Länge 2, bzgl. der Parameter vgl. [5].

2.5 Übergang zu feinerem Gitter, globale Schwellen und Region Growing

Um die Blockbildung des ursprünglichen $1 \times 1 \times 1$ mm^3 Gitters abzurunden, wurde das Datenvolumen auf ein $.5 \times .5 \times .5$ mm^3 Gitter übertragen und mit einem engen Gaussfilter geglättet. Schließlich wurden auf der Basis des globalen Histogramms und auf der Basis von anatomischem Wissen die beiden globalen Schwellen zwischen Cortex und Liquor sowie Cortex und w.M.bestimmt. Der segmentierte Cortex sowie die w.M. sollten 3-dimensional zusammenhängend sein, was sich durch einen region growing Algorithmus leicht bestätigen lässt. Darüberhinaus setzt dieser Algorithmus beide Gewebe über die in 2.1 erwähnten (falschen) Grenzen fort (Abb. 4).

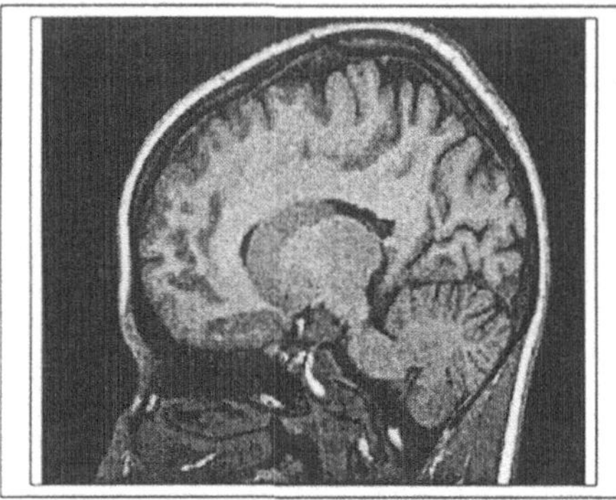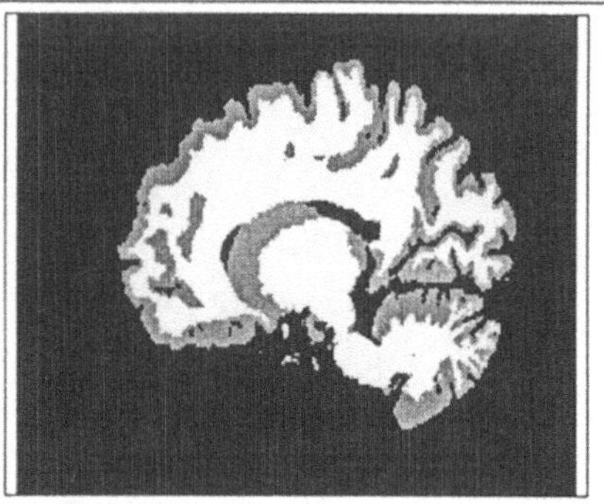

Abb. 4. Sagittaler Schnitt, links: Rohdaten, rechts: Segmentierung in Liquor, Cortex und w.M.

3 Ausblick

Das rechenintensivste Modul der Methode ist die Iteration in Abschnitt 2.3. Der dort verwendete Filter kann als Grenzfall eines neuronalen Moody-Darken RBF Netzes betrachtet werden. Ersetzt man in (2) " w.M." durch fest vorgegebene Vektoren im Volumen des Gehirns und "Intensität(w.M.)/Norm" durch optimierte Gewichte, so kann dieses RBF-Netz ebenfalls zur Trendkorrektur eingesetzt werden. Erste vergleichende Rechnungen an kleineren Testvolumina ergaben einen Rechenzeitvorteil des RBF-Netzes von etwa 1:3.

Die skizzierte Methode wird die Basis für eine morphologische Studie bilden, in welcher der Grad der Fältelung des Cortex über fraktale Dimensionen bestimmt wird. Mit solchen Konzepten, so die Hoffnung, sollte es möglich sein, eine Brücke zwischen Cortexpathologie und Cortexgeometrie zu schlagen.

Literatur

1. Dale AM, Fischl D, Sereno MI: Cortical Surface-Based Analysis, I. Segmentation and Surface Reconstruction. *NeuroImage*, 9:179-194, 1999.
2. Heckbert PS: *Graphics Gems IV*. AP Professional-Academic Press, Massachusetts, 1994.
3. Rourke JO: *Computational Geometry in C.* Cambridge University Press, Cambridge, 2. Edition, 1998.
4. Aurich V, Weule J: Non-linear Gaussian filters performing edge preserving diffusion. In: *Proceed. 17. DAGM-Symposium, Bielefeld*, 538-545, Springer, 1995.
5. Mühlhaus E: Die sprungerhaltende Glättung verrauschter, harmonischer Schwingungen. *Dissertation*, Heinrich-Heine-Universität Düsseldorf, 1997.

Bewertung der Ergebnisse von Segmentierungslösungen in radiologischen Bilddaten am Beispiel des Einsatzes von aktiven Konturen

Regina Pohle, Markus Grohmann, Klaus Tönnies

AG Bildverarbeitung / Bildverstehen
Institut für Simulation und Graphik, Fakultät für Informatik
Otto-von-Guericke-Universität 39016 Magdeburg, PSF 4120
Email: regina@isg.cs.uni-magdeburg.de

Zusammenfassung. Im Bereich der medizinischen Bildverarbeitung werden jedes Jahr zahlreiche neue Segmentierungsverfahren entwickelt. Dadurch wird es für einen Anwender immer schwieriger, sich anhand objektiver Kriterien, die aus der Aufgabenstellung und aus dem Bildmaterial ableitbar sind, einen für sein Problem optimalen Algorithmus auszuwählen. Abhilfe könnte hier eine Charakterisierung der Leistungsfähigkeit der einzelnen Ansätze schaffen. In unserem Beitrag werden Möglichkeiten zu einer objektiven Bewertung von Segmentierungsergebnissen diskutiert und erste Erfahrungen bei der Untersuchung der Verhaltensweise aktiver Konturen dargelegt.

Schlüsselwörter: Segmentierung, aktive Konturen, Evaluation

1 Einleitung

Der Einsatz von Methoden der Bildverarbeitung in der Medizin hat aufgrund der weiteren Verbreitung digitaler Aufnahmetechniken in den letzten Jahren stark zugenommen. Gleichzeitig damit stieg die Anzahl der jährlich entwickelten und speziell an die verschiedenen Aufgabenstellungen angepaßten Segmentierungsalgorithmen. Die Begründung der Auswahl des Verfahrens und ein Vergleich mit Standardalgorithmen erfolgt in den meisten Veröffentlichungen nur auf Basis weniger praktischer Bilder, die eine sichere Aussage über die tatsächliche Leistungsfähigkeit des Verfahrens schwer ermöglichen. Unser Ziel ist es deshalb, anhand der Segmentierung mit aktiven Konturen exemplarisch zu untersuchen, welche Möglichkeiten zur objektiven Bewertung der erzielten Ergebnisse bestehen und wo die Grenzen der einzelnen Bewertungsmethoden liegen.

2 Aktive Konturen in der medizinischen Bildverarbeitung

Eine Motivation für unsere Untersuchung der Segmentierung mit aktiven Konturen war deren häufiger Einsatz zur Erkennung von Regionengrenzen in stark verrauschten medizinischen Bildern in den letzten Jahren [1]. Die hierbei verwendete Kombination aus eingesetztem High-level- und Low-level-Wissen ermöglicht zwar zum einen eine sehr flexible Gestaltung des Verfahrens, zum anderen aber wird die Vorhersage der Qualität des Ergebnisses erschwert.

Die aktive Kontur wurde als Energie minimierende B-Spline-Kurve realisiert. Die parametrische Beschreibung der Kontur erfolgt über $v(s)=(x(s), y(s))$, wobei $x(s)$ und $y(s)$ die Koordinaten entlang der Kontur sind und $s \in [0, 1]$. Die Energiefunktion der aktiven Kontur ergibt sich aus einer gewichteten Kombination interner und externer Kräfte.

$$E_{Kontur} = \int_0^1 E_{int}(v(s)) + E_{ext}(v(s))\ ds \tag{1}$$

Die interne Energie der Spline-Kurve kann über

$$E_{int} = \alpha(s) \left|\frac{dv}{ds}\right|^2 + \beta(s) \left|\frac{d^2v}{ds^2}\right|^2 \tag{2}$$

beschrieben werden, wobei $\alpha(s)$ und $\beta(s)$ die Elastizität und die Steifheit der Kontur spezifizieren. Ein großer Wert für $\alpha(s)$ bewirkt ein Zusammenziehen der Kurve und ein großer Wert für $\beta(s)$ das Streben hin zu einer kreisförmigen Gestalt. Beide Werte müssen abhängig von der Form des zu segmentierenden Objekts interaktiv eingestellt werden. Den internen Kräften entgegengesetzt wirken die externen Kräfte, die sich in der genutzten Implementation wie folgt zusammensetzen:

$$E_{ext} = w_1 f(x, y) - w_2 |grad\ f(x, y)|^2 \tag{3}$$

mit w_1 und w_2 als Wichtungsfaktoren für den Einfluß des Grauwertes und des Gradienten.

3 Evaluationsmethoden

Zur Bewertung von Segmentierungsalgorithmen können sowohl analytische als auch empirische Evaluationsmethoden verwendet werden [2]. Bei den analytischen Methoden erfolgt eine direkte Bewertung des Algorithmus, z.B. seiner Verarbeitungsstrategie, Komplexität und Effizienz ohne Betrachtung einer realen Applikation. Analytische Studien haben zwar den Vorteil, daß sie keine konkrete Implementierung zur Bewertung benötigen. Nachteilig ist jedoch, daß zumeist nur qualitative Aussagen ermittelt werden können.

Die empirischen Methoden bewerten die Qualität der Segmentierungsergebnisse indirekt anhand der Ergebnisse, die für Testbilder erzielt wurden. Sie lassen sich in die Gruppe der Gütemethoden und die Gruppe der Diskrepanzmethoden unterteilen. Bei den Gütemethoden wird die Qualität des Segmentierungsalgorithmus anhand der Erfüllung wünschenswerter Eigenschaften der segmentierten Regionen über Güteparameter gemessen. Gütemethoden haben den Vorteil, daß sie zur On-Line Bewertung genutzt werden können, da keine Referenzbilder benötigt werden. Nachteilig ist jedoch, daß durch die Wahl der Art der Gütemerkmale dieselben Kriterien, die für die Segmentierung benutzt werden, auch zur Qualitätsbeurteilung herangezogen werden. Die aufwendigsten Verfahren zur Leistungsbewertung sind die Diskrepanzmethoden. Sie gehen davon aus, daß Fehler bei der Segmentierung unvermeidbar sind und beurteilen die Qualität der Ergebnisse anhand der Abweichung zwischen segmentiertem Bild und Referenzbild (Goldstandard). Da mit den Diskrepanzmethoden eine objektive und quantitative Bewertung des Segmentierungsverfahrens mit engem Bezug zur konkreten Anwendung am ehesten gegeben ist, wurden sie für die Untersuchung der Segmentierung mit aktiven Konturen favoritisiert. Probleme bei der praktischen Anwendung ergeben sich vor allem durch das Fehlen eines definierten Goldstandards und bei der Definition einer Metrik zur Fehlermessung.

3.1 Goldstandard

Der für die objektive Leistungsbewertung des Verfahrens notwendige Goldstandard ist für reale Probleme nur über eine aufwendige manuelle Festlegung der Regionen durch mehrere geschulte Benutzer zu erzielen. Um zu testen, ob die Güte eines Verfahrens auch einfacher charakterisiert werden kann, verwendeten wir für unsere Untersuchungen einfache künstliche Testbilder. Konkret untersuchten wir auf der Verfahrensseite den Einfluß von Parametrisierung und Initialisierung der Kontur. Auf der Bildseite ermittelten wir den Einfluß von Signal-Rausch-Verhältnis, Kontrast, Shading, Kantensteilheit und Kompaktheit der Objektform. Während für die ersten vier Einflußgrößen sehr leicht Bildserien für die Variation eines Parameters erzeugt werden können, mußte für die Objektform eine derartige Beschreibung erst entwickelt werden. Dabei berechnen sich die Polarkoordinaten der Objektkontur über

$$r(\varphi) = w_{radius} + sin(\varphi \cdot w_{Frequenz}) \cdot w_{Amplitude} + w_{oval} \cdot sin(\varphi)^2 \qquad (4)$$

wobei die vier Werte für w jeweils variiert werden können, um unterschiedliche Aspekte des Einflusses der Objektform auf das Segmentierungsergebnis zu untersuchen und eine möglichst realistische Nachbildung natürlicher Objekte zu erreichen.

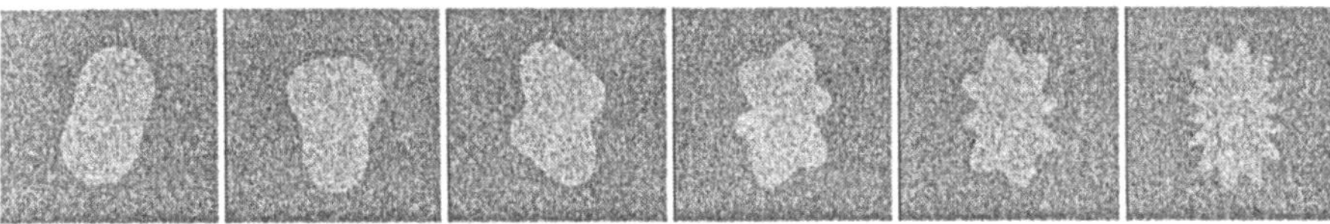

Abb. 1: Testobjekte mit konstanten Werten für w_{Radius} von 100, $w_{Amplitude}$ von 20, w_{oval} von 50 sowie variablem $w_{Frequenz}$ von 2, 3, 4, 6, 8 und 14

3.2 Metriken zur Fehlerbewertung

Für die Bewertung der Qualität der Segmentierungsergebnisse benutzten wir die folgenden in der Literatur [2, 3] gefundenen Metriken, die eine möglichst von Objekt und Segmentierungsverfahren unabhängige Charakterisierung des Fehlermaßes erlauben:

1. mittlere Abweichung der Konturpixel von der Kontur im Goldstandard [2],

2. Hausdorf-Abstand, berechnet nach [3] über

$$d_{Hausdorf}\,(A,B) = \max\left(\max_i \{d(a_i.B)\}, \max_j \{d(b_j.A)\}\right) \qquad (5)$$

mit A und B als Konturen vom segmentierten Bild und vom Goldstandard und

$$d(a_i.B) = \min_i \|b_j - a_i\| \qquad (6)$$

3. Fehlerwahrscheinlichkeit basierend auf der Zahl falsch segmentierter Pixel [2],
4. relative Meßsicherheit basierend auf Merkmalswerten der segmentierten Objekte, exemplarisch betrachtet für den Flächeninhalt [2]

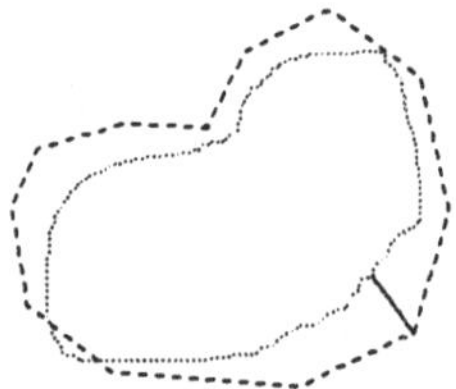

Abb. 2: Beispiel für die Berechnung des Hausdorf-Abstands (durchgehend) zwischen Kurve des Goldstandards (gestrichelt) und Ergebnis der Segmentierung (gepunktet)

4 Ergebnisse

Bei der Untersuchung des Einflusses der Initialisierung auf das Ergebnis anhand der Testbilder war festzustellen, daß bei kleiner werdendem Stützpunktabstand der die aktive Kontur bildenden Splinekurve die Abhängigkeit von der Form und Lage der Initialisierung abnahm. Bei einem Stützpunktabstand von weniger als 5 Pixeln war das Ergebnis reproduzierbar. Für reales Bildmaterial (Ultraschallbilder) traf diese Aussage jedoch aufgrund von möglichen Binnenstrukturen nicht immer zu. Ein anderer Grund für ein unterschiedliches Verhalten der aktiven Kontur in Test- und realen Bildern liegt in der verwendeten sehr einfachen Modellierung des Rauschens bei den Testbildern.

Auch bei der Wahl der Parameter für Steifheit und Elastizität konnte ein Unterschied zwischen der Anwendung auf Testbilder und reale Bilder festgestellt werden. Im Gegensatz zu den Testbildern mit quadratischen Objekten, bei denen die mittlere Abweichung der Konturpixel unabhängig von den eingestellten Parametern zwischen einem und zwei Pixeln betrug, kam es bei realen Bildern trotzt ähnlich kompakter Objektform bei einer Veränderung der Parameter auch zu unterschiedlichen Ergebnissen. Dies liegt daran, daß in realen Bildern der Kontrast und die Steilheit des Übergangs an den Regionengrenzen, z.B. in Ultraschallbildern in Form von Schallschatten, variiert. Aufgrund der daraus resultierenden schwankenden externen Kräfte gewinnen die internen Kräfte an Bedeutung für das endgültige Ergebnis.
Bei der Untersuchung des Einflusses der Bildparameter zeigte sich sowohl für ein Signal-Rausch-Verhältnis unterhalb von 2:1 als auch für eine Kontrastreduzierung unterhalb von 0.2 eine Verschlechterung des Segmentierungsergebnisses. In beiden Fällen nahm gleichzeitig die Abhängigkeit von der Initialisierung zu. Weiterhin konnte festgestellt werden, daß Shading-Effekte das Ergebnis der Segmentierung

kaum beeinflußten. Die Kantensteilheit spielte dagegen eine wichtige Rolle. So führte ein Graustufenübergang in Form einer idealen Rampenkante mit der Breite von 6 Pixeln im Vergleich zu einer idealen Stufenkante zu einer signifikanten Erhöhung des gemessenen Fehlers für alle ermittelten Fehlermaße. Die wie erwartet festgestellte Abhängigkeit der Ergebnisse von Kontrast, Signal-Rausch-Verhältnis und Kantensteilheit ist dadurch bedingt, daß alle diese Bildparameter den Gradienten beeinflussen, so daß sich jeweils die externen Kräfte verändern, die einen starken Einfluß auf die aktive Kontur ausüben. Bei den unterschiedlichen Diskrepanzmaßen erwies sich der Hausdorf-Abstand als besonders aussagekräftig (Abb. 3).

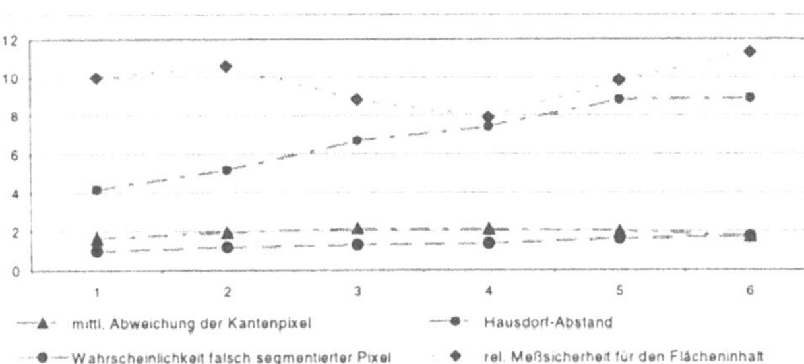

Abb. 3: Ergebnisse der Diskrepanzmessung gemittelt pro Meßpunkt über fünf Durchläufe für die Segmentierung von Testbildern bei Variation der Form durch Erhöhung des Parameters $w_{Frequenz}$

5 Diskussion

Bei der Überprüfung der Übertragbarkeit der Aussagen von den Testbildern auf die realen Bilder zeigte sich, daß diese nur für bestimmte Aufgabenklassen gelten, bei denen lokal nur am Objekt hohe Gradienten vorliegen (z.B. Abb. 4a). Bei Bildern mit mehreren Objekten bzw. anderen Strukturen mit hohen Gradienten (z.B. Abb. 4b) beeinflußten entfernter liegende Gradienten das Verhalten der aktiven Kontur. Für Untersuchungen nicht rein lokal arbeitender Segmentierungsverfahren müssen deshalb Testszenarien verwendet werden, die neben der interessierenden Region weitere Regionen mit hohen Gradienten enthalten.

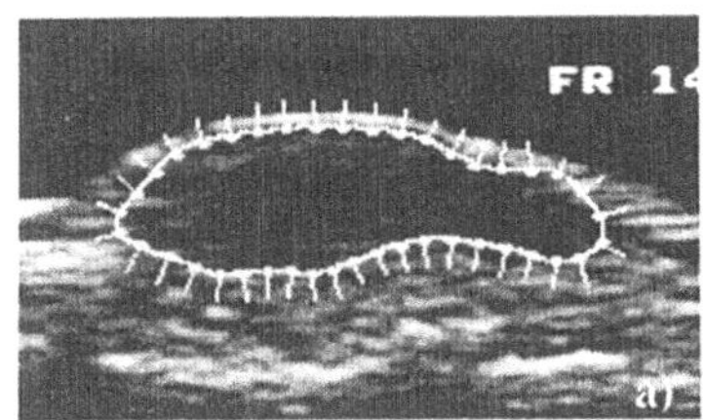

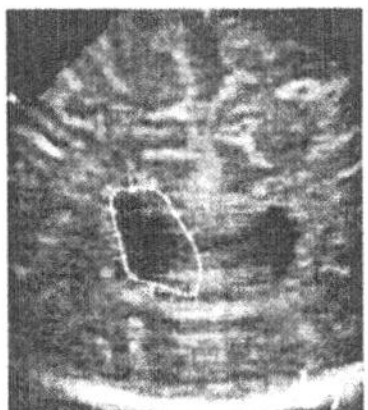

Abb. 4: Ultraschallbilder mit segmentiertem Hauttumor (a) und linken Ventrikel (b) durch Verwendung des aktiven Kontur-Algorithmus

6 Literatur

1. Singh A, Goldof D, Terzopoulos D: Deformable Models in Medical Image Analysis,. IEEE Computer Society, Los Alamitos, 1998.
2. Zhang YJ: A Survey on Evaluation Methods for Image Segmentation. Pattern Recognition, 29(8):1335-1346, 1996.
3. Chalana V, Kim Y: A Methodology for Evaluation of Bounary Detection Algorithms on Medical Images. IEEE Trans. on Medical Imaging. 16(5):642-652, 1997.

Interaktive Bildsegmentierung von CT- und MR-Daten auf Basis einer modifizierten hierarchischen Wasserscheidentransformation

Thomas Schindewolf und Heinz-Otto Peitgen

MeVis – Centrum für Medizinische Diagnosesysteme
und Visualisierung an der Universität Bremen
Universitätsallee 29, D-28359 Bremen
Email: schindewolf@mevis.de

Zusammenfassung. Die Segmentierung in medizinischen Aufnahmen ist ein fundamentaler Arbeitsschritt in der digitalen Bildverarbeitung. Die Segmentierung ist die Voraussetzung für zahlreiche Visualisierungsarten und für weitergehende quantitative Analysen, wie planimetrische Vermessungen und Volumetrie. In diesem Beitrag wird ein Segmentierungsverfahren vorgestellt, das auf den Konzepten der Wasserscheidentransformation beruht und diese um neue Mechanismen zur interaktiven Bildsegmentierung erweitert. Von zentraler Bedeutung sind dabei der Verzicht auf ein Gradientenbild und das automatische Analysieren von interaktiv gesetzten Markern im Bild für ein korrektes Segmentierungsergebnis. Das so entwickelte Bildverarbeitungswerkzeug wird bereits erfolgreich in verschiedenen klinischen Anwendungen eingesetzt.

Schlüsselwörter: Algorithmen, Segmentierung, Wasserscheidentransformation, Watershed

1 Einleitung

Die Bildsegmentierung von Objekten, z. B. von Organen und Läsionen, in medizinischen CT- oder MR-Aufnahmen ist ein fundamentaler Verarbeitungsschritt in der digitalen Bildverarbeitung. Die Segmentierung ist die Voraussetzung für zahlreiche Visualisierungsarten und für weitergehende quantitative Analysen, wie planimetrische Vermessungen und Volumetrie.

Während in der klinischen Routine zur Zeit Segmentierungen hauptsächlich manuell oder mit einfachen Schwellenwertverfahren erfolgen, sind andere Verfahren aktueller Forschungsgegenstand in der digitalen Bildverarbeitung. Bei den kantenbasierten Verfahren sind Live-Wire und Snakes zu nennen. Aber auch regionenbasierte Verfahren wie die Wasserscheidentransformation werden erfolgreich in der medizinischen Bildverarbeitung eingesetzt.

In diesem Beitrag wird ein Segmentierungsverfahren vorgestellt, das auf den Konzepten der Wasserscheidentransformation beruht und diese um neue Mechanismen zur interaktiven Bildsegmentierung erweitert. Das so entwickelte Bildverarbeitungswerkzeug wird bereits erfolgreich in mehreren klinischen Anwendungen eingesetzt.

2 Methoden

Die klassische Wasserscheidentransformation wird bei zahlreichen Segmentierungs-problemen zur Vorverarbeitung verwendet. Für die vollständige Segmentierung der Bilddaten erweist sich die Wasserscheidentransformation jedoch aufgrund ihrer bekannten Nachteile, wie beispielsweise der Übersegmentierung, oft als ungeeignet.

Die hier vorgeschlagenen Erweiterungen zur Wasserscheidentransformation ermöglichen den Aufbau eines robusten, vielseitigen und eigenständigen Segmentierungs-verfahrens.

2.1 Die klassische Wasserscheidentransformation auf Pixelebene

Der Grundgedanke der klassischen Wasserscheidentransformation - wie bei Vicent und Soille beschrieben [1] - besteht darin, daß die Grauwert-Intensitätsunterschiede zwischen benachbarten Bildpunkten klein sind, solange diese zu demselben Objekt gehören. Große Gradienten sind dagegen ein Indiz für eine Objektgrenze. Bei der klassischen 2D-Wasserscheidentransformation werden daher zuerst die Gradientenbeträge im Bild berechnet. Auf dem Gradientenbild werden alle weiteren Operationen ausgeführt. Ausgehend von den lokalen Minima im Gradientenbild werden mit einem Flutungs-verfahren Einzugsgebiete der Gradientenminima ermittelt. Diese Vorgehensweise wird oft in einem Gedankenexperiment mit einem topografischen Relief verglichen, das ausgehend von den lokalen Minima mit Wasser geflutet wird. An Stellen, an denen bereits existierende Wasserflächen zusammenstoßen, werden gedanklich Dämme errichtet, die die Einflußgebiete der Minima voneinander abgrenzen.

Als Ergebnis dieses Flutungsprozesses entsteht eine Aufteilung des Bildes in Einflußzonen. Innerhalb dieser Zonen sind die Gradienten zu benachbarten Bildpunkten relativ niedrig. Größere Gradienten befinden sich an den Grenzlinien zwischen zwei Zonen. Allerdings führt dieser Ansatz zu einer Übersegmentierung des Bildes. Um das Ergebnis der bisherigen Transformation für eine Segmentierung nutzen zu können, müssen sich weitere Verarbeitungsschritte anschließen.

2.2 Die hierarchische Wasserscheidentransformation auf Graphebene

Eine Möglichkeit, die auftretende Übersegmentierung zu kontrollieren, besteht in der iterativen Anwendung einer Wasserscheidentransformation. Zentrale Voraussetzung bei der klassischen 2D-Wasserscheidentransformation ist die Existenz eines Gradientenbildes. Um die Transformation iterativ anwenden zu können, werden folgende Erweiterungen vorgeschlagen [2]:

Aus dem Ergebnis der Transformation im ersten Verarbeitungsschritt auf Pixelebene wird eine Graphstruktur erzeugt. Jede Einflußzone hat dabei einen korrespondierenden Knoten. Kanten in dem Graphen spiegeln die Nachbarschaftsbeziehungen der Einflußzonen wieder. Als Attribut erhält jeder Knoten den mittleren Grauwert der Einflußzone im Ursprungsbild.

Dementsprechend läßt sich der Basisalgorithmus der Wasserscheidentransformati-on modifizieren und übertragen. An die Stelle der Gradienten treten die Grauwertdifferenzen benachbarter Knoten, der Flutungsprozeß findet analog auf Graphebene statt. Der Flutungsprozeß startet bei den Knoten mit geringster Differenz zu einem Nachbarknoten. So kann die Graphstruktur analog in zusammenhängende Einflußgebiete aufgeteilt werden. Knoten werden zu Gruppen zusammengefaßt. Innerhalb dieser Gruppen sind die Differenzen zu Nachbarknoten gering. Zwischen den Gruppen gibt es höhere Differenzen bezüglich des Attributs "mittlerer Grauwert".

Um das Verfahren iterieren zu können, wird schrittweise ein neuer Graph mit weniger Knoten aufgebaut, der die Nachbarschaftsbeziehungen und die mittleren Grauwerte der Einzugsgebiete auf dem Ursprungsbild korrekt wiedergibt. So entsteht in dem iterativen Prozeß eine Datenpyramide. Die Iteration terminiert, wenn ein Graph mit nur einem Knoten entstanden ist, der den mittleren Grauwert des Ursprungsbildes als Attribut trägt. Eine Darstellung der einzelnen Iterationsergebnisse zeigt Abb. 1.

Nachfolgend werden die wichtigsten Erweiterungen der modifizierten hierarchischen Wasserscheidentransformation vorgestellt, die zu einem eigenständigen und vielseitig einsetzbaren Segmentierungsverfahren führen.

2.3 Transformation ohne Gradientenbild

Die klassische Wasserscheidentransformation arbeitet auf Pixelebene mit einem vom Originalbild abgeleiteten Grauwertbild, in dem Gradientenbeträge abgelegt sind, dem sogenannten Gradientenbild. Ein mit Standardoperatoren berechnetes Gradientenbild - z. B. durch einen Sobel- oder Laplaceoperator mit nachfolgender Absolutwertbildung - hat jedoch entscheidende Nachteile: Die pixelgenaue Lokalisation einer Objektgrenze im Bild ist nach diesem Schritt nicht mehr möglich.

Bei der Umsetzung des hier beschriebenen Verfahrens auf Graphebene wird mit Differenzen zwischen den verschiedenen Einflußgebieten gearbeitet. Dies motiviert die Überlegung, das Gradientenbild auf Pixelebene ebenfalls durch Pixeldifferenzen zu ersetzen: Für jedes Pixel des originalen Grauwertbildes wird zu jedem direkten Nachbarn der Betrag der Grauwertdifferenz berechnet. Unter den berechneten Differenzen wird das Minimum ermittelt und anstelle des üblicherweise verwendeten Gradientenbetrages betrachtet. So läßt sich ebenfalls ein Bild in Originalgröße erzeugen, das die Funktion des üblicherweise verwendeten Gradientenbildes besser erfüllen kann. Dunkle Bereiche in diesem Bild repräsentieren Pixel, bei denen zumindest zu einem direkten Nachbarn eine geringe Grauwertdifferenz besteht. Solche Pixel müssen in dem Verschmelzungsprozeß zuerst zusammengelegt werden. Der Algorithmus zur Wasserscheidentransformation auf Pixelebene wurde entsprechend so modifiziert, daß er mit dem eben definierten Differenzenbild eine pixelgenaue, korrekte Zerlegung des Originalbildes in Einflußgebiete ermöglicht.

2.4 Erweiterung auf 3D-Datensätze

Eine Erweiterung des Verfahrens auf dreidimensionale Datensätze ist leicht möglich. An die Stelle der 4-Nachbarschaft auf Pixelebene tritt die 6-Nachbarschaft zwischen Voxeln. Differenz- und Minimumermittlung sind übertragbar. Die Transformation auf Graphebene wird nicht beeinflußt.

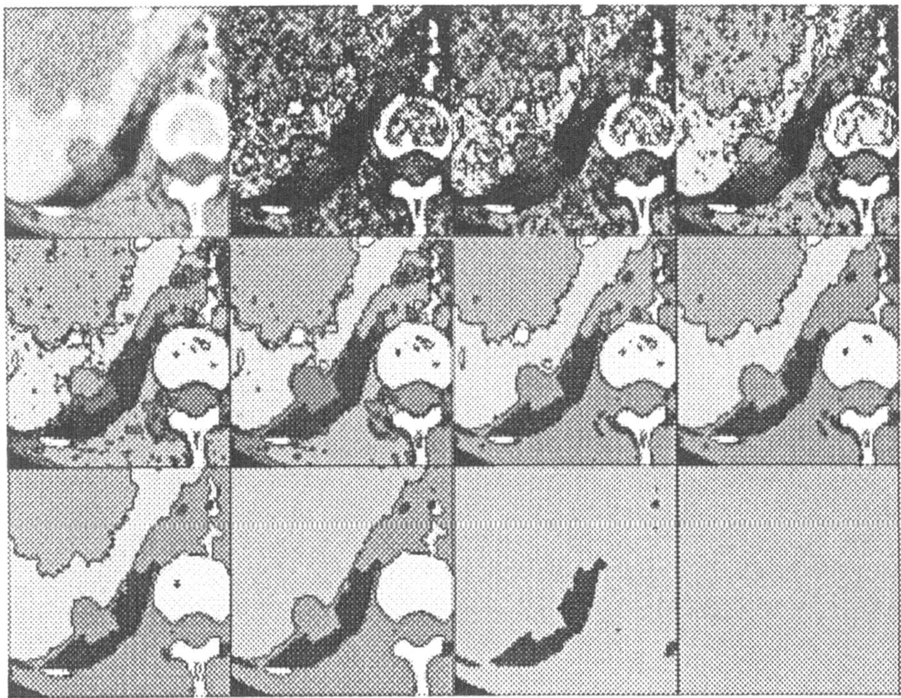

Abb. 1: Das erste Bild zeigt einen Ausschnitt einer Leber-CT mit einer Läsion in der linken oberen Ecke. Die nachfolgenden Aufnahmen zeigen von links nach rechts und von oben nach unten das Verschmelzen benachbarter Gebiete. Innerhalb der Hierarchiestufen der hier beschriebenen modifizierten Wasserscheidentransformation tritt die Läsion als separierbares Objekt auf (Bild links unten) und läßt sich somit mit nur einem Include- und einem Exclude-Point segmentieren.

2.5 Interaktionsmechanismen mit Markern

Um sinnvolle Segmentierungen zu bestimmen, wird ein halbautomatisches Verfahren vorgeschlagen. Dazu werden im Bild zwei verschiedene Arten von Markierungen gesetzt: Markierungen, die in zum Objekt gehörenden Bildbereichen liegen - sogenannte Include-Points -, und Markierungen, die den Objekthintergrund identifizieren - die Exclude-Points.

Aufgrund der in einem Bild gesetzten Marker wird die Datenpyramide analysiert und solche Bildbereiche identifiziert, die zu einer widerspruchsfreien Aufteilung des Bildes in Regionen führen, die nur Include- oder Exclude-Points beinhalten. Die Regionen um die Include-Points sollen dabei maximal groß sein.

3 Implementierung und Anwendung

Das hier vorgestellte Segmentierungsverfahren wurde in C++ für die Bildverarbeitungsplattform ImgLab von MeVis entwickelt. Es repräsentiert ein Softwaremodul, das mit anderen Bildverarbeitungsoperatoren unter einer graphischen Benutzungsoberfläche zu komplexen Bildverarbeitungsnetzwerken verbunden werden kann [3].

Der Vorgang der Segmentierung läuft in einer Anwendung wie folgt ab: Die Bildtransformation wird zu Beginn der Verarbeitung einmal angestoßen und liegt danach für alle Segmentierungsvorgänge vor. In einer Schichtdarstellung des Originaldatensatzes lassen sich z. B mit der Computermaus einzelne Punkte markieren. Die Art der Markierung (Include oder Exclude) wird bei jeder Markierung durch den Benutzer bestimmt. Das Ergebnis der Segmentierung unter Berücksichtigung aller bisher gesetzten Marker wird sofort angezeigt.

4 Ergebnisse und Diskussion

Das hier vorgestellte Segmentierungsverfahren erlaubt die interaktiv gesteuerte Anwendung der Wasserscheidentransformation auf 2D- und 3D-Bilddaten. Es wurde bei verschiedenen Projekten in der medizinischen Bildanalyse eingesetzt, wie der Segmentierung und Volumetrie der Hirnventrikel, der Tumorvolumetrie und der Segmentierung des Leberparenchyms [4,5]. Es ist Bestandteil von HepaVision – einem Bildverarbeitungssystem zur präoperativen Planung in der Leberchirurgie [6]. Dieses System wurde mehrfach national und international ausgezeichnet.

5 Literatur

1. Vincent L, Soille P: Watersheds in Digital Spaces: An Efficient Algorithm Based on Immersion Simulations. IEEE Trans Patt Anal Machine Intell 13: 583-598, 1991.
2. Wegner S, Stalling D, Hege HC, Oswald H, Fleck E: Die 3D-Wasserscheidentransformation auf Graphebene - eine Anwendung für die Hyperthermieplanung. In: Arnolds B, Müller H, Saupe D und Tolxdorff T (Eds.). Digitale Bildverarbeitung in der Medizin. Albert-Ludwigs-Universität Freiburg, Freiburg, 1997, pp. 31-36.
3. Schenk A, Breitenborn J, Selle D, Schindewolf T, Böhm D, Spindler W, Jürgens H, Peitgen H-O: IlabMed-Workstation - Eine Entwicklungsumgebung für radiologische Anwendungen. In: Evers H, Glombitza G, Lehmann T und Meinzer H-P (Eds.). Bildverarbeitung für die Medizin 1999. Springer, Berlin, 1999, pp. 238-242.
4. Schindewolf T, Frese U, Meissner J: Segmentierung und Volumetrie der Hirnventrikel mit MRT-Datensätzen. In: Evers H, Glombitza G, Lehmann T und Meinzer H-P (Eds.). Bildverarbeitung für die Medizin 1999. Springer, Berlin, 1999, pp. 92-96.
5. Oldhafer KJ, Högemann D, Stamm G, Raab R, Peitgen H-O, Galanski M: 3-D Visualisierung der Leber zur Planung erweiterter Leberresektionen. Chirurg 70: 233-238, 1999.
6. Selle D, Schindewolf T, Evertsz CJG, Peitgen H-O: Quantitative Analysis of CT Liver Images. In: Doi K, MacMahon H, Giger ML und Hoffman KR (Eds.). Computer-Aided Diagnosis in Medical Imaging. Proceedings of the First International Workshop on Computer-Aided Diagnosis, Chicago, 20-23 September 1998. Elsevier, Amsterdam, 1999, pp. 435-444.

Komponenten zur Unterstützung der automatischen Bildsegmentierung von CT-Aufnahmen der Leber

Peter Hassenpflug[1], Gerald Glombitza[1], Carlos Cárdenas[1],
Ivo Wolf[1], Axel Benner[2], Hans-Peter Meinzer[1]

[1]Abt. für Med. und Biol. Informatik, [2]Abt. für Biostatistik
Deutsches Krebsforschungszentrum
Im Neuenheimer Feld 280, 69120 Heidelberg
E-mail: P.Hassenpflug@DKFZ-Heidelberg.de

Zusammenfassung. Für die computergestützte Operationsplanung in der Leberchirurgie muss zunächst die Leber segmentiert werden. Bislang werden dazu hauptsächlich interaktive 2D-Algorithmen eingesetzt. In dieser Arbeit wird ein neues 3D-Verfahren beschrieben, dass über die automatische Approximation zweier Masken für das Zwerchfell und die Brustinnenwand eine Trennung der Leber von angrenzenden Organen auch an den Stellen ermöglicht, an denen keine oder nur geringe Grauwertunterschiede vorhanden sind.

Schlüsselwörter: Segmentierung, Zwerchfell, Brustinnenwand, Leber

1 Einleitung

Voraussetzung für die computergestützte Operationsplanung in der Leberchirurgie ist die Segmentierung von Leber und Tumor. Konventionelle dreidimensionale Ansätze zur Segmentierung [1] führen in CT-Datensätzen zu keinen befriedigenden Ergebnissen, weil die Grauwertübergänge vom Lebergewebe zu den Nachbarorganen oft fließend sind. Aus diesen Erfahrungen heraus ist bislang im LENA-System [2] eine halbautomatische, schichtweise 2D-Segmentierung der Leber realisiert. Der Benutzer steuert interaktiv den Segmentierungsprozess mittels verschiedener Werkzeuge (Region-Growing, Konturfindung, Flächenfüllung), die in eine ergonomische Benutzungsoberfläche eingebettet sind.

Ziel dieser Arbeit war der Entwurf und die Realisierung einer automatischen 3D-Methode, um diesen zeitaufwendigen Arbeitsschritt zu beschleunigen und dadurch die Akzeptanz des Gesamtsystems in der klinischen Routine zu erhöhen.

2 Methode und Vorgehensweise

Der neue Ansatz zur problematischen Separierung der Leber vom umliegenden Gewebe mit ähnlichen oder identischen Grauwerten besteht aus zwei Schritten: 1. Trennung der Leber vom Herzen durch Approximation des Zwerchfells als Trennfläche und 2. Abgrenzung der Leber vom intercostalen Bindegewebe durch Bestimmung der Brustinnenwand.

2.1 Automatische Segmentierung der Lungenflügel

Zunächst wird der Thorax aus der obersten CT-Aufnahme des Datenvolumens extrahiert. Dazu wird mit einem Schwellenwert von -500 Hounsfield-Units (HU) ein Binärbild der obersten Schicht erstellt. In diesem Binärbild werden mögliche Verbindungen zwischen Thorax und CT-Tisch durch ein morphologisches Opening getrennt. Zusammenhängende Regionen werden über ein Labeling ermittelt. Aus dem Histogramm des gelabelten Bildes wird das Label, das den Thorax repräsentiert, bestimmt. Der zugehörige Grauwert ist nach dem des Hintergrundes der zweithäufigste. Durch Selektion dieses Grauwertes und anschließender Binärisierung steht eine Maske zur Verfügung, die durch Multiplikation mit dem Originalbild den extrahierten Thorax liefert.

Für die automatische Segmentierung der Lunge mit einem dreidimensionalen Region-Growing ist die Bestimmung eines Saatpunktes für den linken und rechten Lungenflügel erforderlich. Die beiden Saatpunkte werden von einem Punkt aus gesucht, der dorsal zwischen den beiden Lungenflügeln liegt und über Verhältnisse aus der Bounding-Box des extrahierten Thorax ermittelt wird. Von diesem Startpunkt wird punktweise horizontal nach links und nach rechts iteriert, bis ein für das Lungengewebe charakteristischer Schwellenwert von -500 HU unterschritten wird. Das Region-Growing wird für jeden Saatpunkt gestartet, wobei das Ergebnis jeweils in das gleiche Ausgabevolumen geschrieben wird.

2.2 Approximation des Zwerchfells

Von den so segmentierten Lungenflügeln wird deren untere Begrenzung ermittelt, in dem sie in z-Richtung abgetastet werden. Ein Punkt mit Koordinaten (x, y) und Grauwert z des so entstandenen Höhenprofils repräsentiert die CT-Schicht, die an diesem Punkt die untere Begrenzung der Lunge beschreibt. Hierbei stellt sich das Problem, dass die so erhaltenen Voxel nicht alle zur Basis der Lunge gehören und somit nicht alle an das Zwerchfell angrenzen, so dass eine Korrektur notwendig ist. Die nicht an das Zwerchfell angrenzenden Voxel resultieren hauptsächlich aus der teilweisen Überdeckung des Herzbeutels insbesondere durch den linken Lungenflügel.

Die Diskriminierung zwischen an das Zwerchfell angrenzenden und nicht-angrenzenden Punkten wird durch eine Wasserscheidentransformation (WT) auf dem Gradienten des Höhenprofils erreicht (siehe Abb. 1). Um eine geschlossene Kontur des Gradientenbildes sicherzustellen, wird zum Betrag des analytischen Gradienten der Objektrand hinzuaddiert, bevor die WT ausgeführt wird. Die WT liefert ein gelabeltes Regionenbild, wobei die nicht an das Zwerchfell angrenzenden Punkte getrennte Regionen bilden, sofern die diskrete Approximation des analytischen Gradienten keine Nullstelle zwischen zwei benachbarten Gebieten aufweist. Da die Gradientenlinien an den nicht glatt verlaufenden „Unstetigkeitsstellen" des Höhenprofils auftreten und der Gradient in den glatten Bereichen nur geringe Werte annimmt, bilden sich durch die WT Auffangbecken, deren Grenzen die glatt verlaufenden Gebiete des Höhenprofils umschließen. Die beiden größten Auffangbecken beschreiben die Basis des linken und rechten Lungenflügels. Die

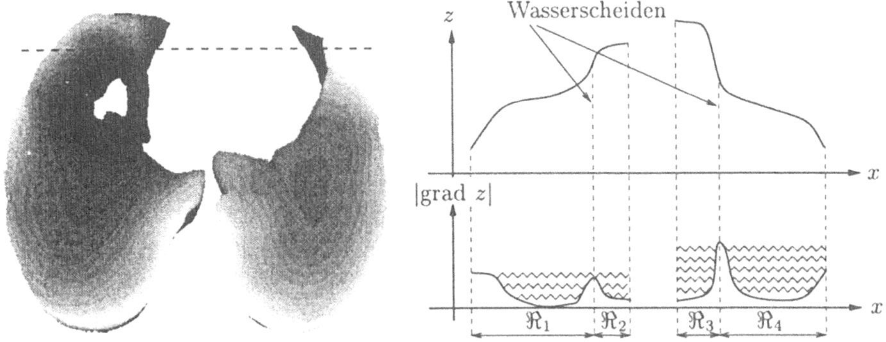

Abb. 1. *Links:* Höhenprofil der Lungenbasis. *Rechts:* Qualitative schematische Darstellungen. *Oben:* Ventraler Horizontalschnitt durch das Höhenprofil der Lungenbasis. *Darunter:* Absolutbetrag des zugehörigen Gradienten. Durch Wasserscheidentransformation auf dem Gradienten bilden sich vier Regionen $\Re_1$–$\Re_4$, von denen die beiden größten (hier $\Re_1$ und $\Re_4$) als an das Zwerchfell angrenzend angenommen werden.

diesen Regionen entsprechenenden Punkte werden im Höhenprofil ausgewählt und als Stützstellen für die Interpolation des Zwerchfells verwendet. Dazu wird eine kleinste Quadrate Anpassung der polynomialen Fläche n-ten Grades aus Gl. (1) durchgeführt.

$$f(x,y) = \sum_{i=0}^{n} \sum_{j=0}^{i} c_{i,j} x^j y^{i-j} \tag{1}$$

Als guter Kompromiss zwischen Speicherplatzbedarf und Güte der Interpolation hat sich $n = 4$ erwiesen, womit 15 Koeffizienten $c_{i,j}$ im Sinne der kleinsten Fehlerquadrate zu bestimmen sind. Dazu ist Gl. (2) zu lösen, in der $\boldsymbol{A}$ die Regressions-Matrix, $\boldsymbol{A}^T$ deren transponierte, $\boldsymbol{c}$ den Koeffizientenvektor und $\boldsymbol{z}$ den Vektor der z-Werte an den Stützstellen beschreiben.

$$\boldsymbol{A}^T \boldsymbol{A} \boldsymbol{c} = \boldsymbol{A}^T \boldsymbol{z} \tag{2}$$

Die Regressionsmatrix $\boldsymbol{A}$ muss für jede Stütztstelle (x, y) eine Zeile mit den daraus berechneten Werten $x^j y^{i-j}$ enthalten. Bei Verwendung aller bis zu 10^5 Stützstellen ergibt sich so eine Matrix von $10^5 \cdot 15$ Fließkommazahlen mit über 90 MB Speicherbedarf. Anstatt Gl. (2) direkt zu lösen, benutzten wir den Algorithmus zum Trend-Surface-Fit aus [4], der auf einer QR-Zerlegung der Matrix $\boldsymbol{A}$ durch Householder-Transformationen beruht. Dies liefert auch für schlecht konditionierte Regressionsmatrizen nummerisch stabile Schätzungen für den Koeffizientenvektor $\boldsymbol{c}$. Das Verfahren wurde auf 15 Datensätze angewendet. Es zeigte sich für $n = 4$ eine knapp über 90%-ige Übereinstimmung der modellierten Flächen mit den korrigierten Höhenprofilen.

Das so gewonnene Modell des Zwerchfells ermöglicht eine Trennung des Lebergewebes von allen Organen, die oberhalb der berechneten Fläche liegen, auch wenn diese einen identischen Grauwert besitzen.

2.3   Automatische Segmentierung der Rippen

Ein weiteres Problem stellt die Trennung des Lebergewebes vom angrenzenden intercostalen Bindegewebe dar, weil Grauwertunterschiede häufig nicht vorhanden sind. Dazu wird die Kontur der Brustinnenwand ermittelt, d. h. die Fläche, die sich von innen am besten an die Rippen anschmiegt.

Die Rippen selbst können als knöcherne Strukturen über geeignete Schwellenwerte von größer 400 HU vom übrigen Gewebe getrennt werden. Dies gelingt aber für die Erfordernisse einer automatischen Segmentierung nicht immer ausschließlich, so dass andere Strukturen, wie kontrastmittelgefüllte Gefäße, Nierensteine etc. mit ähnlich hohen Grauwerten auch im Binärbild vorhanden sind.

Um ein Binärbild nur der Rippen und der Wirbelsäule zu erzeugen, werden diese mit einem 3D-Region-Growing segmentiert, für das geeignete Saatpunkte ermittelt werden müssen. Dazu wird schichtweise eine Ellipse aus der Bounding-Box des Thorax ermittelt und alle innerhalb gelegenen Binärobjekte werden entfernt. Die verbleibenden lateral gelegenen Binärobjekte werden durch ein 3D-Labeling identifiziert. Objekte, die zu klein für einen Rippenbogen sind, werden entfernt. Für alle übrigen Objekte wird eine Hauptachsentransformation durchgeführt, indem für ihren um die Koordinatenschwerpunkte zentrierten Trägheitstensor die Eigenvektoren und Eigenwerte bestimmt werden.

Bezeichnet man den größten und kleinsten Eigenwert mit λ_1 und λ_3, so kann nach [3] die Orientierung des Objektes durch das Kohärenzmaß c aus Gl. (3) bestimmt werden.

$$c = \left(\frac{\lambda_1 - \lambda_3}{\lambda_1 + \lambda_3} \right)^2 \quad , \quad 0 \leq c \leq 1 \tag{3}$$

Für ein kugelförmiges Objekt geht c gegen null, während es für stabförmige Objekte gegen eins geht. Mit einem Schwellenwert von 0.7 können so die zu den Rippen gehörigen Objekte erkannt werden, von denen in einer Liste jeweils ein Saatpunktkandidat gespeichert wird. Das Region-Growing wird dann für jeden Saatpunktkandidaten gestartet, für den im Ausgabevolumen noch kein Eintrag vorhanden ist. Auf diese Weise erhält man bei Grauwertgrenzen von 400 und 800 HU ausschließlich die Rippen und die Wirbelsäule als Segmentierungsergebnis.

Aus dem segmentierten Knochenvolumen werden um die Longitudinalachse gedrehte Ebenen mittels multiplanarer Rekonstruktion gewonnen. Die eigentliche Kontur der Brustinnenwand wird dann durch ein Suchstrahlverfahren [5] gefunden, das auf diese Schnittbilder angewendet wird. Dabei werden Punkte ermittelt, die den medialen Kanten der Rippenquerschnitte entstammen und diese werden nach Kriterien des Suchstrahlverfahrens zu plausiblen Linienzügen verbunden.

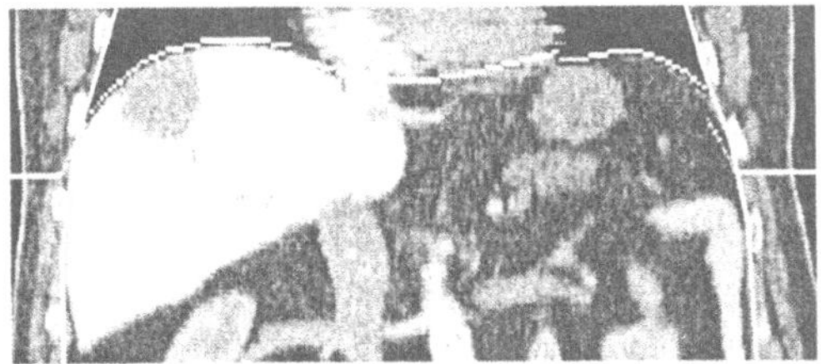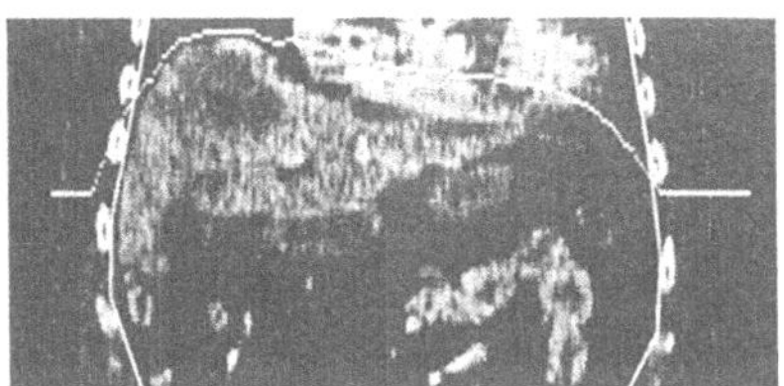

Abb. 2. Zwei Frontalschnitte durch einen CT-Datensatz mit $512^2 \cdot 89$ und $256^2 \cdot 95$ Voxeln. Die Ergebnisse aus Zwerchfell-Approximation und Modellierung der Brustinnenwand sind eingezeichnet. *Links:* gutes Ergebnis, *rechts:* schlechtes Ergebnis aus der Zwerchfell-Approximation. Aufgrund der Größe des Herzens stehen im Bereich der linken Lungenbasis zu wenige Stützstellen für die Interpolation zur Verfügung.

3 Diskussion und Ausblick

Mit den beiden so gefundenen Masken ist es in vielen Fällen möglich, das Lebergewebe vom angrenzenden Herz- und intercostalen Brustwandgewebe automatisch zu trennen, wie anhand des linken Frontalschnittes in Abb. 2 verdeutlicht wird. Allerdings müssen für eine überall zufriedenstellende Approximation des Zwerchfells genügend Stützstellen im ventralen Bereich der linken Lungenbasis vorhanden sein. Eine genaue Abschätzung über die Zahl der Patienten, bei denen es zu Fehlsegmentierungen (Abb. 2, rechts) kommt, muss in einer Studie ermittelt werden. Für eine vollständige automatische Segmentierung der Leber sind außerdem noch weitere Verfahren zur Abgrenzung von Niere und Magen erforderlich. Trotz noch ausstehender Evaluierung lässt sich absehen, dass die beiden Komponenten zu einer erhöhten Akzeptanz des Gesamtsystems in der klinischen Routine beitragen werden.

Literatur

1. Bae KT, Giger ML, Chen CT, Kahn CE: Automatic segmentation of liver structure in CT images, Radiology, 201:359–364, 1996.
2. Glombitza G, Lamadé W, Demiris AM, Göpfert MR, Mayer A, Bahner ML, Meinzer HP, Richter G, Lehner Th, Herfarth Ch: Virtual planning of liver resections: image processing, visualization and volumetric evaluation. Int. Journal of Medical Informatics 53 (2-3) pp. 225, 1999.
3. Jähne B: First-order tensor representation. In: Jähne B, Haußecker H, Geißler P (Eds). Handbook of computer vision and applications – Vol. 2 Signal processing and pattern recognition, Academic Press, San Diego, 227–238, 1999.
4. Venables WN, Ripley BD: Modern applied statistics with S-PLUS. Springer Verlag, New York, 384–388, 1994.
5. Wolf I, Glombitza G, De Simone R, Meinzer HP: Automatische Segmentierung von Herzkavitäten in mehrdimensionalen Ultraschallaufnahmen. In: Evers H, Glombitza G, Lehmann T, Meinzer HP (Hrsg.), Bildverarbeitung für die Medizin 1999, Springer Verlag, Heidelberg, 77–81, 1999.

Hierarchische Wasserscheiden-Transformation zur Lippensegmentierung in Farbbildsequenzen

Christoph Palm, Benedikt Fischer,
Thomas Lehmann und Klaus Spitzer

Institut für Medizinische Informatik
Rheinisch-Westfälische Technische Hochschule (RWTH), 52057 Aachen
Email: cpalm@mi.rwth-aachen.de

Zusammenfassung. Zur Lösung komplexer Segmentierungsprobleme wird eine hierarchische und farbbasierte Wasserscheidentransformation vorgestellt. Geringe Modifikationen bezüglich Startpunktwahl und Flutungsprozess resultieren in signifikanten Verbesserungen der Segmentierung. Das Verfahren wurde zur Lippendetektion in Farbbildsequenzen eingesetzt, die zur quantitativen Beschreibung von Sprechbewegungsabläufen automatisch ausgewertet werden. Die Experimente mit 245 Bildern aus 6 Sequenzen zeigten eine Fehlerrate von 13%.

Schlüsselwörter: Hierarchische Wasserscheiden-Transformation, Segmentierung der Lippen, Bewegungsanalyse, Farbbildverarbeitung

1 Einleitung

Physiologische und pathologische Lippenbewegungsabläufe [1] werden mit Hilfe der Farbvideotechnik dokumentiert und analysiert. Zur Bestimmung quantitativer Parameter, die solche Abläufe beschreiben, ist eine automatisierte Segmentierung der Lippen in digitalisierten Farbbildsequenzen erforderlich. In der Bildverarbeitung werden mit kantenorientierten und regionenbasierten Segmentierungsverfahren im wesentlichen zwei Ansätze unterschieden. Während z.B. die häufig erfolgreich eingesetzten Snake-Verfahren meist anhand des Gradienten die Grenzen homogener Gebiete kantenorientiert detektieren, fassen z.B. Split-and-Merge-Methoden diese Gebiete mit Hilfe von Ähnlichkeitskriterien regionenorientiert zusammen. Nachdem für die Lippensegmentierung ein aktives Konturmodell [1] zu häufig an den geringen Kontrasten scheiterte, wird hier die Wasserscheiden-Transformation [2] eingesetzt, die Eigenschaften regionen- und kantenorienterter Segmentierung verbindet. So stellen ausgeprägte Gradientenmaxima ein Hindernis für die Ausbreitung einer Region dar, während in kontrastarmen Gebieten durch die gleichzeitige Ausbreitung mehrerer Regionen dennoch eine Trennung erreicht werden kann. Nachteil dieser Methode ist die bekannte Neigung zur Übersegmentierung, da jedem initialen lokalen Minimum eine Region zugeordnet wird. Desweiteren ist der Einsatz der Farbinformation bislang nur indirekt über das Gradientenbild möglich [3].

In diesem Beitrag werden diese Nachteile durch geringe Modifikationen aufgehoben. Die neue Transformation führt zu einer deutlichen Verbesserung der Segmentierungsergebnisse und ist auch auf andere Fragestellungen übertragbar.

2 Methode

Die Wasserscheiden-Transformation basiert auf der Vorstellung eines Grauwert-gebirges, bei der die Helligkeit eines Pixels mit der Höhe des Berges an entsprechender Stelle korrespondiert. Aus den Tälern (lokale Minima) steigt Wasser derart nach oben, daß der Wasserstand in allen Tälern gleich ist. Tiefe Täler werden also zuerst geflutet. Es werden immer dann Dämme (Wasserscheiden) errichtet, wenn zwei Seen im nächsten Schritt verschmelzen würden. Die Dämme stellen die Regionengrenzen dar. Grundlage des *Gebirges* ist meist das Gradientenbild, das an Objektgrenzen hohe Werte zeigt. Im folgenden werden Modifikationen bei Startpunktwahl sowie Fluten vorgestellt, die zu einem hierarchischen Algorithmus genutzt werden.

2.1 Startpunkte

Bei der Wahl der Startpunkte fließt Vorwissen über Art und Anzahl der zu segmentierenden Objekte ein. Die Punkte können z.B. interaktiv in der Region plaziert werden. Entscheidend ist, daß zu jedem Startpunkt das entprechende Objekt a-priori bekannt ist. Zur Steigerung der Stabilität werden in jedem Objekt mehrere Startpunkte markiert, die jeweils das gleiche Label besitzen. Beim Zusammenstoß der entsprechenden Regionen kommt es automatisch zu einer Verschmelzung unter Erhaltung der eindeutigen Objekt-Label Zuordnung. Das ist Vorrausetzung für das nachfolgende objektbezogene Fluten.

2.2 Fluten

Herkömmliches Fluten wird durch eine Sortierung der Flutpunkte gemäß ihrer Höhe und die jeweilige Betrachtung der Nachbarschaft realisiert. Liegt der Nachbar unterhalb eines Flutpunktes und ist noch keiner anderen Region zugeordnet, so wird er mit dem Label des aktuellen Flutpunktes versehen und selbst in die Liste der Flutpunkte eingetragen. Dabei werden alle Flutpunkte gleich behandelt. In einem zweiten Schritt werden die gefundenen Regionen anhand von global gültigen Ähnlichkeitskriterien zusammengefasst. Wissen über die Objekte kann dabei nicht eingebracht werden (Abb. 1).

Dieses Konzept wird hier durch bedingtes und richtungsbasiertes Fluten in Abhängigkeit vom Label des Flutpunktes erweitert. So kann das Fluten eines Nachbarn davon abhängig gemacht werden, in welcher Richtung er liegt und ob er labelspezifische Bedingungen erfüllt. Dabei ist beispielsweise die Farbe als Bedingung in Form eines geringen Farbabstandes zur Flutpunkt- oder zur mittleren Regionenfarbe in direkter Form zu integrieren. Im Gegensatz zu den klassischen Merging-Strategien sind die Flutungsbedingungen sowohl richtungs- als auch objektspezifisch. Im Fall der Oberlippensegmentierung stellen z.B. helle, weissliche Pixel nur in Richtung Mundöffnung ein Hindernis dar (Zähne), nicht aber in perioraler Richtung (umflossenes Glanzlicht). So werden Glanzlichter

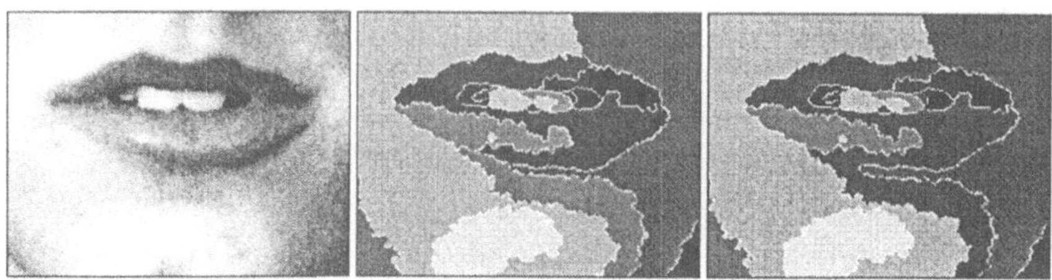

Abb. 1. Zusammenfassung von Regionen nach Farbähnlichkeit. Die Bilder in der Mitte und rechts stellen zwei aufeinanderfolgende Merging-Schritte zur Segmentierung des Originals (links) dar. Während im übersegmentierten Bild (Mitte) die Lippenkonturen vollständig vorhanden sind, werden beim Merging (rechts) beleuchtungsbedingt Lippen- und Hintergrundregion miteinander verschmolzen.

trotz ihrer geringen Ähnlichkeit in die Oberlippenregion integriert. Weitere Konsequenz des bedingten Flutens ist die möglicherweise unvollständige Segmentierung des Bildes. Solche Pixel, die die Bedingung nicht erfüllen bleiben fraglich und erhalten kein Label. Andererseits kann bei einer scharfen Formulierung der Bedingungen sichergestellt werden, daß jedes vom Verfahren gelabelte Pixel sicher der gewünschten Region zugeordnet wurde. Die nicht gelabelten Pixel, aber auch inhomogene Objekte können mit Hilfe einer hierarchischen Wasserscheiden-Transformation in nachfolgenden Schritten weiterverarbeitet werden.

2.3 Hierarchische Wasserscheiden-Transformation

Die Definition von Bedingungen für das Fluten gestaltet sich dann schwierig, wenn gleichzeitig viele unterschiedliche Regionen zu trennen sind. Zur Lösung bietet sich die schrittweise Verfeinerung von Segmenten an, die durch eine hierarchische Wasserscheiden-Transformation realisiert wird. Dabei werden sukzessive Regionen ermittelt, die sicher von anderen abgegrenzt werden können. Die erneute Anwendung der Wasserscheiden-Transformation bezogen auf eine spezifische Region kann zu einer Veränderung der Flutungsbedingungen genutzt und eine weitere Aufteilung in feinere Strukturen herbeigeführt werden (Abb. 2).

Die Wahrung der in vorherigen Segmentierungsstufen detektierten Außengrenzen wird durch ein binäres Maskenbild realisiert. Hier werden die Gebiete

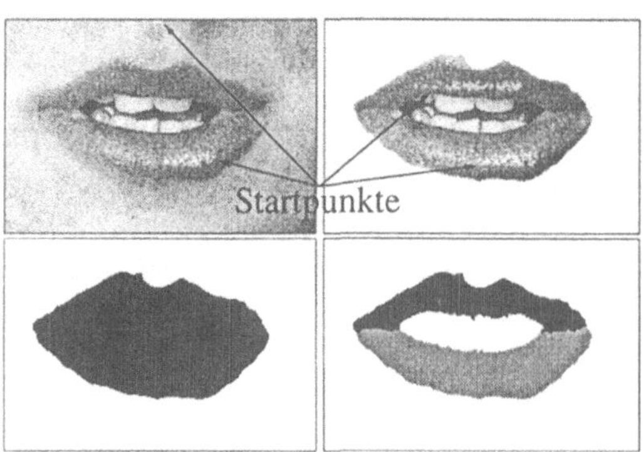

Abb. 2. Links: Hierarchiestufe 1, rechts: Hierarchiestufe 2.

festgelegt, in denen Fluten zulässig ist. Die Berücksichtigung des Maskenbildes kann in das Konzept des bedingten Flutens als weitere Bedingung integriert werden. Die hierarchische Wasserscheiden-Transformation ermöglicht auf diese Weise kaskadierte Flutungsbedingungen zur Abgrenzung von Objektdetails.

3 Anwendung

Die vorgestellten Erweiterungen der Wasserscheiden-Transformation werden zur Segmentierung von Lippen in Farbbildsequenzen eingesetzt. Dazu sprechen Patienten Laute wie *pill, mull, aba*, ... Die entsprechenden Lippenbewegungen werden auf Farbvideos gespeichert. Derzeit wird untersucht, inwieweit Bewegungsstörungen durch quantitative Parameter wie Symmetrie, Mundschluß,... manifestiert werden können.

Zur automatischen Auswertung wird ein zweistufiges Verfahren verwendet. Im ersten Schritt werden die Startpunkte des Hintergrundlabels am Bildrand plaziert, die der Mundregion dort, wo sich die zu den Lippen im vorherigen Bild ähnlichsten Farben befinden. Das erste Bild der Sequenz wird manuell vorsegmentiert. Das Ergebnis der Stufe 1 ist ein Maskenbild, das die Mundregion segmentiert (Abb. 2 links). Im zweiten Schritt bleibt die Hintergrundregion fixiert, während verschiedene Startpunkte für Ober- und Unterlippe aufgrund ihrer Farbähnlichkeit bestimmt werden (Abb. 2 rechts). Das Fluten basiert auf dem Farbgradienten des kontrastverstärkten Bildes [1]. Flutungsbedingung in Richtung Mundöffnung ist der Farbabstand des Nachbarpixels vom mittleren Farbwert der aktuellen Region. Das Fluten nach außen erfolgt dann ohne Prüfung der Farbähnlichkeit, wenn es sich um eine helle, ungesättigte Farbe handelt. Durch die Richtungsabhängigkeit lassen sich Glanzlichter in die Lippenregionen integrieren, obwohl deren Farbabstand sehr groß ist.

4 Ergebnisse und Diskussion

Bislang wurden 245 Bilder aus 6 Farbbildsequenzen mit Hilfe der modifizierten Wasserscheiden-Transformation segmentiert. Nach subjektiver Beurteilung wurden davon 212 (87%) korrekt segmentiert. Abb. 3 zeigt Beispielsequenzen für verschiedene Lautfolgen. Im letzten Bild der unteren Sequenz ist eine Fehlsegmentierung zu sehen, die durch zu geringe Kontraste zwischen Zunge und Lippe zu erklären ist. Das Vordringen der Lippenregion in die Mundöffnung kann aber meist durch die Farbabstandsbedingung auch bei einem unvollständigen Gradientengrat verhindert werden. Allerdings ist die Wahl des maximalen Farbabstandes ein kritischer Parameter, der vom Benutzer vorzugeben ist. Er kann jedoch über eine Bildsequenz konstant gehalten werden. Die Informationspropagation durch eine Bildsequenz erfolgt durch Weitergabe der mittleren Lippenfarbe und -position. Die Position wird im Folgebild zur Einschränkung des Suchraumes verwendet, in dem die ähnlichsten Farben bestimmt werden. Dennoch ist das Verfahren auch bei starken Bewegungen stabil. Im Vergleich zu snake-basierten

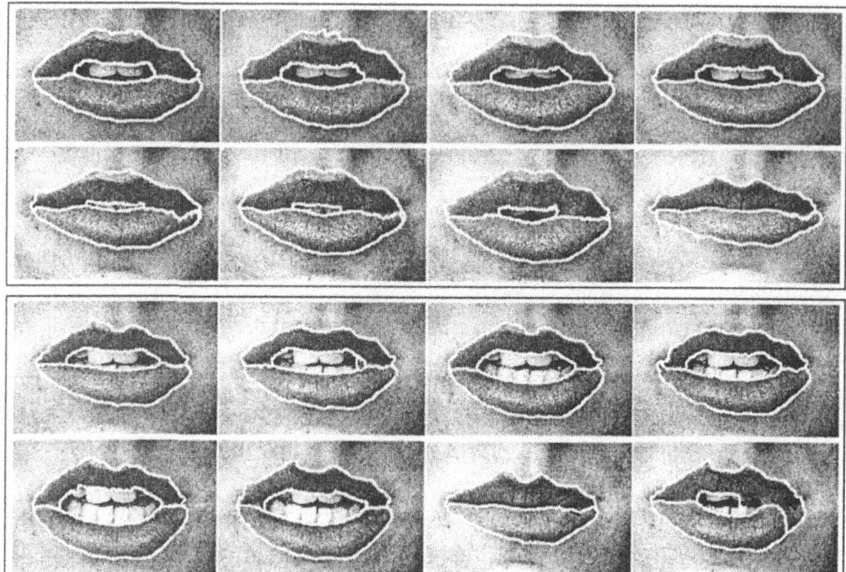

Abb. 3. Ausschnitte aus den Sequenzen für die Lautfolgen *owo* (oben) und *ibi* (unten) (jedes zweite Bild).

Verfahren führen Segmentierungsfehler nicht zwangsläufig zu Folgefehlern in der Restsequenz, da in der ersten Hierarchiestufe die Startpunkte beliebig innerhalb der Mundregion plazierbar sind. Folgefehler können durch eine Kombination von Farb- und Ortskriterien vermieden werden.

Probleme ergeben sich durch inhomogene Beleuchtung, die in den vorliegenden Bildern durch zwei seitlich vom Probanden angebrachte Punktlichtquellen entstand. Dadurch kommt es in einigen Bildern zu unvollständigen Lippensegmenten, die Mundöffnung bleibt davon allerdings unberührt.

Die Experimente zeigen, daß die vergleichsweise geringen Modifikationen der Wasserscheiden-Transformation (vgl. Abb. 1) zu einer deutlichen Verbesserung der Segmentierungsergebnisse führen. Nach einer vollständigen Automatisierung des Verfahrens sollen die Ergebnisse in der klinischen Anwendung zur quantitativen und qualitativen Bewertung von Bewegungsstörungen genutzt werden.

Literatur

1. Palm C, Neuschaefer-Rube C, Lehmann T, Spitzer K: Wissensbasierte Bewegungskompensation in aktiven Konturmodellen. In: Evers H, Glombitza G, Lehmann T, Meinzer H-P: Bildverarbeitung für die Medizin 1999, Springer Verlag, Berlin, 8-12, 1999.
2. Vincent L, Soille P: Watersheds in Digital Spaces: An Efficient Algorithm Based on Immersion Simulations. IEEE Trans. PAMI, 13(6): 583-598, 1991.
3. Shafarenko L, Petrou M, Kittler J: Automatic Watershed Segmentation of Randomly Textured Color Images. IEEE Trans. IP, 6(11): 1530-1544, 1997.

A Knowledge-Based Approach for Failure Detection and Correction of Partially Failed Segmentations of Radiological Images

Aldo v.Wangenheim[1]; Harley Wagner[1]; Peter Conrad[2]; Michael M. Richter[2]; Eros Comunello[1];Dirk Krechel[2]

[1]The Cyclops Project
Department of Computer Sciences
Universidade Federal de Santa Catarina
88049 Florianópolis, Brazil
{harley,awangenh}@inf.ufsc.br

[2]The Cyclops Project
Knowledge-Based Systems Group/AG Richter
Universität Kaiserslautern, Postfach 3049
67553 Kaiserslautern, Germany
{krechel,richter}@informatik.uni-kl.de

Abstract. The segmentation of images with inadequate contrast characteristics is an important challenge in Computer Vision: images are either oversegmented, with "objects" divided into parts, or images are incorrectly segmented, with two or more objects segmented as one object. This is a problem that occurs in all types of segmentation approaches, but is of particular importance in the field of region-growing algorithms, which are used in many medical applications. We present a new knowledge-based method, based on the inexact consistent labeling method, that enables the automated consistency checking of the results of region-growing segmentations and that is capable to automatically "fitting" erroneous segmentations, when they are oversegmented, given there exists a reliable domain model.

Keywords: Knowledge-based image segmentation, consistent labeling

1 Introduction

A challenge in image analysis and computer vision is the segmentation of images with inadequate contrast characteristics: images are either oversegmented, with "objects" divided into parts, or images are incorrectly segmented, with two or more objects segmented as one object or even parts of different image objects considered to be a new object by the segmentation algorithm. This is a problem that occurs in all types of segmentation approaches, but is of particular importance in the field of region-growing algorithms, such as Watershed [1] or Mumford & Shah [2], which are used in many medical applications. The fact that such important step in image analysis is not stable has been a major fallback in former attempts to develop "fully automated" medical image analysis applications.

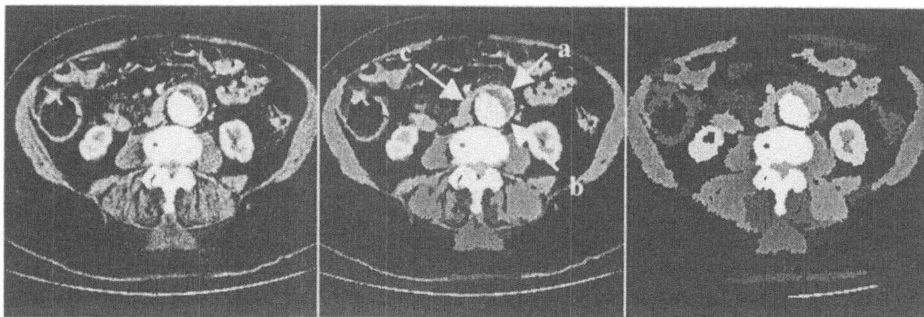

Fig.1. CT image of a human's abdomen and 2 different segmentations performed intending to detect the aneurismatic tissue and aortic light. The first is oversegmented and aneurismatic tissue and peripheral vascularizations (a) are represented by several segments. Aortic light was correctly segmented (b) and adjacent tissue (c) was also separated. The second segmentation shows a common leaking of aneurismatic tissue segments into adjacent tissues.

The method described here was specially developed to be used in the medical domain, more specifically, in the radiological domains of CT and MR images, where segmentation problems occur, but can be corrected by a posterior knowledge-based approach, since there is a well defined domain knowledge available. Fig.1 shows two different segmentations performed on a CT slice of a human abdomen intending to separate aneurismatic tissue from the aorta and aortic light from other structures represented in the image. Cases like this, where a segmentation either produces segments that "leak" into other structures or produces oversegmentated images, are one of the most important challenges in image understanding. For an oversegmentation to be useful, it is necessary to identify which segments pertain to the targeted structure and to "glue" them together, automatically generating a new segment as a result of the merging of the correct segments. This work is part of the Cyclops Project [3], which is a German-Brazilian joint project aimed at the development of a framework for intelligent radiological image analysis and decision support.

2 Objectives

Given a) a medical CT or MR image segmented by any region growing technique and b) a model of expected "consistent" results for this image segmentation, this approach should match the model with the segmentation results and to classify these as correct or not, trying to fix them if possible. The model should be a description of anatomic structures expected to be found in the image, along with a list of parameters describing the appearance of these structures, so that an automated identification and matching between model and resulting segments is possible. This model should also allow the analysis of medical images where pathologies are searched for, but that are not necessarily present in the image, enabling the description of "obligatory" and "optional" structures. Obligatory are all anatomies that have to be well segmented in this particular image, optional are all pathological structures, that can be in the image, but should not necessarily be there.

The model should be a description of anatomical structures expected to be found in the image, along with a list of parameters describing the appearance of these structures, so that an automated identification and matching between model and resulting segments is possible. This model should also allow the analysis of medical images where pathologies are searched for, but that are not necessarily present in the image, enabling the description of "obligatory" and "optional" structures. Obligatory are all anatomies that have to be well segmented in this particular image, optional are all pathological structures, that can be in the image, but should not necessarily be there. Since one technique to avoid that a segment contains areas that belong to different objects is to use segmentation parameters that are oversensitive and produce several segments for each object, but none that has parts of different objects, the approach should use the model to "classify" the segments and to merge those pertaining to the same image object. The approach should provide a means of performing this in a totally automatic way, without user intervention unless an acceptable correction of the segmentation is not possible to be found.

3 Methods

Our approach was developed as an extension of the inexact consistent labeling method developed by Haralick and Shapiro [4]. This method was extended to enable the use of a) complex models of expected results where each unit has an *a priori* label and also to b) enable the use of "optional" labels representing pathologies. The representation of units is done as a pattern of segment parameters extracted by different algorithms, where some of them are general and other diagnosis-task specific. The *a priori* labeling is done by backpropagation neural networks based on prior training. Changing an *a priori* label will increase the error. Otherwise, if two segments are merged and the result is more similar to a prototype in the model, the global error decreases. The model can be generated from a static representation in a database or through a structured bayesian network using an approach based on Shastri´s model and parameters about the position of CT or MR slices.

3.1 Procedure

Based on the type of examination that is performed and on the position of the slice being examined, a graph structure representing the expected results of image processing is generated and passed to the Failure Detection Module. Each node of this graph contains an object describing on anatomical or pathological structure by means of a set of parameters retrieved from the domain database. The parameters are described in Table 1. For each segment generated during segmentation, a list of parameters is calculated, which is used as a segment description in the consistent labeling that will be performed afterwards. For each segment during the labeling process, there are generated description parameters that differ partially from the domain database parameters: Bounding Box, Area, Grayvalue and Neighbors are computed the same way; Anatomy and Type are substituted by other parameters.

Table 1. Parameters used to represent views of anatomies in radiological images as stored in the domain knowledge database. The values are generated based on mean values obtained from a base of CT and MR images of different patients.

Parameter	Description	Type
Bounding Box	Rectangle parallel to the *xy* axes, describing the simplest possible convex hull for the image.	Pair of xy coordinates
Area	Area of the pixels representing the anatomy. Can be stated either in pixels or in tomograph coordinates.	Real
Grayvalue	Mean grayvalue of the anatomy. Can be either in HU values or in absolute pixel values.	Real
Neighbors	List of all other anatomies adjacent to this one.	List of anatomies.
Anatomy	Anatomy of the application domain represented by the image.	Domain specific symbol.
Type	A structure can be optional or obligatory. Optional structures always refer to pathologies.	Symbol

Table 2 shows the extra parameters generated for each segment and used during the labeling. For the neural network preclassification, some extra grayvalue distribution parameters such as the grayvalue variance are calculated. The task of the consistent labeling is to match the segmentation results with the domain model provided for this specific image. This matching allows an error that is bound to a threshold and is based on the differences between "ideal" parameters from the database and the calculated ones. If the error rises above the threshold, the segmentation is considered to be failed.

Table 2. Parameters generated for each image segment resulting from an oversensitive segmentation that differ from those of the database prototypes.

Parameter	Description	Type
Gravity Center	Center of mass of the segment. Used by the Unit-Label-Constraint-Relation: if the center lies outside of the bounding box of a label, this label cannot be given to it.	xy-point
Preclassification	Anatomy of the application domain most likely to be represented by this segment, as classified by a domain specific neural network.	Domain specific symbol.
Reliability	Value stating how reliable is the preclassification symbol. Based on the neural network error.	Real

The consistent labeling problem in our approach is defined as follows: A *set of Units U*, given by the set of resulting segments and their parameters. A *set of Labels L*, given by the list of anatomies and pathologies expected to be found in the image and their parameters. A *Unit-Constraint-Relation T*, given by all pairs of adjacent image segments, represented as a neighborhood function. A *Unit-Label-Constraint-Relation R*, given by a set of functions that match parameter sets between segments and anatomies. An *Error Function w*, also given by a set of functions, that can handle future error calculations with possible segment merging. The *Error Threshold e* is a real value that gives the maximum allowed error in one search branch.

3.2 Main Extensions to Haralick and Shapiro´s Model

Error Estimation: Since not all labels are optional, the future error estimation cannot be performed over the unlabeled units. In our approach, it is based on the *not already given* obligatory labels and coded into a Future Error Table (FTAB).

A priori labeling: Each Unit has an a priori label with an associated error, both generated by a neural network preclassification. An a priori label can only be changed if it reduces the global error by a significant amount.

A same label can be given to more than one Unit: If the merging of two adjacent segments results in a parameter set for a new unit that reduces the global error, than they will be merged and a new unit will be generated. The merging is performed by a special Merging Function, that also calculates the new future error and that can be passed as a parameter to the labeling function.

4 Results

The approach was implemented and successfully tested on different segmentations of brain MR images. Now it is being used in an application for the 3D reconstruction and measurement of aortic aneurysms for the production of personalized endoluminal protheses. In this application domain, the aneurismatic tissue, which has to be detected, measured and rendered, has radiological densities very similar to other anatomies around the abdominal aorta and images have to be oversegmented.

The parameters used for the description of the anatomies and segments are very simple, but had shown very good results. The positional constraints based on bounding box, gravity center and neighborhood lists play the most important role, being complemented by the other data. Since these position parameters can be well defined in a database in medical domains and also made general through a parameterization based on body position registration in CT and MR volumes, they do not represent a restriction to the generalized use of this method.

5 Literature

1. Mittelhaeusser G., Kruggel F.; Fast Segmentation of Brain Magnetic Resonance Tomograms. CVRMed´95: First International Conference on Computer Vision, Virtual Reality and Robotics in Medicine, Nizza, 1995.
2. Mumford D., Shah J.; Optimal Approximations by Piecewise Smooth Functions and Associated Variational Problems, Comm. Pure Appl. Math., 1989
3. v.Wangenheim, A.; Barreto, J. M.; Richter, M. M.; Krechel, D.: Cyclops - Expert System Shell for the Development of Applications in the Area of Medical Image Analysis, in: Jähnichen; Lucena (Eds.): Proceedings of the 4th German-Brazilian Workshop on Information Technology, Porto Alegre/Berlin, 1997.
4. Haralick R., Shapiro L.; Computer and Robot Vision, Vol. 2, pp. 379-426, Addison Wesley, 1993.

Elastic Distortion of Deformable Feature Maps for Fully-Automatic Segmentation of Multispectral MRI Data Sets of the Human Brain

Axel Wismüller[1], Frank Vietze[1], Dominik R. Dersch[2],
Gerda Leinsinger[1], Johannes Behrends[1], Helge Ritter[3], and Klaus Hahn[1]

[1]Institut für Radiologische Diagnostik,
Ludwig-Maximilians-Universität München,
Klinikum Innenstadt, Ziemssenstr. 1, 80336 München, Germany
email: Axel.Wismueller@physik.uni-muenchen.de
[2]Crux Cybernetics Corp., Sydney, Australia
[3]AG Neuroinformatik, Universität Bielefeld, Germany

Abstract. In this paper, we present an algorithm that provides adaptive plasticity in function approximation problems: the deformable (feature) map (DM) algorithm. The DM approach reduces a class of similar function approximation problems to the explicit supervised one-shot training of a *single* data set. This is followed by a subsequent, appropriate similarity transformation which is based on a self-organized deformation of the underlying multidimensional probability distributions. After discussing the theory of the DM algorithm, we present results of its application to the real-world problem of fully automatic voxel-based multispectral image segmentation, employing magnetic resonance data sets of the human brain.

Keywords: Algorithmen, Magnetresonanz, Segmentierung, Neuronale Netze, Vektorquantisierung

1 Introduction

Function approximation is a classical problem of neural network computation. Various algorithms have been proposed to solve this problem, e.g. multi-layer-perceptrons trained by the error-back-propagation algorithm [7] or (generalized) radial-basis-functions networks ((G)RBF networks, see e.g. [2], [5], [1]). These algorithms are based on the supervised training of a sample data set by adapting the neural network parameters in order to represent an appropriate model of the target function. The (G)RBF approach decouples the function approximation problem into two different computational steps: an initial unsupervised vector quantization (VQ) step is followed by a supervised training of the output weights.

In this paper, we refer to the problem of training a *changing* target function. For instance, the target function may represent a dynamical system in a changing environment involving an inevitable temporal shift of parameters.

A different example are apparent similarities within pattern analysis problems when comparing different, but similar objects. In biomedical research data sets, this phenomenon can be observed frequently (see e.g. [9]). One may think of the interindividual variability of anatomical features: there are no completely identical biological individuals, but there may be obvious anatomical "resemblances" (see e.g. fig.2.a,b).

These examples imply the need for adaptive plasticity in order to avoid a complete re-training of the function approximation network. Within the framework of (G)RBF function approximation, it is usually the *supervised* training of the output weights which is kept flexible in order to meet the needs of learning a changing target function, whereas the parameters obtained in the initial VQ procedure are preserved. For example, this approach is frequently chosen in the so-called mixture-of-experts solution of time-series prediction by competing RBF networks (see e.g. [3]). This is motivated by the observation that the VQ step is computationally more expensive than the adaptive training of the output weights. However, there may be situations in which repetitive supervised training is a critical issue, as an appropriate training data set (i) may be expensive, e.g. require human working power, (ii) may not be available at all.

In this paper, we present an algorithm that provides a reverse, alternative approach to adaptive function approximation: The output weights of a (G)RBF network are kept constant, whereas the adaptive training is performed on the VQ level. Hereby, the explicit supervised training is restricted to a *single* data set. From a theoretical point of view, this approach reduces a class of "similar" function approximation problems to the one-shot training of a single data set, followed by an appropriate subsequent similarity transformation.

2 Theory

Given are two similar, but not identical data distributions in the n-dimensional feature spaces X and Y. Here, the total number of raw data vectors may differ between X and Y, i.e. "similarity" refers to probability densities. Let $\mathbf{x}^\mu \in X$ ($\mu \in \{1, \ldots, q\}$) denote the so-called *source distribution*, and $\mathbf{y}^\nu \in Y$ ($\nu \in \{1, \ldots, p\}$) the *target distribution*. Given this situation, the basic problem in this article can be addressed as follows: How can X and Y be matched onto each other in a somewhat optimal manner, including local nonlinear deformations.

In other words, how can we define a mapping $S : X \to Y$ that satisfies the following constraints: (i) optimal correspondence of probability densities f and f' before and after the match, i.e. minimization of $\int_X \|f'(S(\mathbf{x})) - f(\mathbf{x})\| \, d^n x$, where $\|\cdot\|$ denotes an appropriate norm in $\mathbb{R}^n$, e.g. the Euclidean norm, (ii) minimization of the total deformation $\int_X \|S(\mathbf{x}) - \mathbf{x}\| \, d^n x$, and (iii) topology perservation, i.e. neighboring points of the source distribution in X should be mapped on neighboring points of the target distribution in Y. There is no unique, optimal solution to this tough optimization problem, as the constraints may be weighted differently. In the following, we present an algorithm that can at least provide suboptimal solutions.

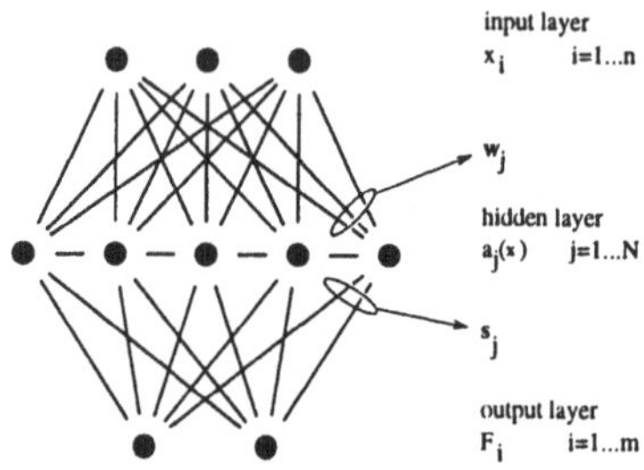

Fig. 1. Architecture of a (generalized) radial-basis-functions (RBF) network.

The target distribution in Y can be represented by a set C_Y of prototypical "codebook vectors" $\mathbf{r}_j$, i.e. $C_Y = \{\mathbf{r}_j \in \mathbb{R}^n \,|\, j \in \{1,\ldots,N\}\}$ as a result of a suitable VQ procedure, e.g. Kohonen's self-organizing map (SOM) algorithm [4] or minimal free energy VQ [6], [1] etc. The basic idea of the DM algorithm is the slight adaption of the original codebook vector positions $\mathbf{r}_j \in C_Y$ of the *target space* Y by re-training the codebook vectors with the data points of the *source space* X. This procedure results in a new corresponding codebook $C_X = \{\mathbf{w}_j \in \mathbb{R}^n \,|\, j \in \{1,\ldots,N\}\}$ representing the source distribution in X.

In detail, the desired codebook vectors $\mathbf{w}_j$ of the source space X are initialized with the codebook vectors $\mathbf{r}_j$ of the target space Y. Subsequently, the codebook vector positions $\mathbf{w}_j$ are adapted in an iterative procedure: After randomly choosing a data vector $\mathbf{x} \in X$, the codebook vectors $\mathbf{w}_j$ are updated according to

$$\mathbf{w}_j(t+1) = \mathbf{w}_j(t) + \epsilon(t)\, h_j(\mathbf{x}(t), \sigma(t))\, (\mathbf{x}(t) - \mathbf{w}_j(t)), \qquad (1)$$

employing the cooperation function

$$h_j(\mathbf{x}(t), \sigma(t)) = \exp\left(-\frac{(\mathbf{r}_j - \mathbf{r}_{\max}(\mathbf{x}(t)))^2}{2\sigma^2(t)}\right) \qquad (2)$$

and an appropriate (e.g. exponential) annealing scheme of the learning parameter $\epsilon(t)$ and the cooperation length $\sigma(t)$ for every training step t. The codebook vector $\mathbf{r}_{max}(\mathbf{x}(t))$ represents the "winner neuron" with respect to the minimal distance to the presented data vector $\mathbf{x}(t)$ in the feature space X. It should be emphasized that the cooperation function $h_j(\mathbf{x}(t), \sigma(t))$ is based on the *metric of the target space* Y, whereas the update of the codebook vectors according to (1) occurs in the source space X! The positions of the $\mathbf{r}_j$ in the target space Y remain unchanged.

The iterative training according to the update rule (1) results in a set of pairs $(\mathbf{w}_j, \mathbf{r}_j)$ of corresponding vectors, representing reference points for the definition of a mapping $S: X \to Y$, $\mathbf{x} \mapsto \mathbf{y}$. Between these reference points, S has to be determined by interpolation. An elegant way to perform this task is the use of parametrized self-organizing maps (PSOMs) [8]

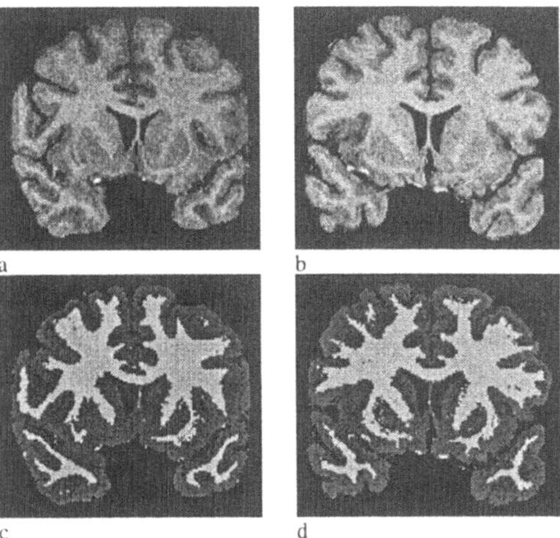

Fig. 2. Results of fully automatic segmentation of multispectral magnetic resonance
(MR) imaging data sets of the human brain using the DM approach. The upper line
(a,b) shows so-called T1-weighted MR images. The lower line (c,d) shows the corresponding segmentations with respect to three classes "white matter" (light gray), "gray
matter" (middle gray), and "liquor" (dark gray). The images of the left column (a,c)
belong to an individual Y, the images of the right column (b,d) belong to a different
individual X. The segmentation of Y (c) serverd as a reference data set for a fully
automatic segmentation of X, shown in (d).

How can the DM algorithm be used for adaptive *supervised* learning? Let $\mathcal{F}$
denote a function defined on the target space Y, i.e. $\mathcal{F} : \mathbb{R}^n \supset Y \rightarrow \mathbb{R}^m, \mathbf{y} \mapsto$
$\mathcal{F}(\mathbf{y}), m, n \in \mathbb{N}$. In a (G)RBF scenario (Fig.1), the codebook vectors $\mathbf{r}_j$ can be
interpreted as the input weights of the hidden layer. The output weights s_{ij} can
be trained in a supervised manner, employing a simple perceptron learning rule.
The final result is a function approximator for $\mathcal{F}$.

Now, the goal is to train a network in order to represent a function $\mathcal{F}'$:
$\mathbb{R}^n \supset X \rightarrow \mathbb{R}^m, \mathbf{x} \mapsto \mathcal{F}'(\mathbf{x})$ with $\mathcal{F}(\mathbf{y}) = \mathcal{F}'(\mathbf{x})$ for pairs $(\mathbf{x}, \mathbf{y})$ of corresponding
points of the source and the target space. The central idea to solve this problem
is to use the mapping S as trained by the DM algorithm for the definition of
"corresponding" points. Thus, a function approximator for $\mathcal{F}'$ can be trained in
an *unsupervised* manner, just by exploiting the similarity between source and
target distributions.

After completing the DM training of the mapping S, the information of the
preceding supervised learning of $\mathcal{F}$ for a *single* target data set in Y can be
employed in order to solve the function approximation problem for $\mathcal{F}'$. Given
an arbitrary point $\mathbf{x} \in X$, this can be performed by the following computational
steps: (i) Calculate $S(\mathbf{x}) \in Y$ as described above. (ii) Calculate the activations
a_j of the codebook vectors $\mathbf{r}_j$ using the metric of Y. (iii) Calculate the output
activations of the (G)RBF network using the output weights s_{ij} which have been
determined by supervised learning of a single data set in Y.

3　Application to Image Segmentation

Fig.2 shows results of multispectral image segmentation employing the DM algorithm. This is an interesting problem in order to demonstrate its performance, as the creation of training data for supervised learning of image segmentation is a very time-consuming task that requires a considerable amount of human working power. The details of this application will be described elsewhere.

Fig.2a shows a coronal cross-section of a human brain obtained by magnetic resonance (MR) imaging of an individual Y. By changing several physical MR imaging parameters, k different images of the same cross-section can be obtained. By anatomically correct registration, these images form a so-called "multispectral" data set. Hereby, each pixel i can be characterized by a feature vector $\mathbf{y} = (g_1, \ldots, g_k, x_i, y_i)$ with $n = k + 2$, where g_j, $j \in \{1, \ldots, k\}$ denote the gray values of the different images, and x_i, y_i the spatial coordinates of the pixel. Thus, the data set can be described as a distribution in a n-dimensional feature space. Fig.2 refers to a data set with $n = 6$, i.e. $k = 4$. The supervised training of a GRBF classifier on this data set resulted in the image segmentation of fig.2c. Fig.2b shows a corresponding brain section of a *different* individual X. Note the differences between X and Y with respect to anatomical details and distribution of gray values. The DM algorithm provided a *fully automatic* image segmentation for data set X which can be seen in fig.2d, where Y served as a reference data set.

References

1. D.R. Dersch. *Eigenschaften neuronaler Vektorquantisierer und ihre Anwendung in der Sprachverarbeitung.* Verlag Harri Deutsch, Reihe Physik, Bd. 54, Thun, Frankfurt am Main, 1996. ISBN 3-8171-1492-3.
2. F. Girosi and T. Poggio. Networks and the best approximation property. *Biological Cybernetics*, 63:169–176, 1990.
3. J. Kohlmorgen, K.R. Müller, and K. Pawelzik. Improving short-term prediction with competing experts. In *Proceedings of the International Conference on Artificial Neural Networks ICANN*, volume 2, pages 215–220, Paris, 1995. EC2 & Cie.
4. T. Kohonen. *Self-Organization and Associative Memory.* Springer, Berlin, 1989.
5. J. Moody and C. Darken. Fast learning in networks of locally-tuned processing units. *Neural Computation*, 1:281–294, 1989.
6. K. Rose, E. Gurewitz, and G.C. Fox. Vector quantization by deterministic annealing. *IEEE Transactions on Information Theory*, 38(4):1249–1257, 1992.
7. D.E. Rumelhart and J.L. McClelland. Learning internal representations by error propagation. In *Parallel Distributed Processing*, volume I. M.I.T. Press, Cambridge, MA, 1986.
8. J. Walter and H. Ritter. Investment learning with hierarchical PSOM. In A. Wismüller and D.R. Dersch, editors, *Symposion über biologische Informationsverarbeitung und Neuronale Netze – SINN '95, Konferenzband*, pages 161–168. Hanns-Seidel-Stiftung, München, 1996.
9. A. Wismüller and D.R. Dersch. Neural network computation in biomedical research: chances for conceptual cross-fertilization. *Theory in Biosciences*, 116(3), 1997.

Rekonstruktion

und Visualisierung

Interaktive Echtzeit-Mehrkanal-Visualisierung des Herzens

V. Heid, H. Evers, Ch. Henn*, G. Glombitza und H.P. Meinzer

Deutsches Krebsforschungszentrum Heidelberg
INF 280, 69120 Heidelberg
*Visual Supercomputing RealityLab, Silicon Graphics, Inc.
2, Chemin des Rochettes, 2016 Cortaillod, Schweiz
Email: V.Heid@DKFZ-Heidelberg.de

Zusammenfassung. Um Herzklappeninsuffizienzen effizient beurteilen zu können, haben sich transösophageale, getriggerte, dreidimensionale Ultraschallaufnahmen als Mittel der Wahl etabliert. Um diese zu visualisieren, bietet sich die von uns vorgestellte Methode an, die es erlaubt, die dynamischen Ultraschalldaten interaktiv und in Echtzeit zu betrachten. Die Qualität der resultierenden Bilder erlaubt eine exakte Differenzierung der Insuffizienz.

Schlüsselwörter: Ultraschall Diagnostik, 3D-Visualisierung, Volumizer, MPU

1 Einleitung

Eine wichtige Anwendung der 3D-Echokardiographie [1, 2] im letzten Jahrzehnt ist die Bewertung von Herzkammervolumina [3, 4] und der Herzanatomie [5] im allgemeinen. Die Aufnahmen werden durch transösophagealen Ultraschall in Verbindung mit einem Dopplersensor gemacht. Bei Grauwertbildern ist es nicht möglich, zwischen der Morphologie und dem Fluss zu unterscheiden. Damit ist auch keine quantitative Aussage bezüglich des mitralen Rückflusses möglich. In [6] und [7] wurde ein neues Verfahren zur Visualisierung von Doppler-Signalen in der Originalfarbe entwickelt.

Die 3D-Bilder konnten jedoch nicht interaktiv verändert werden und 3D-Ansichten mussten im voraus mit einem Software-Renderer [8, 9] berechnet werden. Dieser Renderer hatte keine interaktive Schnittstelle, weshalb eine Animation berechnet wurde. Um diese Nachteile zu umgehen, war ein Echtzeitverhalten ein wichtiges Ziel. Wir entwickelten ein Verfahren, mit dem Teile der Morphologie ohne Beeinflussung des Flusses ausgeblendet werden können.

2 Werkzeuge und Methoden

Um auf der einen Seite einen räumlichen Eindruck der 3D-Szene zu bekommen und auf der anderen Seite das Volumen interaktiv zu verändern, ist ein Echtzeitverhalten notwendig. Dabei ist es wichtig, die Interaktion der morphologischen Daten von der der Dopplerdaten zu trennen.

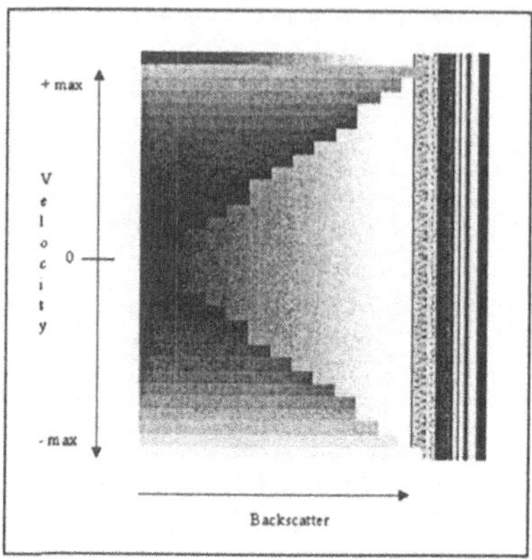

Abb. 1. Beispiel einer typischen Lookup-Tabelle: Die Backscatterwerte werden in x-Richtung abgelesen, die Doppplerwerte in y. Der Bereich am rechten Bildrand ist Teil des Overlaybereiches des Ultraschallgerätes und ist für uns ohne Bedeutung. Benutzt werden in dieser Lookup-Tabelle 200 Grauwerte und 30 Farbwerte, die die Geschwindigkeiten darstellen. Die Grauwerte befinden sich in der Mitte.

2.1 Datenerfassung

Alle Bilddaten wurden digital mit einem Ultraschallscanner Sonos 2500 von Hewlett Packard aufgezeichnet. Die Rotation des Ultraschallkopfes kann in 2 oder 5 Grad Abständen durchgeführt werden. Statistische Auswertungen haben gezeigt, daß keine signifikanten Unterschiede in der Genauigkeit existieren [9]. Im Laufe eines Herzzyklusses werden jeweils bis zu 10 Aufnahmen für Morphologie und Fluss gemacht. Die Daten werden in einer Auflösung von $128^2 * 90$ oder $256^2 * 180$ mit einem Byte pro Pixel gespeichert.

2.2 Lookup-Tabelle

Unser Ziel war es, die Visualisierung in denselben Farben, wie sie bei einer konventionellen Untersuchung verwendet werden, darzustellen. Die Farben werden durch eine Lookup-Tabelle (LUT) (Abb. 1) festgelegt. In unserer Anwendung werden zwei LUTs verwendet. Die erste wird zur Transformation des Flussdatensatzes verwendet, die zweite zur Darstellung. Während dieser Transformation werden allen Voxeln des Flusses Farben gemäß Abb. 1 zugeordnet. Diese Zuordnung wird im nächsten Abschnitt graphisch dargestellt. Die zweite, von Volumizer zur Darstellung benötigte LUT, enthält zuerst alle Grauwerte des Volumens, dann alle Farbwerte.

2.3 Vorverarbeitung und Transformation

Der Flussdatensatz wird im voraus transformiert, um die Visualisierung zu beschleunigen. Die Transformation ist in Abb. 2 dargestellt und umfaßt folgende Schritte:

1. Bestimme für jeden Voxel den Grau- oder Farbwert mit Hilfe der LUT aus Abb. 1.
2. Ist der Voxel farbig, suche seine Position in der zweiten LUT nach.
3. Schreibe diese Position als Farbwert in den Flussdatensatz.

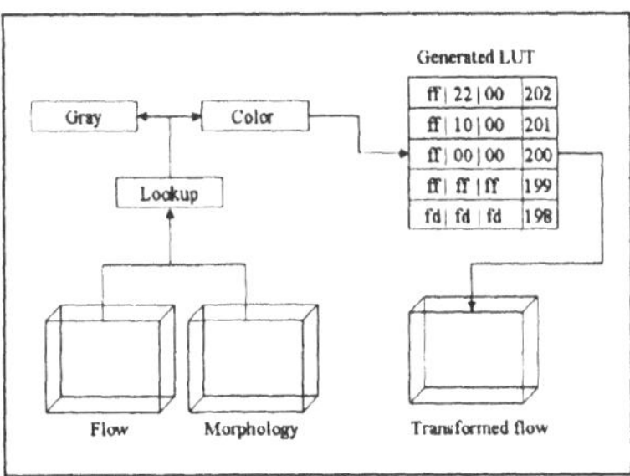

Abb. 2. Diese Abbildung beschreibt die Transformation des Flussdatensatzes. Dazu wird jeweils der Grauwert im Flussdatensatz und der Morphologie benötigt. Nur wenn das Ergebnisvoxel nach dem Lookup einen Farbwert hat, wird es dargestellt. Die Position des Farbwertes in der neu erzeugten LUT wird als Farbwert in den transformierten Flussdatensatz eingetragen.

2.4 Visualisierung mit Volumizer

Unsere Applikation wurde mit OpenGL Volumizer [10] erstellt. Volumizer ist eine Bibliothek von C++ Klassen, die das Darstellen und Verändern von Volumendaten erleichtert.

Bei Volumizer sind Geometrie und Darstellung getrennt. Die Geometrie ist durch Bricks (Quader) definiert. Ein Brick stellt eine Untermenge des Voxelraumes dar. Die Darstellung ist durch die Volumendaten definiert. Während der Polygonisierung, das ist das Schneiden des Volumens an bestimmten Flächen, werden die Voxeldaten an Volumen- und Brickgrenzen geclippt (abgeschnitten). Das Ausblenden an den Brickgrenzen wird zum Clippen der Morphologie genutzt.

Für die Morphologie und den Fluss werden unterschiedliche Bricksets benutzt. Beide Bricksets werden im Hauptspeicher alloziiert und beim Darstellen in den Texturspeicher geladen. Für eine gute Performance beim Rendern ist es wichtig, dass beide Volumen eines Zeitpunktes in den Texturspeicher passen. Ansonsten führt es zu einem sehr uneffizienten Ein- und Auslagern. Um ins Innere des Herzens sehen zu können, muß die Morphologie ausgeblendet werden können. Dies wird durch das Ändern der Geometrie erreicht(Abb. 3, rechts unten). Wird die Clipping-Plane verändert, ändert sich die Geometrie der Morphologie, nicht aber die des Flusses.

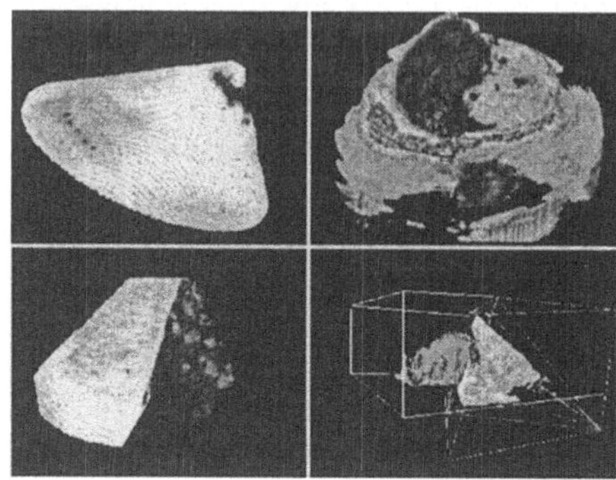

Abb. 3. *Oben links:* Fluss und Morphologie, der Fluss ist verdeckt. *Oben rechts* Der Datensatz wurde rotiert und die Level/Window-Einstellung geändert. *Unten Links:* Die Morphologie ist vertikal ausgeblendet. *Unten rechts:* Die unterschiedliche Geometrie von Morphologie und Fluss ist erkennbar.

2.5 Parallelisierung mit dem Multipipe-Utility-Toolkit

Das Multipipe-Utility-Toolkit (MPU)[11] ist ein Programmierinterface für OpenGL. Es erlaubt Runtime-Portabilität von OpenGL-basierten Applikationen von einer einfachen Workstation bis zur hochskalierten, multipipe Grafikworkstation. Vorteile bringt das MPU-Toolkit nur auf Maschinen mit mehr als einer Grafikpipe.

3 Ergebnisse

Wir haben gezeigt, daß eine interaktive Visualisierung von multidimensionalen und mehrkanaligen Daten möglich ist. Die Applikation und die verwendeten Toolkits zeichnen sich durch folgende Merkmale aus:

- Schnelle Performance. Durch Nutzung der Grafikhardware kann man eine gute Performance erreichen und dadurch die Volumina interaktiv und in Echtzeit manipulieren.
- Skalierbarkeit. Durch Ändern des MPU-Konfigurationsfiles kann die Applikation auf verschiedene Grafikworkstations skaliert werden.
- Darstellung in den Originalfarben des Ultrschallscanners.

4 Zusammenfassung und Danksagung

Die Kombination beider APIs ermöglicht eine Visualisierung von morphologischen und funktionalen Daten mit akzeptablen Bildwiederholraten. Durch die Benutzung des MPU-Toolkits kann die Applikation sehr gut skaliert werden.

Die Qualität der Bilder erlaubt eine exakte Differenzierung der Herzklappeninsuffizienz.

DieseForschungsarbeit wurde in der Abteilung Medizinische und Biologische Informatik, Prof. Dr. H.P. Meinzer, Deutsches Krebsforschungszentrum Heidelberg, durchgeführt und im Rahmen des Sonderforschungsbereichs 414 „Informationstechnik in der Medizin - Rechner und sensorgestützte Chirurgie" von der Deutschen Forschungsgemeinschaft finanziert.

Literatur

1. K.H. Sheikh, S.W. Smith, O.T. von Ramm, and J. Kisso. Real-time three-dimensional echocardiography: feasibility and initial use. *Echocardiography*, 9:667–687, 1991.

2. N.G. Pandian, N. Nanda, S. Schwartz, P. Fan, Q-L Cao, R. Sanyal, T.L. Hsu, B. Mumm, H. Wollschlaeger, and A. Weintraub. Three-dimensional and four-dimensional transesophageal echocardiographic imaging of the heart and aorta in humans using a computed tomographic image probe. *Echocardiography*, 9.677–687, 1992.

3. A.S. Gopal, Z. Shen, P.M. Shapin, A.M. Keller, M.J. Schnellbaecher, D.W. Leibowitz, O.O. Akinboboye, R.A. Rodney, D.K. Blood, and D.L. King. Assessment of cardiac function by three-dimensional echocardiography compared with conventional noninvasive methods. *Circulation*, 92:842–853, 1995.

4. H. Feigenbaum. *Echocardiography*. Lea & Febiger, 5. edition, 1994.

5. A. Salustri, S. Spitaels, J. McGhie, W. Vletter, and J.R. Roelandt. Transthoracic three-dimensional echocardiographie in adult patients with congetinal heart disease. *Journal of American Coll. Cardiol.*, 26:759–767, 1995.

6. R. de Simone, G. Glombitza, Ch. F. Vahl, J. Albers, H.P. Meinzer, and S. Hagl. Three-dimensional doppler for the assessment of mitral regurgitation. *Computers in Cardiology*, 25:617–620, 1998.

7. G.Glombitza, R. de Simone, M. Merdes, A. Mayer, C.F. Vahl, S. Hagl, and H.P Meinzer. Three-dimensional visualization and volumetric assessment of valvular regurgitant jets in echocardiography. In H.U Lembke, M.W. Vannier, K. Inamura, and A.G. Farman, editors, *Computer Assisted Radiology and Surgery*, pages 170–175, 1998.

8. H.P. Meinzer, K. Meetz, D. Scheppelmann, U. Engelmann, and H.J. Baur. The heidelberg ray tracing model. *IEEE Computer Graphics and Applications*, 11(6):34–43, November 1991.

9. R. de Simone, G. Glombitza, Ch. F. Val, J. Albers, H.P. Meinzer, and S. Hagl. Three-dimensional color doppler: A new approach for quantitative assessment of mitral regurgitant jets. *Journal of the American Society of Echocardiography*, 12(3):173–185, 1999.

10. G. Eckel. *OpenGL Volumizer Programmer's Guide*. Silicon Graphics, Inc, 1998. Document Number 007-3720-001.

11. P. Bouchard. *MPU v2.0 Programming Guide*. Silicon Graphics, Inc, 1999.

Kernspintomographie des Innenohrs

Vergleich der Darstellung mittels einer T2-gewichteten Turbo Spin-Echo Sequenz, Maximum-Intensitätsprojektionen und dreidimensionalen Volumenrekonstruktionen

Gabriele A. Krombach, Thomas Schmitz-Rode, Josef Tacke, Markus Kilbinger, Rolf W. Günther

Klinik für Radiologische Diagnostik, Universitätsklinikum der Rheinisch-Westfälischen Technischen Hochschule (RWTH), 52057 Aachen
Email: krombach@rad.rwht-aachen.de

Zusammenfassung. Die gezielte Therapie von Erkrankungen des Innenohrs erfordert die detaillierte Darstellung der anatomischen Strukturen und morphologischer Veränderungen, die kernspintomographisch mittels neuentwickelter schneller Gradientensysteme gelingt. Die Interpretation der zweidimensional präsentierten Schichten bleibt jedoch schwierig. Zur dreidimensionalen Darstellung wurden in 50 Fällen Maximum-Intensitätsprojektionen und Volumenrekonstruktionen aus den MRT-Daten angefertigt. Mittels dieser Techniken gelang die detaillierte Abbildung der Innenohrstrukturen in perspektivischen Ansichten, die ergänzende Informationen liefern konnten.

Schlüsselwörter: Innenohr, Anatomie, Magnetresonanztomographie, Volumenrekonstruktion, Maximum-Intensitätsprojektionen

1 Einleitung

Der Fortschritt auf dem Gebiet der Mikrochirurgie des Innenohres, insbesondere die Einführung des Cochlearimplantates in die klinische Routine und die Entwicklung neuer konservativer Therapiekonzepte hat die Anforderungen an die Bildgebung deutlich erweitert. Zur Untersuchung der flüssigkeitsgefüllten Gangsysteme des Innenohrs wurde die dreidimensionale T2-gewichtete Magnetresonanztomographie etabliert [1]. Sie erlaubt die hochauflösende Darstellung der Strukturen des häutigen Labyrinths. Die Interpretation der zweidimensional präsentierten axialen Schichten dieser komplexen anatomischen Region bleibt jedoch auch für den Erfahrenen schwierig, weil die tubulären Strukturen die Schichten mehrfach durchkreuzen. Ist eine operative Therapie geplant, muss der Arzt aus den axialen Schichten mental ein dreidimensionales Bild erstellen. Die Nutzung moderner Computertechnologien in der Bildverarbeitung hat zu der Entwicklung neuer Darstellungsverfahren, wie der Volumenrekonstruktion mit perspektivischen Ansichten geführt. Native axialen Schichten sowie Maximum-Intensitätsprojektionen und dreidimensionalen Volumenrekonstruktionen aus diesen Daten wurden hinsichtlich der Darstellung der anatomischen Strukturen und pathologischer Veränderungen verglichen.

2 Material und Methoden

2.1 Probanden und Patienten

25 gesunde Probanden (8 Frauen, 16 Männer) im Alter von 27 bis 58 Jahren (mittleres Alter 33 Jahre) und 25 Patienten (11 männliche, 14 weibliche Patienten) im Alter von 2 bis 74 Jahren (mittleres Alter 46 Jahre), die sich mit sensorineuronalem Hörverlust oder Schwindel vorstellten, wurden in die Studie eingeschlossen.

2.2 Kernspintomographie und Maximum-Intensitätsprojektionen

Die Untersuchungen wurden an einem 1,5 Tesla Gerät (Gyroscan, ACS-NT, Philips, Best, Niederlande), das mit einem schnellen Gradientensystem (Power Track 6000, Philips) ausgerüstet ist und über eine Gradientenstärke von 23 mT/m mit einer Anstiegsgeschwindigkeit von 200 µm/s verfügt, durchgeführt. Zur Darstellung des Innenohrs wurde eine stark T2-gewichtete Turbo Spin-Echo Sequenz mit folgenden Parametern angefertigt: TR 2000 ms, effektive TE 500 ms, Echozuglänge 100, Echoabstand 9,9 ms, Matrix 128 × 128, Rekonstruktionsmatrix 256 × 256, FOV 9 × 9 cm², Schichtdicke 0,66 mm, Voxelgröße 0,66 × 0,7 × 0,7 mm³. 24 Schichten wurden in axialer Orientierung erhoben, so dass die Akquisitionszeit bei 9,36 min lag.

Unter Anwendung der Software des MRT-Gerätes wurden Maximum-Intensitätsprojektionen (MIP) anhand des MRT-Datensatzes erstellt. Diese Technik stellt eine einfache Volumenrekonstruktion dar. Die maximale Signalintensität entlang einer Projektionslinie durch den Quelldatensatz wird durch ein Pixel in dem MIP-Bild wiedergegeben. Die MIP wurden standardisiert in koronarer und transversaler Orientierung in Schritten von 15° rekonstruiert, sodass jede Serie aus jeweils 12 Projektionen bestand. Um eine Überlagerung des Innenohrs durch Nachbarstrukturen und den Liquor cerebrospinalis zu vermeiden wurde nur der Bereich des häutigen Labyrinths in das Rekonstruktionsvolumen eingeschlossen.

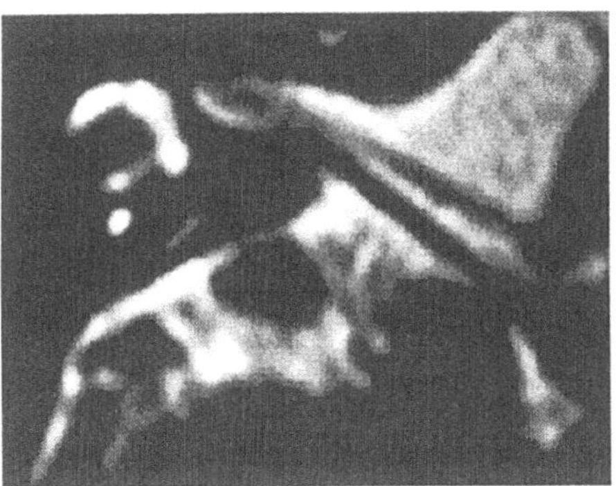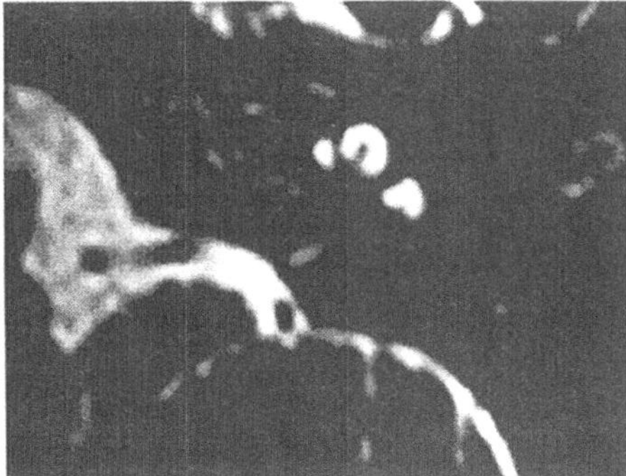

Abb. 1. Axiale Schichten der TSE-Sequenz. Links: Das Vestibulum, der laterale Bogengang, der N. vestibulocochlearis, der Aquaeductus vestibuli und der N. facialis sind dargestellt. Rechts: Schnitt durch die Cochlea. Der Modiolus ist im Zentrum der Ohrschnecke sichtbar.

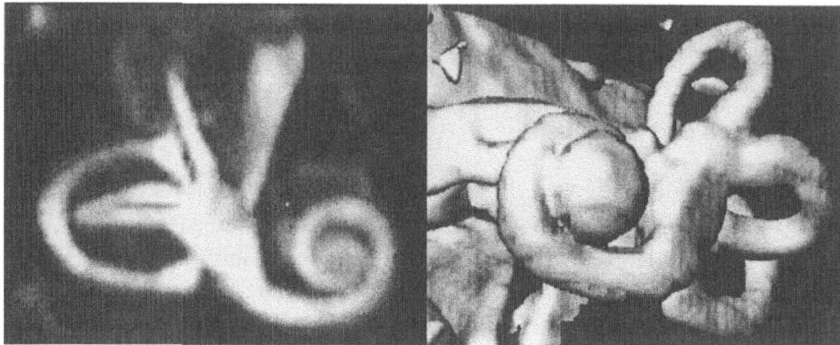

Abb. 2.   Links: MIP. Die 2,5 Windungen der Cochlea sind auf einen Blick zu erkennen. Rechts: Volumenrekonstruktion. Die apikalen Cochleawindungen sind verschmolzen.

2.3 Dreidimensionale Volumenrekonstruktion

Die Volumenrekonstruktionen wurden an einem Bildverarbeitungscomputer (Easy Vision, Philips, Best, Niederlande) durchgeführt. Das System basiert auf einem Sun Ultra 2 Computer (Sun Microsystems, Palo Alto, USA), mit einem Arbeitsspeicher von 393 Megabyte. Die Bilddaten wurden zunächst segmentiert. Zur Darstellung einer in Vergleich zu der Umgebung signalreichen Struktur muss ein oberer Schwellenwert bestimmt werden, der für das Innenohrs bei 420 - 480 (Mittelwert 450) auf einer Skala von 0 – 3000 gewählt wurde. Die Voxel, deren Signalintensität oberhalb des Schwellenwerts liegen, werden bei der Rekonstruktion zur Bilderstellung herangezogen. Der Wert für die Transparenz der Oberfläche wurde zwischen 5 – 10 % festgesetzt. Auch die Volumenrekonstruktion wurde selektiv für den Bereich des Innenohrs durchgeführt, um eine Überlagerung durch benachbarte Strukturen zu vermeiden. Die Rekonstruktionen wurden um 360° horizontal und vertikal gedreht und in Abständen von 30° abgebildet, so das jede Serie aus 12 Bildern bestand.

2.4 Auswertung

Alle Aufnahmen der Probanden wurden von zwei erfahrenen Radiologen im Konsensus auf die Darstellung der 2,5 Windungen der Cochlea, des Modiolus, der Lamina spiralis, des Vestibulums, Saccus und Utriculus, der Bogengänge, der Ampullen, des Aquaeductus cochlearis und vestibuli, des N. facialis und N. vestibulocochlearis im inneren Gehörgang sowie für die Patienten auf das vorliegen pathologischer Veränderungen hin begutachtet.

3 Ergebnisse

Die Bildqualität der axialen MRT-Aufnahmen war bei allen 50 Untersuchungen gut, sodass die Datensätze zur Weiterverarbeitung geeignet waren. Bei den 25 Probanden waren die Cochlea, die Bögengänge und das Vestibulum in den axialen Schichten in allen Fällen sichtbar. Der Inhalt des Vestibulums, Sacculus und Utriculus, konnten in 97 % identifiziert werden. Der Modiolus konnte in 85 % im Zentrum der Cochlea abgegrenzt werden, die osseäre Lamina spiralis war in 22 % der Untersuchungen erkennbar. Der N. facialis und N. vestibulocochlearis waren im inneren Gehörgang aufgrund des hohen Kontrastes zum umgebenden Liquor gut sichtbar. Der Aquaeductus vestibuli war in 38 %, der Aquaeductus cochlearis in 78 % erkennbar (Abb. 1). Diese Gänge konnten mittels beider Rekonstruktionstechniken nicht dargestellt werden. Aufgrund des hohen Kontrastes zwischen dem flüssigkeitsgefüllten Hohlraumsystems des Innenohrs und den umgebenden knöchernen Strukturen des Felsenbeins konnten die Maximum-Intensitätsprojektionen und die dreidimensionale Volumenrekonstruktion in allen Fällen mit gutem Ergebnis angefertigt werden. Zur Rekonstruktion der MIP wurden im Durchschnitt 5 min benötigt. Die 2,5 Windungen der Cochlea konnten am besten mittels dieser Technik abgebildet werden (Abb. 2). Das Vestibulum und die Bogengänge konnten in der MIP in allen Fällen dargestellt werden, die Ampullen waren in 30 % sichtbar. Zur Durchführung der Volumenrekonstruktionen wurden durchschnittlich 20 min für beide Seiten benötigt. Die Volumenrekonstruktion gaben die räumliche Beziehung der Bogengänge und des Vestibulums zueinander am besten wieder (Abb. 3). Nur mit dieser Technik konnten die Ampullen in allen Fällen dargestellt werden. Die oberen Windungen der Cochlea verschmolzen jedoch miteinander und konnten nicht voneinander abgegrenzt werden. Strukturen innerhalb des Röhrensystems des Innenohres, wie Sacculus und Utrikulus, der Modiolus, die Lamina spiralis oder der 7. und 8. Hirnnerv konnten mit beiden Rekonstruktionstechniken nicht dargestellt werden.

22 der 25 Patienten hatten einen anatomischen Normalbefund. Zwei Patienten wiesen umschriebene Obliterationen im Bogengangsystem auf. Bei einem Patienten wurde das Syndrom des erweiterten Aquaeductus vestibuli diagnostiziert. Diese Veränderungen konnten mit allen Techniken dargestellt werden, die Rekonstruktionen zeigten jedoch die Lage und Ausdehnung auf einen Blick.

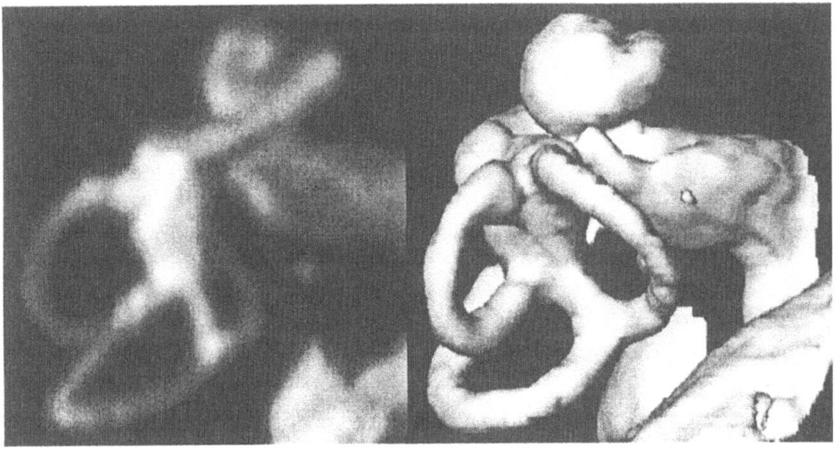

Abb. 3. Links: MIP. Vestibulum und Bogengänge sind erkennbar. Rechts: Volumenrekonstruktion. Die räumliche Anordnung der Bogengänge und des Vestibulums ist sichtbar.

4 Diskussion

Das Innenohr stellt eine komplexe anatomische Region dar, deren detaillierte Darstellung jedoch für die Diagnostik und operative Therapie unbedingt erforderlich ist [2, 3]. Volumenrekonstruktion und Maximum-Intensitätsprojektion ermöglichen die dreidimensionalen Darstellung und können die räumliche Orientierung in diesem Bereich verbessern. Der unkritische Umgang mit neuen Bildverarbeitungstechniken kann zur Fehleinschätzung der Methoden, überhöhten Erwartungen und Fehlinterpretationen der Daten führen. In einer kürzlich durchgeführten Studie wurden in den Rekonstruktionen fehlende nervale Strukturen anhand des Verlaufs umgebender Gangsysteme extrapoliert und am Computer eingezeichnet [4]. Zum gezielten diagnostischen Einsatz neuer Bildverarbeitungsverfahren ist die Kenntnis der Möglichkeiten und Grenzen der Techniken unabdingbar. In dieser Studie wurde erstmals systematisch die Darstellung anatomischer Details des Innenohrs durch axiale Schichten einer dreidimensionalen T2-gewichteten Turbo Spin-Echo Sequenz, Maximum-Intensitätsprojektionen und Volumenrekonstruktion aus diesen Daten verglichen.

Mittels der axialen Schichten konnten im Unterschied zu den anderen Techniken die meisten anatomischen Strukturen dargestellt werden. Details, die im Inneren des Röhrensystems des häutigen Labyrinths liegen, konnten nur auf den axialen Schichten abgegrenzt werden. Die MIP zeigte die 2,5 Windungen der Cochlea in einer Ansicht, und zeichnete sich damit gegenüber den anderen Techniken aus. Der in den axialen Schichten bei der Beurteilung der Cochlea störende Partialvolumeneffekt viel in dieser Technik weg. Die Volumenrekonstruktion stellte die räumliche Konstellation von Vestibulum, Bogengängen und Cochlea zueinander am besten dar. Die drei Ampullen konnten nur mittels dieser Technik in allen Fällen abgebildet werden. Der diagnostische Wert der Volumenrekonstruktion bleibt jedoch auf Veränderungen beschränkt, die die äußere Form des Labyrinths oder die topographische Beziehung der tubulären Strukturen zueinander verändern und ist damit besonders zur Darstellung von Malformationen geeignet. Die vorgestellten Techniken stellen sich ergänzende Verfahren dar, die komplementäre Informationen liefern.

5 Literatur

1. Czerny C, Rand T, Gstoettner W, Woelfl G, Imhof H, Trattnig S: MR Imaging of the inner ear and cerebellopontine angle: comparison of three-dimensional and two-dimensional sequences. AJR, 170: 791 – 796, 1998.
2. Casselman JW, Kuhweide R, Deimling M, Ampe W, Dehaene I, Meeus L: Constructive interference in steady state-3DFT MR imaging of the inner ear and cerebellopontine angle. AJNR, 14: 47 – 57, 1993
3. Naganawa S, Ito T, Fukatsu H, Nakashima T, Ichinose N, Kassai Y, Miyazaki M: MR imaging of the inner ear: comparison of a three-dimensional fast spin-echo sequence with use of a dedicated quadrature-surface coil with a gadolinium-enhanced spoiled gradient-recalled sequence. Radiology, 208: 679 – 685, 1998
4. Seemann MD, Seemann O, Bonél H, Suckfüll M, Englmeier KH, Naumann A, Allen CM, Reiser MF: Evaluation of the middle and inner ear structures: comparison of hybrid rendering, virtual endoscopy and 2D source images. Eur Radiol, 9: 1851 - 1858, 1999

Virtuelle Endoskopie des Ventrikelsystems in Kombination mit der intraoperativen Neuronavigation

Simulation endoskopischer Operationen bei Verschlusshydrocephalus

Gabriele A. Krombach, Veit Rohde*, Tobias Struffert[+], Patrick Haage,
Markus Kilbinger, Rolf W. Günther

Klinik für Radiologische Diagnostik, [+]Abteilung für Neuroradiologie
*Neurochirurgische Klinik, Universitätsklinikum der
Rheinisch-Westfälischen Technischen Hochschule (RWTH), 52057 Aachen
Email: krombach@rad.rwht-aachen.de

Zusammenfassung. Die virtuelle Endoskopie stellt ein kürzlich zur Rekonstruktion endoluminaler Ansichten entwickeltes neues Bildverarbeitungsverfahren dar. Bei 19 Patienten ist sowohl die virtuelle Endoskopie als auch die navigierte endoskopische Operation im Bereich des Ventrikelsystems durchgeführt worden, um den klinischen Nutzen dieses Bildverarbeitungsverfahrens zu beurteilen. Die Vorschubrichtung des Endoskops konnte mittels der Neuronavigation mit der virtuellen Endoskopie verknüpft werden. Durch Simulation der Operation und dreidimensionale Darstellung einiger anatomischer Varianten kann die MR-Ventrikuloskopie zur erhöhten Sicherheit und Effizienz der endoskopischen Operation beitragen und die intraoperative Orientierung erhöhen.

Schlüsselwörter: Virtuelle Endoskopie, MR-Ventrikuloskopie, Neuronavigation, Magnetresonanztomographie

1 Einleitung

Die endoskopische Operation stellt bei Verschlusshydrocephalus und intracerebralen Zysten ein modernes minimal invasives Therapieverfahren dar. Die Diagnose derartiger Erkrankungen und die Operationsplanung basieren auf Schnittbildverfahren wie der Computertomographie und der Magnetresonanztomographie. Der Chirurg muss die zweidimensional präsentierten axialen Schichten mental zu einem dreidimensionalen Bild zusammensetzen, um den adäquaten Zugang und die Vorschubrichtung für das Endoskop zu wählen. Nach Einbringen des starren Endoskops kann die Ausrichtung im Gehirn nicht mehr verändert werden, ohne intaktes Hirngewebe zu schädigen. Die Einführung der intraoperativen Neuronavigation vereinfachte die Planung der Position der Trepanation und der Vorschubrichtung des Endoskops und erhöhte damit die Sicherheit des Eingriffes. Mögliche Hindernisse für das Endoskop vorherzusehen bleibt jedoch auch für den Erfahrenen schwierig.

In den letzten Jahren führte der Fortschritt auf dem Gebiet der Computertechnologie in der medizinischen Bildverarbeitung zu der Entwicklung der virtuellen

Endoskopie. Das Verfahren wurde für viele Gebiete, wie das Bronchialsystem, die Harnwege und den Magen-Darmtrakt eingesetzt [1-3] und bereits zur Darstellung des Ventrikelsystems angewandt [4]. Bislang wurde die Technik jedoch nicht in Verbindung mit therapeutischen Eingriffen durchgeführt. Im Rahmen dieser Studie wurde die virtuellen Endoskopie zur präoperativen Simulation der Vorschubrichtung des realen Endoskops eingesetzt. Die Verknüpfung der virtuellen Endoskopie mit dem Operationsfeld erfolgte durch den Einsatz eines Navigationssystems.

2 Material und Methoden

2.1 Patienten

19 Patienten (7 männliche, 12 weibliche Patienten), die zwischen Januar 1997 und November 1999 endoskopisch unter Einsatz des Navigationssystems operiert worden sind, wurden in diese Studie eingeschlossen. Das mittlere Alter der Patienten betrug 34 Jahre (sechs Monate bis 75 Jahre). In 17 Fällen lag ein Verschlusshydrocephalus vor, ein Patient hatte eine symptomatische Arachnoidalzyste, ein weiterer Patient entwickelte eine raumfordernde Zyste nach der Operation eines Glioblastoms.

2.2 MR-Ventrikuloskopie (virtuelle Endoskopie)

Der für die Neuronavigation und die virtuelle Endoskopie notwendige kernspintomographische Datensatz wurde präoperativ an einem 0,5 Tesla Gerät (Philips, Best, Niederlande) erhoben. Hierfür wurde eine dreidimensionale T1-gewichtete Gradientenecho-Sequenz mit folgenden Parametern angefertigt: TE 4,5 ms, TR 30 ms, FOV 240 mm, Matrix 256 × 256, Schichtdicke 3 mm.

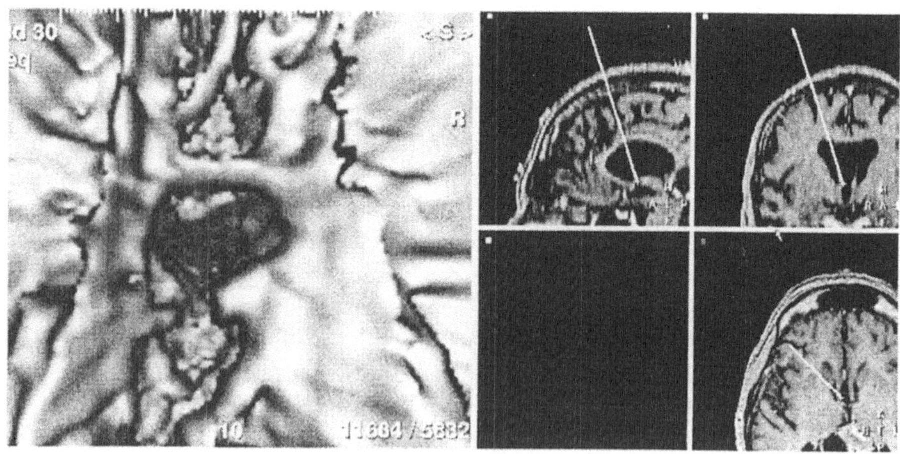

Abb. 1. Links: Fornixspaltung. Endoluminale Ansicht, das virtuelle Endoskop befindet sich unterhalb des Balkens mit Blick in Richtung des Dritten Ventrikels.
Rechts: Neuronavigation. Darstellung der Vorschubrichtung des Endoskops in drei Ebenen.

Die virtuelle Endoskopie wurde an einem Bildverarbeitungssystem (Easy Vision, Best, Philips, Niederlande) mit einem Sun Ultra II Computer (Sun Microsystems, Palo Alto, USA), der über einen Arbeitsspeicher von 393 MBytes verfügt, durchgeführt. Nach dem Prinzip des „Volume-renderings" wurde der gesamte Datensatz für die Segmentation herangezogen. Die Transparenz für das Gehirnparenchym wurde auf 0 % und für den Liquor cerebrospinalis auf 100 % eingestellt. Durch den natürlichen Kontrast zwischen Liquor und Gehirngewebe konnte die Oberfläche des Ventrikelsystems scharf dargestellt werden. Der Pfad der virtuellen Endoskopie wurde für die retrospektiv durchgeführten 17 Fälle analog dem mittels des MRT-Daten-gestützten Navigationssystems festgelegten Weg, entlang dem das reale Endoskop eingebracht worden war, gewählt, sodass Ansatzpunkt, Vorschubrichtung und Zielpunkt übereinstimmten. Bei den prospektiv präoperativ durchgeführten beiden Fällen wurde der Pfad nach dem chirurgischen Vorgehen gewählt: Das virtuelle Endoskop wurde von rechts frontal in den Seitenventrikel, durch das Foramen Monroi in den Dritten Ventrikel und durch den Boden des Dritten Ventrikels in die Zisterna interpeduncularis auf einer Geraden vorgeführt. Nach der Pfadvorgabe wurden die endoluminalen Ansichten entlang der gewählten Route in Abständen von 2 mm errechnet und als Filmsequenz präsentiert. Bei der Durchsicht der MR-Ventrikuloskopie konnte auf jeder gewünschten Position gestoppt und das virtuelle Endoskop geschwenkt oder der Blickwinkel verstellt werden.

2.3 Neuronavigation und endoskopische Operation

Bei den neuroendoskopischen Operationen wurde ein interaktives Navigationssystem (EasyGuide Neuro, Philips, Best, Niederlande) zur Orientierung eingesetzt. Das mobile System besteht aus einem Rechner (Unix 4.0), einem hochauflösenden Bildschirm und einem optischen, mit Infrarotlicht arbeitendem Lokalisationssystem mit zwei Kameras und einem mit Leuchtdioden bestückten Zeigeinstrument. Präoperativ wurden 5 – 8 selbstklebende Hydrogelmarkierungen auf der Kopfhaut des Patienten fixiert und anschließend die MRT-Untersuchung durchgeführt. Die Referenzpunkte wurden an der Workstation in dem MRT-Datensatz markiert und unmittelbar vor der Endoskopie auf dem fixierten Kopf des Patienten mit dem Zeigeinstrument registriert. Die Position des Zeigeinstrumentes am Kopf des Patienten konnte nach der Kalibrierung in Echtzeit in dem MRT-Datensatz dargestellt werden. Vor dem Eingriff wurde die Lage des Bohrlochs und der Pfad des Endoskops festgelegt, indem das virtuell verlängerte Zeigeinstrument auf den Kopf aufgesetzt und auf den Zielpunkt ausgerichtet wurde. Der Pfad konnte auf diese Weise realistisch simuliert werden, da das Endoskop (Aesculap AG, Tuttlingen, Deutschland) starr ist und nicht gebogen werden kann. Das Neuroendoskop hat einen äußeren Durchmesser von 6,2 mm und verfügt über zwei Arbeitskanäle. Zur Ventrikulozisternostomie wurde es über den rechts frontalen Zugang in den Seitenventrikel und durch das Foramen Monroi in den Dritten Ventrikel vorgeführt. Der Boden des Dritten Ventrikels wurde unter Einsatz der monopolaren Koagulation zur Therapie des Hydrocephalus perforiert und das Loch mittels eines Ballonkatheters aufgeweitet. Bei der Perforation des Ventrikelbodens kann die A. basilaris, die in der Zisterna interpeduncullaris unter dem Boden des Dritten Ventrikels liegt verletzt werden.

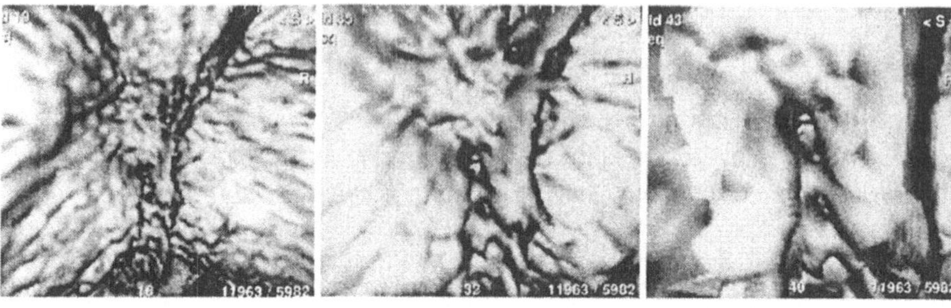

Abb. 2. Virtuelle Endoskopie bei engem Foramen Monroi. Links: Ansicht vom Dach des Seitenventrikels auf das Foramen Monroi. Der untere Anteil des Septum interventrikulare ist sichtbar. Mitte und Rechts: Vorschub des virtuellen Endoskops in Richtung des Foramen Monroi.

3 Ergebnisse

Die virtuelle Endoskopie konnte bei allen Patienten in durchschnittlich 20 min durchgeführt werden. Durch die Kombination mit der Neuronavigation war es möglich, den für die operative Endoskopie gewählten Pfad exakt zu simulieren (Abb. 1). Bei einem Patienten musste die endoskopische Operation abgebrochen werden, weil das Foramen Monroi eng war, und die Passage des Endoskops nicht erlaubte. Mittels der virtuellen Endoskopie konnte das enge Foramen Monroi erkannt und die Behinderung vorhergesehen werden (Abb. 2). In einem weiteren Fall wurde bei Fornixspaltung ein interfornikaler Zugang anstelle des transforaminalen gewählt. Auch diese Veränderung war mittels der virtuellen Endoskopie gut erkennbar (Abb. 1). In den übrigen Fällen konnte die ungehinderte Passage vom Dach des Seitenventrikels bis in den Dritten Ventrikel korrekt als komplikationsfrei dargestellt werden. Die A. basilaris und ihre Lage zu der Perforationsstelle des Bodens des Dritten Ventrikels konnte in allen Fällen dargestellt werden, so dass vorhergesehen werden konnte, ob das Gefäß durch die gewählte Vorschubrichtung des Endoskops gefährdet war. Der Nukleus caudatus, der Thalamus und der Plexus choronoideus waren in allen Fällen als Landmarken sichtbar. Das Septum pellucidum konnte im unteren Bereich dargestellt werden. Der obere Anteil lag unterhalb des Auflösungsvermögens der dreidimensionalen Darstellung. Auch der Boden des Dritten Ventrikels konnte nicht dargestellt werden. Bei einem Patienten war der Ventrikelboden sehr dick und konnte intraoperativ nur schwer perforiert werden. Bei einem weitere Patienten verlief der Boden von anterior nach posterior abfallend. Aufgrund dieser anatomischen Normvariante fanden die Instrumente schlecht Halt, sodass der Boden auch bei diesem Patienten schwer perforiert werden konnte. Diese anatomischen Normvarianten und die damit verbundenen intraoperativen Schwierigkeiten konnten mittels der virtuellen Endoskopie nicht erfasst werden.

4 Diskussion

Durch die Simulation des endoskopischen neurochirurgischen Eingriffs mittels der MR-Ventrikuloskopie kann bereits präoperativ die Eignung des Ansatzpunktes und der Vorschubrichtung des Endoskops überprüft und mögliche Hindernisse erkannt werden. Die simulierte Trajektorie kann mittels der Neuronavigation auf den Operationssitus übertragen werden. Auf diese Weise kann die intraoperativ nötige Bewegung des starren Endoskops zum Erreichen des Zielpunkts und die hiermit verbundene Traumatisierung intakten Hirngewebes auf ein Minimum reduziert werden. Hierdurch wird die Sicherheit und Effizienz der Operation erhöht. Sehr dünne Strukturen, die weniger als ein Pixel tief sind, wie der Boden des dritten Ventrikels oder das Septum pellucidum können jedoch mittels der virtuellen Endoskopie nicht dargestellt werden. Damit entziehen sich auch Veränderungen dieser Strukturen dem Nachweis. Durch die Anwendung hochauflösender dünnschichtiger MRT-Sequenzen als Quelldatensätze für die virtuelle Endoskopie könnten kleinere Strukturen dargestellt werden.

Die virtuelle Endoskopie kann weiterhin die intraoperative Orientierung verbessern. Die anatomischen Strukturen werden in den endoskopischen Ansichten durch Vergrößerung und Verzerrung verfremdet dargestellt. Diese endoluminale Perspektive wird mittels der virtuellen Endoskopie nachempfunden. Am Computer ist jedoch die Korrelation zwischen den dreidimensional endoskopisch dargestellten Strukturen und den axialen Schichten möglich, sodass die Orientierung durch die Identifikation von Einzelstrukturen erfolgen kann. Diese Strukturen sind während der endoskopischen Operation aufgrund der hohen Ähnlichkeit zu den Ansichten der virtuellen Endoskopie leicht wiederzuerkennen und dienen dann als Landmarken.

5 Literatur

1. Hara AK, Johnson CD, Reed JE, Ahlquist DA, Nelson H, MacCarty RL, Harmens WS, Ilstrup DM: Detection of colorectal polyps with CT colography: Initial assessment of sensitivity and specificity. Radiology 205: 59-65, 1997.
2. Higgins WE, Ramaswamy K, Swift RD, McLennan G, Hoffman EA: Virtual bronchoscopy for three-dimensional pulmonary image assessment: state of the art and future needs. RadioGraphics 18: 761-778, 1998.
3. Nolte-Ernsting CCA, Krombach GA, Staatz G, Kilbinger M, Adam GB, Günther RW: Virtuelle Endoskopie des oberen Harntraktes auf der Basis kontrastangehobener MR-Urographie Datensätze. Fortschr Röntgenstr 170: 550-556, 1999.
4. Auer LM, Auer DP: Virtual endoscopy for planning and simulation of minimally invasive neurosurgery. Neurosurgery 43: 529-537, 1998.

Integration von Oberflächenrekonstruktion und Verschiebungskorrektur in der tomographischen 4D-Echokardiographie

Oliver Ziermann und Dietrich Meyer-Ebrecht

Lehrstuhl für Meßtechnik und Bildverarbeitung
Rheinisch-Westfälische Technische Hochschule (RWTH), 52056 Aachen
Email: ziermann@lfm.rwth-aachen.de

Zusammenfassung. Die Untersuchung der Endokardbewegung ist für die Diagnostik vieler Herzkrankheiten von medizinischem Interesse. Die dreidimensionale tomographische Echokardiographie ist ein Bildgebungsverfahren, das Ausgangsdaten in hoher räumlicher und zeitlicher Auflösung liefert. Ein Problem des Aufnahmeverfahrens sind Bewegungsartefakte, die durch die serielle tomographische Aquisition der Daten bedingt sind. In dem vorliegenden Beitrag wird gezeigt, wie die Korrektur der Bewegungsartefakte und die Rekonstruktion der Endokardoberfläche in ein pseudomechanisches Modell auf Basis aktiver Oberflächen integriert werden können.

Schlüsselwörter: Aktive Konturen, Bildregistrierung, Finite Elemente, Ultraschalldiagnostik

1 Die Bildgebungsmodalität tomographische Echokardiographie

Die Untersuchung der Endokardbewegung mittels bildgebender Verfahren ist für die klinische Diagnostik vieler Herzkrankheiten von Interesse. Die Bildgebungsmodalität Ultraschall ist nicht-invasiv, setzt den Patienten keiner Strahlenbelastung aus und erfordert einen verhältnismäßig geringen apparativen Aufwand. Technische Vorteile sind die gute räumliche und zeitliche Auflösung. Ein Verfahren zur Akquisition von Volumendaten ist die vierdimensionale tomographische Echokardiographie. Bei diesem Verfahren wird durch Rotation des Transducers ein kegelförmiges Volumen mit einer größeren Anzahl von Schnittbildebenen erfaßt. Für jede dieser Schnittbildebenen wird eine Bildsequenz jeweils eines Herzschlags aufgenommen. Durch Umsortieren der Schnittbilder erhält man für jeden Zeitpunkt des Herzzyklus einen Datensatz, aus dem abhängig von der Aufnahmegeometrie ein Datenvolumen rekonstruiert werden kann.

Die gesamte Akquisition eines 4D- Datensatzes dauert einige Minuten. Ein Problem des Aufnahmeverfahrens sind Bewegungsartefakte, die durch unwillkürliche Bewegungen des Patienten oder des Untersuchers während der langen Aufnahmezeit entstehen. Sie führen zu Verdrehungen und Verschiebungen der Aufnahmeebenen gegenüber den idealen Aufnahmepositionen.

2 Aktive Oberflächen

Die Analyse der Endokardbewegung erfordert die Rekonstruktion einer parametrisierten Endokardoberfläche $\vec{X}(u,v)$ für jeden Zeitpunkt des Herzzyklus. Das Problem der Oberflächenrekonstruktion wurde von Cohen et al. [1] und von McInerney et. al. [2] auf ein pseudomechanisches Energieminimierungsproblem abgebildet. Dazu wird eine Energiefunktion $E_{ges} = E_i + E_m$ aus einer inneren Energie zur Erzwingung einer glatten Oberfläche und einer äußeren Merkmalsenergie zur Erzwingung der Ähnlichkeit zwischen Oberfläche und Kantenmerkmalen aufgestellt und ein lokales Minimum der Gesamtenergiefunktion E_{ges} gesucht.

$$E_i = 1/2 \iint \alpha\left(\vec{X}_u\right)^2 + \alpha\left(\vec{X}_v\right)^2 + \beta\left(\vec{X}_{uv}\right)^2 + \beta\left(\vec{X}_{vv}\right)^2 + \beta\left(\vec{X}_{uu}\right)^2 du \, dv \quad (1)$$

$$E_m = 1/2 \sum_{ij} a(\vec{X}_{ij}(u,v) - \vec{X}_{m_{ij}})^2 \quad (2)$$

$\vec{X}_{m_{ij}}$ sind hier die mit i und j durchnumerierten Merkmalsorte und $\vec{X}_{ij}(u,v)$ die korrespondierenden Orte auf der rekonstruierten Oberfläche..

Das Problem wird durch eine Finite-Element-Approximation diskretisiert und die Oberfläche wird durch eine endliche Anzahl von Freiheitsgraden, den Knotenvariablen, beschrieben [3]:

$$\vec{X}(u,v) = \left\langle \vec{N}(u,v)\right\rangle \{q\} \quad (3)$$

wobei $\left\langle \vec{N}(u,v)\right\rangle$ der Zeilenvektor der Formfunktionen der Finite-Elemente-Approximation und $\{q\}$ der Spaltenvektor der Knotenvariablen ist. Wir folgen hier der Notation aus [3], in der Zeilenvektoren durch spitze Klammern, Spaltenvektoren durch geschweifte Klammern und Matrizen durch eckige Klammern bezeichnet werden. Durch die Finite-Element-Diskretisierung wird aus der Energiefunktion eine quadratische Funktion der Variablen $\{q\}$ ([3]):

$$E_i(\{q\}) = 1/2\{q\}^T [A]\{q\} \quad (4)$$

Bei einem lokalen Minimum der Gesamtenergie verschwinden die partiellen Ableitungen der Gesamtenergie nach den Knotenvariablen:

$$\frac{\partial E_{ges}}{\partial\{q\}} = \frac{E_i(\{q\})}{\partial\{q\}} + \frac{E_m(\{q\})}{\partial\{q\}} = [A]\{q\} - \{f_q(\{q\})\} = 0, \quad (5)$$

wobei

$$\frac{\partial E_m}{\partial \{q\}} = \sum_{ij} a \langle N \rangle (\vec{X}_{ij}(u,v) - \vec{X}_{m_{ij}}) = -\{f_q\}^T \tag{6}$$

den Vektor der verallgemeinerten Kräfte zu den Knotenvariablen $\{q\}$ darstellt.

Die verallgemeinerten Kräfte sind von der durch die Knotenvariablen gegebenen Lage der Oberfläche abhängig. Bei der Suche nach dem lokalen Minimum wird eine initiale Schätzung durch manuelle Interaktion oder durch einen vorverarbeitenden Schritt vorgegeben. Die Initialkontur liefert die Anfangsbedingung einer Zeitentwicklungsgleichung für die Knotenvariablen:

$$\{\dot{q}\} = -[A]\{q\} + \{f_q(\{q\})\} \tag{7}$$

Diese Zeitentwicklungsgleichung konvergiert nach dem gewünschten lokalen Minimum der Gesamtenergie E_{ges}. Die Zeitentwicklungsgleichung (7) wird im Zeitbereich mit finiten Differenzen diskretisiert und mit dem Zeitschritt τ integriert:

$$\{q\}_t = (I + \tau[A])^{-1}(\{q\}_{t-1} + \{f_q\}_{t-1}) \tag{8}$$

Die Iteration kann abgebrochen werden, wenn die Änderung $\{q\}_t - \{q\}_{t-1}$ unter eine vorgegebene Schwelle sinkt.

3 Das integrierte pseudomechanische Modell

Die Rekonstruktion der Endokardoberfläche aus den Volumendatensätzen erfordert die Korrektur der Verschiebungsartefakte. Registrierung und Rekonstruktion der Endokardoberfläche sind Probleme, die bei dem Aufnahmeverfahren eng miteinander verknüpft sind. Einerseits beeinflußt die korrigierte Lage der Aufnahmeebenen die Form einer zu rekonstruierenden Oberfläche, andererseits kann die Endokardoberfläche als Referenz bei der Bestimmung der Lageverschiebungen dienen [4].
Das Problem, das es zu lösen gilt, könnte man so formulieren:
Bestimme
- eine Oberfläche und
- einen Satz von Verschiebungsparametern der Aufnahmeebenen
so,
- dass die Oberfläche möglichst glatt ist und
- die aus den Daten extrahierten Kantenmerkmale möglichst gut approximiert.
Diese Forderungen sollen im folgenden in ein pseudo-physikalisches Modell integriert werden. Dazu sind die Verschiebungsparameter der Aufnahmeebenen, die die Verschiebungen und Verdrehungen der Transducerspitze relativ z.B. der Aufnahmeposition der ersten Aufnahmeebene beschreiben anzugeben:

Δr_i und Δz_i seien Verschiebungen entlang der Aufnahmeebenen in einem zylindrischen Koordinatensystem. Δt_i sei die Verschiebung senkrecht dazu. $\Delta \alpha_i$, $\Delta \beta_i$ und $\Delta \varphi_i$ seien Drehungen um die r, z bzw. die t-Achse. Diese Verschiebungsparameter einer Aufnahmeebene i können in einem Parametervektor $\vec{v}_i = \{\Delta r_i, \Delta z_i, \Delta t_i, \Delta \alpha_i, \Delta \beta_i, \Delta \varphi_i\}$ zusammengefaßt werden

In den Aufnahmeebenen werden Kantenmerkmale $\vec{x}_{ij} = \{r_{ij}, z_{ij}\}$ bestimmt, wobei der Laufindex i die Aufnahmeebene bezeichnet und j alle Kantenmerkmale, die in einer Aufnahmeebene bestimmt wurden. Die Merkmalsorte $\vec{X}_{m_{ij}}$ im Raum hängen von den Orten der Kantenmerkmale in den Aufnahmeebenen und den Verschiebungsparametern der Aufnahmeebenen, in denen sie bestimmt wurden, ab:

$$\vec{X}_{m_{ij}} = \vec{X}_m(\vec{x}_{ij}, \vec{v}_i) = \left[D_{\varphi_i + \Delta \varphi_i}\right]\left[D_{\Delta \alpha_i}\right]\left[D_{\Delta \beta_i}\right]\begin{pmatrix} \Delta t_i \\ r_{ij} + \Delta r_i \\ z_{ij} + \Delta z_i \end{pmatrix} \tag{9}$$

$\left[D_{\varphi_i + \Delta \varphi_i}\right]$, $\left[D_{\Delta \alpha_i}\right]$ und $\left[D_{\Delta \beta_i}\right]$ bezeichnen hier Drehmatrizen. Die Bedingung, dass die rekonstruierte Oberfläche den in den Aufnahmeebenen bestimmten Kantenmerkmalen möglichst nah kommen soll, wird durch einen Ähnlichkeitsenergieterm

$$E_m(\{q\}, \{v\}) = \sum_{ij} a(\vec{X}_{ij}(\{q\}) - \vec{X}_m(\vec{x}_{ij}, \vec{v}_i))^2 \tag{10}$$

beschreiben, der gleichermaßen von den Freiheitsgraden $\{q\}$ der Oberfläche und den Freiheitsgraden $\{v\} = \{\vec{v}_1, ..., \vec{v}_i, ..., \vec{v}_n\}$ der Verschiebungsparameter der Aufnahmeebenen abhängt.
Die Aufgabe:
Bestimme
- eine Oberfläche und
- einen Satz von Verschiebungsparametern

so,
- dass die Oberfläche möglichst glatt ist und
- die aus den Daten extrahierten Kantenmerkmale möglichst gut approximiert

kann nun als Energieminimierungsproblem dargestellt werden: Bestimme ein lokales Minimum, der aus Modell- und Datentermen zusammengesetzten Gesamtenergie

$$E_{ges}(\{q\}, \{v\}) = E_d(\{q\}, \{v\}) + E_i(\{q\}) \tag{11}$$

in Abhängigkeit von den Freiheitsgraden $\{q\}$ der Oberfläche und den Freiheitsgraden $\{v\}$ der Verschiebungsparameter. In einem lokalen Minimum verschwinden die Ableitungen der Gesamtenergie nach den Oberflächen- und den Verschiebungsfreiheitsgraden, wobei erstere zu Gleichungen entsprechend Gl. (6) führt und letztere zu:

$$\frac{\bar{o}\,E_{ges}}{\partial\{v\}} = \frac{E_d(\{q\},\{v\})}{\partial\{v\}} = 0 \tag{12}$$

Bei einem näherungsweise um die Achse des Aufnahmekegels rotationssymetrischen Ventrikel verschwinden die Ableitungen nach $\Delta\alpha_i$, $\Delta\beta_i$ und Δt_i in erster Ordnung, so dass man sich auf die durch Δr_i, Δz_i und $\Delta\varphi_i$ gegebenen Verdrehungen und Verschiebungen entlang der Aufnahmeebenen beschränken kann. Die Gleichungen (6) und (12) werden dadurch aneinander gekoppelt, dass der Datenterm E_d sowohl von den Freiheitsgraden $\{q\}$ der Oberfläche als auch von den Freiheitsgraden $\{v\}$ der Verschiebungsparameter abhängt. Sie werden dadurch gelöst dass man bei jedem Iterationsschritt parallel zu der Gleichung (8) die Verschiebungsparameter entsprechend

$$\{v\}_t = \{v\}_{t-1} - \tau\frac{\partial E_d(\{q\}_{t-1},\{v\}_{t-1})}{\partial\{v\}} \tag{10}$$

aktualisiert. Als zusätzliches Abbruchkriterium kommt hier hinzu, dass $\{v\}_t - \{v\}_{t-1}$ unter eine bestimmte Schwelle fallen muss.

4 Zusammenfassung

Der vorliegende Beitrag zeigt, wie die Aufgaben der Oberflächenrekonstruktion und Bildregistrierung in einem integrierten Ansatz als Regularisierungsproblem formuliert werden können. Das Problem tritt immer dann auf wenn die Ausgangsdaten für ein Oberflächenrekonstruktionsproblem schichtweise akquiriert werden.

5 Literatur

1. Cohen, I.; Cohen, L.; Ayache,N.: Using Deformable Surfaces to Segment 3-D Images and Infer Differential Structures. Second European Conference on Computer Vision, 648-652, 1992
2. McInerney, T.; Terzopoulos, D.: A dynamic finite element surface model for segmentation and tracking in multidimensional medical images with application to cardiac 4D image analysis. Computerized Medical Imaging and Graphics, 19(1):69-83, 1995
3. Dhatt, G.; Touzot, G.: The finite element method displayed. John Wiley and Sons, New-York. 1984
4. Schreckenberg, M., Dunkhase, K.-M., Mumm, B. Waldinger, J.: Verfahren zur Bewegungskompensation bei Ultraschallaufnahmen eines Objekts. Deutsche Patentanmeldung DE 199 03 332 .3 , 1999

Waveletbasierte Visualisierung von Ultraschall-Volumendaten

Jörg Moldenhauer[+], Martin Haimerl[+], Ulrich Mende[*]

[+]Institut für Algorithmen und Kognitive Systeme
Am Fasanengarten 5, 76128 Karlsruhe
Email: {jomo|haimerl}@ira.uka.de
[*]Ruprecht-Karls-Universität
Radiologische Universitätsklinik
Im Neuenheimer Feld 400, 69120 Heidelberg

Zusammenfassung. In dieser Arbeit[1] wird die Notwendigkeit für die Entwicklung spezieller Verfahren zur Visualisierung von Ultraschall-Volumendaten erläutert. Daraus folgernd wird ein neues waveletbasiertes Visualisierungsverfahren vorgestellt. Das Hauptaugenmerk gilt dabei der Konstruktion einer sogenannten Transferfunktion zur Berechnung von Voxeltransparenzwerten. Weiterhin wird in die Berechnung der Transferfunktion eine Rauschreduktion integriert. Abschließend werden anhand von Beispielbetrachtungen die Visualisierungsergebnisse untersucht.

Schlüsselwörter: Ultraschall, Visualisierung, Wavelettransformation, Volumendaten, Rauschreduktion

1 Einleitung

Derzeit ist ein fortschreitender Einsatz neuer Techniken zur Akquisition dreidimensionaler Ultraschalldaten zu beobachten. Mit diesem Wachstum geht ein zunehmender Bedarf an Verfahren zur Visualisierung dieser Datensätze einher. Aufgrund der besonderen Aufnahmetechnik unterscheiden sich allerdings Volumendatensätze, die mit Ultraschall-Technik gewonnen werden von Datensätzen anderer tomographischer Verfahren wie Computer- (CT) oder Magnetresonanztomographie (MRT) und erfordern dadurch die Entwicklung spezieller Visualisierungsverfahren. Um die Unterschiede zu verdeutlichen, soll kurz auf das Prinzip der Bildgewinnung mittels Ultraschall (US) eingegangen werden.

Mit Hilfe eines Schallkopfes werden Schallwellen in das zu untersuchende Gewebe eingestrahlt, die an Grenzschichten zwischen Geweben unterschiedlicher Schallimpedanz sowohl reflektiert, gebrochen als auch gestreut werden. Damit können rücklaufende Echos vom Schallkopf wieder empfangen und in elektrische Signale umgesetzt werden. Die Intensität der empfangenen Echos und die verstrichenen Laufzeiten werden als Grauwertbilder dargestellt. Diese Bilder enthalten folglich nicht Informationen über Regionen gleichen Gewebetyps, wie dies

[1] Diese Arbeit wurde von der Deutschen Forschungsgemeinschaft (DFG) im SFB 414 „Informationstechnik in der Medizin - Rechner- und Sensorgestützte Chirurgie" unterstützt.

bei CT oder MRT der Fall ist, sondern stellen den Verlauf von Grenzschichten zwischen Gewebebereichen mit differierenden Schallimpedanzen dar. Die Bilder weisen deutliche Abhängigkeiten von der Einstrahlrichtung auf und werden durch eine Vielzahl von Artefakten sowie einer starken Präsenz von Rauschen geprägt, die die Visualisierung erheblich erschweren.

2 Visualisierungsansatz

Als Grundlage für das vorgestellte Visualisierungsverfahren dient ein Bildraumalgorithmus, bei dem durch die Punkte b einer Projektionsebene Strahlen gelegt werden und über die bezüglich des Abstands zum jeweiligen b sortierten Voxel $v_{i=0,...,n}$ auf den Strahlen integriert wird. Für den jeweiligen Sehstrahl berechnet sich der Grauwert b_b des Projektionspunktes b gemäß der Render-Formel

$$b_b = \sum_{i=0}^{n} \left(\prod_{j=0}^{i-1} (1 - \alpha(v_j)) \right) \text{shade}(v_i, \nabla_\alpha(v_i)) \quad . \tag{1}$$

Sollte der Anfragestrahl das Volumen nicht schneiden, wird b_b auf eine feste Hintergrundintensität gesetzt.

Mit Gleichung 1 werden keine direkten Volumenvisualisierungen berechnet, sondern die im Volumen auftretenden Oberflächen mit Hilfe von Schattierungen dargestellt. Dazu wird eine sogenannte Transferfunktion α eingesetzt, die für die Visualisierung relevante Voxel anhand von Transparenzwerten klassifiziert. Zu Transparenzwerten der Voxel können nun die Oberflächenorientierungen mit Hilfe der sogenannten α-Gradienten ∇_α über den transparenten Voxeln $\alpha(V)$ bestimmt werden und in eine Schattierungsberechnung nach dem Modell von Phong (siehe [2]) eingesetzt werden. Die berechneten Schattierungen werden abschließend mit den Transparenzwerten der davor liegenden Voxel gewichtet.

3 Transferfunktionen

Die Transferfunktion α spielt die zentrale Rolle bei der Visualisierungsberechnung, indem sie jedem Voxel v einen Transparenzwert in $[0,1]$ und damit auch eine Relevanz für die Visualisierung zuordnet, wobei $\alpha(v) = 1$ opake und $\alpha(v) = 0$ vollständig transparente Voxel beschreiben. Wegen der anfangs erläuterten Eigenschaften von US-Aufnahmen sind für US-Visualisierungen sowohl die Grauwerte als auch die Existenz stark ausgeprägter Grauwertgradienten zu berücksichtigen. Levoy gibt in [3] einen Operator an, der sich an Oberflächen gleicher Intensität orientiert. Jedem Voxel wird eine Transparenz $\alpha(v) = 1$ zugewiesen, wenn es auf der Oberfläche einer Region mit Grauwert v_0 liegt. Mit zunehmender Abweichung des Voxelwertes v_v oder dem Entfernen von einer Grauwertkante, was über den Betrag des Grauwertgradienten ∇ erkannt wird, geht $\alpha(v)$ gegen 0. Gleichung 2 beschreibt diese Klassifikation im Detail. (Der Faktor $r > 0$ bewirkt eine Gewichtung der Kanteninformation.)

$$\alpha(v) = \begin{cases} 1 & v_v = v_0 \\ 1 - \frac{|v_0 - v_v|}{r\|\nabla(v)\|} & \|\nabla(v)\| > 0 \ \wedge \ r\|\nabla(v)\| \geq |v_0 - v_v| \\ 0 & \text{sonst} \end{cases} \quad . \tag{2}$$

Das in dieser Arbeit vorgestellte Verfahren umgeht die rechenintensive Gradientenbestimmung in Gleichung 2, indem es die Wavelettransformierte des Datensatzes betrachtet. Mit Hilfe der diskreten Wavelettransformation (DWT) läßt sich das Volumen V in unterschiedlichen Skalierungen bzw. den sogenannten Approximationsräumen $V_0, \ldots, V_s$ darstellen. Zudem werden Detailinformationen berechnet, die die Differenz zweier benachbarter V_n repräsentieren. Die zugehörigen Detailräume W_n^d weisen bestimmte Vorzugsrichtungen d auf (insbesondere die Koordinatenachsen), so daß die ermittelten Koeffizienten für die Berechnung der Gradienteninformationen eingesetzt werden können. Aus technischen Gründen sind orthonormale Wavelets zu verwenden, die kantendetektierende Eigenschaften (siehe [1]) besitzen. In dieser Arbeit sind dies Haar-Wavelets. Seien w_n^d die Detailkoeffizienten der Detailräume zu einem Voxel v_n der Skalierungsstufe n, dann lautet die neue Transferfunktion

$$\alpha(v_n) = \begin{cases} 1 & v_{v_n} = v_0 \\ 1 - \frac{|v_0 - v_{v_n}|}{rl} & l > 0 \wedge rl \geq |v_0 - v_{v_n}| \\ 0 & \text{sonst} \end{cases} \quad , l - \sqrt{\sum_{d=x,y,z} \left(w_{n+1}^d(v_n) \right)^2}.$$

$$\tag{3}$$

Um den Multiskalenansatz auszunutzen, werden die Transferfunktionen auf mehreren Skalierungsstufen $1, \ldots, s$ berechnet und miteinander verknüpft. Dies geschieht analog zu dem von Sakas in [4] vorgestellten Verfahren mit Hilfe von zusätzlichen Filterungen, Schwellwertbildungen und Maskierungen. Neben der Verknüpfung der Informationen in den Approximationsräumen werden im vorgestellten Verfahren auch die Detailinformationen der unterschiedlichen Skalierungen berücksichtigt. So finden sich in groben Skalierungen in den zugehörigen Detailräumen die Kanten grober Strukturen wieder, während die Kanten feiner Strukturen sowie Rauschen in feineren Detailräumen zu finden sind.

Bei dem hier vorgestellten Verfahren tritt zunächst das Problem auf, daß der Zugriff auf die Waveletkoeffizienten auf der gröberen Skala $n + 1$ stattfindet und daraus eine Translationsvarianz entsteht, die sich insbesondere bei Wavelets mit sehr kleinen Trägern dadurch bemerkbar macht, daß signifikante Koeffizienten verloren gehen. Deshalb wird für die Visualisierungsberechnung diese Ortsabhängigkeit durch zusätzliche Faltungsoperationen teilweise ausgeglichen. Die Gradientenbeträge mit Kompensation $\tilde{l}$ berechnen sich dann aus der Überlagerung der unterschiedlichen Gradienteninformationen zu

$$\tilde{l} = \frac{1}{2} \sqrt{\sum_{d=x,y,z} (w_{n+1}^d(v_n) + \tilde{w}_{n+1}^d(v_n))^2} \quad . \tag{4}$$

Tabelle 1. Berechnungszeiten der Verfahren (Intel PentiumII 333 MHz / Sun Ultra 5).

Verfahren	Vorverarbeitung	Visualisierung
gradientebasiert	—	37,56 s / 16,62 s
nach Sakas	35,41 s / 18,54 s	34,23 s / 18,01 s
waveletbasiert	27,95 s / 13,13 s	44,72 s / 22,77 s
mit Rauschreduktion	35,47 s / 22,03 s	45,38 s / 23,03 s

4 Rauschreduktion

In der Berechnung der Transferfunktion kann zudem eine Rauschreduktion mittels Wavelet-Shrinkage optional durchgeführt werden. Die Grundlage der waveletbasierten Rauschreduktion beruht auf der Beobachtung, daß das wesentliche Bildsignal von wenigen betragsmäßig großen Detailkoeffizienten dargestellt wird, während kleine Koeffizienten im Detailraum zum Rauschen beitragen. Es gibt Schwellwertoperatoren mit denen diese Koeffizienten ausgefiltert werden können. Beispiele hierfür sind ein harter Schwellwertoperator δ_h und ein weicher Schwellwertoperator δ_s:

$$\delta_h(w,t) = \begin{cases} w & |w| > t \\ 0 & \text{sonst} \end{cases}, \quad \delta_s(w,t) = \begin{cases} \sigma(w)(|w| - t) & |w| > t \\ 0 & \text{sonst} \end{cases}. \tag{5}$$

Die Bestimmung des Schwellwertes t kann wie in [5] dargestellt mit sehr unterschiedlichen Methoden erfolgen. Umfangreiche Untersuchungen haben ergeben, daß sich das für US-Aufnahmen typische Speckle-Rauschen mit Hilfe eines signalabhängigen, nichtstationären Rauschmodells beschreiben läßt, das durch geeignete Anpassungen in ein lineares Modell transformiert wird, damit die Rauschreduktion mit den obigen Schwellwertbildungen stattfinden kann.

5 Ergebnisse und Beispiele

Anhand einer Aufnahme eines menschlichen Auges, bei dem im unteren Bereich des Ziliarkörpers ein Tumor diagnostiziert wurde, sollen die angesprochenen Visualisierungsverfahren miteinander verglichen werden. In Tabelle 1 sind exemplarische Meßwerte für die Berechnungszeiten der Visualisierungsverfahren auf verschiedenen Rechnern angegeben. Abbildung 1 zeigt die Visualisierungsergebnisse. Es ist ersichtlich, daß ein rein gradientenbasiertes Verfahren teilweise schneller als die Multiskalenverfahren arbeitet, dafür allerdings schlechtere Visualisierungsergebnisse liefert. Das waveletbasierte Verfahren kommt hinsichtlich der Vorberechnungen mit kürzeren Rechenzeiten als das Verfahren nach Sakas aus. Selbst mit einer zusätzlichen Rauschreduktion liefert es nur geringfügig schlechtere Rechenzeiten.

Bezüglich der endgültigen Visualisierungszeiten schneidet das Verfahren von Sakas etwas besser ab. Hier muß aber klargestellt werden, daß die Rechenzeit stark von der Transferfunktion bzw. von den errechneten Voxeltransparenzen abhängt. Gerade bei Sakas läßt sich für den gegebenen Datensatz aufgrund der ungünstigen Kontrastverhältnisse keine Parametrisierung finden, die nur störende Bereiche eliminiert. Eine stärkere Filterung hätte zur Folge, daß Teile des Tumors ausgeblendet würden und damit die Wiedergabetreue verschlechtert

Abb. 1. Visualisierungen, von links oben nach rechts unten: a) gradientenbasiert b)
nach Sakas, c) waveletbasiert, d) mit Rauschreduktion

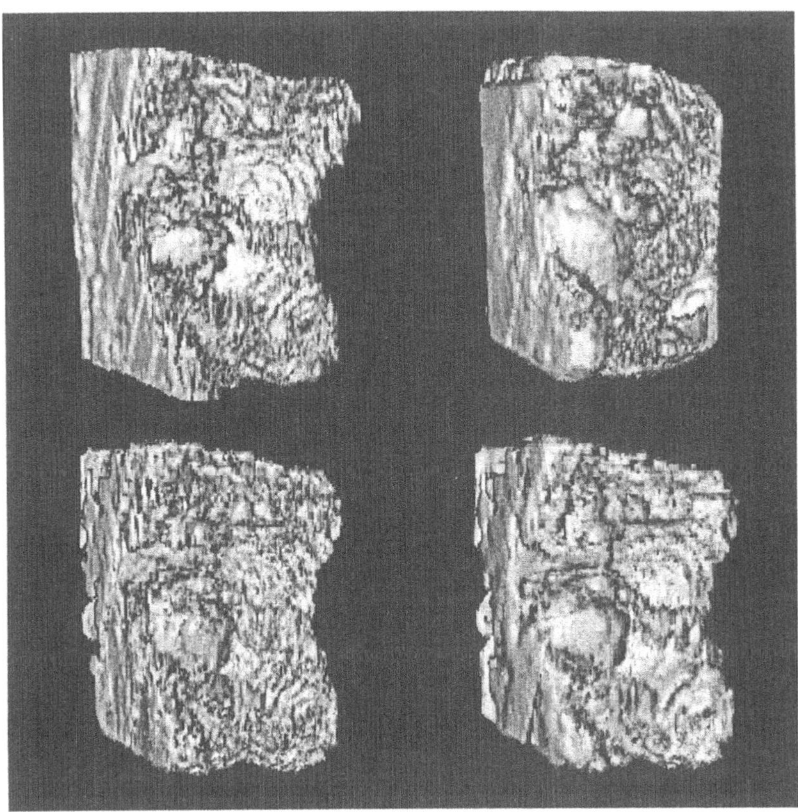

würde. Etliche Artefakte im Bildvordergrund verhindern den Blick auf tiefer
liegende Strukturen und bewirken, daß die Berechnungen in den Strahlanfragen
vorzeitig abgebrochen werden. Eine bessere Parametrisierung kann für das hier
vorgestellte Verfahren gefunden werden. Eine zusätzliche Rauschreduktion blen-
det noch weitere Artefakte aus und die für die Diagnose wichtigen Strukturen
erscheinen mit glatten Oberflächen, ohne daß Details unterdrückt werden.

Literatur

1. Mallat S, Zhong S: Characterization of Signals from Multiscale Edges. IEEE
   Transactions on Pattern Analysis and Machine Intelligence, 14(7):710-732, 1992.
2. Foley JD, von Dam A, Feiner SK, Hughes JF: Computer Graphics: Principles and
   Practice. Addison Wesley, 1990.
3. Levoy M: Display of Surfaces from Volume Data. IEEE Computer Graphics and
   Applications, 29-37, 1988.
4. Sakas G, Walter S: Extracting Surfaces from Fuzzy 3D-Ultrasound Data. ACM
   Computer Graphics Proceedings, Annual Conference Series, 465-474, 1995.
5. Mehldau H: Waveletbasierte Rauschreduktion in medizinischen Ultraschalldaten.
   Universität Karlsruhe (TH), Diplomarbeit, 1998

Ein neues Verfahren zur 3D-Echtzeitvisualisierung in der Echokardiographie

Michael Teistler[1], Rolf Engberding[2], Birgit Gerecke[2], Dietrich Peter Pretschner[1]

[1] Institut für Medizinische Informatik, Technische Universität Braunschweig
Fallersleber-Tor-Wall 22, 38100 Braunschweig
[2] Stadtkrankenhaus Wolfsburg
Sauerbruchstr.7, 38440 Wolfsburg
Email: m.teistler@umi.cs.tu-bs.de

Zusammenfassung. Beschrieben wird ein Konzept zur 3D-Echtzeitdarstellung in der Echokardiographie, das durch ein Zusatzsystem für konventionelle Ultraschallgeräte realisiert wurde. Herkömmliche 2D-Schichtbilder werden als Ebenen in einer virtuellen 3D-Szene dargestellt. Die Plazierung der Ebenen erfolgt gemäß der gemessenen Bewegung des Ultraschallkopfes. Durch die gleichzeitige Verarbeitung von EKG-Informationen ist es möglich, eine Vielzahl an unterschiedlichen Ebenen gleichzeitig und untereinander synchronisiert darzustellen. Die Visualisierung erfolgt in Echtzeit, d.h. alle erfaßten Ultraschalldaten werden ohne jegliche Verzögerung in der virtuellen Szene dargestellt. Zusammen mit der konventionellen 2D-Echokardiographie kann das System zum einen für Trainingszwecke eingesetzt werden, zum anderen ermöglicht es genauere Beurteilungen von anatomischen Strukturen und Blutflüssen.

Schlüsselwörter: 3D-Ultraschall, Visualisierung, Echokardiographie, Virtuelle 3D-Szenen, Training

1 Einleitung

Die Echokardiographie (Ultraschalluntersuchung des Herzens) nimmt als kostengünstiges, nicht-invasives und praktisch gefahrloses diagnostisches Verfahren einen stetig wachsenden Stellenwert in der Kardiologie ein. Wie in anderen Anwendungsgebieten der Ultraschalldiagnostik gibt es auch in der Echokardiographie Bestrebungen, die konventionelle 2D-Technik durch dreidimensionale Verfahren zu ergänzen. Gängige 3D-Systeme arbeiten nach zwei verschiedenen Prinzipien. In der Regel wird ein Volumen aus mehreren nacheinander aufgenommenen 2D-Schnittbildern rekonstruiert [1-6]. Dieses Verfahren besitzt den Nachteil, Echtzeitbedingungen nicht genügen zu können. Andererseits werden sog. Matrix-Schallköpfe eingesetzt, die in der Lage sind, ein komplettes Volumen auf einmal zu erfassen. Hierbei müssen zur Zeit allerdings noch Abstriche bezüglich der räumlichen Auflösung gemacht werden.

Hier soll ein alternativer Ansatz vorgestellt werden, der auf Basis der konventionellen 2D-Bildgebung (B-Mode und Farb-Doppler [11]) Echtzeit-3D-Ansichten ermöglicht.

2 Methode

Zunächst werden das Prinzip der Visualisierungstechnik und weitergehende Optionen vorgestellt. Anschließend wird kurz auf die Realisation eines entsprechenden Systems eingegangen.

2.1 Berechnung einer virtuellen Szene

Wie aus dem Gebiet der Freihand-3D-Rekonstruktion bekannt [1-5], wird während der sonographischen Untersuchung die Bewegung des Ultraschallkopfes durch ein Zusatzsystem gemessen. Ein Rechner verarbeitet diese Informationen zusammen mit den 2D-Ultraschallbildern, die per Framegrabber-Karte über den Video-Ausgang des Ultraschallgerätes erfaßt werden. Es wird eine dreidimensionale virtuelle Szene berechnet, in der die 2D-Schnittbilder gemäß der gemessenen Position und Orientierung des Ultraschallkopfes als Ebenen räumlich dargestellt werden (Abb. 1). Somit kann die virtuelle Szene als Repräsentation der Wirklichkeit aufgefaßt werden. Jede Ebene, die ein Ultraschall-Schnittbild repräsentiert, wird als simples Polygon realisiert, das eine Textur besitzt. Im einfachsten Fall wird jeder Punkt dieser Textur (Texel) ausschließlich durch einen Farbwert bestimmt, der dem des korrespondierenden Punktes im Original-Ultraschallbild entspricht. Es ist jedoch auch möglich, jedem Texel zusätzlich einen Transparenzwert zuzuweisen. Für B-Mode-Informationen wird dann jedem Texel der Farbwert Weiß zugeordnet, und die Transparenz durch die Helligkeit des entsprechenden Punktes im Originalbild (also die Echointensität) bestimmt. Für Doppler-Informationen wird der entsprechende Farbwert übernommen und die Transparenz auf einen konstanten Wert gesetzt.

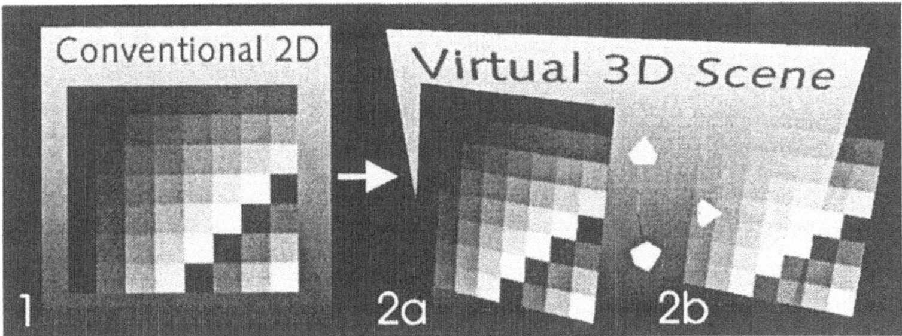

Abb. 1: Prinzip der Visualisierung anhand eines vereinfachten B-Mode-Ultraschallbilds. (1) Im herkömmlichen 2D-Bild werden Echointensitäten durch Helligkeitswerte kodiert. Räumliche Informationen beschränken sich auf die Lage der Echos zueinander auf der 2D-Ebene. (2a) Das Ultraschall-Schnittbild wird gemäß der Position des Ultraschallkopfes in einer 3D-Szene als Ebene dargestellt. (2b) Alternativ werden die Echointensitäten durch verschiedene Transparenzwerte kodiert.

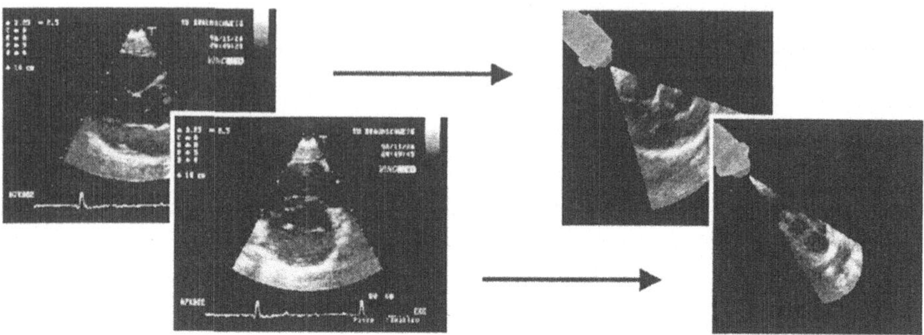

Abb. 2: Anwendung des Visualisierungsprinzips für die Echokardiographie. Zu sehen sind zwei typische sog. linksparasternale Schnittbilder (links) und deren Repräsentationen in der virtuellen 3D-Szene (rechts). Ebenfalls dargestellt ist ein virtueller Ultraschallkopf.

2.2 Visualisierungsoptionen

Neben Möglichkeiten zur Beeinflussung der oben beschriebenen Texturberechnungen existieren weitere Visualisierungsoptionen bezüglich der Anzahl gleichzeitig dargestellter Ebenen. Im normalen Modus wird stets nur die aktuelle Ebene dargestellt. In einem alternativen Modus werden mehrere Ebenen dargestellt, wobei jede einzelne Ebene nach ihrer Erzeugung kontinuierlich ausgeblendet wird. Dies wird durch eine Gesamttransparenz pro Ebene erreicht, deren Wert jeweils durch den Entstehungszeitpunkt der Ebene bestimmt wird. Dieser Modus bietet ein Radarähnliches Werkzeug zur 3D-Untersuchung. In beiden Modi kann jederzeit die aktuelle Ebene „eingefroren" werden, so daß sie in der Szene verbleibt, bis sie explizit wieder gelöscht wird. Dies kann wahlweise EKG-getriggert erfolgen, so daß nur Ebenen dargestellt werden, die zum gleichen Zeitpunkt im Herzzyklus gehören. Um dynamische Ansichten mehrerer Ebenen zu erzeugen, ist es möglich, die Ultraschallbilder und die dazugehörigen EKG-Daten über eine beliebige Zeit zu sammeln, während der Untersucher den Ultraschallkopf bewegt. Immer, wenn für eine Ebene ein kompletter Herzzyklus aufgenommen wurde, findet eine akustische Benachrichtigung statt. Dabei werden alle akquirierten Daten sofort, d.h. in Echtzeit dargestellt. Abbildung 3 zeigt Beispiele auf diese Weise gewonnener 3D-Szenen.

Zusätzlich zu den Ultraschalldaten können auch weitere Objekte in die virtuelle Szene integriert werden. Beispielsweise kann auch der Ultraschallkopf dargestellt werden (wie in Abb. 2 zu sehen). Zudem ist es möglich, ein vereinfachtes Herzmodell so zu integrieren, daß dessen Lage und Größe in bezug auf die dargestellten Ultraschall-Schnittbilder annähernd angepaßt werden (entsprechend dem realen Herzen des untersuchten Patienten). Diese Erweiterungen der virtuellen Szene sollen unerfahrenen Untersuchern behilflich bei der Erlernung der echokardiographischen Untersuchungstechnik sein.

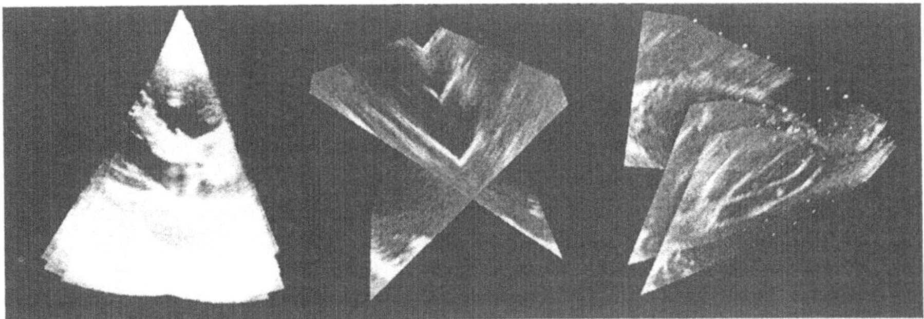

Abb. 3: Beispiele für die gleichzeitige Darstellung mehrerer Ebenen. Zu sehen sind linkspara-sternale Schnittbilder bei transparenter (links und rechts) und nichttransparenter (Mitte) Darstellung. Bei allen Beispielen handelt es sich um Bildschirmfotos dynamischer Szenen, d.h. jede dargestellte Ebene zeigt eine Sequenz von Einzelbildern von der Länge eines Herzzyklus.

2.3 Realisierung

Die beschriebene Visualisierungstechnik wurde durch das System *EchoVS* realisiert. Dieses wurde in C++ unter Verwendung der 3D-Grafikbibliothek *OpenInventor*™ [7] implementiert. Als Plattform dient die Visual Workstation 320 von Silicon Graphics™. Als Positionsmeßsystem kommt Polhemus Fastrak™ zum Einsatz. Die Gesamtkosten belaufen sich somit auf ca. 25.000 DM. Für den Einsatz als reines Lehrsystem kann *EchoVS* auch auf einem Standard-PC installiert werden, wobei dynamische Ansichten dann nur eingeschränkt möglich sind [8]. Damit reduzieren sich die Kosten auf ca. 15.000 DM.

3 Resultate und Diskussion

Die vorgestellte Art der Ultraschall-Visualisierung wurde erfolgreich eingesetzt, um Anfängern die 2D-Echokardiographie während realer Untersuchungen zu vermitteln. Die Möglichkeit der gleichzeitigen Darstellung mehrerer Ebenen (insbesondere echokardiographischer Standardebenen) verdeutlichte deren räumlichen Beziehungen zueinander. Als Lehrsystem bietet *EchoVS* eine Alternative zu rein virtuellen Trainingssystemen [10]. Da es sich bei der Sonographie um eine unschädliche und praktisch schmerzfreie Untersuchungsmethode handelt, lassen sich in entsprechenden Übungsgruppen problemlos Übungen am realen Menschen durchführen.

Der Nutzen in der klinischen Routine muß erst noch evaluiert werden. Von großem Vorteil verspricht die neuartige Visualisierung für die Beurteilung von Blutflüssen (bspw. bei Klappenregurgitationen) basierend auf der Farb-Doppler-Technik zu sein, da sie eine genauere Feststellung von Schweregrad und Flußmuster ermöglicht.

Die dynamischen 3D-Echtzeit-Ansichten werden durch die Konzentrierung auf einige ausgewählte Ebenen ermöglicht. Es ist nicht möglich, vollständige Volumina zu erzeugen. Interessanterweise wird allerdings selbst beim Vorliegen von kompletten 3D-Daten meist eine Schnittbild-Ansicht einem Volume-Rendering vorgezogen. Der

Nachteil des vorgestellten Systems beschränkt sich somit nur darauf, nicht im Nachhinein beliebige weitere Ebenen darstellen zu können, sondern immer nur die tatsächlich erfaßten. Einen Ansatz, direkt aus verschiedenen 2D-Ebenen ohne den Umweg der Volumenrekonstruktion beliebige weitere (auch nicht-planare) Ebenen zu berechnen, liefert [9]. Hierbei werden allerdings keine Echtzeitbedingungen erfüllt.

Es hat sich gezeigt, daß die Anzahl gleichzeitig darstellbarer dynamischer Ebenen vom System praktisch nicht begrenzt wurde. Vielmehr bestimmte die Dauer der Atmungsruhephase des untersuchten Patienten darüber, wieviele solcher Ebenen erfaßt werden können, die tatsächlich zueinander passen.

Im Vergleich zu den Kosten gängiger Echokardiographie-Geräte sind die Zusatzkosten für das entwickelte System als niedrig einzustufen.

Bezogen auf andere Anwendungsgebiete der Sonographie hat das vorgestellte System den Vorteil, daß das Arbeitsvolumen praktisch nicht eingeschränkt ist.

4 Literatur

1. Nelson TR, Pretorius DH: Interactive Acquisition, Analysis and Visualization of Sonographic Volume Data. International Journal of Imaging Systems and Technology, 8:26-7,1997.
2. Steiner H, Staudach A, Spinzer D, Schaffer H: Three-dimensional ultrasound in obstetrics and gynaecology: technique, possibilities and limitations, Human Reproduction, 9(9):1773-8, 1994.
3. Carr J: Surface Reconstruction in 3D Medical Imaging, Ph.D. Thesis. Christchurch, New Zealand: Department of Electrical and Electronic Engineering, University of Canterbury, 1996.
4. Overhoff HM, Mutze S, Teistler M, Ehrhardt J: Quantification of Renal Partial Volumes from 3D-Reconstructions of Power Doppler Ultrasound Scans. Computer Assisted Radiology '96. Paris: Excerpta Medica International Congress Series 1124: 206-9,1996.
5. Franke A, Kühl HP, Hanrath P.: Dreidimensionale Rekonstruktion echokardiographischer Schnittbilder. Methodik, klinischer Stellenwert und Zukunftsperspektiven. Dtsch. med. Wschr. 123:1245-49, 1998.
6. Hamper UM, Trapanotto V, DeJong MR, Shet S: Three-dimensional Ultrasound: Exploring Clinical Applications for On-Site or Off-Site Review Using Commercially Available Equipment (abstract). Scientific Program, Radiological Society of North America Vol. 209 (P):265,1998.
7. Wernecke J: The Inventor Mentor, New York et al: Addison-Wesley, 1994.
8. Teistler M, Pretschner, DP: Add-on System for Ultrasonic Devices for 3D Visualization Improving Enabling Process in Echocardiography (abstract). Scientific Program, Radiological Society of North America Vol. 209 (P), 692, 1998.
9. Gee A, Prager R, Berman L: Non-planar Reslicing for Freehand 3D Ultrasound. Medical Iamge Computing and Computer-Assisted Intervention - MICCAI '99:716-25 ,1999.
10. Berlage T, Fox T, Grunst G, Quast K: Supporting Ultrasound Diagnosis Using An Animated 3D Model of the Heart. Proceedings of IEEE Multimedia Systems '96:34–39,1996.
11. Felix R, Ramm B: Das Röntgenbild einschließlich Computertomographie, Nuklearmedizin, Ultraschall, MRT, Thermographie, Digitale Radiographie, Strahlenbiologie, Strahlenschutz, neue RöV, Kapitel Ultraschalldiagnostik. Thieme-Verlag, Stuttgart, 3. Auflage 1988.

Entfaltung von in-vivo Ultraschall B-Bildern

Armin Günter und Dirk Rösing*

Institut für Physik – Fachbereich Angwandte Physik
F.-L.-Jahnstrasse 16, 17487 Greifswald
*Klinik und Poliklinik für Urologie
Fleischmannstrasse 42-44, D-17487 Greifswald
Email: guenter@physik.uni-greifswald.de

Zusammenfassung. Für die computergestützte Gewebedifferenzierung anhand von Ultraschall B-Bildern sowie für die bildhafte Darstellung gewebespezifischer Parameter ist eine Korrektur systembedingter Verfälschungen der ursprünglichen Gewebeantwort notwendig. Unter Berücksichtigung der nichtstationären Natur der Ultraschallechos werden zeitvariante Identifikations- und Entfaltungsmethoden zur Rekonstruktion der Gewebeantwort bzw. einer indirekten Repräsentation der Gewebeantwort vorgeschlagen, die nicht nur das stets vorhandene Störrauschen modellieren, sondern aufgrund ihrer Eigenschaft als *Whitening*-Filter auch das Potential für eine Erhöhung der Auflösung von Parameterbildern haben.

Schlüsselwörter: Ultraschall-Diagnostik, Visualisierung, Entfaltung

1 Einleitung

Die Unterscheidung verschiedenartigen Gewebes anhand von in-vivo Ultraschallbildern ist in der medizinischen Diagnose sehr wichtig, doch sind die Unterschiede meist sehr subtil und selbst der geübte Arzt kann die Begrenzung von Tumoren oft nicht feststellen. Auch die Beurteilung der Dignität von raumfordernden Prozessen ist im allgemeinen nicht möglich, weshalb immer wieder der Wunsch nach computergestützten objektiven Verfahren zur Tumorerkennung im Rahmen der kostengünstigen Ultraschalldiagnose laut wird.

Die direkte Auswertung der rohen (hochfrequenten HF) Ultraschallechos wird jedoch durch einige Faktoren sehr erschwert oder gar unmöglich:

- Der auftretende Wertebereich verschienster aus den HF-Echos extrahierter gewebespezifischer Parameter ist klein und liegt in der Grössenordnung der Schwankungen, die durch systembedingte Effekte (Schallbeugung) oder die Varianz der Parameter-Schätzer auftreten.
- Die zwischen dem Schallwandler und der ROI liegenden Gewebe- und Hautschichten haben einen kaum nachvollziehbaren Einfluss auf die Schallausbreitung.
- Das genaue Rückstreuverhalten eines Gewebebereiches erhält man nur über die Lösung des inversen dreidimensionalen Streuproblems.

– Oftmals ist das zu untersuchende Gewebe stark inhomogen, was nach hochauflösenden Verfahren verlangt.

Um trotzdem die Ultraschallechos aus verschiedensten Eindringtiefen und Gewebearten auswerten zu können, müssen demnach systembedingte und tiefenabhängige Effekte beseitigt werden, um einen Vergleich lokaler Gewebeparameter zu ermöglichen. Um dieses Ziel zu erreichen, ist zunächst eine systemtheoretische Modellierung der Ultraschallechos erforderlich. Mit Hilfe dieses Modells müssen dann Methoden zur Entfaltung gefunden werden, die insbesondere im Hinblick auf die nichtstationäre Natur der Echos sowie des vorhandenen Rauschens optimal arbeiten.

2 Systemtheoretische Modellierung der Ultraschallechos

Die Wechselwirkung zwischen Schall und Gewebe wird als linear angenommen, was die Voraussetzung für die Anwendbarkeit der linearen Systemtheorie schafft. Grundlagen dieser Annahme sind der geringe Schallwechseldruck in der Ultraschalldiagnose und die BORN-Näherung. Das von der Oberfläche des Schallwandlers ausgesendete Wellenpaket wird auf seinem Weg zu einem kleinen Gewebeausschnitt ΔV gedämpft, dort gemäss der Gewebestruktur gestreut, und der in Richtung des Wandlers zurückgestreute Anteil erfährt wiederum eine Dämpfung. Schliesslich entsteht nach der Übertragungsfunktion des Wandlers und der Filter sowie Verstärker im Ultraschallgerät das empfangene Echo, dessen Darstellung im Frequenzbereich näherungsweise (Fernfeld) folgendermassen aussieht [1]:

$$E(z,\omega) \simeq H_W(\omega)\, H_d^2(z,\omega) \int_{\Delta V(z)} H_\phi^2(r,\omega)\, H_G(r,\omega)\, \mathrm{d}V(r) \,. \tag{1}$$

Hierbei sind: $H_W(\omega)$ die zusammengefassten Übertragungsfunktionen des Schallwandlers (Senden, Empfangen) und der Filter im Gerät, $H_d^2(z,\omega)$ die mit der Eindringtiefe z variierende Schalldämpfung (Hin- und Rückweg), $H_\phi^2(r,\omega)$ die Schallfeldübertragungsfunktion gemäss dem RAYLEIGH-Oberflächenintegral (Hin- und Rückweg; auch *Schallbeugung* genannt), und $H_G(r,\omega)$ das Rückstreuverhalten des Gewebes am Ort r. Es ist die Charakteristik des dreidimensionalen Streuproblems, dass die Schallfeldübertragungsfunktion nicht separiert werden kann. Für ein Medium mit überall gleichem Rückstreuverhalten möchte man nun für jedes Probevolumen $\Delta V(z)$ das gleiche Echospektrum erhalten. Das kann mit einer entsprechend gewählten Korrekturfunktion $K(z,\omega)$ erreicht werden:

$$E_K(z,\omega) = K(z,\omega) \cdot E(z,\omega) \,. \tag{2}$$

Diese Korrektur kann z.B. experimentell mittels Ultraschallphantomen als Referenzmedium bestimmt werden, allerdings müssen dann die Rückstreu- und Dämpfungseigenschaften des Phantoms die Eigenschaften des unbekannten Mediums sehr gut repräsentieren. Bestimmt man nämlich für das Referenzmedium die mittleren Eigenschaften in Abhängigkeit der Eindringtiefe, können die für die Diagnostik sehr aussagekräftigen Abweichungen von diesen Mittelwerten errechnet werden ($\langle \cdot \rangle$ bezeichne den Mittelwert, die Tilde kennzeichne das Referenzmedium):

$$K(z,\omega) = \left\langle H_W(\omega)\,\tilde{H}_d^2(z,\omega) \int_{\Delta V(z)} H_\phi^2(\boldsymbol{r},\omega)\,\tilde{H}_G(\boldsymbol{r},\omega)\,\mathrm{d}V(\boldsymbol{r}) \right\rangle^{-1}. \tag{3}$$

Damit gelangt man zu *relativen* Echosignalen, was mehrere Vorteile aufweist:

- Das korrigierte Signal ist annähernd weiss, was zum einen den Einsatz spezieller KALMAN-Filter basierter Entfaltungsalgorithmen ermöglicht, und zum anderen die Auflösung von Schätzern lokaler Parameter erhöht (wg. der für praktisch alle Schätzer angenommenen und ausgenutzten Ergodizität der zufälligen Signale und der erhöhten Effizienz der Schätzer bei reduzierter Korreliertheit benachbarter Abtastwerte).
- Die aufwendige und fehlerträchtige Bestimmung d. Übertragungsfunktionen H_W kann umgangen werden.
- Weitere Näherungen zur Separation der Schallfeldübertragungsfunktion H_ϕ sowie deren Bestimmung sind nicht notwendig.
- Falls die Gewebedämpfung im Referenzmedium ein sehr ähnliches Verhalten zeigt wie im Probemedium, kann von einer entsprechenden zusätzlichen Korrektur für das Gewebe zwischen Wandler und Probevolumen ebenfalls abgesehen werden.

Es liegt auf der Hand, dass dieses Verfahren am besten mit einem dem Probemedium sehr ähnlichen Referenzmedium funktioniert. Deshalb ist es besonders günstig, die Korrektur anhand des untersuchten Mediums selbst zu bestimmen, im konkreten Fall also als Mittelwert aus Echos des beschallten Organs, wobei Ultraschallbilder von mehreren Patienten herangezogen werden sollten. Auf diese Art und Weise kann man sogar eine recht gute Korrektur der eventuell nicht stationären Dämpfung erwarten, wie diese durch z.B. zwischenliegende Haut- und Fettschichten beim Nierenultraschall auftreten.

3 Bestimmung der Korrektur

Wie anhand von Gl. (3) zu erkennen, ist die Korrektur tiefenabhängig, weil die einzelnen empfangenen HF-Echos in ihrem zeitlichen Verlauf nichtstationären Charakter haben. Prinzipiell ist es also die Aufgabe, das zeitlich variable Spektrum $K(z,\omega)$ zu schätzen. Im Gegensatz zu den sonst üblichen Kurzzeitspektren, die über die FFT kurzer und evtl. mit einer Fensterfunktion gewichteter Signalausschnitte bestimmt werden, soll hier ein parametrisches Verfahren vorgeschlagen werden, welches die zeitliche Variabilität der Parameter zu verfolgen imstande ist, und welches mit jedem neu zur Verfügung stehenden Abtastwert des Echosignals den Parametersatz rekursiv aktualisiert: die *rekursive Prädiktionsfehler-Methode*. Hiermit werden die Parameter eines ARMA-Modells geschätzt.

Um der Variabilität der Parameter gerecht zu werden, kommt ein *forgetting*-Faktor zum Einsatz, der weiter zurückliegende Schätzwerte immer kleiner bewichtet und somit die Konvergenz zu einem konstanten Parametersatz verhindert. Um den Einschwingvorgang des Algorithmus' am Anfang der HF-Echos zu beschleunigen, wird die "Vergesslichkeit" in der Transientenphase für eine kurze Zeit erhöht. Details zu diesem Algorithmus findet man in [2].

Die Mittelung für die Korrektur $K(z,\omega)$ erfolgt über Mittelung der Parameter aus allen HF-Echos, und zwar jeweils für eine bestimmte feste Eindringtiefe z. Ein solches Vorgehen liefert stabile Parameter, die als Grundlage für die Entfaltung dienen.

Der Algorithmus findet bei vorhandenem additiven (weissem) Rauschen, das zum (weissen) Prozessrauschen unkorreliert ist, optimale Parameter im Sinne der kleinsten Fehlerquadrate. Allerdings sind die geschätzten Systemfunktionen minimalphasig, was manchmal ein Nachteil ist, vor allem weil mit nicht-minimalphasigen Signalen als Input der Algorithmus nicht gegen die wahren Parameter konvergiert.

4 Entfaltung

Unter störungsfreien Bedingungen gelingt eine Entfaltung über eine einfache inverse Filterung. Allerdings ist den digitalisierten Ultraschallechos ein Rauschen überlagert (Systemrauschen, Quantisierungsrauschen, Modellfehler der Korrekturfunktion). Deshalb sollte das Rauschen modelliert werden, was mit einem Zustandsraum-Modell möglich ist. Die Darstellung im Zustandsraum hat ferner den Vorteil, dass zeitlich variable Prozesse repräsentiert werden können, welche zudem schon mit den Parametern des ARMA-Modells zur Verfügung stehen:

$$q(k+1) = A(k)\,q(k) + b(k)\,w(k) \tag{4}$$
$$e(k) = C(k)\,q(k) + v(k) , \tag{5}$$

wobei die Matrizen $A(k)$, $C(k)$ und der Vektor $b(k)$ durch die regelbare kanonische Form des diskreten ARMA-Modells von $K(z,\omega)$ gegeben sind ([3], S.206f). Ausserdem sind: $q(k)$ der Zustandsvektor, $e(k)$ das empfangene Ultraschallecho, $w(k)$ das zu schätzende Prozessrauschen (entfaltetes Signal), $v(k)$ das additive Störrauschen. Wenn sowohl $w(k)$ als auch $v(k)$ annähernd weisse Prozesse sind, kann $w(k)$ mit dem KALMAN-Interpolations-Algorithmus nach Mendel [4] entfaltet werden (Interpolation von einem festen Zeitpunkt aus, sog. *fixed-interval-algorithm*). $w(k)$ ist aber tatsächlich fast weiss, falls $K(z,\omega)$ gemäss den Ausführungen in Abschnitt 2 bestimmt wurde. Man stellt sich das empfangene HF-Echo also folgendermassen vor ($*$ bezeichne den Faltungsoperator, $g(k)$ die Impulsantwort des unbekannten Rückstreuverhaltens, $\tilde{w}$ ist weiss):

$$e(k) = \left\{ \tilde{w}(k) * g(k) * k^{-1}(k) \right\} * k(k) + v(k)$$
$$= w(k) * k(k) + v(k) . \tag{6}$$

Ähnliche Anwendungen dieses Algorithmus' nach Mendel auf Ultraschallechos aus der medizinischen Diagnose werden auch in [5, 6] und in [7] diskutiert.

5 Ergebnisse und Ausblick

Die mittels der zeitvarianten Prädiktionsfehler-Methode bestimmten parametrischen Korrekturspektren zeigen sowohl in Ultraschallphantomen als auch bei einem Satz Nieren-Scans (20 Patienten) gute Übereinstimmung zu aus Kurzzeit-Periodogrammen geschätzten Amplitudenspektren, und zwar schon mit einer AR-Ordnung von 6 und einer MA-Ordnung von 5. Es zeigt sich klar der Vorteil, dass ein Bias, wie er wegen der Fensterfunktionen in Kurzzeit-periodogrammen auftritt, mit dem zeitvarianten Design des Identifikationsalgorithmus' vermieden werden kann. Die entfalteten Echos sind (innerhalb der Bandbreite des verwendeten Ultraschallwandlers) tatsächlich annähernd weiss, abgesehen von solchen aus Bereichen mit stark vom Mittelwert abweichenden Rückstreuamplituden. Parametrisiert man diese entfalteten Echos mit einer gefensterten mittleren Leistung $(1/N \cdot \sum_{k=1}^{N} e_k^2)$, erhält man Bilder, die kein axiales Speckle mehr aufweisen (wie zu erwarten war), und die ansonsten den herkömmlichen B-Bildern sehr ähnlich sind. Evtl. im B-Scan durch dieses axiale Speckle verwaschene Strukturen treten deutlicher hervor. Laterale Korrelationen zwischen benachbarten A-Scans bleiben allerdings weitgehend erhalten.

Mittels der vorgeschlagenen Entfaltung vermag man, auf *in vivo* Ultraschallbilder angewendet, aufgrund des *whitening*-Effekts der Filterkonstruktion höhere Auflösungen für lokale gewebespezifische Parameter zu erhalten, was im Bezug auf eine computergestützte Gewebedifferenzierung inhomogener Strukturen sehr wichtig ist. Momentan laufen Arbeiten, die dieses anhand der Parametrisierung des lokalen frequenzabhängigen Rückstreuverhaltens und der Schätzung von lokalen statistischen Verteilungsparametern in Nierenparenchym und Nierentumoren untersuchen.

Literatur

1. Insana MF, Wagner RF, Brown DG, Hall TJ: Decribing small-scale structure in random media using pulse-echo ultrasound. Journal of the Acoustical Society of America (JASA), 87(1):179–192, 1990.
2. Söderström T, Stoica P: System Identification. Prentice Hall International, 1988.
3. Brown RG, Hwang PYC: Introduction to random signals and applied Kalman filtering. John Wiley & Sons, 3rd edition, 1997.
4. Mendel JM, Kormylo J: New fast optimal white-noise estimators for deconvolution. IEEE Transactions on geoscience electronics, 15(1):32–41, 1977.
5. Kuc RB: Application of Kalman filtering techniques to diagnostic ultrasound. Ultrasonic Imaging, 1:105–120, 1979.
6. Jensen JA: Deconvolution of ultrasound images. Ultrasonic Imaging, 14:1–15, 1992.
7. Jensen JA, Mathorne J, Gravesen T, Stage B: Deconvolution of in-vivo ultrasound B-mode images. Ultrasonic Imaging, 15:122–133, 1993.

New Concepts for Intraoperative Navigation: Calibration of a 3-D Laparoscope [1]

J. Cortadellas, G. Bellaire*, G. Graschew**

Robotics Lab., Dept. of Electronics, Enginyería La Salle, Ramon Llull University
Pso. Bonanova 8, 08022- Barcelona, Spain
*HyperCIS AG, Am Köllnischen Park 1, D-10719 Berlin
**Surgical Research Unit OP 2000, Robert-Rössle-Klinik, Max-Delbrück-Centrum für
Molekulare Medizin,Lindenberger Weg 80, D-13125 Berlin
Email: xavicort@salleURL.edu

Abstract. Our work presents a new concept to assist with laparoscopic surgical procedures. Rather than the simple visualization of the images from a 3D laparoscope on a stereoscopic visualization display, our goal is to register intraoperative stereoscopic images with preoperative patient's diagnostic data (CT), without measuring fiducial markers. A graphical overlay on the visualization would allow the surgeon to see through the organs, beyond their surface. The success of this system highly depends on an accurate 3D-laparoscope camera calibration. The major problems arise because of the small distance between the cameras, the high lens distortion and the illumination conditions. We have performed several calibration procedures based on the pin-hole camera model. Comparative results are reported and discussed.

Keywords: Computer Assisted Surgery, Registration, Computer Tomography,

1 Introduction

Laparoscopy is one of the most familiar of the therapeutic approaches referred to minimally invasive surgery. It offers advantages over open surgery including less postoperative discomfort, shorter hospitalization and reduced convalescence. The importance of broadening the spectrum of minimally invasive techniques is evident in the proven advantages for the patient.

Although this technique is a powerful visualization and intervention tool, the observation of the internal anatomy with a monocular laparoscope lacks depth information of the operative field. Together with the application of 3D visualisation techniques, a 3D-Laparoscope allows the surgeon to perceive a 3D impression, which might improve hand-eye coordination in delicate surgical procedures.

Up to now, this stereoscopic visualitzation has been the main application of the 3D laparoscopes. However, they can provide a great amount of useful information to be used in an Augmented Reality system.

---

[1] This work has been supported, in part, by the DAAD Grant 314 - A/99/13132

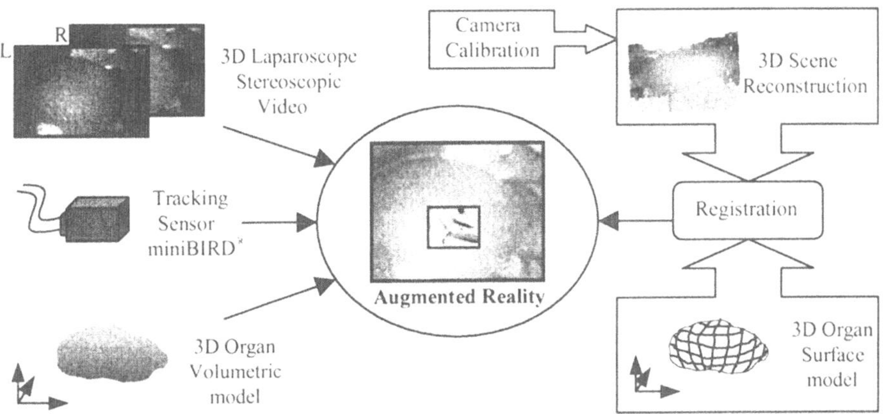

Figure 1. Concept overview

We present a new concept to assist with laparoscopic surgical procedures. Rather than the simple visualization of the 3D laparoscope images on a stereoscopic visualizaton display, we propose to register intraoperative stereoscopic images with preoperative patient's diagnostic data (CT), without the use of fiducial markers. Once the registration is accomplished, computer generated graphical models and live stereoscopic video can be merged allowing the surgeon to see beyond the organ surface. This Augmented Reality system would provide help for the intraopcrative navigation, even for the experienced surgeon.

To make this system feasible, it is very important to attain a very accurate 3D laparoscope calibration. Fig.1 shows an overview of the concept. We have applied several calibration algorithms and the results with real images are reported in the last section. Parts of the experimental environment that this work presents have been built up in the Surgical Research Unit OP2000 (OP in German for operating room).

2 Description of the system

In order to relate preoperative data with the actual reality of the patient on the operating table, fiducial markers are normally used ([2,3]). They enable to deal with different coordinate systems (preoperative 3D medical images, patient and 3D laparoscope) and to determine the correspondence between each coordinate system.

We postulate that the surface of an organ exposed intraoperatively can be used as an anatomic reference structure for a subsequent registration, avoiding the use of material landmarks. Thus, this registration involves two different 3D models: a 3D organ volumetric model (generated from CT images) and a 3D reconstruction of the intraoperative field, viewed from the laparoscope tip.

The key element of this computer assisted surgery concept is the intraoperative shape acquisition, i.e. to derive the depth map associated with the images from the laparoscopic cameras. Although an active vision system would overcome many of the problems of a passive stereo laparoscopic system (mainly the correspondence

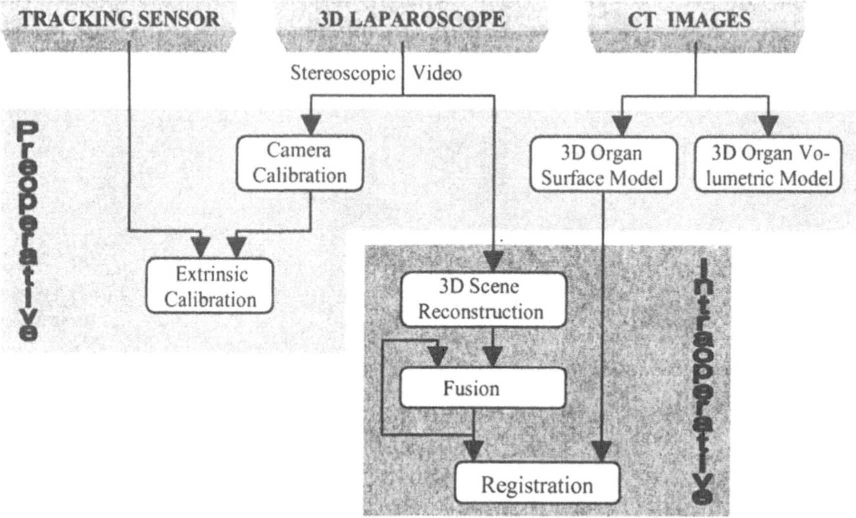

Figure 2. Preoperative and Intraoperative data to be calculated

problem), the later is a less invasive technique and it also allows the surgeon to see 3D visual information with the aid of glasses.

The modules that are involved in this new concept of Augmented Reality are shown in Fig. 2. First of all, a calibration of the 3D laparoscope must be performed. Beside this, 3D image models are computed from the CT images: the surface model of the target organ and its corresponding volumetric model. The former is used in the registration module, whereas the later is only used for visualization purposes, to overlay on the video the internal organ structures. This division between preoperative models allows to speed up the registration task.

Due to the fact that the 3D laparoscope provides a sequence of stereoscopic images, the fusion of different views of the same operating field would improve the accuracy of the 3D reconstruction, making the registration more reliable.

The computational cost of such global registration would not allow a real-time tracking of the laparoscope's movements. Therefore, a 3D digitizer must be attached to the laparoscope. An initial registration is performed, and meanwhile the following global registration is computed, the laparoscope is tracked with this digitizer. This solution would make feasible a real-time Augmented Reality system, displaying the superimposed graphical model accordingly to the tracked position and orientation, and updating the data each time that a global registration is carried out.

Although optical 3D digitizers offer the greatest accuracy, they cannot localize objects through the skin and body wall. This is a desirable feature if one seeks to compensate breath movements. If we use two magnetic sensors, one attached to the 3D laparoscope and a second one stitched on the surface of the target anatomic structure, the registration could be accomplished regardless of patient movement. The position and orientation of the sensors coordinate system relative to the focal point of one 3D laparoscope camera has to be determined by an extrinsic calibration.

3 3D Laparoscope Calibration: Experimental Results

In this system, the 3D reconstruction plays a crucial role because it substitutes the information supplied by the fiducial markers. Any 3D reconstruction is strongly influenced by the geometrical and physical parameters that characterize the 3D laparoscope cameras. Therefore, these parameters must be known with very high accuracy if we want to extract valuable 3D information from the scene views and to succeed in the subsequent registration.

The process that determines such parameters is called camera calibration. Besides the calibration of the laparoscope's left and right camera, we must also calculate the relative position and orientation between their focal points [5].

The whole process is based on the analysis of the views of a calibration pattern. Fig.3 shows the pattern that we have used in our experiments. The image features that we have used for calibrating are the corners of the pattern's black squares. It can be seen that the light source of the 3D laparoscope concentrates the light on the image central area, leaving some parts of the image almost in the darkness. To overcome this problem, we have developed an algorithm that it is capable to extract the image coordinates of all the corners with subpixel accuracy, even when the luminance contrast is very small. The foundation of the algorithm is the intersection of the lines that aproximates the four sides of each square. This estimation is carried out in a robust way [10], neglecting the outliers. The algorithm requires a little user interaction in order to match the world coordinates and the image coordinates accordingly.

An accurate calibration of a 3D laparoscope is difficult due to the very small distance between the cameras, the high lens distortion and the inhomogeneous illumination. We have applied three different calibration methods, well-known by the computer vision community [7,8,9], to the same data. The best results were obtained using the Heikkilä's calibration method [9], as it was expected. This method [9] makes use of two radial and two tangential distortion coefficients, whereas the Tsai [8] and the Toscani's [7] algorithm employ one radial distortion coefficient and none respectively.

However, the parameters were not good enough to perform a 3D reconstruction of a test object (a plane) located at 12 cm in front of the laparoscope. Errors up to 3 cm are detected when the original surface and the reconstructed one are compared.

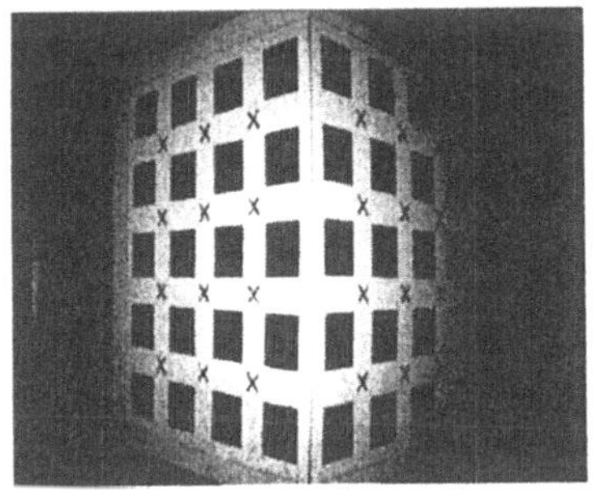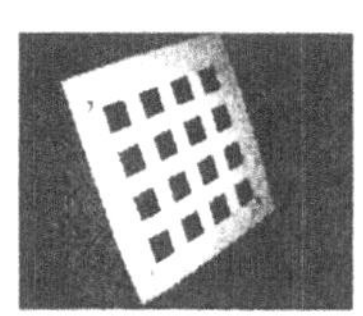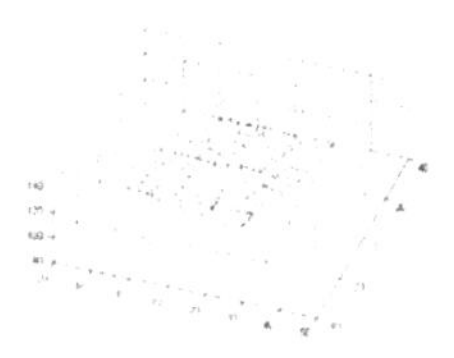

Figure 3. Calibration Pattern and test object reconstruction

These errors can be understood if we observe the difference of magnitude between the left to right focal point distance (base line = 1.4 mm) and the object distance (120 mm). A small error in the estimation of the base line distance can cause a large error when the 3D reconstruction is computed, since the backprojection of stereo images is an ill-conditioned problem. The accuracy could be increased building a calibration pattern of higher accuracy (e.g. 20 μm.) and adding more lens distortion coefficients to the camera model.

4 Conclusion

Registration of preoperative and intraoperative data provides the crucial step required to relate the "virtual patient" of surgical planning with the actual patient on the operating table. This paper has presented a new concept for intraoperative navigation, based on the registration of preoperative 3D medical images and 3D reconstructions of the operating field, without the use of fiducial markers. The feasibility of this system highly depends on the accuracy of this scene reconstruction, which it is closely related to the camera calibration process. We have observed that the more lens distorsions coefficients are taken into account in the 3D laparoscope calibration process, the better results are attained. Further research has to be done to improve the accuracy of the calibration process and to integrate the different modules.

5 References

1. H. Fuchs, M. Livingston, R. Raskar, D. Colucci, K. Keller, A. State, J. Crawford, P. Rademacher, S. Drake, A.Meyer: Augmented Reality Visualization for Laparoscopic surgery. In Proc. of Medical Image Computing and Computer-Assisted Intervention '98 (MICCAI'98), LNCS 1496, pp. 934 - 943. Springer, 1998
2. T. Nomura, R.Okamoto, H. Kataoka, N. Hata, K. Masamune, M. Suzuki, T. Dohi : Registration of Pre-Operative 3D Medical Image and Intra-Operative 3D Laparoscopic Image. In Proc. of Computer Assisted Radiology and Surgery '98 (CAR '98), p. 922. Elsevier, 1998
3. R. Taylor, S. Lavallée, G. Burdea, R. Mösges, eds. : Computer-Integrated Surgery. Technology and Clinical Applications. The MIT Press, 1996
4. W. Millesi, M. Truppe, F. Watzinger, A. Wagner, R. Ewers : The Virtual Patient System (ARTMA). http://www.artma.com
5. R. Klette, K. Schlüns, A. Koschan : Computer Vision. Three-Dimensional Data from Images. Springer, 1998
6. A.Murat Tekalp : Digital Video Processing Prentice Hall, 1995
7. O. Faugeras, G. Toscani: The Calibration Problem for Stereo. In Proc. of Computer Vision Pattern. Recognition. (CVPR '86), 1986, pp.15-20
8. R. Tsai : A Versatile Camera Calibration Technique for High Accuracy 3D Machine Vision Metrology Using Off-The-Shelf TV Cameras and Lenses".   IEEE Journal of Robotics and Automation, Vol RA-3 pp. 323-344, 1987
9. J. Heikkilä, O.Silvén : Accurate 3-D Measurement Using a Single Video Camera. Int. Journal of Pattern Recognition and Artificial Intelligence, Vol. 10, N. 2, pp 139-149, 1996
10. P.J.Huber: Robust Statistics. Wiley, 1981

Visualisierungs- und Interaktionstechniken zur Entscheidungsunterstützung in der präoperativen Planung

Bernhard Preim[1], Wolf Spindler[1], Karl J. Oldhafer[2], Heinz-Otto Peitgen[1]

[1]MeVis – Centrum für Medizinische Diagnosesysteme und Visualisierung,
Universitätsallee 29, 28359 Bremen, Email: {preim, spindler, peitgen}@mevis.de
[2]Universitätsklinikum Essen, Klinik für Allgemein- und Transplantationschirurgie
Hufelandstr. 55, 45122 Essen, Email: karl.oldhafer@uni-essen.de

Zusammenfassung. Wir präsentieren den SURGERYPLANNER, mit dem auf der Basis patientenindividueller Daten die Operabilität von Patienten abgeschätzt werden kann. Der SURGERYPLANNER integriert Visualisierungsverfahren und Techniken zur Manipulation von Volumendaten, mit denen die Operationsplanung unterstützt wird. Dieses System basiert auf den bei MEVIS entwickelten Verfahren zur Organ- und Tumorsegmentierung sowie zur Gefäßsegmentierung und -analyse. Es ermöglicht die Exploration der zuvor analysierten Daten und die visuelle Simulation beliebiger Resektionen.

Schlüsselwörter: Operationsplanung, Volumenvisualisierung, 3D-Interaktion

1 Einleitung

Die Planung onkologischer Operationen erfordert die detaillierte Kenntnis patientenindividueller anatomischer Strukturen. Im klinischen Alltag wird anhand von CT- oder MR-Bildern entschieden, ob und wie Tumoren operiert werden können. Für diese Entscheidung sind die Anzahl, die Lage, die Ausdehnung und das Volumen von Tumoren und Metastasen wesentlich. Die Territorien, die von Blutgefäßen versorgt werden, sind in den Bildern nicht enthalten. Die Kenntnis dieser Territorien ist aber Voraussetzung, um diese vollständig zu resezieren, damit kein unversorgtes Gewebe zurückbleibt. Bei der OP-Vorbereitung muss der Chirurg ein mentales 3D-Modell der räumlichen Strukturen rekonstruieren, was insbesondere in Bezug auf die Gefäßsysteme äußerst schwierig ist. Bei der Entscheidung für eine Operationsstrategie ist die relative Lage von Tumoren zu Gefäßen besonders wichtig, um Resektionsgebiete abzugrenzen und einen geeigneten Zugang zum Operationsgebiet zu wählen.

Bei MEVIS ist die Identifikation und Analyse anatomischer Strukturen in CT-Daten der Lunge und der Leber intensiv bearbeitet worden und wird klinisch eingesetzt [1]. Die Verfahren zur Segmentierung von Leber und Tumoren, zur Gefäßsegmentierung und -analyse, sowie zur Abschätzung von Versorgungsgebieten sind in [2] beschrieben. In einem Visualisierungsmodul kann eine 3D-Darstellung von Blutgefäßen, Segmenten und Tumoren – eingebettet in die Originaldaten – erkundet werden. Darauf aufbauend wurde der hier beschriebene SURGERY PLANNER entwickelt, der die OP-Planung – über die Visualisierung hinaus – unterstützt. Langfristiges Ziel ist es dabei, auf einer besseren Grundlage zu entscheiden, ob ein Patient operabel ist und dazu beizutragen, die Qualität von Operationen zu steigern.

2 Entwurf von Visualisierungs- und Interaktionstechniken

Der Entwurf von Techniken zur Unterstützung der Operationsplanung stützt sich auf
eine Befragung klinisch tätiger Chirurgen (11 Chirurgen, darunter 10 Fachärzte, die
auf die Tumorchirurgie spezialisiert sind) hinsichtlich ihrer Vorgehensweise bei der
OP-Planung. Dabei wurde auch nach Verbesserungsmöglichkeiten durch eine Computerunterstützung gefragt. Es wird als besonders wichtig angesehen, Operations-
pläne „ausprobieren zu können", die Lage von Tumoren in Relation zu Gefäßen zu
sehen und wichtige Maße, z.B. Abstände, in einer Visualisierung zu erkennen. Daraus ergibt sich die Notwendigkeit, beliebige Resektate definieren zu können. Dies
erfordert ein Visualisierungsverfahren, mit dem beliebige Volumen „maskiert" werden können und eine intuitive Interaktionsmöglichkeit, um Teile aus einem Volumen
„zu radieren".

2.1 Visualisierung für die Operationsplanung

Für jedes Visualisierungsobjekt (z.B. Gefäßabschnitt, Segment) können verschiedene
Renderingstile (Oberflächendarstellung, Konturlinien und Volumenvisualisierung),
Farben und andere Materialeigenschaften, wie Transparenz, spezifiziert werden. Für
eine effektive Interaktion können diese Einstellungen nicht nur einzelnen Objekten
sondern auch Kategorien von Objekten (z.B. Läsionen und Gefäße) zugewiesen werden. Das Ein- und Ausblenden von Objekten kann ebenfalls auf der Ebene von Objekten und Kategorien erfolgen. Um jedes Visualisierungsobjekt kann ein Randobjekt
definiert werden (motiviert durch tumorfreie Ränder). Dadurch wird es erleichtert zu
beurteilen, welche Gefäße und Versorgungsgebiete von der Resektion eines Tumors
betroffen sind. Ein solches Randobjekt „erbt" die Visualisierungsparameter des enthaltenen Objektes, ist aber semi-transparent, um den Durchblick zu ermöglichen.

Für die Visualisierung von Resektionen werden (analytisch beschreibbare) Resektionswerkzeuge benutzt. Diese werden als (diskrete) Voxel in einem Maskenvolumen
repräsentiert. Das Zeichnen eines Voxels wird für alle Voxel der Maske unterdrückt.
Unregelmäßige Resektionsvolumen können definiert werden, indem bei der Bewegung eines Resektionswerkzeugs alle Teile maskiert werden, die berührt werden. Die
effiziente Visualisierung unregelmäßiger Masken ist in [3] erstmals beschrieben.

2.2 Manipulatoren zur Spezifikation beliebiger Resektate

Für das Ausprobieren von Resektionen werden verschiedene Resektionswerkzeuge
zur Verfügung gestellt. Dazu zählen Zylinder, Schnittebene, Keil und Quader. Diese
Resektionswerkzeuge können in entsprechenden Dialogen oder graphisch durch
Manipulatoren von OPEN INVENTOR skaliert, platziert und rotiert werden.

Für die Operationsplanung ist es nützlich, dass diese Resektionskörper selektiv
angewendet werden können. Dabei werden bestimmte Strukturen, z.B. Gefäße, von
der Resektion ausgespart. Dadurch kann leichter beurteilt werden, welche Gefäße
von einer Resektion betroffen sind (Abb. 1). Derartige Visualisierungen sind unter

dem Begriff *selective cutting* im Bereich der computergestützten Anatomieausbildung eingeführt worden [4]. Während Resektionswerkzeuge, wie Keile und Schnittebenen, realistische Resektate definieren können, sind z.B. Zylinder sehr artifiziell. Ihre Benutzung ist aber sinnvoll, wenn sie eine Spur hinterlassen und so ein beliebiges Volumen definieren. Es hat sich gezeigt, dass ein Zylinder (Abb. 2) für die virtuelle Resektion gut geeignet ist.

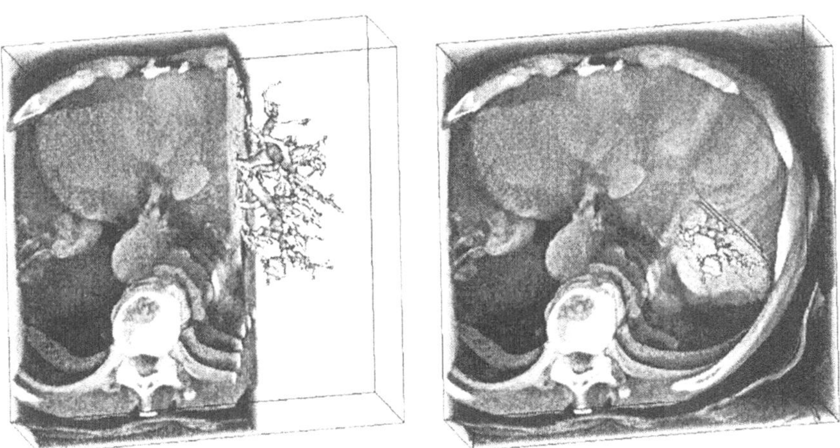

Abb. 1: Selektive Resektionswerkzeuge, die nicht auf Gefäße und Tumoren angewendet werden, verdeutlichen, welche Gefäße bei der geplanten Resektion verletzt werden und welcher Abstand der Resektionsgrenze zu den Tumoren erreicht wird. Links: Resektion durch eine Schnittebene, rechts keilförmige Resektion.

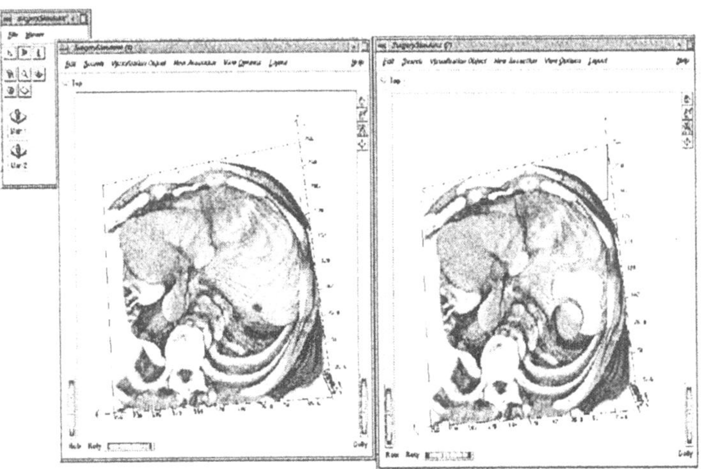

Abb. 2: Synchronisation zweier Ansichten. Links die Originaldaten, rechts die simulierte Entnahme eines Tumors mit einem zylinderförmigen Resektionskörper. Am linken Rand befindet sich das Hauptfenster mit einer Übersicht über die geöffneten Viewer.

Für die praktische Nutzung von Resektionswerkzeugen ist deren Visualisierung und die Handhabung durch die Manipulatoren wesentlich. Dabei ist zu fordern, dass Resektionswerkzeuge und Manipulatoren gut erkennbar sind, aber das „Operationsgebiet" nicht zu stark verdecken. Die Darstellung als semi-transparente Oberfläche (Abb. 2) oder als Kombination aus semi-transparenter Oberfläche und kontrastreichen Umrisslinien sind dabei günstig. Bei den Manipulatoren ist wichtig, dass die Handles, mit denen sie bedient werden, groß genug sind und nicht verwechselt werden. Die in OPEN INVENTOR vorhandenen Manipulatoren, wie der Transformer-Manipulator, sind dafür nur ein erster Ansatz. Sie heben sich farblich zu wenig von typischen Daten ab und die Handles sind zu klein.

Bei der Nutzung von Resektionswerkzeugen ist ein häufiges Umschalten zwischen der Bewegung mit einem Werkzeug und der Rotation des Modells (zum Betrachten dessen, was entfernt wurde) typisch. Diese Folge von Interaktionen wird durch eine beidhändige Interaktion optimal unterstützt. Dabei wird eine Hand (die rechte bei Rechtshändern) für das virtuelle Resezieren mit einem 3D-Eingabegerät, z.B. SpaceMouse, und die andere für die Manipulation der virtuellen Kamera benutzt. Diese beidhändige 3D-Interaktion ist inspiriert von einem System zur neurochirurgischen Operationsplanung [5]. Typisch für die virtuelle Resektion ist, dass in verschiedenen Detaillierungsgraden gearbeitet wird: zunächst wird mit einem großen Resektionswerkzeug eine grobe Begrenzung des Resektionsgebietes durchgeführt, die dann mit einem verkleinerten Werkzeug verfeinert wird. Bei den Standard-Manipulatoren, wie dem Transformer-Manipulator, kann ein Objekt gleichzeitig verschoben, skaliert und gedreht werden. Da die Handles nahe beieinander liegen, kommt es oft zu einer versehentlichen Aktivierung. Daher ist es günstig, die Freiheitsgrade so einzuschränken, dass nur eine dieser Möglichkeiten aktiv ist. Der Benutzer wird dadurch nur geringfügig verlangsamt, da Translationen viel häufiger sind als z.B. Rotationen.

Ein Problem bei der virtuellen Resektion besteht darin, dass häufig „etwas zuviel" entnommen wird. In dieser Situation kann der Benutzer das entsprechende Resektionswerkzeug invertieren, so dass es bei der Bewegung durch das Volumen Daten aus der Maske entfernt. Außerdem ist ein mehrstufiger Undo-Mechanismus implementiert, mit dem Resektionsschritte rückgängig gemacht werden können.

3 Synchronisation mehrerer Ansichten

Bei der Arbeit mit dem SURGERYPLANNER werden verschiedene Ansichten generiert, z. B. Ansichten

- aus unterschiedlichen Blickrichtungen,
- auf verschiedene Teilmengen der Visualisierungsobjekte und
- mit verschiedenen Resektionswerkzeugen.

Eine sinnvolle Unterstützung besteht darin, dass mehrere Sichten auf die Daten gegenüber gestellt werden können. Für die Beurteilung einer Operationsstrategie ist es z.B. hilfreich, in einem Viewer einen Tumor in Relation zu den Gefäßen darzustellen und in einem anderen Viewer den Tumor innerhalb der Lebersegmente, wobei keine Gefäße dargestellt werden. Daher ermöglicht der SURGERYPLANNER, beliebig viele Viewer zu öffnen, in denen verschiedene Teilmengen der identifizierten Objekte dargestellt werden können. Die Anwendung von Resektionswerkzeugen kann ebenfalls auf einen Viewer beschränkt werden, so dass gleichzeitig das Organ vor und nach der simulierten Resektion sichtbar ist. Für das Umschalten zwischen mehreren sich überlappenden Viewern ist eine Übersichtsdarstellung realisiert, die für jeden geöffneten Viewer ein Icon enthält, dessen Aktivierung den zugehörigen Viewer in den Vordergrund bringt.

Das Gegenüberstellen mehrerer Ansichten kann unterstützt werden, indem die Inhalte in den Viewern synchronisiert werden. Zu diesem Zweck kann der Benutzer eingeben, welche Viewer in Bezug auf welche Eigenschaften synchronisiert werden. Zu diesen Eigenschaften gehören die Sichtrichtung, die Anwendung von Resektionswerkzeugen und Filteroperationen (Ein- und Ausblenden einer Teilmenge der Visualisierungsobjekte). Zusätzlich kann in allen Dialogen angegeben werden, ob die Einstellung auf den aktuellen oder auf alle Viewer angewendet werden soll.

4 Diskussion

Der SURGERYPLANNER ermöglicht das Ausprobieren beliebiger Resektionen. Die Definition tumorfreier Ränder und die Berücksichtigung von Versorgungsgebieten innerhalb der Visualisierung gehen über eine visuelle Simulation einer Operation hinaus und sind auf das Vorgehen bei der Operationsplanung zugeschnitten. Die Nutzung von Resektionswerkzeugen ist in verschiedenen Größen und damit Detaillierungsgraden möglich. Dennoch ist die Spezifikation eines Resektionsgebietes allein über die direkt-manipulative Nutzung von Resektionswerkzeugen zu aufwendig für eine routinemäßige Nutzung. Eine Unterstützung durch geeignete Automatismen (z.B. Vorschläge für Resektionen, Nachbearbeiten von Resektionsgebieten) ist daher die wichtigste Aufgabe bei der Weiterentwicklung des Systems.

Literatur

1. Oldhafer KJ, Högemann D, Stamm G, Raab R, Peitgen HO, Galanski M (1999) „Dreidimensionale Visualisierung der Leber zur Planung erweiterter Leberresektionen", *Der Chirurg*, Band 70, Springer-Verlag, S. 233-238
2. Selle D, Schindewolf T, Evertsz CJG, Peitgen HO (1999) „Quantitative analysis of CT liver images", *Excerpta Medical International Congress*, Band 1182, Elsevier, S. 435-444
3. Udupa JK, Odhner D (1991) „Fast Visualization, Manipulation and Analysis of Binary Volumetric Objects", *IEEE Comput. Graphics Appl.*, Band 11 (6), S. 53-62
4. Tiede, U, Bomans, M, Höhne KH, Pommert A, Riemer, M, Schiemann, T, Schubert R, Lierse W (1993) „A computerized three-dimensional atlas of the human skull and brain", *Am. J. Neuroradiology*, Band 14 (3), S. 551-559
5. Hinckley K, Pausch R, Goble JC, Kassell NF (1994) „Passive Real-World Interface Props for Neurosurgical Visualization", *Proc. of SIGCHI*, ACM SIGCHI, S. 452-458

Segmentbestimmung
im Computertomogramm der Lunge
In-vitro Validierung

D. Böhm[1], S. Krass[1], A. Kriete[2], W. Rau[3], D. Selle[1], H.-H. Jend[4], H.-O. Peitgen[1]

[1] MeVis, Centrum für Medizinische Diagnosesysteme und Visualisierung,
Universitätsallee 29, 28359 Bremen
[2] Institut für Anatomie und Zellbiologie, Universitätsklinikum Gießen,
Aulweg 123, 35385 Giessen
[3] Abteilung für Diagnostische Radiologie, Universitätsklinikum Gießen,
Klinikstr. 36, 35392 Gießen,
[4] Zentrum für Radiologie, Zentralkrankenhaus Bremen-Ost,
Züricher Str. 40, 28325 Bremen
Email: boehm@mevis.de

Zusammenfassung. Für die radiologische Diagnostik ist die Kenntnis der Lungenlappensegmente zur segmentgenauen Berechnung von CT-Funktionsparametern und zur Tumorlokalisation ein Gewinn. Nach Vorverarbeitung der computertomographischen Bilddaten der Lunge wird der Bronchialbaum mit einem speziellen Bereichswachstumsverfahren segmentiert und automatisch in seine Unterbäume zerlegt. Ein auf Wachstumsmodellen basierender Algorithmus approximiert daraus die Grenzen der Lungenlappensegmente. Die Validierung mit zwei in-vitro Präparaten der Lunge ergab für klinische HRCT-Daten eine Genauigkeit der Segmentapproximation von ca. 70%.

Schlüsselwörter: Lunge, Lungensegmente, HR-CT, Validierung

1 Einleitung

Während die Bestimmung von Organsegmenten aus computertomographischen (CT) Daten im Bereich der präoperativen Leberdiagnostik in den letzten Jahren zur Anwendungsreife geführt wurde [1-6], wurden im Bereich der Segmenteinteilung des Lungenparenchyms noch wenige Anstrengungen unternommen. Einige Arbeiten konzentrieren sich auf die Segmentierung des Bronchialbaums [7,8], die einen Teilschritt der Segmentbestimmung darstellt. Untersuchungen, inwieweit die Bestimmung der Lungensegmente auf der Basis eines segmentierten Bronchialbaums möglich ist, existieren nach Kenntnis der Autoren nicht.

Im Gegensatz zu den Hauptsepten, die auch im CT deutlich erkennbare Grenzen zwischen den Lungenlappen aufweisen, ist die Bestimmung der einzelnen Lappensegmente aus CT-Daten auf direktem Wege nicht möglich. Für die radiologische Diagnostik wäre die Kenntnis der Segmentgrenzen ein Gewinn. Dies vor allem aus zwei Gründen: Einerseits wird dadurch die Berechnung von CT-Funktionsparametern, wie mittlere Lungendichte (MLD), Emphysemindex oder Fibroseindex individuell für die einzelnen Lappensegmente möglich und dadurch die Abschätzung der postoperativen Lungenfunktion vor einer Lappen- oder Segmentresektion wesentlich verbessert. Andererseits wird die Zuordnung von Lungentumoren zu den Lappensegmenten verbessert, was die Planung einer operativen Tumorresektion verbessert. Zielsetzung dieser Arbeit ist die Bestimmung der Lungenlappensegmente aus computertomographischen Patientendaten und die Validierung der Methode mit in-vitro Präparaten.

2 Methode

Die Bestimmung der Lungenlappensegmente aus CT-Daten erfordert die folgenden Bearbeitungsschritte [9]. Nach geeigneter *Vorverarbeitung* der CT-Daten durch eine kantenerhaltende und lokaladaptive Rauschfilterung (Sigma-Filter) erfolgt die *Segmentierung* des Bronchialbaumes mit einem schwellwertbasierten Bereichswachstumsverfahren. Der optimale Schwellwert wird automatisch ermittelt und kann interaktiv verändert werden. Der segmentierte Bronchialbaum wird in der anschließenden *Skelettierung* mit einem Thinning-Verfahren unter Berücksichtigung der Anisotropie der Voxel und Rauschunterdrückung auf sein Skelett reduziert und in eine Graphenrepräsentation überführt. Im nächsten Schritt wird die *Baumstruktur* des Bronchialbaumes *analysiert* und die Unterbäume der Lungenlappen und Lappensegmente automatisch identifiziert. Die Möglichkeit zur interaktiven Korrektur ist gegeben. Ausgehend von den identifizierten Unterbäumen und den ebenfalls segmentierten Parenchymgrenzen werden die Lappensegmente mit einem auf Wachstumsmodellen basierenden Algorithmus approximiert. Die hier angewandten Methoden beruhen auf früheren Arbeiten zur Segmenteinteilung des Leberparenchyms [10].

Das Verfahren wurde an zwei in-vitro Präparaten validiert. Hierzu wurden zwei linke Lungenflügel durch Formalinbedampfung fixiert und mittels eines höchstauflö-
senden CT mit einer Auflösung von $512 \times 512 \times 300$ Voxeln (entsprechend 0,3 mm $\times$ 0,3 mm $\times$ 1 mm pro Voxel) abgebildet. Aus den so gewonnenen Schichtdaten wurde mit der oben beschriebenen Methode der Bronchialbaum segmentiert und die Lungensegmente bestimmt. In einem weiteren Schritt wurde die Verzweigungstiefe des Bronchialbaumes in fünf Schritten künstlich reduziert. Für jede Stufe wurden die Segmentgrenzen approximiert. Als Referenz für die Validierung dienten die Segmentgrenzen, die aus dem Bronchialbaum mit maximaler Verzweigungstiefe gewonnen werden konn-

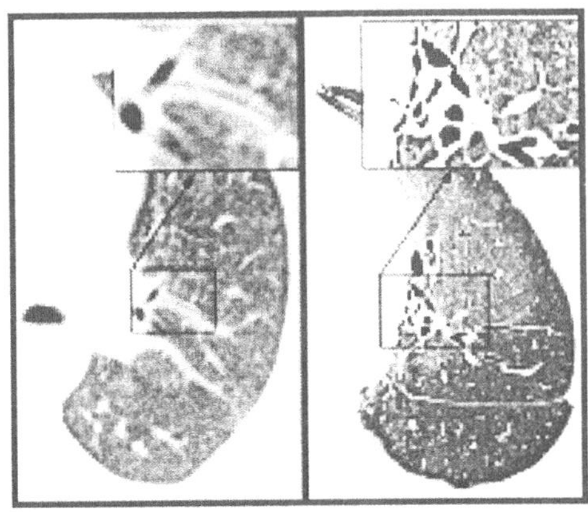

Abb. 1: HRCT und Präparat–CT

ten. Als Maß für die Genauigkeit wurde die prozentuale Überlappung des Referenzsegmentes mit dem approximierten Segment benutzt.

Das oben beschriebene Verfahren wurde in einem ersten Test auf zwei Patienten HRCT-Datensätze angewandt. Die Ergebnisse der Bronchialbaumsegmentierung wurden mit den in-vitro Präparaten verglichen. Abbildung 1 zeigt jeweils einen Ausschnitt aus einem klinischen CT.

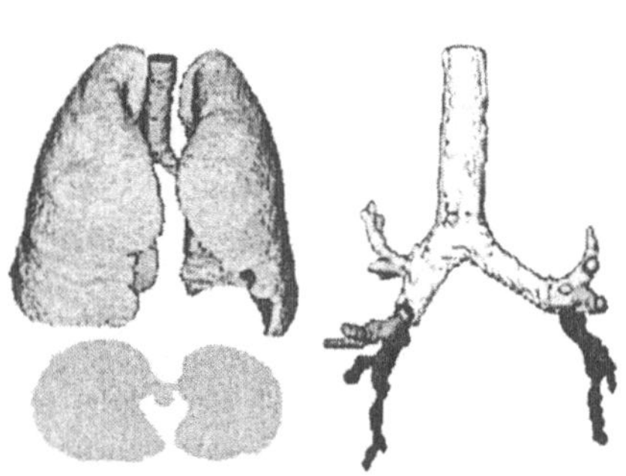

Abb. 2: Darstellung des in einem klinischen Datensatz segmentierten Lungeparenchyms und Bronchialbaums

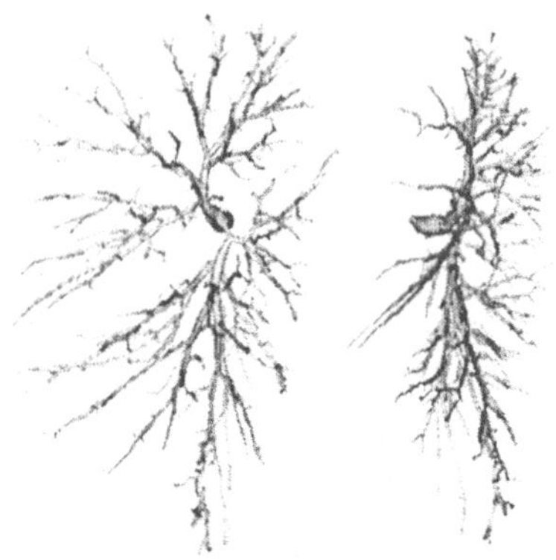

Abb. 3: Segmentierungsergebnis für den Bronchialbaum des linken Lungenflügels, Präparat 1. Darstellung in lateraler (links) und anterior-posterior (rechts) Ansicht.

3 Ergebnisse

In beiden klinischen HRCT-Datensätzen war eine Segmentierung des Bronchialbaums bis auf die Segmentebene, zum Teil auch bis in die Subsegmente, möglich. Die Segmentbronchen wurden in beiden Datensätzen automatisch erkannt. Abbildung 2 zeigt die Visualisierung des segmentierten Lungenparenchyms und Bronchialbaums eines klinischen Datensatzes.

Der Bronchialbaum der in-vitro Präparate war in beiden Fällen bis in die Peripherie segmentierbar. Die segmentierte Verzweigungstiefe geht drei bis vier Generationen über die Subsegmentebene hinaus. Abbildung 3 zeigt eine Visualisierung des segmentierten und skelettierten Bronchialbaums eines Lungenpräparates auf Basis von Oberflächenprimitiven [11].

Die Ergebnisse der Validierung der Segmentapproximation aus dem in fünf Stufen reduzierten Bronchialbaum sind in Tabelle 1 aufgeführt. Die Verringerung der Verzweigungstiefe und Länge der Äste führt zu einer geringeren Genauigkeit der Segment-Approximation. Hiervon sind die Grenzen der Segmente stärker betroffen als der Kern. Die fünfte Reduktionsstufe des Präparates entsprach der erreichten Verzweigungstiefe in den klinischen HRCT-Datensätzen. In Abbildung 4 sind verschiedenen Approximationen dargestellt.

Reduktions-stufe	Genauigkeit	
	Präparat 1	Präparat 2
1	99.9 %	99,4 %
2	99.3 %	97,3 %
3	94,2 %	92,6 %
4	84,4 %	83,5 %
5	69.0 %	73,8 %

Tabelle 1: Ergebnisse der Segmentapproximation für den in fünf Stufen reduzierten Bronchialbaum der in-vitro Präparate

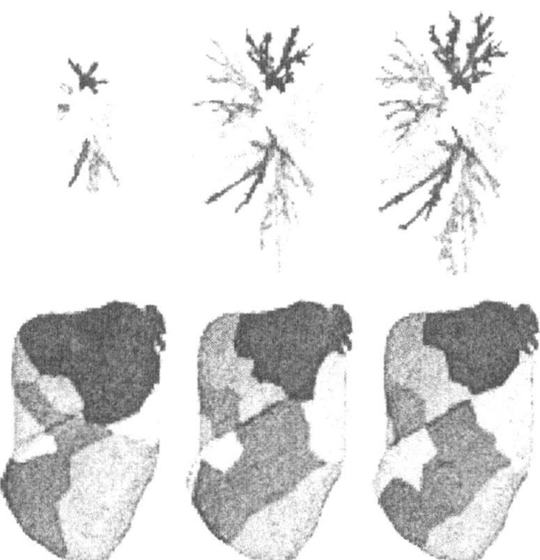

Abb. 4: Approximation der Lungensegmente für verschiedene Verzweigungstiefen des Bronchialbaumes. Links: 5. Reduktionsstufe, 69,0% Genauigkeit. Mitte: 3. Reduktionsstufe, 94,2% Genauigkeit. Rechts: Referenz, höchste Auflösung, entspricht 100% Genauigkeit.

4 Diskussion

Die Qualität der Segmentierung des Bronchialbaumes im Patienten-CT ist vergleichbar mit der fünften Reduktionsstufe des Bronchialbaumes aus dem in-vitro Präparat. Aus diesem Ergebnis lässt sich die Genauigkeit der segmentabhängigen Bestimmung von CT-Lungenfunktionsparametern abschätzen. Sie beträgt, die homogene Verteilung im Lungensegment vorausgesetzt, ca. 70 Prozent. Eine exaktere Vorhersage der postoperativen Lungenfunktion für die gesamte Lunge unter Berücksichtigung der Segmentgrenzen ist daher zu erwarten, wobei eine klinische Evaluation noch durchzuführen ist.

Für die geanue Zuordnung von peripheren Lungentumoren zu den Lungensegmenten ist die erreichte Genauigkeit nicht ausreichend, da eine Infiltration der Nachbarsegmente nicht ausgeschlossen werden kann. Für diese klinische Anwendung ist es notwendig, die peripheren Bereiche der Lungensegmente exakter zu quantifizieren.

Für eine genauere Bestimmung der Lungenlappensegmente aus computertomographischen Daten zeichnen sich zur Zeit mehrere Wege ab, die parallel beschritten werden können. Die angewandte Segmentierungsmethode beruht auf einem Bereichswachstumsverfahren, das aufgrund von Abbildungsungenauigkeiten im CT isolierte Bereiche des Bronchialsystems nicht berücksichtigt. Hier könnte die Einbeziehung wissensbasierter Ansätze [12] zu einer Verbesserung führen. Eine weitere Steigerung der Genauigkeit ist von der Einbeziehung der Pulmonalarterien, die parallel zum Bronchialsystem verlaufen, zu erwarten [13]. Gleiches gilt für die Hauptsepten. Nicht zuletzt wird die Steigerung der Bildqualität durch Einsatz neuerer Techniken, insbesondere die Einführung der Multi-Slice-Technologie [14], dazu beitragen die Segmentbestimmung zu verbessern.

Wir danken Prof. Dr. B. Wein (Klinik für radiologische Diagnostik, RWTH-Aachen) für vielfältige Beiträge im Rahmen der Segmentierung von Lungendatensätzen. Unser Dank gilt auch H. Stroh, H. Watz und A. Breithecker (Diagnostische Radiologie, Giessen) für die Herstellung der in-vitro Lungenpräparate.

Literatur

1. Zahlten C, Jürgens H, Evertsz C, Leppek R, Peitgen H, Klose K: Portal vein reconstruction based on topology. European Journal of Radiology, 19(2):96-100, 1995.
2. Evertsz CJG, Jürgens H, Peitgen HO, Selle D, Spindler W, Zahlten C, Klose K-J, Leppek R: Segmenteinteilung des Leberparenchyms. In Arnolds B, Müller H, Saupe D, Tolxdorff T (Hrsg.) Digitale Bildverarbeitung für die Medizin 1996, 16-22, Zentralstelle für Forschungsförderung und Technologietransfer, Freiburg, 1996.
3. Evertsz CJG, Jürgens H, Peitgen H-O, Selle D, Spindler W, Zahlten C, Klose KJ, Leppek R: Segmenteinteilung der Leber: Operationsplanung, Therapieüberwachung und Anatomie. In Hoffman K-H, Jäger W, Lohmann T, Schunk H (Hrsg.): MATHEMATIK - Schlüsseltechnologie für die Zukunft, 421-434, Springer-Verlag, 1997.
4. Fasel JHD, Selle D, Gailloud P, Muster M, Evertsz CJG, Terrier F, Peitgen H-O: Segmental anatomy of the liver: poor correlation with CT. Radiology, 1(206):151-156, 1998.
5. Göpfert M, Glombitza G, Demiris A, Lamadé W, Meinzer H: Trennung von Gefäßbäumen in medizinischen Schichtbildserien am Beispiel der Leber. In Lehmann T, Metzler V, Spitzer K, Tolxdorff T (Hrsg.) Bildverarbeitung für die Medizin 1998, 264-268, Springer-Verlag, Berlin, 1998.
6. Oldhafer K, Högemann D, Stamm G, Raab R, Peitgen H-O, Galanski M: Dreidimensionale Visualisierung der Leber zur Planung erweiterter Leberresektionen. Der Chirurg, 70:233-238, 1999.
7. Wood S, Hoford J, Zerhouni E, Hoffman E, Mitzner W: Quantitative 3-D reconstruction of airway and pulmonary vascular trees using HRCT. Biomedical Image Processing and Biomedical Visualization, 1905:316-323, 1993.
8. Sonka M, Park W, Hoffman EA: Rule-based detection of intrathoracic airway trees. IEEE Transactions on Medical Imaging, 15:314-326, 1996.
9. Selle D, Schindewolf T, Evertsz CJG, Peitgen H-O: Quantitative Analysis of CT Liver Images. In Doi K, MacMahon H, Giger M, Hoffman K (Hrsg.): Computer-Aided Diagnosis in Medical Imaging, 435-444, Elsevier, Amsterdam, 1999.
10. Selle D, Evertsz CJG, Peitgen H-O, Jürgens H, Klose KJ, Fasel J: Computer aided preoperative planning of segment oriented liver surgery: radiological perspectives. In European I. H. P. B. A. Congress, 253-257, Monduzzi Editore, 1997.
11. Hahn H, Selle D, Evertsz C, Peitgen H: Interaktive Visualisierung von Gefäßsystemen auf der Basis von Oberflächenprimitiven. In Simulation und Visualisierung, accepted, SCS-Verlag, Erlangen Delft, 1999.
12. Park W, Hoffman EA, Sonka M: Fuzzy logic approach to extraction of intrathoracic airway trees form three-dimensional CT images. In Loew MH, Hanson KM (Hrsg.) Medical Imaging 1996: Image Processing, 210-219, SPIE, 1996.
13. König H, Fröhlich JJ, Knaack L, Spindler W, Krass S, Peitgen H-O, Klose KJ: Quantifizierung von Lungenarterienvolumina und perivaskulären Fibrosierungen bei Patienten mit fibrosierenden Lungengerüstveränderungen. In Evers H, Glombitza G, Lehmann T, Meinzer H-P (Hrsg.) Bildverarbeitung für die Medizin 1999, 129-133, Springer-Verlag, Berlin, 1999.
14. Taguchi K, Aradate H: Algorithm for image reconstruction in multi-slice helical CT. Medical Physics, 25(4):550-61, 1998.

Prinzipien und derzeitige Möglichkeiten der virtuellen Endoskopie

K.-H. Englmeier[1], M. Siebert[1], R. Brüning[2], J. Scheidler[2], M. Reiser[2]

1: GSF - Forschungszentrum für Umwelt und Gesundheit, Institut für Medizinische Informatik und Systemforschung, Ingolstädter Landstr. 1, 85758 Neuherberg
2: Institut für Radiologische Diagnostik der LMU München, Klinikum Großhadern, Marcioninistr. 15, 81377 München
Email englmeier@gsf.de

Zusammenfassung Mit den Begriffen virtuelle Realität und Cyberspace wird heute eine von Computern erzeugte und kontrollierte Umgebung für die Mensch-Maschine-Kommunikation bezeichnet. Wichtigste Grundlage der virtuellen Realität sind dreidimensionale Darstellungen und Interaktionstechniken, die dem Benutzer den Eindruck vermitteln sollen, er befände sich innerhalb des synthetisierten Szenarios. Die virtuelle Realität ist daher in der grafischen Datenverarbeitung verankert und als eine Weiterentwicklung von Visualisierungstechniken und Manipulationsverfahren von geometrischen Informationen mit Hilfe von Gesten und Körperbewegungen anzusehen. In der radiologischen Diagnostik gewinnt die virtuelle Realität einen zunehmenden Stellenwert, weil sie als intuitive Schnittstelle Methoden bereit stellt, die vollkommen neue Zugänge zur visuellen Exploration großer Bilddatenmengen bereit stellt. Vorgestellt wird die Methode der virtuellen Endoskopie, die die Vorgehensweise der Endoskopie und ihre Einblicke in Körperhöhlen simuliert. Sie wird mit Systemen und Beispielen aus VR-Bronchoskopie und VR-Koloskopie erläutert.

Schlüsselwörter: Spiral-CT, virtuelle Realität, 3D-Segmentierung, virtuelle Bronchoskopie, virtuelle Koloskopie, Interaktion, Immersion

1 Einleitung

Mit den Schwerpunkten dreidimensionale Präsentation und Benutzerinteraktion erhält die virtuelle Realität in der radiologischen Diagnostik einen besonderen Stellenwert: denn einerseits existieren in der Radiologie eine Vielzahl von digitalen bildgebenden Verfahren, die die dreidimensionale Anatomie, die Funktion und Durchblutungsverhältnisse von Organen des Menschen als räumliche/zeitliche Bildfolge erfassen und somit nach der Verarbeitung mit Bildanalyseverfahren eine dreidimensionale Repräsentation und Modellierung erlauben. Andererseits ist heute die computergestützte radiologische Diagnostik ein Anwendungsgebiet, das bei der Bearbeitung von Patientendaten eine Vielzahl verschiedener Interaktions- und Manipulationstechniken benötigt. Ein wichtiger Bereich der virtuellen Realität in der radiologischen Diagnostik stellt heute die virtuelle Endoskopie dar, die zur effektiven und effizienten Bearbeitung von großen Bilddatenmengen aus Elektronenstrahltomographie- und Spiralröntgencomputertomographie geeignet ist, aber auch zur Vorbereitung, interoperativen Unterstützung und Therapiekontrolle verwendet werden kann. Im folgenden sollen zwei dieser Systeme erläutert werden, nämlich die virtuelle Bronchoskopie und Koloskopie.

2 Methode

2.1 Virtuelle Bronchoskopie

Das Bronchuskarzinom (Lungenkrebs) ist weltweit die häufigste krebsbedingte Todesursache [12, 5]. Die starre oder flexible Bronchoskopie, die beim Auftreten typischer Symptome durchgeführt wird [11], ermöglicht die direkte oder videovermittelte Inspektion der Atemwege bis in die Subsegmentebene [7]. Besonders wichtig ist der Einsatz der Bronchoskopie zur Unterscheidung zwischen tumorbedingten Raumforderungen und Stenosen, die durch Intubation, Entzündung oder Verletzung hervorgerufen wurden [11], sowie bei Patienten nach einer Lungentransplantation [6].

Heute eingesetzte Bronchoskopietechniken unterliegen jedoch einigen Beschränkungen: So ist selbst bei Verwendung eines flexiblen Endoskops die Eindringtiefe begrenzt und reicht maximal bis in die Mündung von Bronchien 3ter bis 5ter Ordnung [3, 7]. Hochgradige Stenosen sind nicht oder nur unter erhöhtem Risiko passierbar [14, 4]. Die Invasivität des Verfahrens ist unangenehm für den Patienten [2] und birgt Komplikationsrisiken (u. a. Infektion, Perforation [4, 9, 2, 1]. Während bei der starren Bronchoskopie eine Vollnarkose unbedingt erforderlich ist, ist der Erfolg der flexiblen bronchoskopischen Untersuchung stark von der Kooperationsbereitschaft und -fähigkeit des Patienten sowie der Erfahrung des untersuchenden Arztes abhängig [10, 11].

Aufgrund der genannten Limitationen der Bronchoskopietechnik wird in vielen Fällen als Ergänzung oder Ersatz eine Spiral-CT-Aufnahme der Lunge angefertigt [13, 6, 8]. Die Interpretation und mentale Rekonstruktion des komplexen räumlichen Aufbaus von Bronchien und Lungengefäßen anhand von Schichtbildern gestalten sich jedoch schwierig und fehleranfällig [6]. Die im folgenden vorgestellte virtuelle Bronchoskopie ermöglicht eine Aufbereitung und Präsentation der Tomographiedaten in einer für Internisten und Chirurgen gewohnten, intuitiven Form. Diese erlaubt eine gezielte Operationsvorbereitung einschließlich der Untersuchung des extraluminalen Tumorausdehnung, der Berücksichtigung von Blutgefäßen sowie der Durchführung einer morphometrischen Analyse [2].

Grundlage ist die Spiral-Röntgencomputertomographie die während eines Atemstillstandes aufgenommen wird. Der gewünschte Auflösungsgrad bestimmt dabei die Schichtdicke (3 mm und Tischvorschub 3 mm/sec). Auf der Basis einer volumenorientierten, automatischen Segmentation (Abb. 1a, 1b) des Bronchialbaumes und pathologischer Veränderungen wie raumfordernde Prozesse und Obstruktionen wird ein dreidimensionales Modell erzeugt.

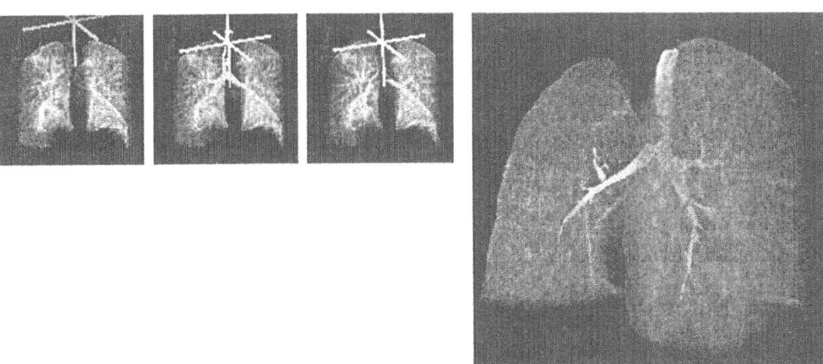

Abb. 1a: Segmentation des Bronchialbaumes mit Volume Growing in der virtuellen Realität

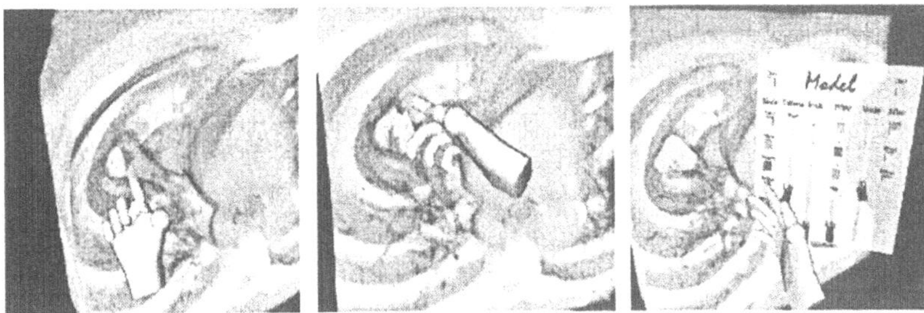

Abb. 1b: Segmentation eines Tumors mit deformierbaren Modellen

Darauf aufbauend wird mit hybriden dreidimensionalen Darstellungsmethoden (oberflächen- und volumenorientiert) die virtuelle Bronchoskopie durchgeführt. Zur Steuerung der virtuellen Bronchoskopie wird die Zentrallinie des Bronchialbaumsystems berechnet. Stereoskopische Darstellungen, die Verwendung von Videogroßprojektion, Datenhelm, Datenhandschuh und Hochleistungsgrafikeinheiten erlauben, die virtuelle Bronchoskopie in Echtzeit durchzuführen. Durch Integration volumenorientierter Darstellungsverfahren in die virtuelle Bronchoskopie (Abb. 2) gelingt nicht nur eine intraluminale Darstellung des Bronchialbaumsystems sondern in suspekten Bereichen, wie etwa Kalibersprünge des darzustellenden Bronchus, kann auf eine volumenorientierte, extra-bronchiale Darstellung zur genaueren Abklärung eines eventuell vorhandenen raumfordernden Prozesses umgeschaltet werden. Zu jeder Zeit kann die Position des Betrachters geändert werden bis hin zu einer Drehung von 180°, was mit in der Realität existierenden Optiken bei der Bronchoskopie nicht möglich ist.

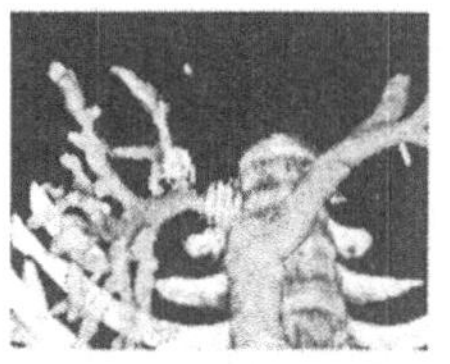
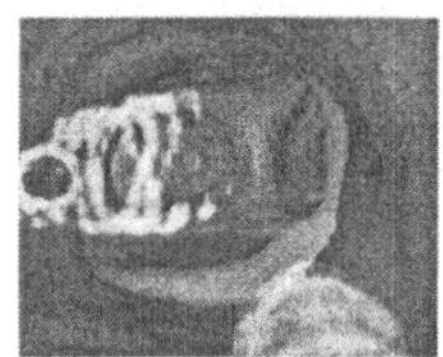
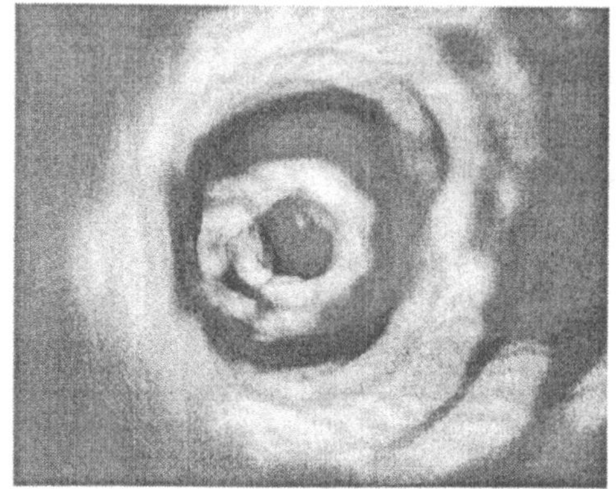

Abb 2: Virtuelle Bronchoskopie mit intra- und extraluminale Darstellung von implantierten Stents

Im Laufe der Entwicklung des Verfahrens wurden bisher 11 Patienten mit Bronchialkarzinomen, 2 Patienten nach Lungentransplantation untersucht. Ein Patient mit Bronchialkarzinom erhielt eine Stent-Implantation. Es gelang die Darstellung der raumfordernden Prozesse, d. h. der Kalibersprünge im Bronchus, der anastomose nach den lungentransplantation sowie die Visualisierung des implantierten Stents. Als vorteilhaft erwies sich die räumliche Wiedergabe peripherer Bronchialbaumabschnitte, die Darstellung extra-bronchialer Abschnitte nach Reformatierung und die Nichtinvasivität des Verfahrens. Bei einer Bearbeitungszeit mit dem Rechner von durchschnittlich 15 min für Bildaufbereitung und die 3D-Modellerstellung kann die virtuelle Bronchoskopie als ein effektives und effizientes Verfahren in der radiologischen Diagnostik eingesetzt werden. Auch als Planungsgrundlage bei Eingriffen in den komplexen Bereichen des zentralen Tracheobronchialsystems scheint ihr Einsatz gerechtfertigt zu sein.

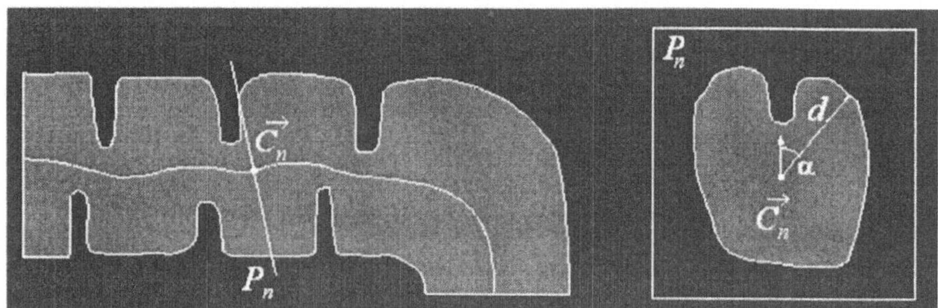

Abb 3: Konstruktion des Darmwandprofils entlang der definierten Zentrallinie mit Hilfe der Polarkoordinatentransformation

2.2 Virtuelle Koloskopie

In den Industriestaaten stellt das Kolonkarzinom die zweithäufigste krebsbedingte Todesursache dar [16, 15]. Der überwiegende Teil der Kolonkarzinome entsteht aus adenomatösen Polypen, die größer als 10 mm sind. Die frühzeitige Entdeckung der Polypen durch ein verbessertes Screening und deren Entfernung kann das Risiko, am Kolonkarzinom zu sterben, deutlich verringern. Bei einer Darmspiegelung mit einem flexiblen Endoskop werden über 80% der mindestens 5 mm großen Polypen erkannt [17, 18]. Die relativ niedrige Erkennungsrate liegt vor allem daran, dass in 10 bis 15% aller Untersuchungen das Zökum nicht erreicht wird und Polypen hinter oder an Darmfalten möglicherweise nicht sichtbar sind. Ein neues Verfahren zu Untersuchung des Kolons bietet die virtuelle Koloskopie auf der Basis von Elektronenstrahl- oder Mehrzeilendetektor-Tomographie, die nicht nur die Endoskopie simuliert sondern zur visuellen Exploration das Profil der Darmwand darstellt oder als Abstandskarte visualisiert.

Nach Reinigung und Luftfüllung des Darmes stellt sich das Darmlumen mit hohem Kontrast gegenüber der Darmwand und dem umgebenden Gewebe dar [16]. Die Schichtbilder mit 512x512 Bildpunkten weisen eine Pixelgröße von 0,68 bis 1 mm auf. Bei einer Schichtdicke zwischen 1,0 bis 6 mm wurde ein Rekonstruktionsinkrement von 1,0 - 3 mm gewählt. Die Datensätze umfassen bis zu 590 Schichtbilder.

Die Segmentation des Darmlumens kann aufgrund des deutlichen Kontrastes automatisch mit einem Volumenwachstum durchgeführt werden. Dabei wird das Saatvoxel im Rektum platziert und dehnt sich bis zum Zökum aus. Zusätzlich zur Segmentation muss für die virtuelle Koloskopie und für die Berechnung der Abstandskarte eine Zentrallinie des Dickdarms berechnet werden. Dazu wird für jedes segmentierte Voxel des Darmes der Abstand zum Saatvoxel bzw. zur Darmwand berechnet. Diese Zentrallinie kann einerseits für eine automatische Navigation verwendet werden, andererseits dient sie für die Auffaltung des Darmes: dazu werden entlang der Zentrallinie in definierbaren Abständen Ebenen P_n berechnet, die die Zentrallinie senkrecht im Punkt C_n schneiden. Die Schnittkontur der Darmwand mit der jeweiligen Ebene P_n wird in Polarkoordinaten umgerechnet, d. h. durch Winkel α und Abstand d vom Zentralpunkt C_n repräsentiert. Für jeden Winkel wird der minimale Abstand zur Darmwand ausgewählt und gespeichert. Durch diese Vorgehensweise ergibt sich für die Ebene E_n eine eindimensionale Reihe von Werten, die jeden Winkelintervall einen Abstandswert zuordnet. Werden diese Reihen für die Schnittebenen entlang der Zentrallinie zusammen gesetzt, so ergibt sich eine zweidimensionale Abbildung des Darmwandprofils (Abb. 3).

Die Analyse des berechneten Darmwandprofils (Abb. 4) kann dann folgendermaßen vorgenommen werden: Diskontinuitäten in der Grauwertdarstellung des Darmprofils werden als Abstandsänderung der Darmwand interpretiert. Eine abrupte Abnahme des Grauwertes ist als eine lokale Erhebung in der Darmwand zu deuten, die eine Form für eine Darmfalte untypisch ist. Bei der simulierten Koloskopie wird die Struktur deutlich sichtbar, bei der es sich mit hoher Wahrscheinlichkeit um einen Polypen handelt.

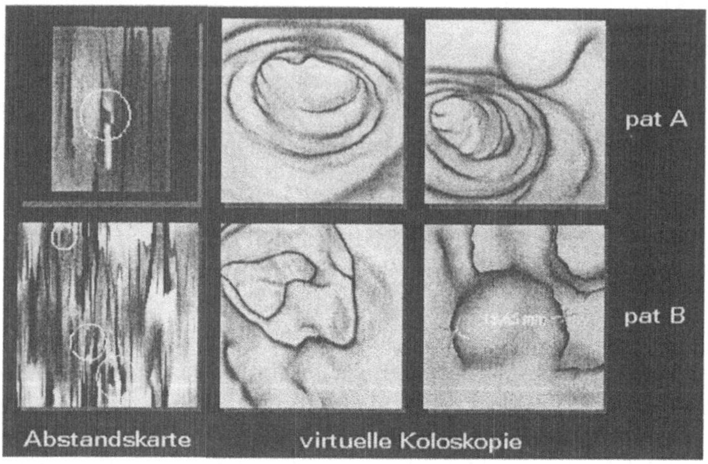

Abb. 4: Darmwandprofile und VR-Koloskopie an der korrespondierenden Lokalisation für zwei Patienten

3 Schluss

Virtuelle Realität definiert heute eine neue Form der Mensch-Maschine-Kommunikation, die es ermöglicht, den Menschen unmittelbar in eine künstliche, computergenerierte Umgebung zu integrieren.

Diese Technik Mensch-Maschine-Kommunikation gewinnt gerade in der medizinischen Bildgebung und ihrer Anwendung in der radiologischen Diagnostik besondere Bedeutung. Spiral-CT, Mehrzeilen-CT, Funktions-Untersuchungen mit der Kernspintomographie erzeugen heute Datenvolumina, die mit der klassischen Methode der Schnittbildpräsentation nicht mehr oder nur sehr zeitaufwendig zu befunden sind. Daher wurde hier ein VR-System für die Medizin entwickelt, das neue Untersuchungstechniken der virtuellen Bronchoskopie und Koloskopie integriert. Die Aufbereitung und Präsentation der Tomographiedaten erfolgt dabei in einer problemorientierten, für Internisten und Chirurgen gewohnten Form. Die realitätsnahe Simulation der endoskopischen Untersuchung ermöglicht die gezielte Diagnoseunterstützung und Operationsvorbereitung und macht Formveränderungen des segmentierten Tracheobronchialsystems bzw. des Darmlumens deutlich sichtbar. Das hybride Darstellungstechniken kann dabei das umgebende extraluminale Gewebe visualisiert und analysiert werden. Zusätzlich unterstützt die virtuelle Koloskopie durch eine Projektion des Darmwandprofils ein schnelles Auffinden von Strukturen, bei denen es sich möglicherweise um Polypen oder Tumoren handelt, wodurch sich das Verfahren möglicherweise in der Zukunft als Screeningmethode anbieten wird.

4 Literatur

1. Blezek DJ und Robb RA: Evaluating virtual endoscopy for clinical use. Journal of Digital Imaging, 10(3=: 51-55, August 1997

2. Blezek DJ, Robb RA und Prather CM: Virtual endoscopy vs. real endoscopy: A comparative evaluation. In: Kim Y (Herausgeber): Medical Imaging 1997: Image Display, Proceedings of SPIE, 542-552, Februar 1997

3. Dessl A, Giacomuzzi SM, Springer P, Stoeger A, Potoschnig C, Völklein C, Schreder SG und Jaschke W: Virtuelle Endoskopie mittels Postprocessing helikaler CT-Datensätze. Akt. Radiol., 7: 216-221, 1997

4. Fleiter T, Merkle EM, Aschoff AJ, Lang G, Stein M, Görich J, Liewald F, Rillinger N und Sokiranski R: Comparison of real-time virtual and fiberoptic bronchoscopy in patients with bronchial carcinoma: Opportunities and limitaions. American Journal of Roentgenology, 169: 1591-1595, Dezember 1997

5. Grundmann E: Einführung in die Allgemeine Pathologie. Gustav Fischer Verlag, Stuttgart, Jena, New York, 1992

6. Naidich DP, Gruden JF, McGuiness G, McCauley DI and Bhalla M: Volumetric (helical/spiral) CT (VCT) of the airways. Journal of Thoracic Imaging, 12: 11-28, 1997

7. Naidich DP and Harkin TJ: Airways and lung: Correlation of CT with fiberoptic bronchoscopy. Radiology, 197: 1-12, 1995

8. Prokop M, Schaefer-Prokop C und Galanski M: Spiral-CT der Lunge. Radiologie, 36: 457-469, 1996

9. Pue CA und Pacht ER: Complications of fiberoptic bronchoscopy at a university hospital. Chest, 107: 430-432, 1995

10. Rodenwaldt J, Kopka L, Roedel R und Grabbe E: Dreidimensionale Oberflächendarstellung des Larynx und der Trachea mittels Spiral-CT: Virtuelle Endoskopie. Fortschr. Röntgenstr., 165(1): 80-83, 1996

11. Rodenwaldt J, Kopka L, Roedel R, Margas A und Grabbe E: 3D virtual endoscopy of the upper airway: Optimization of the scan parameters in a cadaver phantom and clinical assessment. Journal of Computer Assisted Tomography, 21(3): 405-411, 1997

12. Stitik FP: The new staging of lung cancer. Advances in Chest Radiology, 32(4): 635-647, Juli 1994

13. Touliopoulos P und Costello P: Helical (spiral) CT of the thorax. Helical (spiral) computed tomography, 33(5): 843-861, September 1995

14. Vining DJ, Liu K, Choplin RH und Haponik EF: Virtual bronchoscopy. CHEST, 109(2): 549-553, Februar 1996

15. Hara AK, Johnson D, Reed JE, Ahlquist DA, Nielson H, Ehman RL, McCollough CH und Ulstrup DM: Detection of colorectal polyps by computed tomographic colography: Feasibility of a novel techniques. Gastroenterology, 110: 284-290, 1996

16. Hara AK, Johnson D, Reed JE, Ehman RL, Ulstrup DM: Colorectal polyp detection with CT colography: Two- versus three-dimensional techniques. Radiology, 200: 49-54, 1996

17. Hong L, Muraki S, Kaufman A, Bartz D und He T: Virtual voyage: Interactive navigation in the human colon. In: Computer Graphics (SIGGRAPH '97 Proceedings), 27-34, August 1997

18. Fenlon HM und Ferrucci JT: Virtual colonoscopy. American Journal of Roentgenology, 169: 453-458, August 1997

Ein digitaler Gehirnatlas
Evaluation mit funktioneller MRT

K.A. Ganser[1], H. Dickhaus[1], A. Staubert[2], R. Metzner[3],
C.R. Wirtz[2], M.M. Bonsanto[2], V.M. Tronnier[2], S. Kunze[2]

[1]Institut für Medizinische Informatik,
Universität Heidelberg, Fachhochschule Heilbronn
Max-Planck-Straße 39, 74081 Heilbronn
[2]Neurochirurgische Klinik der Universität Heidelberg
[3]Abteilung Radiologische Diagnostik und Therapie, DKFZ Heidelberg
{ganser,dickhaus}@fh-heilbronn.de

Zusammenfassung. Aufgrund der hohen Genauigkeitsanforderungen bei neurochirurgischen Eingriffen ist eine Operationsplanung unerläßlich. Ein Hilfsmittel in der Planungsphase sind Gehirnatlanten, die die Interpretation der präoperativen dreidimensionalen Bilddatensätze der Patienten unterstützen. Um die unbequeme Handhabung von in Buchform vorliegenden Atlanten zu verbessern, haben wir eine digitale Version des etablierten Stereotaxieatlas' von Talairach und Tournoux entwickelt, die gegenüber dem gedruckten Original eine Reihe von Vorzügen aufweist. Z.B. kann das computerisierte Atlassystem kann mit funktionellen MR-Aufnahmen gematcht werden. Anhand dieser Eigenschaft soll die Atlasgenauigkeit im Cortexbereich, speziell am motorischen Gyrus praecentralis, evaluiert werden.

Schlüsselwörter: Gehirnatlas, Atlasmatching, fMRT

1 Einleitung

Neurochirurgische Eingriffe müssen sorgfältig und mit hoher Genauigkeit geplant werden, um einen möglichst schonenden Zugang zu Läsionen zu gewährleisten. Moderne bildgebende Verfahren, insbesondere die Magnetresonanztomographie, unterstützen den Arzt bei der Aufgabe, wichtige Strukturen im Gehirn zu erkennen und im Operationsplan zu berücksichtigen. Allerdings zeichnen sich viele Teile der Gehirnanatomie auch in gutem Bildmaterial oft nur schlecht oder auch gar nicht ab. Um unter diesen Umständen die Orientierung in den Patientenbildern zu verbessern, ziehen Neurochirurgen zur Operationsplanung häufig Gehirnatlanten hinzu. Diese sind üblicherweise nur als gedrucktes Buch verfügbar, wodurch die Anwendung auf Patientendaten mühsam wird und fehlerträchtig sein kann. Die dreidimensionale Vorstellungskraft des Chirurgen ist dabei in höchstem Maße gefordert. Es wäre deshalb von großem Nutzen, die Informationen aus Atlasbüchern während des Planungsvorgangs schnell und präzise auf 3D-MR-Aufnahmen von Patienten übertragen zu können.

2 Der digitale Gehirnatlas

Die Forderung der Neurochirurgen nach einem leicht zu handhabenden Gehirnatlas war der Anlaß, ein computergestütztes System zu entwickeln, das es ermöglicht, Darstellungen und Wissen aus einem Atlas auf MR-Bildmaterial abzubilden und dem planenden Arzt in einer integrierten Ansicht aufzubereiten. Unsere Wahl fiel auf den etablierten Stereotaxieatlas von Talairach und Tournoux [1].

2.1 3D-Rekonstruktion

Der gedruckte Talairach-Atlas besteht aus drei orthogonalen Schnittbildstapeln durch ein Gehirn mit Schichtabständen von bis zu 5 mm. Da bei der Operationsplanung jedoch stets auch dreidimensionale Zusammenhänge berücksichtigt werden müssen, haben wir die Strukturen des Atlas', z.B. Kerngebiete und Faserbahnen, aus den zweidimensionalen Schnitten dreidimensional rekonstruiert.

Nachdem die Schnittbilder hochauflösend gescannt und manuell segmentiert und gelabelt wurden, haben wir die räumliche Auflösung senkrecht zur Schnittbildebene durch Interpolation zusätzlicher Schichten wie folgt erhöht: Ist ein Objekt in zwei benachbarten Atlasschnitten enthalten, wird mit einer Tetraederisierung die triangulierte Mantelfläche ermittelt, die die Objektkonturen in beiden Schichten verbindet. Schneidet man diese Mantelfläche auf Höhe des halben Schichtabstands, so erhält man die interpolierte Objektkontur zwischen den Originalschichten.

Die originalen und die interpolierten Schichten bilden übereinandergestapelt ein binäres Voxelvolumen, in dem der Grauwert die Zugehörigkeit eines Voxels zu einem Atlasobjekt oder dem Hintergrund markiert. Die Objekte haben aufgrund der Voxeldiskretisierung eine terrassenartige Oberfläche. Durch eine Glättung mit einem räumlichen Gauß'schen Tiefpaßfilter erzeugen wir ein Grauwertvolumen, aus dem wir mit dem Marching-Cubes-Algorithmus eine glatte, triangulierte Oberfläche der Objekte extrahieren können.

In [2] erläutern wir das beschriebene Verfahren genauer und zeigen Beispielbilder zur Rekonstruktionsqualität.

2.2 Matching des Atlas' mit MR-Aufnahmen

Der Talairach-Atlas ist in einem proportionalen Koordinatensystem, dem sog. *Proportional Grid*, aufgezeichnet, das sich stückweise linear an individuelle Hirngeometrien anpassen kann. Es ist definiert auf der vorderen und hinteren Commissur (CA und CP) sowie den Abmessungen des Gehirns in alle drei Raumrichtungen.

Unser Atlassystem kann mit MR-Bildern von Patienten gemäß dem Proportional Grid gematcht werden. Der Patientendatensatz wird in drei orthogonalen Schnitten dargestellt, und in diese Szene wird das Proportional Grid als Gittermodell eingeblendet. Der anwendende Arzt bewegt das Gitter solange im Raum durch Translation, Rotation und Verändern der Proportionen, bis die Gitterpunkte mit den entsprechenden Landmarken im Gehirn (CA, CP, maximale Ausdehnung) übereinstimmen. Der MR-Datensatz wird dann rigid in das Koordinatensystem des Atlas' transformiert, und der Atlas wird stückweise affin auf die Abmessungen des vorliegenden Gehirns abgebildet. Der Matchingvorgang wird durch ein bequemes Benutzerinterface unterstützt.

2.3 Darstellung der Atlasinhalte im MR-Datensatz

Nach erfolgtem Matching stellt unser System mehrere Möglichkeiten zur Verfügung, die Informationen aus dem Atlas zusammen mit den Patientendaten darzustellen. In eine 3D-Ansicht, die sich aus frei plazierbaren sagittalen, coronalen und transversalen Schnitten des MR-Datenvolumens aufbaut, können die dreidimensional rekonstruierten Atlasobjekte als Oberflächenmodell eingeblendet werden. Werden die Objekte von den MR-Ebenen geschnitten, kann die Schnittkontur in die Grauwertfläche eingezeichnet werden. Eine weitere Möglichkeit ist, die gescannten Hirnkarten aus dem gedruckten Buch an die jeweilige räumliche Position in die Szene transparent einzufügen. Die genannten Darstellungsoptionen sind alle gleichzeitig verfügbar (Abb. 1).

3 Vergleich des Atlas mit funktionellem MR

Im vergangenen Jahrzehnt wurde die funktionelle Magnetresonanztomographie (fMRT) als Modalität etabliert, mit der Hirnregionen, die an bestimmten cerebralen Aktivierungen beteiligt sind, lokalisiert werden können. Das Verfahren macht sich die unterschiedlichen magnetischen Eigenschaften von sauerstoffhaltigem und sauerstofffreiem Hämoglobin zunutze, die einen sog. "*blood oxygenation level dependent*" (BOLD) Kontrast erzeugen. Durch gezielte Stimulation bzw. durch definierte cerebrale Leistungen können die jeweils verantwortlichen sensorischen bzw. motorischen Hirnregionen abgegrenzt werden.

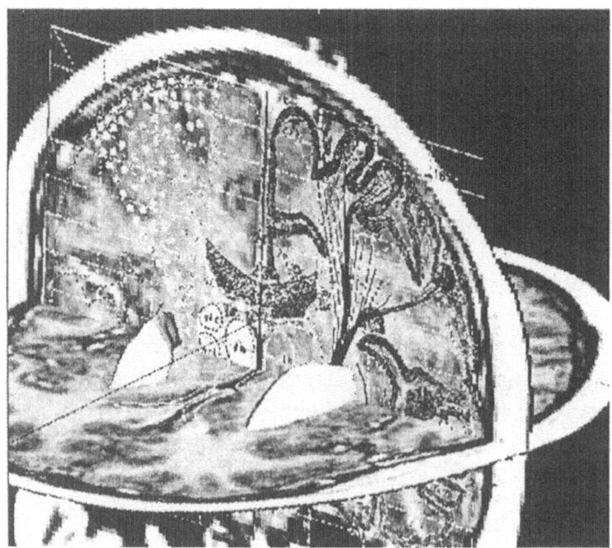

Abbildung 1. Der digitalisierte Atlas wurde mit einem MR-Datensatz gematcht; Das Putamen ist als 3D-Oberflächenmodell, die Seitenventrikel und ein Thalamischer Kern als Schnittkontur eingeblendet. Zusätzlich ist eine coronale Hirnkarte transparent der Szene überlagert.

Im Atlas von Talairach und Tournoux ist die histologische Cortexeinteilung nach Brodmann eingezeichnet. Für einige der Brodmann-Areae ist in der Literatur eine Funktion belegt, so z.B. für den primären Motorcortex, der auf Area 4 anzusiedeln ist [1]. Wir haben funktionelle MR-Aufnahmen mit einer durch Fingertapping erreichten Aktivierung des primären Motorcortex [3] mit unserem Atlassystem gematcht und die Übereinstimmung der Lokalisation des Gyrus präcentralis, auf dem sich dorsal die Area 4 befindet, im fMRT-Bild und im Atlas anhand von elf Patienten untersucht.

3.1 Methodik des Vergleichs

In die gematchten fMRT-Datensätze wurden die transversalen Hirnkarten des Talairachatlas' eingeblendet. In den Atlaskarten *1_2*, *2*, *2_3*, *3* und *3_4* wurde an sechs definierten Stellen die sagittale Distanz des eingezeichneten Motorcortex zum dorsalen Rand des aktivierten Gyrus praecentralis ausgemessen (Abb. 2). Zudem wurde die Möglichkeit, anhand des Atlas' den Sulcus centralis zu identifizieren, mit dem Schlüssel "1" (sehr gute Übereinstimmung Atlas/Patient), "2" (Sulcus kann trotz Abweichungen in Form und Lage gut identifiziert werden), und "3" (Übereinstimmung der Lage und/oder der Form ist schlecht) bewertet (Abb. 3).

3.2 Ergebnisse

Für alle elf Fälle wurden die beschriebenen Abstände gemessen. Wir haben die quadratischen Mittelwerte der Abstände für alle fünf Atlaskarten sowie für alle sechs Meßstellen berechnet und dabei Werte zwischen 4,0 mm und 6,1 mm erhalten. Erwartungsgemäß waren die quadratischen Mittelwerte der distalen Meßstellen leicht größer als die der proximalen. Von 189 erhobenen Abstandswerten waren lediglich 8 (4%) größer als 10 mm. Um Trends, die einen etwaigen systematischen Fehler aufzeigen, aufzufinden, haben wir außerdem die arithmetischen Mittelwerte der Abstände in den fünf Karten sowie den sechs Meßstellen berechnet. Es ergab sich, daß hier alle Kartenmittelwerte negativ waren, d.h., der Atlas befand sich gegenüber den MR-Bildern mit durchschnittlich −1 mm leicht zu weit dorsal. Der Befund, daß die zwei

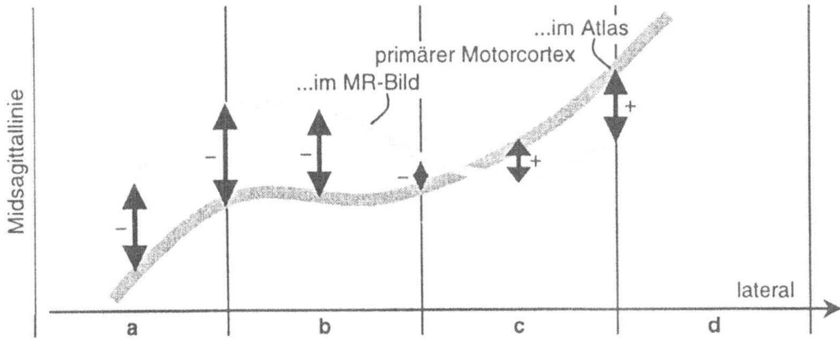

Abbildung 2. Schematische Darstellung einer transversalen Schnittebene, in der die Überlagerung der Motorcortices aus dem gematchten Atlas und aus den fMRT-Daten skizziert ist. Die Buchstaben a bis d entsprechen den lateralen Koordinaten im Proportional Grid. Die sechs mit Doppelpfeilen gekennzeichneten Abstände wurden ausgewertet, sofern der Gyrus praecentralis an der jeweiligen lateralen Koordinate vorlag.

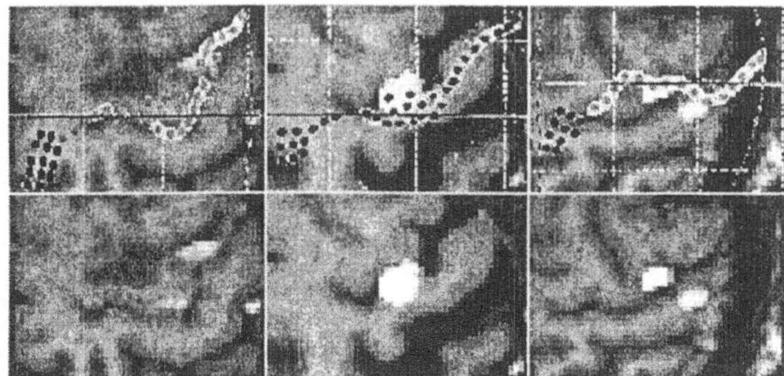

Abbildung 3. Beispiele zur Bewertung der Übereinstimmung des Sulcus centralis zwischen Atlas und Patienten. Links: "**1**", Mitte: "**2**", rechts: "**3**" (siehe Beschreibung im Text). Obere Reihe: transversale MR-Schichten mit überlagertem Motorcortex aus dem Atlas (Punkte); untere Reihe: nur MR-Schichten. Die hellen Bereiche im MR sind aktivierte Zentren der fMRT.

oberen Schichten mit Differenzen von −1,3 mm bzw. −3,1 mm stärker betroffen waren als die übrigen drei (< −0,5 mm) läßt auf ein systematisches Problem beim Matching schließen: Eine ungenaue Identifikation der beiden Commissuren kann eine Rotation um die laterale Achse verursachen, die sich in einer derartigen Verschiebung äußert. Alle Meßpunktmittelwerte streuten ohne Trend um den Wert 0, so daß die Abweichungen als nicht systematisch, sondern lediglich in der unterschiedlichen Anatomie begründet betrachtet werden können.

Die Bewertung der Übereinstimmung des Sulcus centralis ergab, daß in 37 von 51 Schichten (73%) eine gute oder sehr gute Übereinstimmung bestand. In 14 Schichten (27%) wurde die Übereinstimmung als schlecht beurteilt (in 4 Fällen war der Sulcus im MR-Bild durch Tumoren bzw. überlagerte fMRT-Aktivierungen nicht erkennbar).

4 Zusammenfassung und Ausblick

Das Atlassystem ist mit Abweichungen unter 6 mm und mehrheitlich guter Übereinstimmung zwischen Atlas und Patientendaten ein Werkzeug, das auch im Cortexbereich im allgemeinen zufriedenstellend arbeitet. Um das Matching, das aufgrund des einfachen, stückweise affinen Modells nicht in jedem Fall optimale Ergebnisse erzielte, weiter zu verbessern, arbeiten wir an einer vollständig elastischen Modellierung unseres rekonstruierten Atlas'.

5 Literatur

1. Talairach J, Tournoux P: Co-Planar Stereotaxic Atlas of the Human Brain. Georg Thieme Verlag, Stuttgart, 1. Auflage 1988.
2. Dickhaus H, Ganser KA, Staubert A, et al.: Three Dimensional Reconstruction of the Stereotactic Atlas of Talairach and Tournoux for Neurosurgical Planning. Eingereicht für IEEE Transactions on Information Technology in Biomedicine, 1999.
3. Schad LR, Wenz F, Knopp MV, et al.: Functional 2D and 3D magnetic resonance imaging of motor cortex stimulation at high spatial resolution using standard 1.5T imager. Magnetic Resonance Imaging 12: 9-15, 1994.

Bildarchivierung, Kommunikation und Management

Digitale Langzeitarchivierung von medizinischen Bildern

T. Fuckner[1], S. Villain[1], K. Adelhard[2], R. Stattkus[3], U. Dahmann[1]

[1] Organisation und Informationstechnik (OIT) der Medizinischen Fakultät der Ludwig-
Maximilians-Universität München, Marchioninistraße 15, 81377 München
[2] Institut für Medizinische Informationsverarbeitung, Biometrie und Epidemiologie, Ludwig-
Maximilians-Universität München, Marchioninistraße 15, 81377 München
[3] Fa. StorageTek, Düsseldorf
Email: fuckner@oit.med.uni-muenchen.de

Zusammenfassung. Um den zukünftigen Aufgaben eines universitären Klinikbetriebes gerecht zu werden, installiert gegenwärtig die OIT ein zentrales digitales Archiv. Dieses Archivsystem soll die Möglichkeit bieten, das von beiden PAC-Systemen generierte Datenaufkommen und weitere Abteilungssysteme zu archivieren. Der zu erwartende Technologiewandel macht es erforderlich, Bilddaten innerhalb der Aufbewahrungsfrist (bis zu 30 Jahren) auf neue Speichermedien zu migrieren. Die Skalierbarkeit der Speichersysteme ist besonders wichtig. Die intelligente Organisation der Zugriffe (Prefetching) und die Kommunikation mit den anfordernden Subsystemen trägt beträchtlich zur Performanz bei. Durch eine zentrale Lösung für alle Einheiten eines Klinikums können bessere Betreuungs- u. Betriebskonzepte implementiert und Kosten gesenkt werden.

Schlüsselwörter: Archiv, PACS, Sicherung, Sienet, Impax

1 Ausgangslage

Die OIT (Organisation und Informationstechnik) ist als Betriebseinheit der Medizinischen Fakultät der Ludwig-Maximilians-Universität München (LMU) für den reibungslosen Betrieb der zentralen Server sowie Dienstleistungen rund um die Informationstechnik zuständig. Nachdem die Klinika Innenstadt und Großhadern 1999 zu einem Klinikum fusioniert wurden, ist nun ein Betrieb mit ca. 8000 Mitarbeitern und 2800 Planbetten entstanden, in dem etwa 6000 Rechner in einem über beide Standorte reichenden Netz zu betreuen sind. Eine wesentliche Aufgabe ist hierbei die Langzeitarchivierung der patientenbezogenen Daten. Wie in anderen großen Klinika hat hier vor allem der Umstieg der Radiologien auf rein digitale Speicherung der Bilder und Befunde (PACS) den Anstoß zu umfassenden Konzepten gegeben.

Am Klinikum der Universität München sind derzeit zwei verschiedene PACS/RIS im Einsatz. Die Klinikumsdirektion Innenstadt entschied sich bei der Beschaffung ihres PACS für das Produkt Impax der Firma Agfa und nutzt ein eigenentwickeltes RIS, die Klinikumsdirektion Großhadern hingegen verwendet Sienet als PACS und MagicSAS als RIS, beides Produkte der Firma Siemens. Die Gewährleistung des Datenschutzes, der Datensicherheit und der hohen Verfügbarkeit bei zentraler Betreuung der Systeme auf der einen und die Wirtschaftlichkeit auf der anderen Seite sprachen dennoch für ein gemeinsames zentrales Langzeitarchiv, das von der OIT zusammen mit der Lieferfirma betreut wird.

Die Firmen Agfa und Siemens konnten motiviert werden, im Rahmen eines einjährigen Pilotprojektes zusammen mit der OIT eine gemeinsame Lösung zur Langzeitarchivierung der Bilddaten zu erarbeiten und zu installieren. Als Anbieter eines Archivsystems kamen die Firmen StorageTek und Grau/Emass infrage. Die Wahl fiel auf die Firma StorageTek, da diese als Weltmarktführer (Anteil ca. 80 %) über die größere Erfahrung verfügt und für die Anbindung von unterschiedlichen PACS ein schlüssiges Konzept vorstellte. Das Pilotprojekt hat eine Laufzeit von ca. einem Jahr und soll im folgenden kurz dargestellt werden.

2 Pilotprojekt

Der tägliche Neuanfall von unkomprimierten Daten aus der Radiologie beträgt für die Innenstadt ca. 8 GByte und für Großhadern ca. 12 GByte, d. h., für das erste Jahr wird eine Speicherkapazität von 7-8 TByte benötigt. Bei voller Nutzung des PACS werden in Großhadern ca. 12 GByte Altaufnahmen täglich angefordert. In der Innenstadt ist dementsprechend mit etwa 8 GByte zu rechnen.

Für die Radiologien und andere bildverarbeitende Bereiche wurde neben den vorhandenen Netzen für medizinische Versorgung (internes, durch einen Firewall geschütztes Netz) und Wissenschaft und Forschung (nach außen offenes Netz außerhalb der Firewall) ein eigenes Radiologienetz mit Verbindung zum Medizinischen Versorgungsnetz aufgebaut (1 Gigabit Ethernet). Hieran wurde das Langzeitarchiv angeschlossen.

Abb. 1 zeigt die Konfiguration des Langzeitarchivs für die Pilotphase und die erste Ausbaustufe des Echtbetriebs, die zunächst einen Zeitraum von zwei bis drei Jahren abdecken soll.

Bis zu vier weitere Bandroboter können bei Bedarf angeschlossen werden. Aus Kostengründen ist eine Grundinstallation und dann Erweiterung nach Bedarf sinnvoll, zumal sich genaue Daten über den Anstieg des Volumens erst im Laufe des Pilotprojekts ergeben werden.

Aus dem Arbeitsablauf in Großhadern ergibt sich die Forderung, daß bei Aufnahme eines Patienten sämtliche verfügbaren Voraufnahmen aus dem Archiv auf schnellere Zwischenspeicher (RAID-System) geholt werden, damit die Ärzte bei Eintreffen des Patienten im Behandlungsbereich ohne große Zeitverluste auf diese Voraufnahmen zugreifen können. Es werden ca. 500 Patienten täglich neu aufgenommenen (stationär und ambulant), wobei für etwa die Hälfte der Patienten Voraufnahmen existieren. Bei einer geschätzten Verteilung von Voraufnahmen auf drei Bänder pro Patient ergeben sich 750 Dateizugriffe. Die mittlere Ladezeit eines Bandes in das Laufwerk liegt bei 5 Sekunden, die mittlere Zeit, um an den Dateianfang zu spulen weitere 8 Sekunden. 30 - 40 Minuten nach Aufnahme der Patienten sollten die Voraufnahmen verfügbar sein. Das läßt eine Anzahl von 4 Bandlaufwerken des

Abb. 1. Konfiguration des Langzeitarchivs an der LMU München

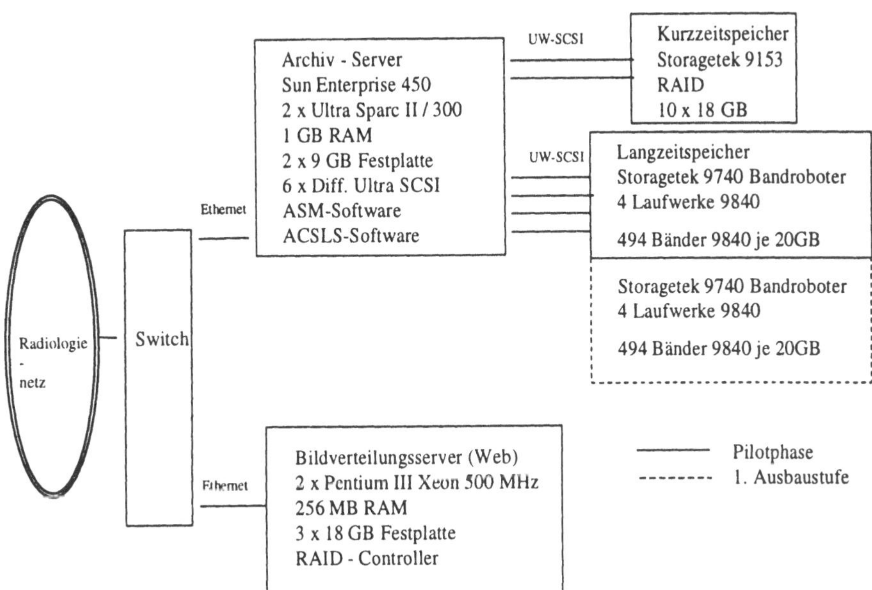

Typs 9840 pro Roboter als Minimalausstattung sinnvoll erscheinen. Laufwerke anderen Typs (z.B. DLT) würden die Geschwindigkeit des Bandzugriffs deutlich verringern und somit die Anforderungen nicht erfüllen. Ein Vollausbau auf 10 Laufwerke wird derzeit aus Kostengründen für nicht vertretbar gehalten. Die Speicherung auf optische Platten wurde nach anfänglichen Überlegungen wieder verworfen: zu klein, zu teuer, zu unsicher.

Das Langzeitarchiv basiert auf der Speicherverwaltungssoftware ASM (Storage-Tek - Application Storage Manager). ASM stellt die Schnittstelle zwischen den Applikationen wie z.B. PACS und den angeschlossenen Speichersystemen dar und faßt alle angeschlossenen Speichersysteme logisch zusammen, als handele es sich um eine einzige große Festplatte. Allein die ASM-Software ist für die Verwaltung der Medien oder die Datenmigration verantwortlich. Dieses System ist mandantenfähig und erlaubt daher die Aufteilung des Gesamtarchives in mehrere logisch und physisch getrennte Einheiten. Der Archivroboter (TimberWolf 9740) verwaltet 494 Magnetbandkassetten (STK-9840) und damit eine Speicherkapazität von ca. 10 TByte nativer Daten , d. h. ca. 20 TByte komprimierter Daten. Bis zu 6 Roboter können logisch miteinander verbunden und damit Speicherkapazität von bis zu 60 TByte nativer Daten zur Verfügung gestellt werden.

Neben der Speicherkapazität steht bei der Konzeption eines zentralen digitalen Archivs aufgrund des konkurrierenden Zugriffs unabhängiger Applikationen und Abteilungen die Performance im Vordergrund. Um diesen Ansprüchen gerecht zu werden, werden als Speichertechnologie STK-9840-Bandmedien eingesetzt. Dieses 288-Spur-Aufzeichnungsverfahren archiviert 20 GByte unkomprimierter Daten je Medium. Schreib-/Lesegeschwindigkeiten von bis zu 10 MByte/sec erlauben es, gespeicherte Files vom Archiv in ca. 20 – 25 Sekunden der Applikation zur Verfügung zu stellen. Neben dem Archivroboter dient ein 180 GByte RAID-5 zur Archivierung neuer Daten sowie zur Organisation der Bandmedien.

Die Wartung des Systems wird von einer externen Servicefirma übernommen. Im Servicevertrag sind Hardware, Software und Technikereinsätze abgedeckt. Aus Sicherheitsgründen werden von einem Techniker der OIT zweimal im Monat die im Archivroboter existierenden Kopiebänder aus dem Roboter entnommen und in den feuerfesten Tresor ausgelagert. Die logische Verwaltung dieser Bänder erfolgt weiterhin durch die Archivsoftware. Die tägliche Auslagerung der Bänder ist nicht nötig, da die aktuellen Daten jeweils noch im SIENET-System in Großhadern beziehungsweise auf den optischen Jukeboxen in der Innenstadt vorhanden sind. Die Lebensdauer der Bänder ist mit 30 Jahren angegeben. Somit entspricht diese Technologie den gesetzlichen Anforderungen.

Der Direktzugriff auf das Langzeitarchiv erfolgt in der Pilotphase ausschließlich über die jeweiligen RIS/PACS-Systeme, die neben den Radiologien auch ausgewählte weitere Behandlungsbereiche (z. B. OP-Bereich, Intensivstationen) nutzen können. Für die übrigen Bereiche werden von den Radiologen freigegebene Bilder über ein Gateway (Eigenentwicklung Dr. König, Innenstadt) in JPEG-Format auf einem Webserver abgelegt. Diese Bilder können über das Intranet des Klinikums zusammen mit den Befunden abgerufen werden. Das Langzeitarchiv ist in der ersten Phase hiervon nicht betroffen.

3 Weitere Planung

Längerfristig sollen nicht nur statische Bilder und Befunde aus der Radiologie, sondern auch aus anderen Bereichen (z. B. Endoskopie, Sonographie, Herzkatheter) in das Langzeitarchiv fließen. Hier ist die Anbindung von weiteren kommerziellen Systemen notwendig. Das Pilotprojekt muß unter anderem zeigen, ob das ASM (Application Storage Management) der Firma StorageTek, dessen Funktionalität über die eines HSM (Hierarchical Storage Management) hinausgeht, diese Anforderungen erfüllt. Für die zu erwartende Steigerung des Speicherplatzbedarfs kann das bestehende System zunächst ausgebaut oder unter Beibehaltung der Bänder und der Roboterarme durch ein größeres System ersetzt werden. Darüber hinaus ist zu erwarten, daß sich die Steigerung der Speicherkapazität der Medien wie in der Vergangenheit fortsetzt. Die Nachfrage nach dieser Speichermöglichkeit aus den Bereichen ist groß. Es erscheint auch durchaus sinnvoll, die Fachabteilungen mit ihrem jeweiligen Abteilungssystem auf die Bilder und Befunde zugreifen zu lassen, da dies in der Regel das dort dominierende System ist. Für die übrigen patientenführenden Bereiche ist die vorhandene Weblösung ausbaubar. Nicht mehr in den Webservern vorhandene Bilder können aus dem Langzeitarchiv nachgeladen werden, die Bildqualität läßt sich bei vorhandener Arbeitsplatzqualität weiter verbessern, z. B. durch Einsatz eines frei erhältlichen DICOM-Viewers. Für Bereiche mit höheren Ansprüchen muß bei entsprechender Arbeitsplatzkapazität ein kommerzielles System eingesetzt werden (z. B. Magic View oder ähnliches).

Neben den Bilddaten sollen auch andere Patienten- und Verwaltungsdaten im Langzeitarchiv abgelegt werden. Hier handelt es sich nicht um so große Datenmengen (statt Tera- sind nur Gigabyte zu erwarten), aber es ist eine größere Zugriffshäufigkeit auf kleine Datenpakete zu erwarten. Wir planen hierzu im kommenden Jahr erste Tests mit ausgewählten SAP-Verfahren. Schließlich soll auch die Datensicherung unserer zentralen Server automatisch in das Archiv laufen. Das System ist auch in der Lage, offline gehaltene Archivbänder mit zu verwalten.

Ziel ist es, für alle digital zu archivierenden Daten des gesamten Klinikums *ein* zentrales Langzeitarchiv zu haben.

4 Literatur

1. Fuckner T, Swoboda N, Adelhard K: Using Intranet Technology to Access Valuable Information in a Clinical Environment Fast and Efficiently. Intelligent Information Systems IIS ´97: 24–26. IEEE Computer Society, Los Alamitos, California, 1997.
2. Fuckner T, Swoboda N: Using the Intranet at the University Clinics in Munich, Status, Plans, Visions. Informatica Medica Slovenica, Proceedings Part II, 10th IEEE Symposium on Computer Based Medical Systems: 31–32, 1997.
3. Nissen-Meyer S, Adelhard K, Reiser M: PACS. Aktueller Stand und Einsatzmöglichkeiten. Radiologe, 39(4):255–256, 1999.
4. Deutsche Forschungsgemeinschaft: Medizinische Bildarchivierungs- und Kommunikationssysteme (PACS). Empfehlungen der Kommission für Rechenanlagen der Deutschen Forschungsgemeinschaft zur Berücksichtigung bei Anmeldungen nach dem Hochschulbauförderungsgesetz (HBFG). Radiologe, 39(4):257–259, 1999.
5. Pelikan E, Kotter E, Jäger D, Langer M, Timmermann U: Moderne Netztechnologien für die Datenkommunikation im Krankenhaus. Radiologe, 39(4):292–297, 1999.
6. Adelhard K, Swoboda N, Nissen-Meyer S, Reiser M: Einheitlicher Zugriff auf klinische Daten in einem verteilten System. Beispiel Radiologie. Radiologe, 39(4):298–303, 1999.
7. Rau W, Schwabe C: Wunsch und Wirklichkeit bei der Installation einer abteilungsübergreifenden Bild- und Befunddistribution. Radiologe, 39(4):304–309, 1999.
8. Nissen-Meyer S, Fink U, Pleier M, Becker C: The full-scale PACS archive. A prerequisite for the filmless hospital. Acta Radiologica, 37(6): 838-846, 1996.
9. Nissen-Meyer s, Fink U, Pleier M. An improved, clinically oriented archive concept for PACS. A substitute for the conventional film archive. Eur Radiol, (3):520, 1993.

Web-basierte Bildverteilung im Krankenhaus
Das Java-Projekt *Jive*

Jörg Holstein, Klaus Kleber, Andreas Schröter, Paul Kriener, Thorsten Geisbe,
Dietrich H.W. Grönemeyer*

Institut für Mikrotherapie
Universitätsstr. 142, 44799 Bochum
*Universität Witten/Herdecke, Lehrstuhl für Radiologie und Mikrotherapie
Alfred-Herrhausen-Str. 50, 58455 Witten
Email: holstein@microtherapy.de

Zusammenfassung. Das im folgenden beschriebene Projekt *Jive* konzentriert
sich auf die Evaluation der Eignung der Java-Technologie für die Bildverteilung in klinischen Intranets. Ein besonderes Augenmerk wird hierbei auf die
Bildverteilung über eine elektronische Patientenakte, auf die Bildverteilung
ohne PACS sowie auf den Einsatz von Push- und Pull-Mechanismen gerichtet.

Schlüsselwörter: Bildverteilung, Java, DICOM, Internet/Intranet, Elektronische Patientenakte.

1 Einleitung

Jive ist ein Projekt des Instituts für MikroTherapie der Universität Witten/Herdecke.
Es ist zu der Zeit entstanden, als sich die Programmiersprache Java als die Internet-
Programmiersprache zu entwickeln begann. Aus der Stellung der Radiologie inner-
halb der Krankenhäuser (Leistungsauftrag - Leistungserbringung) ergab sich im
Zusammenhang mit der informationstechnischen Entwicklung die Notwendigkeit
zur digitalen Bildverteilung, z.B. innerhalb einer elektronische Patientenakte.

Ein primäres Ziel des Projektes war es nun, zu überprüfen, inwieweit sich Java
für die Entwicklung eignet, um auch den Anforderungen an die web-basierte Bildverteilung und -bearbeitung innerhalb klinischer Intranets zu gen ügen.

Wesentliche Anforderungen ergaben sich aus den informationstechnischen
Randbedingungen. So erfordert beispielsweise die bestehende Basis an Informations-
systemen im radiologischen Umfeld (KIS, RIS, PACS) ein hohes Maß an Integrati-
onsfähigkeit für die Bildverteilungskomponenten, die über vorhandene Standard-
schnittstellen (DICOM, HL7) mit den bestehenden Systemen kommunizieren sollen
[1].

Für die Bildbearbeitungskomponenten war gefordert, auch gehobenen Ansprüchen zu genügen und grundlegende Interaktionsmechanismen (Zoom, Grauwertfensterung, etc.) bereitzustellen.

Es wurden weitere Fragestellungen in puncto Technik und Organisation aufgestellt und im Projektverlauf erweitert. So z.B. die Frage, ob sich tatsächlich installa-

tions- und administrationsfreie Clientanwendungen realisieren lassen und wie sich Übertragungs- und Antwortzeiten optimieren lassen.

Ein weiterer Aspekt ist die Umsetzung relevanter Datenschutzkriterien sowie die Erfüllung entsprechender Richtlinien insbesondere vor dem Hintergrund der Nutzung von Internettechnologien (Webbrowser etc.) und des Applet-Konzeptes im Zusammenhang mit verteilten kooperierenden Anwendungen (elektronische Patientenakte).

2 Vorgehensweise

Bei der Konzeption und Implementierung der Bildverteilungs- und der Bildbearbeitungskomponenten wurde in drei Schritten vorgegangen, um konzentriert Teilprobleme herauszuarbeiten und Lösungen dafür zu finden.

Im ersten Schritt ging es darum, die DICOM-Schnittstelle zum PACS (Picture Archiving and Communication System) zu realisieren, eine grundlegende Benutzerverwaltung mit Zugriffsschutzmechanismen zu erstellen sowie das Benutzerinterface für die Bildbearbeitung mit einer entsprechenden Schnittstelle für die Rahmenanwendungen bereitzustellen. Hier sollte insbesondere die Eignung von Java zur interaktiven Bildbearbeitung auf Client-Seite evaluiert werden. Die Anwendungsschwerpunkte waren die elektronische Patientenakte (EPA) sowie das Reviewing [2].

Im zweiten Schritt sollte im Hinblick auf den Anwendungsschwerpunkt "Bildverteilung ohne PACS" die Konzeption und Implementierung eines Kurzzeitarchives (Datenhaltung und -bereitstellung) durchgeführt werden. Wesentliche Aspekte hierbei sind die implizite Zuordnung einer Untersuchung zu einer anfordernden Station bzw. einem Überweiser sowie die Optimierung von Übertragungs- und Antwortzeiten [2].

Für den dritten Schritt stehen weitere logistische Fragestellungen auf dem Plan. Dies betrifft insbesondere Auto-Routing Mechanismen in einer sinnvollen Kombination von Push- und Pull-Bildverteilung. Hierzu werden Erweiterungen der Benutzerverwaltung sowie des Datenschutzkonzeptes durchgeführt. Die fokussierten "Logistikprobleme" entstehen vor allem bei sehr großen oder verteilten Installationen (mit WAN Anbindung) sowie bei der expliziten Bildverteilung zum Überweiser.

3 Ergebnisse

Das Ergebnis der grundlegenden Konzeption ist die Unterteilung der Systemkomponenten auf Basis einer 3-Ebenen-Architektur. Auf der untersten Ebene befinden sich die Datenquellen (KIS, RIS, PACS) mit denen die *Jive Server* (auf mittlerer Ebene) kommunizieren und für die Client-Anwendungen verfügbar machen (Abb. 1).

3.1 Bildverteilung über eine elektronische Patientenakte

Im ersten Schritt des Projektes arbeitete der *Jive Server* als eine reine "Vermittlungsstelle" mit einer primitiven Benutzerverwaltung. Dieser *Jive Server* beinhaltet einen

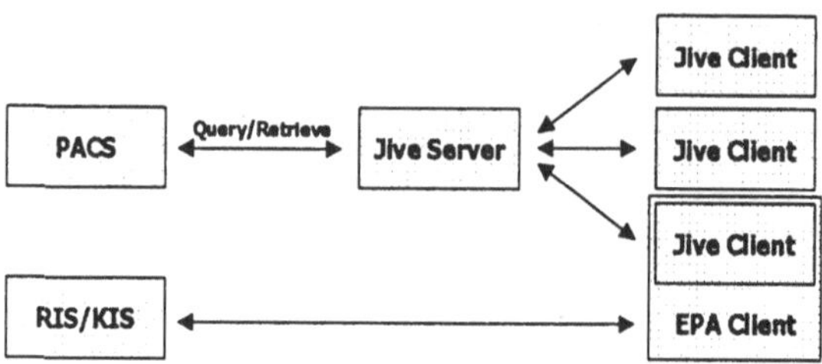

Abb. 1 Kommunikationsschema von *Jive* in der 1. Phase

Webserver, über den die Anwendungsprogramme (Java Applets) von den Client-Systemen abgerufen werden können. Hierdurch werden die Clients immer automatisch mit den aktuellen Programmversionen versorgt.

Nach dem Programmstart meldet sich der Benutzer am *Jive Server* an. Autorisierte Benutzer können dann über den Server ganze Studien oder Serien recherchieren und anschließend vom PACS anfordern. Dazu unterstützt der *Jive Server* die DICOM Query/Retrieve Service Class als Service Class User (SCU). Die Kommunikation zwischen *Jive Server* und *Client* erfolgt über ein proprietäres Protokoll, welches einige Erweiterungen zum DICOM Protokoll, z.B. die Benutzeridentifikation, vorsieht. Die Bilddaten werden bei dieser ersten Lösung nach dem Pull-Prinzip immer erst bei Bedarf übertragen [1].

Die Client Anwendungen, die *Jive Viewer*, sind Java Applets, mit denen die geladenen Bilddaten im vollen Grauwertumfang bearbeitet werden können. Mit dem *Jive Viewer* ist es möglich, so z.B. ganze CT-Serien zu laden, diese in einer Übersichtsanzeige darzustellen und einzelne selektierte Bilder nachzubearbeiten (Fensterung etc.). Die wesentlichen Funktionen, vom Anfordern einer Studie, Serie oder eines Bildes bis hin zum Einstellen der Grauwertfensterung sind über eine Anwendungs-Programmierschnittstelle (API) für eine Rahmenanwendung steuerbar. Dies ermöglicht eine einfache Einbindung der Bildbearbeitungskomponenten in die führende Rahmenanwendung (EPA, RIS, KIS), sie ist aber auch ohne einen solchen Rahmen sehr einfach und flexibel als Review-Station einsetzbar.

Das *Jive* System der ersten Phase wurde in einem mehr-monatigen Testbetrieb im Institut für Mikrotherapie ausgiebig überprüft und optimiert sowie in einer modifizierten Version an der Heinrich-Heine-Universität Düsseldorf zu Lehrzwecken eingesetzt. Die erste Phase ist bereits seit Ende 1998 abgeschlossen [2].

3.2 Bildverteilung ohne PACS

In der zweiten Phase wurde der *Jive Viewer* aufgrund zahlreicher Anregungen und technischer Weiterentwicklungen (Java Swing Klassen) völlig neu konzipiert und implementiert. Dies hat sowohl deutliche Verbesserungen bei der Performance als auch bei der Oberflächengestaltung ermöglicht. So ist die Oberfläche des Viewers nun sowohl optional durch den Benutzer als auch über die Rahmenanwendung konfigurierbar (Erscheinungsbild, Anordnung, Sprache, Darstellungsmatrix, Bildberei-

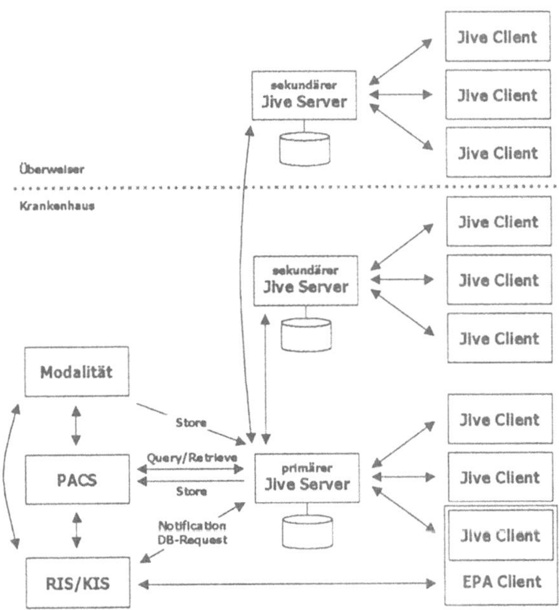

Abb. 2 Kommunikationsschema von *Jive* nach der 2. und 3. Phase

che etc.) und es konnten weitere Funktionen wie Cine, ROI-Zoom und Undo implementiert werden. Außerdem verfügt der Viewer nun auch über eine Befundtextanzeige. Der Viewer steht mittlerweile auch als eine Software-Komponente (Java Bean) zur Verfügung. Dies ermöglicht weitergehende Integrationsmöglichkeiten der Clientanwendung in beliebige Rahmenanwendungen.

Um für den Anwendungsschwerpunkt "Bildverteilung ohne PACS" gerüstet zu sein, waren auch auf Seiten des Servers einige Erweiterungen notwendig. Der Server soll direkt von einer Modalität Bilddaten empfangen können, diese optional komprimieren und kurzzeitig speichern können sowie ggf. ein RIS über den Eingang einer neuen Serie/Studie informieren können.

Die Modalität (oder das PACS) schickt dem *Jive Server* die entsprechende Bildfolge (C-Store). Der Server speichert die eingegangenen und ggf. komprimierten Daten in der eigenen Datenbank und informiert das RIS über den Eingang (Notification). Mit der Datenbank können durchaus Datenmengen in der Größenordnung verfügbarer RAID-Systeme (ca. 150 GB) verwaltet und schnell abgerufen werden (Abb. 2).

Die Implementierung der zweiten Phase ist abgeschlossen und das aktuelle System wird derzeit im Klinikeinsatz erprobt [2].

3.3 Push- und Pull-Bildverteilung

In dieser derzeit laufenden dritten Projektphase sollen die angesprochenen Logistikprobleme dann mit einer Server-Server-Kommunikation gelöst werden. Unterschieden werden hierbei sekundäre und primäre *Jive Server*, die anhand ausgewerteter Strukturdaten die Studien bzw. Serien nach dem Push-Prinzip von dem primären *Jive Server* geschickt bekommen. Hierzu werden Auto-Routing-Regeln benutzt, die in einer konfigurierbaren Regelbasis abgelegt sind.

Mit den sekundären *Jive Servern* können so Stations- oder Abteilungsserver aufgebaut werden. Die *Jive Clients* können die Bilddaten dann nach wie vor nach dem Pull-Prinzip von einem sekundären Server abholen.

Für externe Überweiser können die Bilddaten von einem autorisierten Arzt explizit auf einen speziellen sekundären *Jive Server* (lokal oder entfernt) verschickt werden, von wo aus diese sich die Daten bei Bedarf abholen können (Abb. 2).
Diese neuen Möglichkeiten werfen einige Fragestellungen in puncto Datenschutz (Zugriffskontrolle und -dokumentation, Autorisierung, gesicherte Übermittlung, etc.) auf, die an dieser Stelle allerdings nicht weiter diskutiert werden sollen. Es sei hierzu auf andere Arbeiten mit entsprechenden Schwerpunkten (z.B. Einsatz von Smartcards etc.) verwiesen [3].

4 Schlußfolgerungen und Diskussion

Die bisherigen Erfahrungen haben gezeigt, daß die Internettechnologien und allen voran Java sehr gut für die Lösung der vorgestellten Aufgaben geeignet sind. Die Programmiersprache ist mittlerweile deutlich ausgereifter als noch zu Beginn des Projektes (Plattformunabhängigkeit, Geschwindigkeit und Stabilität), wenngleich die Betriebssystem- und Browser-Hersteller nicht so recht mit der Unterstützung aktueller Versionen mitkommen. Hierdurch ist die Installationsfreiheit für die Clientanwendungen noch eingeschränkt, da mit unter ein entsprechendes Java-Plugin für den Browser benötigt wird. Mittelfristig sollte dies jedoch kein Problem darstellen, da die wesentlichen Hersteller für verschiedene Plattformen ihre Unterstützung angekündigt haben.

Wir haben umfangreiche Tests mit sehr großen Studien (bis zu 200 12-Bit Bilder, 512er-Matrix) und mit großen Bildern (10MB) durchgeführt und konnten bzgl. der Performance und Stabilität auf Client-Seite sehr gute Ergebnisse erzielen; auch die ersten Ergebnisse mit Java auf Server-Seite sind recht vielversprechend.

Als problematisch hat sich erwiesen, daß im DICOM Standard nicht die Markierung der befundrelevanten Bilder vorgesehen ist. Hierdurch wäre es ohne zusätzliche Redundanz möglich, automatisch nur diese ausgewählten Bilder zu übertragen und dadurch die Übertragungszeiten deutlich zu reduzieren [1].
Es wäre daher wünschenswert, daß sich die Softcopy Presentation States (Supplement 33) in der klinischen Routine durchsetzen würden, da mit ihnen auf die relevanten Bilder verwiesen werden kann. Außerdem könnten mit ihnen wichtige

Informationen für den Auftraggeber (Annotationen, Shutter etc.) auf den Bildern angebracht werden und von den *Jive Clients* optional angezeigt werden [4].

5 Literatur

1. NEMA Standards Publications, Digital Imaging and Communications in Medicine (DICOM), National Electrical Manufacturers Association, Rosslyn VA, 1998. http://www.nema.org/nema/dicom/
2. Holstein J, Kleber K, Schröter A, Kriener P, Grönemeyer DHW: Jive – Java based image distribution in medical intranets. In: Lemke HU (Hrsg.) Computer Assisted Radiology and Surgery. Elsevier Science, 1999.
3. Rau WS, Marquardt K, Tolxdorff T (Hrsg.): Tagungsunterlagen des 6. interdisziplinären KIS-RIS-PACS Workshops in Rauischholzhausen, 1999. http://www.uni-giessen.de/kis-ris-pacs/
4. Eichelberg M, Riesmeier J, Kleber K, Holstein J, Grönemeyer DHW, Jensch P: DICOM Presentation States – Ein neuer Dienst für die digitale Bildverteilung und Softcopy-Befundung. In: Bildverarbeitung für die Medizin 2000 – Algorithmen, Systeme, Anwendungen. Springer-Verlag, Berlin, 2000.

Wavelet-basiertes Verfahren zur selektiven Kompression medizinischer Bilddaten

J. E. Santos Conde, J. Niederholz und B. J. Hosticka

Fraunhofer-Institut für Mikroelektronische Schaltungen und Systeme
Finkenstr. 61, D-47057 Duisburg
Email: santos@ims.fhg.de

Zusammenfassung Im vorliegenden Beitrag wird ein auf der diskreten Wavelet-Transformation basierendes Verfahren zur selektiven Kompression medizinischer Bilddaten vorgestellt. Die Signifikanz einzelner Bildbereiche wird apriori interaktiv durch einen Mediziner selektiert oder durch entsprechende Bildklassifizierung ermittelt. Relevante Bildbereiche werden hierdurch mit geringen Verlusten komprimiert, wohingegen der unwichtigere Hintergrund verlustbehaftet verarbeitet wird.

Schlüsselwörter: Bildkompression, Wavelet-Transformation, differentielle Entropie, Peano-Hilbert-Scan, Entropie-Quantisierer

1   Einleitung

Im Zuge des rasanten Fortschritts der Halbleitertechnologie in den letzten Jahrzehnten, welcher im wesentlichen durch eine stetige Reduktion der Strukturgrößen und eine Verringerung der benötigten Leistungsaufnahme bei fallendem Preis pro Chipfläche begründet ist, ist die immer kostengünstigere Herstellung mikroelektronischer Schaltungen möglich, deren Integrationsdichte, Komplexität und Leistungsfähigkeit qualitativ exponentiell im Laufe der Zeit ansteigen. Kommunikationstechnische Systeme, insbesondere der Telemedizin, die die Zukunft der medizinischen Versorgung wesentlich prägen wird, profitieren außerordentlich von diesem Fortschritt. Der Anstieg der zu übertragenden Datenmenge und die Zunahme der Anwendungsbereiche durch Einbindung multimedialer Fähigkeiten zur Sprach-, Bild- sowie Videodatenverarbeitung ergeben als zwangsläufige Konsequenz aus diesem Entwicklungsprozeß ein in erster Linie erhöhten Bedarf an Kanalkapazität, die ein maßgeblicher Kostenfaktor bei der Signalübertragung darstellt. Der Einsatz ressourcensparender Algorithmen erhält daher eine immer größere Berechtigung.

Im Rahmen dieser Arbeit wird ein Verfahren zur selektiven Signalkompression vorgestellt, welches auf einer Analyse des verbunden örtlich-spektralen Signalverhaltens basiert. Die Grundlage bildet die Wavelet-Transformation, die eine orthonormale Signalzerlegung in örtlich- und spektral lokalisierbare überlappende elementare Bestandteile erlaubt. Das Wavelet basierte Verfahren zur selektiven Bildkompression wird in Kapitel 2 vorgestellt. Die Kompressionsergebnisse in Kapitel 3 zeigen, daß das Verfahren gegenüber konventionellen Kompressionsverfahren deutlich bessere Ergebnisse liefert. Der Beitrag endet mit einem kurzen Ausblick.

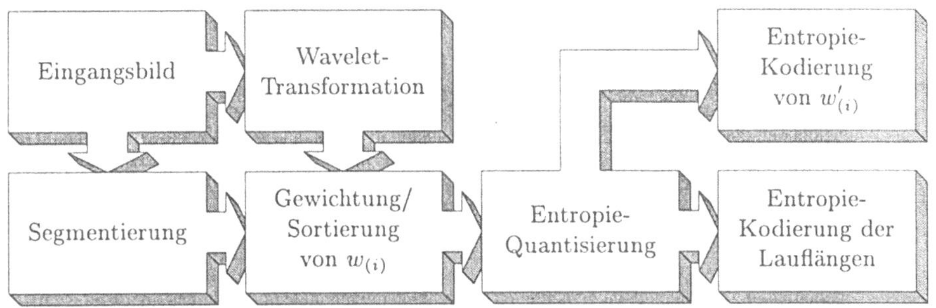

Abbildung 1. Wavelet basiertes Verfahren zur selektiven Bildkompression.

2 Verfahren zur selektiven Bildkompression

Das Verfahren zur selektiven Bildkompression ist in Abb. 1 schematisch dargestellt. Die Reduktion örtlicher und spektraler Redundanz erfolgt durch Anwendung der diskreten Wavelet-Transformation, die als Konstant-Q-Analyse bezeichnet werden kann, da das zugrundeliegende Funktionensystem über eine logarithmische spektrale Struktur verfügt. Das Analyseverfahren zerlegt das Originalsignal durch Projektion in dyadisch verschachtelte Funktionenräume in eine Approximation des analysierten Signals bezüglich einer vorgegebenen Auflösung und mehreren Detailanteilen bezüglich mehrerer Auflösungsstufen. Die effektive Entwicklungskoeffizientenberechnung der diskreten Wavelet-Transformation erfolgt iterativ unter Verwendung einer dyadischen Filterbankanordnung, die sich aus kaskadierten Tief- und Hochpaß Filterpaaren gefolgt von dyadischen Dezimatoren zusammensetzt [1–3]. Die Konstant-Q-Charakteristik der Wavelet-Transformation beinhaltet eine gute Frequenzselektivität bei tiefen Frequenzen und eine gute Ortsselektivität bei hohen Frequenzen. Diese qualitativ logarithmische Unterteilung des Frequenzbereichs korreliert mit der visuellen Wahrnehmung des Menschen.

Da die Wavelet-Transformation isometrisch ist und ein hoher Anteil der Signalenergie sich in wenigen Transformationskoeffizienten konzentriert, welches bereits eine Kompression des Originalsignals impliziert, können Transformationskoeffizienten mit niedriger Energie ohne signifikante Qualitätseinbußen bei der Rekonstruktion eliminiert werden. Die Transformationskoeffizienten $w_{(i)}$ mit $i = 1, \ldots, N_g$ sind dabei nach ihrem Absolutwert sortiert. Um bei fest vorgegebenen Bitbudget R eine minimale Verzerrung des Senkensignals gegenüber dem zu übertragenden Signal zu gewährleisten, wird die Stufenweite Δ des Entropie-Quantisierers durch Minimierung der Gesamtverzerrung $D_g(N)$, die sich aus der Quantisierung der beibehaltenen Transformationskoeffizienten $D_q(N)$ und dem Weglassen der übrigen Koeffizienten $D_t(N)$ ergibt, ermittelt. Für die Gesamtverzerrung ergibt sich in Abhängigkeit der beibehaltenen Transformationskoeffizienten N folgende Gleichung

$$D_g(N) = \underbrace{\frac{N}{12} 2^{2\overline{H_d}(N)} 2^{-2(\frac{R}{N}-r_0)}}_{D_q(N)} + \underbrace{\sum_{n=N+1}^{N_g} w^2_{(n)}}_{D_t(N)} \qquad (1)$$

mit der mittleren differentiellen Entropie

$$\overline{H_d}(N) = -\frac{1}{N} \sum_{i=1}^{N_c} C_i(N) \int\limits_{-\infty}^{+\infty} p_{i,N}(x) \log p_{i,N}(x) dx, \qquad (2)$$

wobei r_0 die mittlere Länge des Lauflängencodes pro Transformationskoeffizient, N_c die Anzahl der Transformationskanäle, $C_i(N)$ und $p_{i,N}(x)$ die mittlere Anzahl und die Verteilungsdichtefunktion der Transformationskoeffizienten im Kanal i bei N beibehaltenen Koeffizienten darstellen. Bei einer l-stufigen Wavelet-Transformation erhält man $l+1$ Kanäle, nämlich die Approximation des analysierten Signals und l Detailanteile, wobei die drei Bandpaßkanäle unterschiedlicher Orientierung innerhalb einer Auflösungsstufe zusammengefaßt werden. Ein Transformationskanal zeichnet sich dabei dadurch aus, daß die Transformationskoeffizienten innerhalb dieses Kanals statistisch ähnlich sind. Für die Stufenweite des Entropie-Quantisierers ergibt sich schließlich [4]

$$\Delta = \sqrt{\frac{12 D_q(N_m)}{N_m}}, \qquad (3)$$

wobei N_m die Anzahl der beibehaltenen Transformationskoeffizienten bei minimaler mittlerer Gesamtverzerrung bezeichnet (Abb. 2).

Die lokale Signifikanz der Transformationskoeffizienten wird durch entsprechende Gewichtung, die apriori durch interaktive Selektion einzelner Bildbereiche oder entsprechender Bildsegmentierung ermittelt wird, bewertet. Die Gewichtung der Transformationskoeffizienten ist gleichbedeutend mit der Veränderung ihrer Rangordnung innerhalb des Koeffizientenvektors $\mathbf{w}_{()}$, der die nach Absolutwert sortierten Transformationskoeffizienten beinhaltet. Hierdurch wird sichergestellt, daß trotz hoher Kompressionsraten die selektierten Bildbereiche nahezu verlustfrei verarbeitet werden, wobei weniger interessierende Bereiche verlustbehaftet komprimiert werden. Anschließend erfolgt eine Huffman-Kodierung der quantisierten *ungewichteten* Transformationskoeffizienten $w'_{(i)}$. Die Position relevanter quantisierter Transformationskoeffizienten ergibt sich durch eine Huffman-Kodierung der Lauflängen, wobei die Suchreihenfolge durch den Peano-Hilbert-Scan festgelegt ist, da er die dichtest gepackte Suchreihenfolge an Abtastwerten in einem mehrdimensionalen Feld darstellt und somit sinnvoll bei annähernd gleicher Korrelation der Transformationskoeffizienten in beiden örtlichen Dimensionen ist [5].

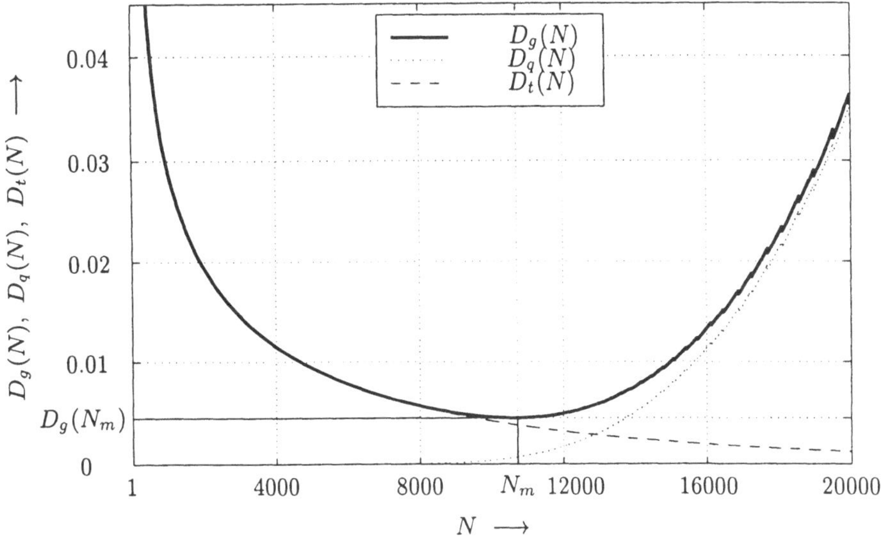

Abbildung2. Mittlere Verzerrungen in Abhängigkeit der Anzahl von beibehaltenen Transformationskoeffizienten bei 1 bpp.

3   Simulationsergebnisse und Ausblick

In diesem Beitrag wird eine vierstufige Wavelet-Transformation vorgenommen, wobei sogenannte *Daubechies Real Orthogonal Least Disjoint* Wavelets mit vier verschwindenden Wavelet-Momenten verwendet werden [1]. Die Anzahl der verschwindenden Wavelet-Momente ist dabei maßgeblich bestimmend für das Approximations- und Kompressionsverhalten der Transformation. Die Kompressionsergebnisse in Abb. 3 zeigen, daß das vorgestellte Verfahren gegenüber konventionellen Kompressionsverfahren, wie zum Beispiel das JPEG-Verfahren, bessere Ergebnisse in Bezug auf das erzielte PSNR liefert, wobei die selektierten Bereiche nahezu verlustfrei komprimiert werden. Die insbesonders bei hohen Kompressionsraten auftretenden Blockartefakte im JPEG-Verfahren treten bei Anwendung des Wavelet basierten Verfahrens nicht auf.

Ziel weiterer Arbeiten ist die Untersuchung inwieweit spezifische Eigenschaften der Wavelets, wie zum Beispiel der Wavelet-Typ, die Anzahl der verschwindenden Momente, die Regularität oder die Filterlänge, die Leistungsfähigkeit des vorgestellten Kompressionsverfahrens beeinflussen [6].

Literatur

1. I. Daubechies. *Ten Lectures on Wavelets.* No. 61 in CBMS-NSF Series in Applied Mathematics. SIAM, 1992.

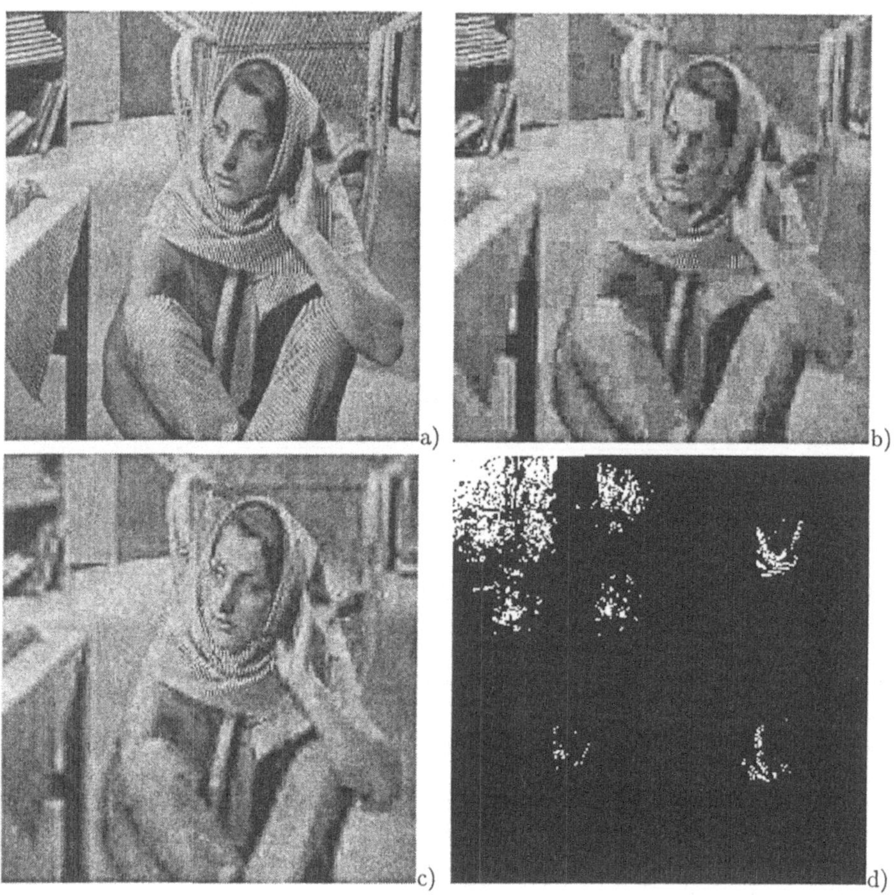

Abbildung3. Die Abbildung zeigt die Ergebnisse der Bildkompression: a) Original, b) JPEG-Verfahren (0,25 bpp, PSNR = 25,25 dB), c) vorgestelltes Verfahren mit selektiver Bildkompression (0,25 bpp, PSNR = 25,84 dB), d) Position beibehaltener Transformationskoeffizienten. In der Umgebung des selektierten Bereichs (Gesicht) wird ein PSNR von 28,83 dB erzielt.

2. G. Strang und T. Nguyen. *Wavelets and Filter Banks*. Wellesley-Cambridge Press, 1996.
3. S. Mallat. *A Wavelet Tour of Signal Processing*. Academic Press, 1998.
4. N. S. Jayant und P. Noll. *Digital Coding of Waveforms*. Prentice-Hall, Inc., 1984.
5. S. Kamata, R. O. Eason und Y. Bandou. A new algorithm for n-dimensional Hilbert scanning. *IEEE Transactions on Image Processing*, 8(7):964–973, July 1999.
6. E. A. B. da Silva und M. Ghanbari. On the performance of linear phase wavelet transforms in low bit-rate image coding. *IEEE Transactions on Image Processing*, 5(5):689–704, May 1996.

Evaluation of Two- and Three-Tier Database Connections for a Java-Based Medical Image Viewer

F. Unglauben, W. Hillen, M. Murdfield

Medizinische Informatik
FH Aachen Abt. Jülich, Biomedizinische Technik
Ginsterweg 1, 52428 Jülich
Email: unglauben@fh-aachen.de

Abstract. Different methods to connect a Java-Applet for Medical Image Visualisation to databases are presented. Using Java Database Connectivity (JDBC) two-tier and three-tier applications have been developed. The middle-tier is built with Java-Applications and Java-Servlets connecting to the Applet using Remote Method Invocation (RMI) and the Hypertext Transfer Protocol (HTTP). The evaluation aims at a Java based visualisation and processing of medical images in a distributed environment with a direct connection of the Java-Applet to existing PACS.

Keywords: PACS, Teleradiology, Distributed Systems, DICOM, Image Information Systems, Java, Servlets, JDBC

1 Introduction

For archiving and retrieval of medical image data nowadays picture archiving and communication systems (PACS) are generally installed in large hospitals. In this environment diagnosis stations that are suitable especially for primary diagnosis and databases that store image and diagnosis data are connected through a Local Area Network (LAN). Picture creating devices as well as the PACS use the DICOM (Digital Imaging and Communications in Medicine) standard as their image format and standard interface. Viewing stations are spread all over the hospital to retrieve and view stored images . They allow a quick access to image and diagnosis data.

The Java technology allows to build viewing stations with no special software installed beside an operating system and a network browser. In this concept Java-Applets are transferred together with image data and diagnosis information from a web-server through the network to the client (viewing stations). The network browser that is installed on the client starts the Applet in its Java Virtual Machine (JVM). The connection of this client software to PACS is the target of the present evaluation. Possibilities to connect the clients (Java-Applets) to databases in the PACS as well as the transfer of image data from the PACS to the clients are presented.

2 PACS with distributed software

The basic concept of a PACS with an added web-server for distributed image visualisation is shown in figure 1. Medical images are transferred to the PACS where servers for storage and archival are connected to diagnosis stations. A web-server is connected to the PACS. This web-server transfers Java-Applets for medical image visualisation together with image and diagnosis data through Intra- or Internet to the clients that are located inside or outside the hospital. In the network browser that is installed on the clients the Applet is started and allows to view image and diagnosis data.

A Java-Applet for viewing and processing medical images in a network browser was presented by Hillen et al [1].

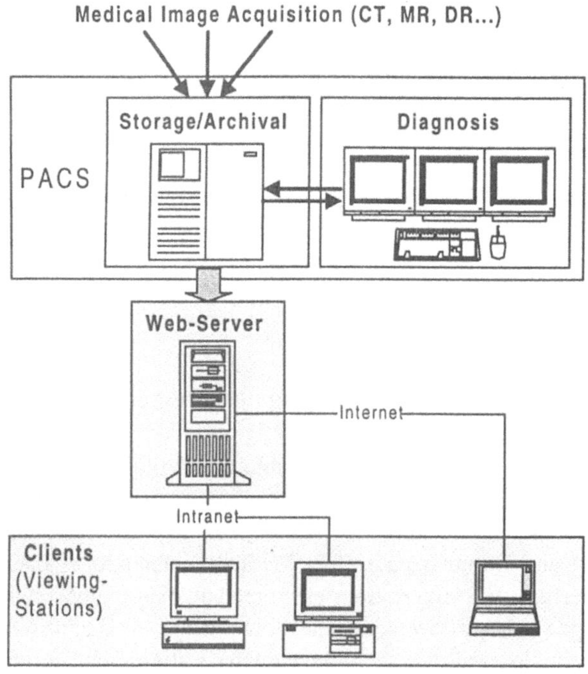

Fig. 1:   Basic concept of a PACS with connected web-server for distributed medical image visualisation on clients.

3 Connecting Java Applets to PACS

The system concept shown in figure 1 has been simulated in a laboratory set-up. An Oracle database has been structured according to the DICOM standard [3]. This database keeps information about the patients' studies and the location of medical images produced during these studies. As medical images can be located on multiple storing devices the servername and path rather than the image itself is stored in the database.

Java's standard extension Java Database Connectivity (JDBC) has been used to analyse different ways of applications with the general aim to realise an application that is written in 100% Java and therefore is completely platform- and system-independent [2].

Realised database applications

Figure 2 shows two general concepts of the developed database applications. The upper part of figure 2 shows a two-tier application with a Java-Applet on the client and the database installed on the web-server. Image and diagnosis data are located on this web-server. The lower part (figure 2) shows several three-tier applications with Java-Applets on the clients, Java Servlets or Java Applications on the web-server (middle-tier) and the database and file system on different servers. Each application uses a JDBC-Driver of Type IV for database connection. This driver is written in 100 % Java and can be loaded from the web-server to the Java-Applets on the client side.

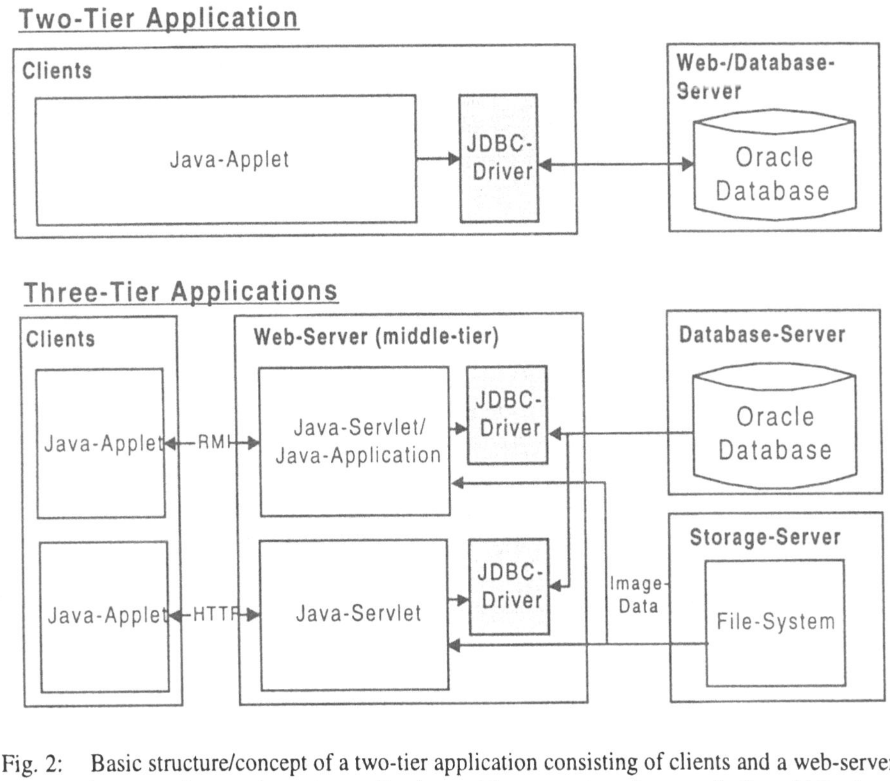

Two-Tier Application

Three-Tier Applications

Fig. 2: Basic structure/concept of a two-tier application consisting of clients and a web-server in comparison to three-tier applications with a separate web-server in the middle-tier.

The middle-tier is realised by using Java- Servlets and Java-Applications. Java Servlets can be started interactively from clients and run in the virtual machine of the web server whereas an application has to be started directly on the server. Network communication with the database server was realised in all cases by the Oracle-JDBC-Driver. The network protocol between client (Java-Applet) and middle-tier (Java-Servlet/Java-Application) is used to send commands from the Applet to the Servlet and to transfer database query results and image data from the Servlet to the Applet. It was varied by using Java's Remote Method Invocation (RMI) as well as the Hypertext Transfer Protocol (HTTP). Both protocols can be used in Internets because they are accepted by firewalls and proxy servers. In three-tier applications image data are transferred from an additional storage server. Image data are transferred using I/O-Streams on different protocols (RMI and HTTP). Java offers the possibility to transfer the data-streams compressed with Lempel-Ziv-Algorithm. Furthermore in the three-tier application image data are copied to a temporary file on the web-server. This file is overwritten as soon as another image is loaded and transferred to the Java-Applet using the FileInputStream.

To keep several connections simultaneously open to the database a hashtable with connection objects has been created. This so called Connection Pool manages and controls multiple connections to databases. Any Applet that connects to the middle-tier gets its own connection. This connection is checked whether it is free and valid.

The Java-Applet for medical image visualisation that is loaded to the client has interfaces to act either in a two-tier or in a three-tier environment. These interfaces are each realised in one Java-class. Only this class has to be changed if the database structure changes. This facilitates the connection to any type and any structure of database in a PACS environment.

4 Results

The time it takes to open a connection and to query the database in two-tier applications is determined by the processor power of the client. Connection and transfer on a Pentium II 266 take less than half of the time they take on a Pentium 133. Looking at three-tier models, only the performance of the web-server influences all database interactions. The client's Applet only gives commands that are executed by the web server's Servlet/Application. However all results of database queries have to be transferred from web server to client. This transfer is dependent on the performance of both parts (client and web server) as well as on the used network protocol. HTTP is twice as fast as RMI in transferring complex data.

Using Applets in a two-tier model means that databases as well as image data have to be located on the web-server the Applet is loaded from. This is due to Java's security restrictions. With a three-tier model Java-Servlets and -Applications are allowed to contact any server in an Intranet. Therefore databases and image data can be distributed on different machines. The transfer of image data is strongly dependent on the network protocol. Again HTTP has shown better performance. However transferring image data through an input-/output-stream leads to memory overflows with large images (>2.2 MBytes). Compressing the streams with Lempel-Ziv-

Algorithm takes a lot of time and only moves the overflow problem to another borderline (>3.5Mbytes). Copying the image data in a temporary file and loading this data directly to the Applet using a FileInputStream has shown the best performance and no memory overflow even with large images (tested up to 12Mbytes in MS Internet Explorer).

Java-Applications have to be started on the middle-tier (web-server). When using RMI the "RMIRegistry" has to be started as well. Servlets can be started interactively by accessing their URL. This can be done in a browser or by the Java-Applet itself. The "RMIRegistry" in this case is done in the Servlet's superclass to avoid multiple inheritance as any Applet has to inherit from HTTPServlet.

Connections can be opened at one time and kept in a hashtable. The Servlet manages the number of connections and makes sure that each connections remains valid. In the test environment only a small advantage in performance was noticed.

5 Conclusions

The concept of using Java-Applets on clients offers the possibility to distribute medical images stored in a PACS through networks via a web-server as shown in [1]. One class can build the interface to databases and can be changed if databases' structure changes.

Two-tier database applications as realised in this project are only useful in small environments. The web-server must contain the datbase as well as all the image data as Applets are only allowed to contact the server they are loaded from. In real PACS environments where image and diagnosis data is distributed on several servers the use of Java Applets can only be realised by using three-tier applications with a web-server in the middle-tier. This gives the possibility to query databases on any server and to retrieve image data from any storage device in the network. Java's Remote Method Invocation (RMI) is a useful and secure mechanism to transfer data through network but compared to HTTP it has less performance.

Connection Pools are able to manage multiple connections to databases. Their function and advantages have to be further tested in real environments.

6 References

1. Hillen W., Jansen N., Unglauben F., Indefrey R.: Multimediale Darstellung und Verarbeitung medizinischer Bilddaten in Rechnernetzen. Bildverarbeitung für die Medizin 1998: 373-377. Springer-Verlag, Berlin, 1998:
2. Unglauben F.: Implementation of an Oracle database with a Java interface for medical image visualisation, Master Thesis, Coventry University, August 1999
3. Murdfield M.: Anlegen und Verwalten einer Oracle Datenbank für die medizinische Bilddarstellung unter Java, Diplomarbeit, FH Aachen Abt. Jülich 1999

This project was supported by the "Innovationsprogramm Forschung" of the "Ministerium für Schule und Weiterbildung Wissenschaft und Forschung" (NRW-Germany).

Generierung von platformunabhängigen Benutzerschnittstellen für einen CORBA basierten Bildverarbeitungsserver

Christoph Giess, Carlos Cárdenas, Hans-Peter Meinzer

Abteilung für Medizinische und Biologische Informatik
Deutsches Krebsforschungszentrum
Im Neuenheimer Feld 280, 69120 Heidelberg
E-mail: Ch.Giess@DKFZ-Heidelberg.de

Zusammenfassung. Das Paper beschreibt ein System zur Generierung von graphischen Benutzerschnittstellen für ein verteiltes Bildverarbeitungssystem. Die in einem verteilten System ständig auftretenden Veränderungen werden durch eine dynamisch anpaßbare Software vor dem Anwender verborgen. Durch die Verwendung von CORBA als Middleware und Java zur Implementierung lässt sich das Generierungssystem mittels Repository und Dynamic Invocation Interface realisieren.

Schlüsselwörter: Benutzungsschnittstellen, Generierungssystem, Client/Server, CORBA

1   Einleitung

In den letzten Jahren setzen sich immer leistungsfähigere Bildverarbeitungssysteme in verschiedenen medizinischen Bereichen durch. Für eine einfache Bedienbarkeit dieser Systeme sind graphische Benutzungsschnittstellen (Graphical User Interfaces – GUI) unabdingbar. Neben dem Einsatz in klinischer Routine bieten GUIs auch eine wichtige Unterstützung während des Entwicklungsprozesses neuer Algorithmen und Systeme.

Die Entwicklung einer GUI, welche einfach zu bedienen ist, und außerdem die Anforderungen des Benutzers erfüllt, ist sehr oft ein langwieriger und komplexer Prozeß. Im Durchschnitt besteht der Code einer Applikation zu 48% aus einem *User Interface*-spezifischen Teil. Bei der Implementierung eines Systems entfallen über 50% der Zeit auf das User Interface [1].

Durch eine kontinuierliche Erweiterung von Bildverarbeitungssystemen mit immer neuen Algorithmen entstanden in den letzten Jahren verschiedene Ansätze, um die aufwendige Erstellung von graphischen Benutzerschnittstellen durch Generierungssysteme zu automatisieren und somit Entwicklungszeit einzusparen.

Die immer weiter wachsende Bedeutung des Internets stellt zudem neue Anforderungen an Bildverarbeitungssysteme. Dazu gehören der Zugriff auf im Netzwerk verteilte Resourcen sowie eine Web-basierte, plattformunabhängige Benutzungsschnittstelle.

2 Stand der Forschung

Zur Generierung eines User Interfaces existieren Ansätze wie das „Model Based Interface" Paradigma [2]. Diese erzeugen den statischen Teil von GUIs basierend auf deklarativen Modellen. Eine Programmierung der Schnittstelle bzw. Interface-Entwicklungsumgebungen wird nicht benötigt. Der dynamische Teil hingegen kann damit nicht automatisch generiert werden. Der Informationsfluß zwischen den graphischen Elementen muß in einem weiteren Schritt spezifiziert werden.

Von [3] wurde ein Generierungssystem speziell für Bildverarbeitungsalgorithmen entwickelt. Dieses generiert sowohl den statischen als auch den dynamischen Teil einer GUI. Die dafür benötigten Informationen bezieht das System aus dem Sourcecode des jeweiligen Algorithmus. Die Verbindung zwischen Bilddaten und Funktionen wird dabei vom System zur Laufzeit mittels verschiedener Interaktionsmuster hergestellt. Die Nachteile dieser Implementierung lagen in der begrenzten Portierbarkeit (Motif-basiert), ihrer Beschränkung auf die Verarbeitung von C- und C++-Funktionen sowie deren lokaler Ausführbarkeit.

Im Bereich der verteilten Bildverarbeitung entwickelten Ansätze betreffen die Integration existierender Systeme, Parallelisierung, Loadbalancing und Resourcensharing.

Das von [4] vorgestellte DISCUS Projekt präsentiert die Integration verschiedener Komponenten eines Bildverarbeitungssystems. In Khoros existiert die Funktionalität, verschiedene Teile eines Bildverarbeitungssystems auf verschiedenen Rechnern ablaufen zu lassen. Mit „IDL On the Net" besteht die Möglichkeit, mittels eines Webbrowsers auf existierende IDL-Programme (Interactive Data Language) zugreifen zu können.

Im Rahmen des EVIMED Projektes [5] entstand ein Bildverarbeitungsserver mit einem intelligenten Bilddatenmanagement, welcher es mehreren Clients ermöglicht, leistungsfähige Hardware in Netzen gemeinsam zu nutzen, ohne daß sich die Netzwerkinfrastruktur allzu limitierend auswirkt. Die Anwendung dieses Konzepts in zwei Applikationsprototypen für Operationsplanungssysteme demonstrierte dessen Anwendbarkeit.

3 Material und Methoden

Die im folgenden beschriebene Arbeit stellt eine Weiterentwicklung des Generierungssystems von [3] dar. Sie basiert auf einem Bildverarbeitunsserver, welcher unter Verwendung von CORBA die Ideen von [5] erweitert und vollständig neu implementiert. Die Integration beider Komponenten erfolgt unter Einbeziehung der in [6] vorgestellten Konzepte. Die Erfahrungen aus den beiden vorherigen Arbeiten wurde in dieses Projekt eingebracht, bestehende Nachteile wurden beseitigt und neue Konzepte ausgearbeitet.

Ein zentrales Entwicklungsziel bestand in der Wiederverwendung von getesteten und standardisierten Lösungen.

Das Gesamtsystem besteht aus einem oder mehreren Bildverarbeitungsservern, einem oder mehreren *Interface Repositories* sowie der jeweiligen Applikation. Ein *Naming* oder *Trading Service* dient zur Lokalisation der verteilten Komponenten.

3.1 Bildverarbeitungsserver

Der entwickelete Bildverarbeitungsserver erfüllt drei Funktionen. Er stellt ein Factory-Objekt für Bilddaten dar, ist Container für Bilder und Algorithmen sowie zuständig für den Bilddatenaustausch mit anderen Servern.

Bilder, Algorithmen sowie der Bildverarbeitungsserver selbst sind als CORBA-Objekte implementiert, d.h. ihre Schnittstellen sind in sprachunabängiger Weise mittels CORBA-IDL (Interface Definition Language) beschrieben. Mit diesem Ansatz lassen sich beliebige Bildverarbeitungsbibliotheken kapseln und mittels einheitlicher Schnittstelle verwendbar machen.

Algorithmen können *stateless* und *stateful* implementiert werden. Aus Performance-Gründen entsprechen die meisten Algorithmen genau einer Methode eines Objektes, welches nur eine gruppierende Funktion besitzt (stateless). Algorithmen, welche eine größere Anzahl an Parmetern benötigen wurden als Sessions implementiert. Mittels get- und set-Methoden können die Parameter abgefragt und gesetzt werden. Der aktuelle Status wird in dem jeweiligen Algorithmen-Objekt gespeichert.

Die Implementierung erfolgte in C++ unter Verwendung von objektorientierten Konzepten, um die Wartbarkeit und Erweiterbarkeit zu erhöhen. Zudem wurde konsequent die von CORBA gebotene Funktionalität in der Implementierung verwendet. Die Anzahl der geschriebenen Lines of Code reduzierte sich damit um 45% im Vergleich zu der vorherigen Implementierung, wobei sich gleichzeitig die Anzahl der integrierten Algorithmen verzehnfachte.

3.2 Interface Repository

Das *Interface Repository* (IR) ist ein Bestandteil des ORB und dient als Archiv für IDL-Definitionen. Die in einer IDL-Definition enthaltenen Informationen werden im IR durch CORBA-Objekte repräsentiert, so daß Clients und Server auch von entfernten Rechnern darauf zugreifen können [7]. Im IR verwaltet jeder Bildverarbeitunsserver die Schnittstellen der in ihm implementierten Objekte. Somit sind die Bildverarbeitungsserver selbstbeschreibend.

Mit Hilfe des IR ist es möglich, zur Laufzeit für beliebige Objekt-Referenzen Informationen über den Aufbau der zugehörigen Interfaces einzuholen. Dies ist unabhängig davon, ob diese bei der Entwicklung des Programms bereits bekannt waren.

3.3 Generierungssystem

Das System wurde nach dem *Model View Controller*-Paradigma entwickelt. Dabei wird auf der Basis von CORBA (Controller), die Verbindung zwischen den graphischen Komponenten (View) und den Algorithmen (Model) hergestellt.

Die gewünschte Plattformunabhängigkeit sowie ein mögliches Ausführen des Programmes in einem Webbrowser legten die Verwendung von Java zur Implementierung des Generierungssystems nahe. Dabei ermöglicht der Einsatz von CORBA als standardisierte Middleware einen transparenten Zugriff auf Bilddaten und Algorithmen sowohl lokal als auch über das Internet.

Das System besteht aus drei Modulen. Im Gegensatz zu dem vorherigen System konnte die Implementierung eines eigenen Parsers entfallen. Dessen Funktionalität wird durch das Interface Repository und dessen Werkzeuge abgedeckt.

- Das *Konfigurator Modul* ist die zentrale Komponente des Systems. Sie verbindet die Komponenten des Generierungssystems und steuert diese.
  Mittels *Dynamic Invocation Interface* (DII) erfolgt der Aufruf der jeweiligen Algorithmen.
- Das *Präsentationsmodul* enthält eine Reihen von Klassen und Subklassen, welche als Präsentationselemente für bestimmte Datentypen verwendet werden. Anhand dieser Klassen werden die graphischen Komponenten generiert. Diese lassen sich erweitern bzw. durch andere ersetzen. Hierdurch können unterschiedliche *Look-and-Feels* unterstützt werden.
- Das *Graphical Interfaces Modul* ist die Schnittstelle des Systems zum Benutzer bzw. zu einem anderen System.

4 Diskussion und Ausblick

Die Kombination von Java und CORBA für Client/Server-Systeme eröffnet über die Verwendung der dynamischen Konzepte hinausgehende Möglichkeiten. Das Interface Repository zusammen mit dem Dynamic Invocation Interface beinhaltet bereits einen Großteil der Funktionalität, welcher zur automatischen Generierung von *User Interfaces* notwendig ist.

Eine Limitation des vorgestellten Ansatzes besteht in der beschränkten Anzahl von Metainformationen, welche zu einem Algorithmus existieren. So sind unter anderem seine Anwendbarkeit auf bestimmte Bilddaten sowie Wertebereiche einzelner Parameter nicht beschrieben.

Mit dem *Property Service* und dem *Meta Object Facility* [8] stehen aber bereits CORBA-Komponenten zur Verfügung, mittels derer die fehlenden Funktionen implementiert und in das bestehende Framework integriert werden können.

Literatur

[1] Myers BA, Roson MB: *Survey on the User Interface Programming*. ACM CHI'92 Conference Proeedings, New York, 1992.

[2] Puerta AR: *A Model-Based Interface Development Environment*. IEEE Software, 14(4):40–47, 1997.

[3] Cárdenas CE, Demiris AM, Makabe MH, Meinzer HP: *Ein System zur automatischen Generierung graphischer Benutzungsschnittstellen für Bildverarbeitungsalgorithmen*. In: Lehman T, Metzler V, Spitzer K, Tolxdorff T (Hrsg.). Bildverarbeitung für die Medizin 1998, Springer, Heidelberg, 189–193, 1998.

[4]   Zahavi R: *Common Facilities RFI Response – Imagery Facility.* TC Document 94-06-05, Object Management Group, Framingham, MA, 1994.

[5]   Mayer A, Meinzer HP: *High performance medical image processing in client/server-environments.* Computer Methods and Programs in Biomedicine, 58(1999), 207–217.

[6]   Demiris AM, Cárdenas CE, Meinzer HP: *Customizable Medical Image Processing Systems.* In: Jähne B, Haußecker H, Geißler P (Hrsg.). Handbook of Computer Vision and Applications – Vol. 3 Systems and Applications, Academic Press, San Diego, 53–76, 1999.

[7]   Redlich JP: *CORBA 2.0 – Praktische Einführung für C++ und Java.* Addison-Wesley, 1996.

[8]   Object Management Group: *Meta ObjectFacility (MOF) – Specification.* TC Document ad/97-08-14, Object Management Group, Framingham, MA, 1997.

CORBA-basierte verteilte Berechnung medizinischer Bilddaten mit SPM*

Marcel May, Frank Munz, Thomas Ludwig

Lehreinheit Rechnertechnik und Rechnerorganisation/ Parallelrechnerarchitekur
Technische Universität Münchnen, D-80290 München
Email: [mayma|munz|ludwig]@in.tum.de

Zusammenfassung. Der Fortschritt in der Bildgebung und Bildverarbeitung in der Medizin stellt immer höhere Anforderungen an bestehende Rechensysteme. Häufig werden dabei nur einzelne Workstations und PCs benutzt, obwohl die Algorithmen für eine verteilte Berechnung geeignet wären. Im Rahmen des Projekts CIMPTOM[1] (Cluster Based Imaging for Parametric Emission Tomography) wird die Bildvorverarbeitung für die statistische Analyse zeitlicher funktioneller Bildfolgen auf Parallelisierbarkeit untersucht; dabei werden verschiedene Ansätze verglichen.

Schlüsselwörter: Cluster Computing, CORBA, PVM, SPM, Volumen Registrierung

1 Einleitung

Die statistische Bildanalyse setzt voraus, daß alle Bilder stereotaktisch ausgerichtet und normalisiert sind. Die räumliche Ausrichtung versucht, relativ zu einem Referenzbild die linearen Translationen und Rotationen zu berechnen. Diese sechs Transformationsparameter werden durch die Fehlerminimierung mittels der Methode der kleinsten Quadrate ermittelt.

Bei der Normalisierung werden die Bilder an einem Referenzbild normiert, welches den Standard Raum und Form definiert. So gilt für Gehirnaufnahmen meistens die Referenz von Talairach und Tournoux. Neben den linearen Transformationen für die stereotaktische Ausrichtung werden für eine optimale Normierung auch nichtlineare Transformationen ausgeführt.

Beide Schritte der Vorverarbeitung sind für die Parallelisierung geeignet, da alle Bilder einer Folge voneinander unabhängig zu einem Referenzbild berechnet werden. Die sich daraus ergebende grobgranulare Parallelisierungsmöglichkeit mit geringer Kommunikationsfrequenz erlaubt auch die Verteilung auf Ressourcen mit langsamer Anbindung. Als Konsequenz können gewöhnliche, ungenutze Workstations ausgelastet werden, wodurch sich die Gesamtrechenzeit verkürzt.

Die geringe Kommunikationslast erlaubt auch eine freiere Auswahl bei der für die Parallelisierung verwendeten Middleware, so daß ein Vergleich experimenteller Prototypen in bezug auf Design und Eigenschaften interessant ist.

---

* Gefördert vom Stifterverband für die Deutsche Wissenschaft

Neben der aus dem Bereich des Hochleistungsrechnens kommenden und betriebs-system-nahen Parallel Virtual Machine (PVM) [2] wird als Middleware die abstraktere Common Object Request Broker Architecture (CORBA) [3] eingesetzt, die ein in der Industrie verwendeter Standard ist.

Ausgangspunkt für die Parallelisierung ist die Anwendung Statistical Parametric Mapping Anwendung (SPM) [4]. Die frei verfügbaren Quellen benötigen allerdings die kommerzielle MatLab[5] Laufzeitumgebung. Bei CORBA entschieden wir uns für die Implementierungsvariante Mico [6], einem CORBA 2.3 konformen Object Request Broker der Universität Frankfurt. Die Hardware-Zielplattform ist das Linux PC-Rechencluster der Abteilung für Nuklearmedizin des Klinikums Rechts der Isar in München, welches momentan aus vier 400 Mhz Dual-Pentium II Prozessor Rechnern und einem Ein-Prozessor Rechner besteht. Das parallelisierte SPM wird hier für die Zeitreihenanalyse funktioneller Bildgebung (Positronen-Emissions-Tomographie PET und funktionelles Kernspin fMRI) in der klinischen Forschung eingesetzt.

2 Parallelisierungsaspekte

Die Aufgabe des Realignment ist es, von einem Referenzbild ausgehend die Translationen und Rotationen eines Bildes zu bestimmen. Mit den sich daraus ergebenden sechs Parametern kann eine stereotaktische Korrektur des Bild erfolgen. Bei der Berechnung der Parameter wird nach der Modalität der Daten unterschieden.

Für PET wird dabei zuerst je Lauf die Bewegung zur allerersten Aufnahme berechnet. Da PET Aufnahmen sich durch den Aufnahmezeitpunkt unterscheiden und je nach Rekonstruktionsalgorithmus (z.B. gefilterte Rückprojektion) mit störenden Artefakten versehen sind, wird als nächstes ein Durchschnittsbild von allen im ersten Schritt bereits ausgerichteten Aufnahmen des Durchlaufs berechnet. An diesem rauschärmeren Durchschnittsbild werden nochmals alle Aufnahmen ausgerichtet:

1. Ausrichten der Daten relativ zur ersten Aufnahme je Durchlauf
2. Berechnung des Durchschnittbildes an der neuen Ausrichtung
3. Abschließende Ausrichtung an den Durchschnittbildern je Durchlauf

Handelt es sich um fMRI Bilder, so werden zuerst alle ersten Bilder je Durchlauf zueinander ausgerichtet, gefolgt von der Ausrichtung aller Bilder eines Durchlaufs zum ersten bereits vorher ausgerichteten Bild im selben Lauf:

1. Ausrichten der ersten Aufnahme eines jeden Durchlaufes zueinander
2. Je Durchlauf Ausrichtung der Aufnahmen zur ersten Aufnahme

Die eigentliche Ausrichtung eines Bildes zu einer Referenz geschieht über die Minimierungsmethode der kleinsten Quadrate[7]. Dabei werden iterativ geringe Rotationen und Transformationen auf das Bild angewendet und mittels einer Fehlerfunktion die jeweilige neue Ausrichtung zur Referenz bewertet. Annäherungen werden übernommen, während Abweichungen verworfen werden. Wird ein

Fehlergrenzwert oder eine vorgegebene maximale Iterationstiefe erreicht, gilt das Bild als ausgerichtet und die Iteration terminiert. Im ungünstigsten Fall können keine Ausrichtungsparameter bestimmt werden, weil Bild und Referenz zu geringe Ähnlichkeit aufweisen oder zu sehr stereotaktisch auseinander liegen.

Das Abtasten der Daten erfolgt anfangs mit einer schnellen, aber deshalb auch ungenaueren trilinearen Interpolation. Für die feinere Ausrichtung im Verlauf der Iteration wird zu einer trigonometrischen Interpolation der Bildpunkte gewechselt. Diese ist zwar wesentlich rechenintensiver, liefert aber genauere Werte. Es hat sich durch Profiling verschiedener Implementationen gezeigt, daß das Abtasten der Daten einer der rechenintensivsten Teile des Realignment ist.

Der Ablauf des Realignment erlaubt sowohl eine grobe als auch eine feine Datenparallelisierung. Die grobe Parallelisierung kann die Durchläufe auf mehrere Rechner verteilen. Vorzuziehen ist die feine Parallelisierung; dabei wird die Ausrichtung der einzelnen Bilder zur Referenz auf verschiedene Rechner verlagert. So können auch einzelne Durchläufe effizient berechnet werden.

Die eigentliche Berechnung eines Laufs erfolgt in zwei Schritten. Zuerst erfolgt die Initialisierung, bei der unter anderem vom ersten Bild ausgehend die räumlichen Abtastpunkte festgelegt werden. Diese ca. 6 MByte Initialisierungsdaten benötigen alle Rechnerknoten für die Berechnung der einzelnen Bilder aus diesem Lauf. Die eigentliche Datenmenge hängt von verschieden Faktoren wie z.B. der Dimension des Volumens ab. Der obige Referenzwert bezieht sich auf 128x128x26 Schnittbilder, welche intern mit doppelt genauen Fließkommazahlen (als C/C++ Datentyp double zu 8 Byte) gespeichert werden.

Im zweiten Schritt, der Berechnung der einzelnen Bilder eines Laufs, werden nur noch die Bilddaten übertragen (also 128x128x26x8 = 3.25 MB). Als Ergebnis der Berechnung fällt nur eine 4x4 Transformationsmatrix an; ihre Datengröße von 128 Byte ist vernachlässigbar.

Bei einer durchschnittlichen Berechnungszeit von ca. 6 s je Bild (Intel Celeron 500 MHz) ist diese Kommunikationlast für ein 10 Mb-Netzwerk wenig geeignet, da die Datenübertragung (ca. 6 s) so lange wie die eigentliche Berechnung dauert. Für einen sinnvollen Einsatz ist eine 100 Mb-Vernetzung vorzuziehen, da sich sonst ein ungünstiges Rechen-/Kommunikationsverhältnis ergibt.

Detaillierte Leistungsdaten bezüglich Rechenzeiten und Kommunikationsaufkommen werden im Vortrag vorgestellt.

3 Design und Implementierung

Die PVM Implementierung setzt voraus, daß auf jedem Rechner im Cluster der PVM Dämon läuft. Diese Konfiguration kann PVM aus einer Datei entnehmen. Startet man die PVM Konsole mit dieser Datei, so werden automatisch die Dämone auf den Knoten des Clusters erzeugt.

Die Implementierung besteht aus zwei Programmen, einem Master und einem Worker. Der Master kann für seine Berechnung beliebig viele Worker verwenden. Diese Anzahl kann mittels einem Konfigurationsfile für den Master eingestellt werden. Das PVM Design wird durch folgenden Algorithmus grob beschrieben:

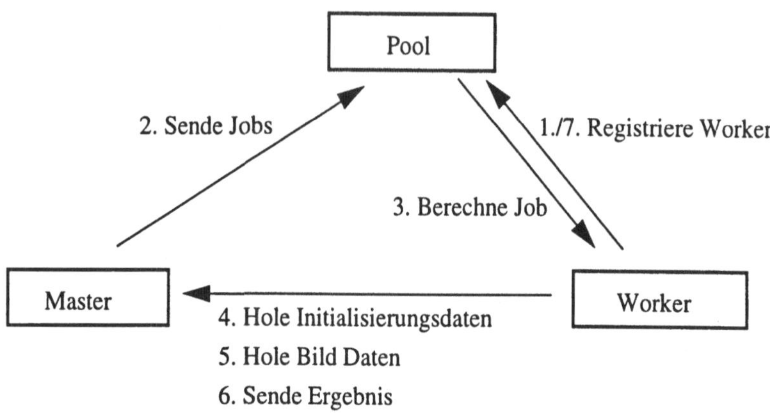

Abb. 1. CORBA Modell

1. Erzeuge Worker-Prozesse auf Rechnerknoten
2. Verschicke per Multicast die Initialisierungsdaten an die Worker
3. Solange Bilder vorhanden :
   (a) Verschicke an jeden Worker ein Bild
   (b) Warte auf Ergebnis von einem Worker
   (c) Verschicke nächstes Bild an diesen Worker
4. Warte auf alle noch rechnenden Worker und deren Ergebnisse
5. Speichere Ergebnisse für SPM und terminiere

Das CORBA Modell besteht aus den drei Objekten Pool, Master und Worker. Diese Objektinstanzen sind als eigene Prozesse implementiert (Abb. 1).

Im Mittelpunkt steht das Pool-Objekt, welches die Rechenaufträge vom Master erhält und auf die Worker im Cluster verteilt. Dieses Objekt registriert sich im CORBA Name Service, so daß Master und Worker sich eine Pool-Objekt Referenz per Name Service bei ihrem Start holen können.

Neben dem Pool-Objekt können mehrere Worker Objekte auf den Knoten existieren, welche sich beim Pool für Rechenaufträge registrieren. Wird von SPM aus ein Realignment angestoßen, so wird aus MatLab heraus ein externes Programm ausgeführt, welches einen Master instanziiert. Dieser Master erzeugt aus dem Realignment-Auftrag mehrere Rechenaufträge, welche an das Pool-Objekt übergeben werden. Wenn alle Resultate der Berechnungen eingetroffen sind, wird sich das Master-Programm beenden und SPM das Ergebnis zurückliefern. Die SPM-Anwendung steht jetzt für weitere Bearbeitungen wieder zur Verfügung.

Ein Rechenauftrag enthält eindeutige Informationen über seine Aufgabe: eine Referenz zum Master selber, damit Ergebnisse zurückgeliefert werden können, und einen eindeutigen Identifikator für die Berechnungsposition (Lauf- und Bildnummer). Erhält das Pool-Objekt Aufträge, schickt es an jeden registrierten Worker einen Auftrag und löscht dessen Registrierung. Das wird solange wiederholt, bis alle Aufträge verteilt sind. Erhält ein Worker einen Auftrag, so werden die Daten direkt vom Master geholt. Gegebenenfalls müssen zuerst noch die Initialisierungsdaten für den Lauf des Auftrags geladen werden. Die Initialisierungsdaten speichert der Worker, um eventuell beim nächsten Rechenauftrag sich das erneute Holen zu sparen. Nach Beendigung der Berechnung schickt das Worker-Objekt das Ergebnis an den Master und registriert sich neu beim Pool-Objekt für weitere Aufträge.

4 Zusammenfassung und Ausblick

Beide Implementierungen habe Vor- und Nachteile. So ist CORBA eine wesentlich komplexere Umgebung, bei der objektorientiert modelliert wird. Daten durchlaufen mehrere Abstraktionsschichten, was Rechenleistung kostet. Andererseits hat man hier auch mehr Gestaltungsmöglichkeiten und das dürfte für größere Projekte interessant sein. Eine nicht verwirklichte Idee beim CORBA-Modell war, die Rechenaufträge mit dem Trading Service zu veröffentlichen statt mittels eines Pool-Objekts zu verteilen. Die Worker könnten sich die Aufträge selber anhand von im Trading Service veröffentlichten Attributen aussuchen. Nebenher spart man sich die Implementation des Pool-Objekts. Die CORBA-Implementation wurde unter dem Gesichtspunkt entworfen, möglichst einfach zu sein. Im Vergleich zu der etwas effizienteren PVM Version hat das verwendete CORBA-Modell den Vorteil, daß die Auftragsverteilung unabhängig von Worker und Master im Pool-Objekt implementiert ist und einfach erweitert oder ausgetauscht werden kann. So könnte man mit geringem Aufwand dynamisch die Verteilungsstrategie für einen optimalen Lastausgleich ändern. Möglich wäre auch eine Implementierung des Pool-Objekts in einer höheren und einfacheren Sprache mit einem CORBA-Mapping wie z.B. Java, da hier wenig auf Performance geachtet werden muss.

Literatur

1. Cimptom Projekt
   http://informatik.tu-muenchen.de/~ludwig/Cimpton/
2. Oak Ridge National Laboratory
   http://www.epm.ornl.gov/pvm/
3. Object Management Group
   http://www.omg.org/
4. The Wellcome Department of Cognitive Neurology
   University College London
   http://www.fil.ion.ucl.ac.uk/spm/
5. The MathWorks Inc.
   http://www.mathworks.com/
6. Mico ORB
   http://www.mico.org/
7. Friston KJ, Ashburner J, Poline JB, Frith CD, Heather JD,
   Frackowiak RSJ (1995) :
   Spatial Registration and Normalization of Images
   Human Brain Mapping 2:165-189

Ein strukturiertes Konzept zum inhaltsbasierten Zugriff auf medizinische Bildarchive

T. Lehmann[a], B. Wein[b], J. Dahmen[c], J. Bredno[a], F. Vogelsang[b], M. Kohnen[b]

[a] Institut für Medizinische Informatik, RWTH Aachen
[b] Klinik für Radiologische Diagnostik, RWTH Aachen
[c] Lehrstuhl für Informatik VI, RWTH Aachen
Email: lehmann@computer.org

Zusammenfassung. Der inhaltsbasierte Zugriff auf große medizinische Bildarchive ist bislang methodisch noch nicht ausreichend konzeptioniert. Unser Ansatz für die Realisierung eines medizinischen Image-Retrieval-Systems basiert auf der strikten Trennung, der sequentiell aufbauenden Kombination und der eindeutigen Formalisierung von Kategorisierung, Registrierung, Merkmalsextraktion, Merkmalsselektion, Abstraktion, Identifikation und des eigentlichen Retrievals. Bilder einer Datenbank werden zunächst mit globalen Bildverarbeitungsalgorithmen oder DICOM-Informationen in Hauptklassen nach Modalität, Körperregion und Orientierung eingeteilt, bevor eine automatische Registrierung innerhalb der jeweiligen Kategorie erfolgt. Die Bilder befinden sich danach in einer standardisierten und somit vergleichbaren Darstellung. Aus den Bildern werden lokale Merkmale ermittelt und zu Merkmalsvektorbildern kombiniert. Nachfolgend wird eine abstrakte, im Informationsumfang stark reduzierte Bildrepräsentation bestimmt. Unter Berücksichtigung des medizinischen Kontextes können auf dieser abstrakten Ebene semantische Anfragen behandelt werden, die sowohl in der diagnostischen Routine als auch in der klinischen Forschung von Bedeutung sind.

Schlüsselwörter: Content-Based Image Retrieval (CBIR), Indexing, Medical Database, Image Content, Registration, Classification, Categorization, Picture Archiving and Communication Systems (PACS), DICOM

1 Motivation

Auch in modernen PACS-Systemen und DICOM-Archiven können bislang nur dann Aufnahmen gezielt aufgefunden werden, wenn Patientenname sowie Geburtsdatum bekannt ist. Dies schränkt den Nutzen für Diagnostik und Forschung stark ein. In bisherigen (auch kommerziellen) Ansätzen zum *Content-Based Image Retrieval* wird mit unspezifischen Datenbanken gearbeitet, die z.B. willkürliche Bildsammlungen aus dem Internet enthalten [1]. Die Indizierung der Bilder erfolgt automatisch nach einfachsten Kriterien. Die Farbe der Bilder ist dabei das maßgebende diskrimante Merkmal. Werden in den heute verfügbaren Systemen Bilder mit medizinischen Inhalten verarbeitet, sind Recall und Precision nach Angaben der Autoren selbst völlig unbefriedigend [2,3]. TAGARE et al. definieren generelle Anforderungen für medizinische Retrieval-Systeme, ohne diese jedoch in eine konkrete Architektur umzusetzen [4].

2 Methode

Unser Konzept zum Image Retrieval in Medical Applications (IRMA) basiert auf der strikten Trennung und eindeutigen Formalisierung von sieben sequentiellen Schritten [5]:

- Kategorisierung (globale Bildbeschreibung)
- Registrierung (geometrische Ausrichtung, Kontrastabgleich)
- Merkmalsextraktion (lokale Bildbeschreibung)
- Merkmalsselektion (kontextabhängig)
- Abstraktion (hierarchische Multiskalenbeschreibung durch Blobs)
- Identifikation (Erkennung von Bildobjekten)
- Retrieval (auf abstrakter Blob-Ebene)

2.1 Kategorisierung

Im Sinne einer intelligenten Verarbeitung der Bildinformation muß dem IRMA-System vor dem eigentlichen Retrieval bekannt sein, um welche Art von Bild es sich handelt. So ist z.B. ein Röntgen-Summationsbild nach anderen Maßgaben zu verarbeiten als ein Ultraschall-Schnittbild mit farbkodierter Doppler-Information. Die Bilder werden dazu durch Auswertung globaler Bildmerkmale oder DICOM-Informationen in Kategorien nach physikalischen (Modalität), anatomischen (Körperregion) und technischen (Aufnahmeorientierung) Parametern eingeteilt. Dabei kann ein Bild durchaus mehreren Kategorien zugeordnet werden, wobei die jeweilige Zugehörigkeitswahrscheinlichkeit mit gespeichert wird.

2.2 Registrierung

Innerhalb jeder Kategorie erfolgt die Berechnung der Registrierungsparameter bezüglich eines Musterbildes. Das Musterbild kann eine reale Aufnahme sein, aber auch synthetisch oder am Phantom erzeugt werden. Die eigentliche Transformation der Bildmatrix mittels der berechneten Parameter findet erst auf einer späteren, abstrakten und damit informationsreduzierten Ebene statt und kann dort effizient und performant durchgeführt werden.

2.3 Merkmalsextraktion

Durch automatische Algorithmen der Bildverarbeitung werden lokale Merkmalsvektoren berechnet und zusammen mit dem ursprünglichen Bild in der Datenbank abgelegt. Im Gegensatz zu den globalen Merkmalen, die zur Kategorisierung für jedes Bild zu einem Merkmalsvektor zusammengefaßt wurden, wird zur lokalen Bildbeschreibung für jedes Pixel ein individueller Merkmalsvektor berechnet. Die Vektoren sind generisch und können komponentenweise erweitert bzw. verändert werden, wobei lediglich die modifizierten Komponenten zur Anfragezeit neu berechnet werden müssen. Dies läßt sich im Batchbetrieb parallelisieren.

2.4 Merkmalsselektion

Die Kategorisierung liefert Vorgaben für eine sinnvolle Parameterauswahl. So spielen z.B. farbdiskriminative Merkmalskomponenten beim Retrieval in Radiographien keine Rolle und werden durch die Merkmalsselektion ausgeblendet. Weiterhin bestimmt der Kontext der jeweiligen Anfrage relevante Komponenten der Merkmalsvektoren.

2.5 Abstraktion

Auf Basis der selektierten Merkmalsvektoren werden Cluster gebildet und ähnlich dem Blobworld-System [6] zur abstrakten Beschreibung der Bilder verwendet. Der Detailreichtum, also die Anzahl und Größe der zu berücksichtigenden Blobs, wird durch den Inhalt der jeweiligen Anfrage bestimmt. Die Blobs werden dazu in einem hierarchischen Multiskalenansatz organisiert. Dieser Aspekt modelliert die Tatsache, daß ein großer Teil der Information in medizinischen Bildern durch die Lokalität der Strukturen bestimmt ist [4].

Das anschließende Retrieval erfolgt auf Ebene dieser Cluster (Blobs) sowie deren Lage zueinander. Bisherige Systeme, die auf abstrakter Ebene Bilder vergleichen, erlauben insbesondere bei geometrischen Transformationen der Bilder nur einen geringen Recall [1]. Die vorangegangene Kategorisierung und Registrierung der Bilder in IRMA ermöglicht ein erfolgreiches Retrieval auch auf abstrakter Ebene.

2.6 Identifikation

Für semantische Anfragen ist die Identifizierung von Objekten in Bildern oft notwendig. Im Gegensatz zur rein datenbasierten Cluster-Bildung im Abstraktionsschritt erfolgt diese inhaltliche Zuordnung von Blobs zu Organen oder anderen benennbaren Strukturen durch massiven Einsatz von a-priori Wissen. Zum jetzigen Zeitpunkt ist durch Kategorisierung und Registrierung bekannt, an welchen Positionen welche Objekte mit welchen morphologischen Eigenschaften zu erwarten sind. Die Identifikation muß jedoch nicht vollständig erfolgen, um ein Retrieval durchführen zu können.

Weiterhin bietet der Identifikationsschritt die Möglichkeit, Fehlklassifikationen zu erkennen und falsch positive Aufnahmen an dieser Stelle in der Verarbeitungskette noch zurückzuweisen, um so die Precision bzw. Spezifität des Systems zu verbessern.

2.7 Retrieval

Die Datenbankabfragen erfolgen auf abstrakter Ebene, also durch Vergleich der aus den Merkmalsvektoren gebildeten Blobs. Zunächst muß dazu die Auflösungsebene der Blobs bestimmt werden, auf der die Anfrage ausgeführt werden soll. Die bereits erfolgte Registrierung der Bilder in eine Normallage erlaubt auch die Definition von ROIs, auf denen Anfragen zu bearbeiten sind. Über solche ROIs können zusätzlich unterschiedliche Blob-Ebenen innerhalb einer Anfrage modelliert werden, wenn Details bestimmter Objekte oder in bestimmten Bildbereichen von Interesse sind. Somit können semantische Anfragen sowohl für die diagnostische Routine als auch für die klinische Forschung behandelt werden.

3 Ergebnis

Abbildung 1 faßt die zeitliche Abfolge der einzelnen Verarbeitungsschritte zusammen, wobei 1:n bzw. m:n Relationen durch die dünnen Pfeile visualisiert werden. Es ergeben sich die folgenden Systemeigenschaften, die das IRMA-Konzept gegenüber anderen Retrieval-Ansätzen hervorhebt:

- Die Kategorisierung ermöglicht eine adaptive, inhaltsbasierte Verarbeitung und Interpretation der Bilder.
- Für jedes Bild in der Datenbank sind mehrere Kategorien möglich.
- Das Konzept beinhaltet die saubere methodische Trennung zwischen globalen und lokalen Merkmalen.
- Die Registrierung modelliert den Vorgang der vergleichenden Befundung
- Das eigentliche Retrieval basiert auf lokalen (und damit informativen) Merkmalen, wird jedoch auf abstrakter (und damit informationsreduzierter) Ebene durchgeführt.
- Die Abstraktion ist abhängig vom jeweiligen Kontext der Anfrage.
- Die abstrakte Blob-Beschreibung der Bilder ist in einem hierarchischen Multiskalenansatz organisiert und ermöglicht die Modellierung von Details innerhalb von ROIs.

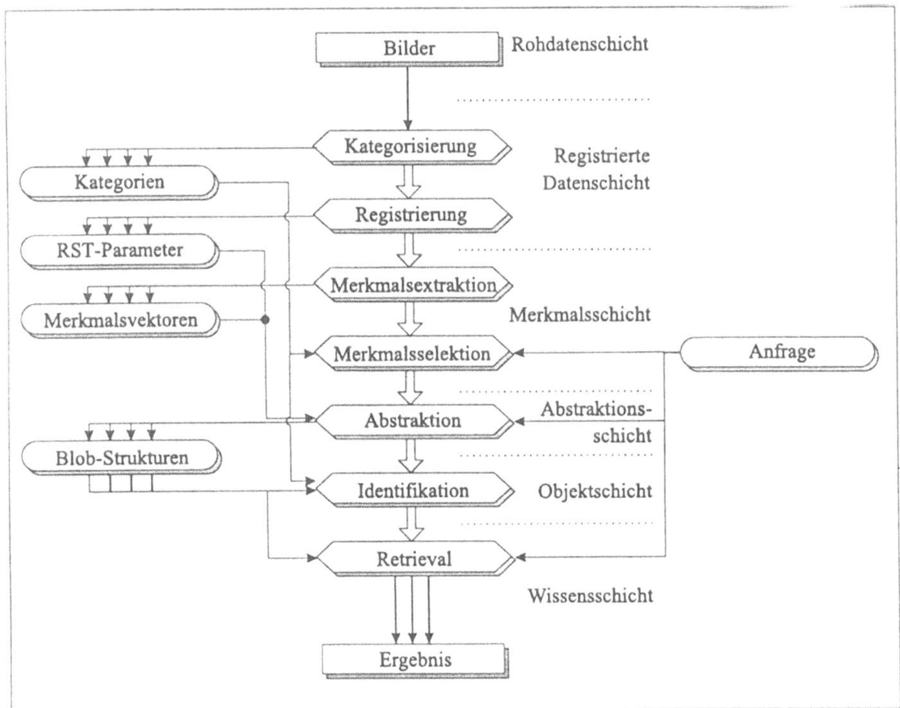

Abb. 1: Sequentielle Verknüpfung der Verarbeitungsmodule im IRMA-System

4 Diskussion

Die strukturierte Methodik des vorgestellten Konzeptes bildet sechs semantische Ebenen, auf denen das Retrieval medizinischer Daten stufenweise realisiert wird (Abb. 1):

1. Rohdatenschicht (raw data layer)
2. Registrierte Datenschicht (registered data layer)
3. Merkmalsschicht (feature layer)
4. Abstraktionsschicht (scheme layer)
5. Objektschicht (object layer)
6. Wissensschicht (knowledge layer)

In Erweiterung des Konzeptes von CHU et al. [7] werden somit zwei zusätzliche Ebenen modelliert: die registrierte Schicht und die Objektschicht. Durch diese Schichten wird es dem IRMA-System möglich, medizinische Anfragen auf Bildmaterial unterschiedlicher Modalitäten in verschiedenen Kontexten zu behandeln. Bislang sind Retrieval-Systeme für medizinische Anwendungen nur für einen Kontext in Aufnahmen einer Modalität realisiert [8,9].

Weiterhin setzt das IRMA-Konzept die wesentlichen Postulate von TAGARE et al. um [4]. Die lokalen Merkmalsvektoren erhalten die regionale Zuordnung einzelner Bildbeschreibungsmerkmale; Art und Anzahl der zum Bild gespeicherten Merkmale sind variabel; das IRMA-System ist offen konzipiert; der medizinische Kontext wird bei der Generierung jeder Anfrage individuell modelliert.

Literatur

1. Dahmen J, Lehmann T, Spitzer K, Ney H: Image Retrieval für klinische Bilddatenbanken. In: Lehmann et al. (Hrsg.) Bildverarbeitung für die Medizin 1998. Springer-Verlag, Berlin, S. 442-446, 1998.
2. Petrakis EGM, Faloutsos C: Similarity Searching in Medical Image Databases. IEEE Trans KDE, 9(3):435-447, 1997.
3. Nappi M, Polese G, Tortora G: FIRST, Fractal Indexing and Retrieval System for Image Databases. Image and Vision Computing 16:1019-1031, 1998.
4. Tagare HD, Jaffe CC, Dungan J: Medical Image Databases: A Content-based Retrieval Approach. Journal of the American Medical Informatics Association 4:184-198, 1997.
5. Lehmann T, Wein B, Dahmen J, Bredno J, Vogelsang F, Kohnen M: Content-based Image Retrieval in Medical Applications: A Novel Multi-Step Approach. Procs. SPIE 3972(32): in press.
6. Carson C, Thomas M, Belongie S, Hellerstein JM, Malik J: Blobworld: A system for Region-Based Image Indexing and Retrieval. Procs. 3rd Int. Conf. On Visual Information Systems, Springer-Verlag, 1999.
7. Chu WW, Hsu CC, Cárdenas AF, Tiara RK: Knowledge-Based Image Retrieval with Spatial and Temporal Constructs. IEEE Trans. KDE, 10(6):872-888, 1998.
8. Korn P, Sidiropoulos N, Faloutsos C, Siegel E, Protopapas Z: Fast and Effective Retrieval of Medical Tumor Shapes. IEEE Trans. KDE, 10(6):889-904, 1998.
9. Shyu CR, Brodley CE, Kak AC, Kosaka A, Aisen AM, Broderick LS: ASSERT - A Physician-in-the-Loop Content-Based Retrieval System for HRCT Image Databases. Computer Vision and Image Understanding 75(1/2):111-132, 1999.

DICOM Presentation States
ein neuer Dienst für die digitale Bildverteilung und Softcopy-Befundung

Marco Eichelberg, Jörg Riesmeier, Klaus Kleber+, Jörg Holstein+,
Dietrich H. W. Grönemeyer+, Peter Jensch*

Kuratorium OFFIS e.V.
Escherweg 2, 26121 Oldenburg
+ Institut für Mikrotherapie
Universitätsstraße 142, 44799 Bochum
* Carl-von-Ossietzky Universität Oldenburg
Fachbereich Informatik, 26111 Oldenburg
Email: eichelberg@offis.de

Zusammenfassung. Der DICOM-Standard ermoglicht es, heterogene Bildmanagement-Netzwerke (PACS) zu realisieren, in denen Modalitäten, Informationssysteme und Arbeitsplatzrechner verschiedener Hersteller zusammenspielen. Eine neue Erweiterung von DICOM erlaubt es, zusammen mit den medizinischen Bildern sogenannte "Presentation States" zu speichern und zu übertragen – Objekte, die präzise beschreiben, wie die Bilder auf einem Monitor dargestellt werden sollen. Mögliche Anwendungen hierfür sind die genauere Dokumentation bei der filmlosen Befundung, Bildverteilung im Klinikum wie auch die Teleradiologie.

Schlüsselwörter: DICOM, Presentation States, Bildverteilung, Softcopy

1 Einführung

Der DICOM-Standard [1] definiert, wie medizinische Bilder verschiedener Modalitäten so gespeichert und ausgetauscht werden können, daß die medizinisch relevanten Zusatzinformationen zum Bild erhalten bleiben (z. B. demographische Daten des Patienten, Strahlungsdosis, Kontrastmittelgabe oder Datum und Uhrzeit der Aufnahme). Solche bildbezogenen Daten werden in den "Header" jedes DICOM-Bildes geschrieben, um sicherzustellen, daß der Zusammenhang zwischen Bild und Kontext nie verloren geht. Bei üblichen PACS-Konfigurationen senden alle Modalitäten die Bilder nach der Aufnahme an das Archiv. Das Archiv speichert die Bilder dauerhaft, sendet sie eventuell auch gleich an den dafür vorgesehenen Befundungsarbeitsplatz weiter. Im Gegensatz zur Befundung von konventionellem Film werden bei digitalen Bildern in aller Regel Verfahren der Bildverarbeitung zur Befundung eingesetzt. Die Orientierung der Bilder muß (z. B. bei Speicherfoliensystemen) gelegentlich korrigiert werden und die Anpassung des Kontrastbereichs ("Window Level and Width") ist allgegenwärtig. Diese Einstellungen bestimmen die optische Erscheinung ("Präsentation") des Bildes auf dem Monitor und machen das Bild häufig überhaupt erst befundbar. Leider ist es aber in der Regel nicht möglich, diese Einstellungen permanent im Archiv zu speichern. Daher ist es zu einem späteren Zeitpunkt nicht mehr möglich, zu rekonstruieren, was genau der Radiologe gesehen hat, als er das Bild befundete. Zudem müssen die Anzeigeparameter nach jeder Abfrage des Bildes aus dem Archiv neu eingestellt werden.

2 DICOM Softcopy Presentation States

Eine neue Erweiterung des DICOM-Standards namens "Grayscale Softcopy Presentation State Storage" [2] versucht, die beschriebenen Probleme zu lösen. Zu diesem Zweck wird ein neues DICOM-Objekt definiert, welches einen umfangreichen Satz von Parametern enthält, die beschreiben, wie ein bestimmtes Bild (oder eine Gruppe von Bildern, z. B. eine Serie oder Studie) auf einem Monitor angezeigt werden soll. Dieses neue, "Presentation State" genannte Objekt enthält nur Referenzen zu den Bildern, auf die es sich bezieht, und keine Kopie der Bilddaten. Presentation States sind daher sehr klein (typischerweise ein paar KBytes) und können mit minimalem Aufwand gespeichert oder übertragen werden. Da Presentation States sich gut in das bestehende DICOM-Informationsmodell einfügen, können diese Objekte mit den bestehenden DICOM-Diensten übertragen, gespeichert und von einem Archiv angefordert werden. An bestehenden Archivsystemen sind dazu nur geringe Änderungen notwendig. Die im folgenden beschriebenen Parameter können dabei in einem Presentation State abgelegt werden.

2.1 Transformationen des Grauwertbereichs

Diese Transformationen beschreiben, wie die DICOM-Bilddaten in ein perzeptiv lineares Bild der ausgewählten Fensterung ("Window Level and Width") umgewandelt werden. Der erste Schritt, die Modalitäts-Transformation, wandelt dabei die Bilddaten von einem herstellerspezifischen Format in ein herstellerunabhängiges Format um, z. B. Hounsfield für CT. Der zweite Schritt, in DICOM als "Value of Interest"-Transformation bezeichnet, wählt die gewünschte Fensterung. Der dritte Schritt, die sogenannte Präsentations-Transformation, ermöglicht es, eine zusätzliche nichtlineare Bildtransformation zu spezifizieren, etwa eine organabhängige Anhebung bestimmter Grauwertbereiche, wie sie bei einigen Speicherfoliensystemen verwendet wird.

2.2 Räumliche Transformationen

Bilder können gedreht und gespiegelt werden (z. B. für digitale Radiographie). Bilder oder Bildausschnitte können vergrößert werden, indem ein Vergrößerungsfaktor oder ein darzustellender Bildbereich angegeben wird. Es ist auch möglich, das Bild mit seiner echten "physikalischen" Größe anzuzeigen, falls diese bekannt ist, was etwa bei Schichtbildverfahren normalerweise der Fall ist.

2.3 Grafische Annotationen

Bilder können mit grafischen oder textuellen Anmerkungen versehen werden, etwa um bestimmte Bildbereiche hervorzuheben oder um Stellen zu markieren, an denen Messungen im Bild durchgeführt wurden. Diese Anmerkungen werden über das Bild gelegt, können aber – im Gegensatz zu fest "eingebrannten" Grafiken wie sie etwa bei Ultraschall üblich sind – bei Bedarf abgeschaltet werden. Sogenannte "Shutter" erlauben es, Randbereiche des Bildes abzudecken, z. B. nicht belichtete Teile eines Röntgenbildes.

3 Standardisierung der Bilddarstellung

Die mit [2] erfolgte präzise Definition der DICOM-Grauwerttransformationen ermöglicht es, eine konsistente Darstellung desselben Bildes auf unterschiedlichen Ausgabegeräten (Monitoren, Laserkameras) verschiedener Hersteller zu erreichen. Zu diesem Zweck müssen die Ausgabegeräte allerdings nach einem einheitlichen Verfahren kalibriert werden. Auch hierzu enthält der DICOM-Standard mit der "Grayscale Standard Display Function" (GSDF) [3] einen Vorschlag.

Bei der Kalibrierung wird die Helligkeitsverteilung des Ausgabegerätes mit einem Photometer vermessen und mit einer mathematisch beschriebenen "idealen" Helligkeitsverteilung verglichen. Schließlich wird eine Korrekturfunktion berechnet, welche die Abweichung des Ausgabegerätes von der Norm durch entsprechende Aufbereitung des Bildes ausgleicht.

Abbildung 1 zeigt die gemessene Helligkeitsverteilung (CC) eines realen Monitors und die durch die GSDF beschriebene Verteilung, die ein "idealer" Monitor haben müßte, um vom menschlichen Auge so wahrgenommen zu werden, daß die Helligkeitsabstände zwischen benachbarten Graustufen immer gleich groß wirken.

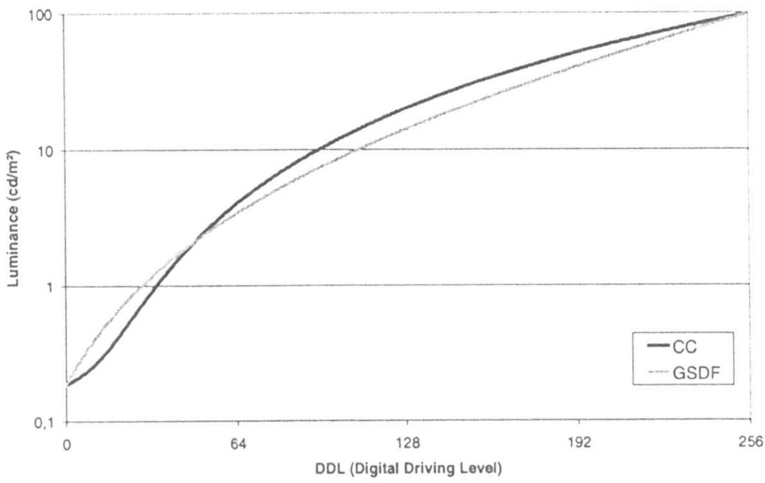

Abb. 1. Standardfunktionen für die Darstellung von Grauwertbildern

4 Prototyp-Implementierung

Um die Umsetzbarkeit des vorliegenden Entwurfs zu "Presentation States" zu überprüfen und um die möglichen Anwender frühzeitig über die kommenden Neuerungen zu informieren, hat das DICOM-Komitee eine Prototyp-Implementierung von DICOM-Presentation States in Auftrag gegeben. Diese Software wurde auf dem Europäischen Radiologiekongress ECR 1999 sowie auf der RSNA infoRAD 1999 der Öffentlichkeit vorgestellt. Gezeigt wurde ein simulierter radiologischer Workflow (Abbildung 2), bei dem Bilder von einer Modalität erzeugt und an einen Diagnostik-Arbeitsplatz geschickt wurden, der mit einem hochauflösenden Monochrom-Monitor ausgerüstet war. Dort wurden Presentation States erstellt und zusammen mit den Bildern an den dritten, "klinischen" Arbeitsplatz weitergeschickt – ein PC mit handelsüblichem Farbmonitor, der allerdings nach [3] kalibriert wurde.

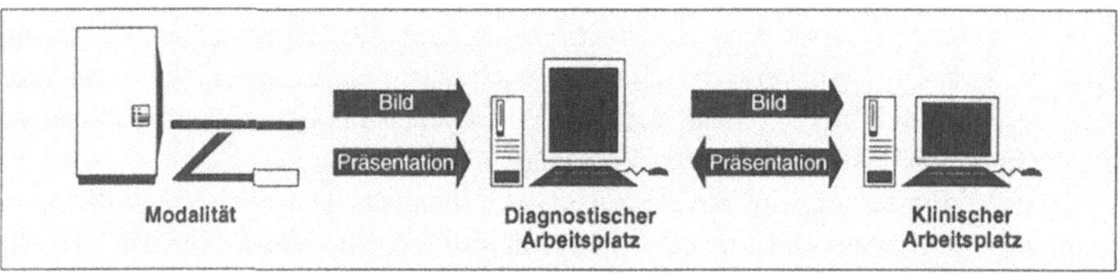

Abb. 2. Simulierter radiologischer Workflow der Presentation-State-Demonstration

Das gezeigte Szenario dürfte zum einen ein typisches Einsatzgebiet von Presentation States darstellen (Bildverteilung im Klinikum), zum anderen erlaubt es den direkten Vergleich der Bilddarstellung zwischen Monitoren mit sehr unterschiedlicher Charakteristik, insbesondere im Zusammenhang mit der Kalibrierung. Die für diese Demonstration entwickelte Software ist im Internet inklusive der Quelltexte frei verfügbar [4,5].

5 Diskussion

Verschiedene Anwendungsgebiete für Presentation States bieten sich an. Obwohl die meisten Radiologen, die sich auf der ECR- und RSNA-Demonstration über Presentation States informierten, diese für eine nützliche Sache hielten, gingen die Meinungen darüber, wozu man sie in erster Linie einsetzen würde, weit auseinander. Hier einige mögliche Szenarien:
- Verbesserte Dokumentation bei der filmlosen Befundung: Bei der konventionellen Befundung von Film dokumentiert der Film selbst, auf der Basis welcher Informationen ein Radiologe seine Entscheidungen getroffen hat. Bei der filmlosen Befundung hingegen gibt es nur ein digitales Bild, das auf unterschiedliche Arten visualisiert werden kann – zum Beispiel mit unterschiedlichen Einstellungen von Window Level/Width. Da solche Einstellungen bislang nicht archiviert werden, ist später kaum nachzuvollziehen, was auf dem Bild eigentlich zu sehen war. Pre-

sentation States erlauben es, diese Information mit minimalem Aufwand dauerhaft zu archivieren und damit zu dokumentieren.

- Bildverteilung an klinische Abteilungen: Mit einer durchgängigen Unterstützung von Presentation States läßt sich sicherstellen, daß Bilder, die von der Radiologie in digitaler Form an zuweisende klinische Abteilungen verschickt werden, immer mit "vernünftigen" Einstellungen (Fensterung, Orientierung usw.) dargestellt werden. Annotationen ermöglichen es, auf wichtige Details im Bild hinzuweisen.
- Teleradiologie: Da Presentation States sehr klein sind (Übertragungszeit mit ISDN typischerweise weniger als 0.5s), sind sie gut für Teleradiologie-Anwendungen geeignet, bei denen Bilder vorab übertragen werden und nur Presentation States "online" zurückgeschickt werden, z. B. zusammen mit einem Kurzbefund.

6 Fazit

Die Möglichkeit, die Parameter der Bilddarstellung zu speichern und zwischen Workstations bzw. DICOM-Viewern verschiedener Hersteller austauschen zu können, ist eine Neuerung für die PACS-Welt, ebenso wie die Möglichkeit zum Austausch und Versand grafischer Annotationen. Dennoch ist der vorliegende Entwurf zu "Presentation States" noch sehr einfach gehalten: Es gibt bislang keine Möglichkeit, Bemaßungen, Winkel usw. so als Annotation abzuspeichern, daß ein anderes System sie auch wieder als Winkel oder Strecken erkennt. Farbbilder werden noch gar nicht unterstützt – für die Radiologie sicherlich nicht allzu problematisch, für andere Fachgebiete wie etwa die Ophtalmologie natürlich ein Problem. Schließlich gibt es auch noch keine Möglichkeit, komplexere Bildschirm-Layouts mit mehreren gleichzeitig sichtbaren Bildern zu spezifizieren, wie sie bei der Befundung von Schichtbildern üblich sind. Das alles steht noch auf dem Arbeitsplan der Arbeitsgruppe "Display" des DICOM-Komitees, die für den vorliegenden Entwurf verantwortlich ist.

Dennoch scheinen Presentation States insgesamt eine nützliche Erweiterung von DICOM zu sein – speziell im Bereich der Befundung digitaler Röntgenbilder, bei der die genannten Einschränkungen kaum eine Rolle spielen. Es bleibt abzuwarten, ob und in welchem Zeitraum Presentation States in kommerziellen Produkten verfügbar werden.

7 Literatur

1. NEMA Standards Publications PS 3-1998, Digital Imaging and Communications in Medicine (DICOM), National Electrical Manufacturers Association, Rosslyn, VA, 1998.
2. DICOM Standards Committee, Working Group 11 Display: Digital Imaging and Communications in Medicine (DICOM), Supplement 33: Grayscale Softcopy Presentation State Storage, Final Text, September 1999.
3. NEMA Standards Publications PS 3.14-1998, Digital Imaging and Communications in Medicine (DICOM), Part 14: Grayscale Standard Display Function, National Electrical Manufacturers Association, Rosslyn, VA, 1998.
4. OFFIS DICOM-Projekt, http://www.offis.de/projekte/dicom/
5. Institut für MikroTherapie, http://www.microtherapy.de/go/dicomscope

Anwendungen

in der klinischen Routine

Computerassistierte Radiologie (CAR) in der Mammographie

Johann Drexl, Achim Gössler, Peter Heinlein*, Wilfried Schneider

IMAGETOOL Digitale Bildverarbeitung GmbH
Hanns-Braun-Straße 50, 85375 Neufahrn bei München
* Zentrum Mathematik, Technische Universität München, 80333 München
Email: info@imagetool.de

Zusammenfassung Die Treffsicherheit bei der Beurteilung pathologischer Zustände an Hand radiologischer Bilder ist von apparativen Einflußgrößen und subjektiven Wahrnehmungen geprägt. In der vorliegenden Arbeit stellen wir eine die Befundung objektivierende Methode vor, mit deren Hilfe computerassistiert speziell mikrokalkförmige Strukturen in Mammographien hervorgehoben werden können. Die Überprüfung der Methode an über 100 in einem DICOM-Archiv des IT-ASSIST gespeicherten Bildern mit gesicherten Befunden zeigt, dass sie unterstützend beim Auffinden von Mikrokalk im Rahmen der Mammographie vorteilhaft einsetzbar ist.

Schlüsselwörter: Mammographie, Radiologie, Mikrokalkdetektion

1   Aufgabenstellung

Mit dem IT-ASSIST-System (Imagetool GmbH) in einem radiologischen Kommunikationsverbund erfaßte und in einer DICOM-Datenbank hinterlegte Mammographien sollen im Rahmen eines Screeningprogramms befundet werden. Dafür sind zum Zwecke der Befundunterstützung insbesondere Mikrokalzifikationen mit hoher Treffsicherheit zu detektieren. Für diese Aufgabe wurde ein modellbasiertes Verfahren entwickelt.

2   Methodik

In einem erforderlichen Vorverarbeitungsschritt sind aufnahmebedingte Apparatefehler, zumeist hochfrequentes Rauschen, aus dem Signal zu entfernen und zur Hervorhebung der Mikroverkalkung der lokale Kontrast zu verstärken. Die für Mikroverkalkungen charakteristischen Strukturen mit hochfrequenten Anteilen, die dem Rauschen sehr ähnlich sind, müssen bei der Rauschunterdrückung erhalten bleiben (*kantenerhaltende Rauschunterdrückung*). Bei der Kontrastverstärkung dürfen nur die Verkalkungen - nicht aber das Rauschen verstärkt werden. Da lineare Filter zur Lösung dieser Aufgabe nicht geeignet sind, wurde eine Filterbank aus nichtlinearen Filtern gewählt, die wir mit Hilfe der Wavelet-Transformation konstruiert haben. Damit können beide Probleme mit dem gleichen Formalismus gelöst werden.

Mikrokalk wird als ellipsoide Struktur mit Durchmessern von ca. 0.05 mm bis 1 mm modelliert [1]. Die Projektion eines Ellipsoids in die Ebene ergibt ein Halbellipsoid MC_{Proj}, welches in der Abbildung durch die Unschärfe der Röntgenquelle verschmiert ist. Das Abbildungsverhalten wird durch Faltung mit der charakteristischen Funktion χ_U der Abbildungsunschärfe modelliert, d.h $MC_{Bild} = MC_{Proj} * \chi_U$. Die Abbildungsunschärfe lässt sich aus Brennfleckdurchmesser und Vergrößerung ermitteln. Ziel ist nun, derartig modellierte mikrokalkförmige Strukturen im Bild zu detektieren und für den Radiologen lesbar sichtbar zu machen.

Dabei wird von einem digitalen Bild ausgegangen, in dem Mikrokalk dem Gewebe additiv überlagert ist. Bei einem digitalen Röntgendetektor, der Werte proportional zur Intensität der Röntgenstrahlung generiert, kann dies durch Logarithmieren des Intensitätsbildes erreicht werden. Bei der Digitalisierung einer Film-Röntgenaufnahme müssen die Kennlinien des Filmmaterials und des Scanners bestimmt und durch eine Punktoperation korrigiert werden.

Der Algorithmus besteht aus einer Multiskalen-Zerlegung der Daten f in integrierte Wavelet-Koeffizienten $WT_\psi f(g) := \langle f, \psi_g \rangle$. Dabei wird die Diskretisierung des Skalenbereiches flexibel an die Größe des Mikrokalks angepasst [2].

Ein Rauschfilter R wird durch Annahmen über die Gestalt des Rauschens konstruiert. Wir verwenden eine angepasste Version des *soft-thresholding* [3].

Der folgende Operator K zur lokalen Konstrastverstärkung hängt sowohl von dem gewählten Wavelet-Frame, als auch von der hervor zu hebenden Struktur ab. Wir verwenden eine speziell auf das Hervorheben mikrokalkförmiger Strukturen zugeschnittene Operation auf den Wavelet-Koeffizienten [4].

Eine abschließende, schnelle Wavelet-Rekonstruktion WT^{-1} erlaubt die Berechnung verschiedener Enhancement-Operationen in Echtzeit. So kann der Radiologe interaktiv verschiedene Strukturen in der Mammographie hervorheben.

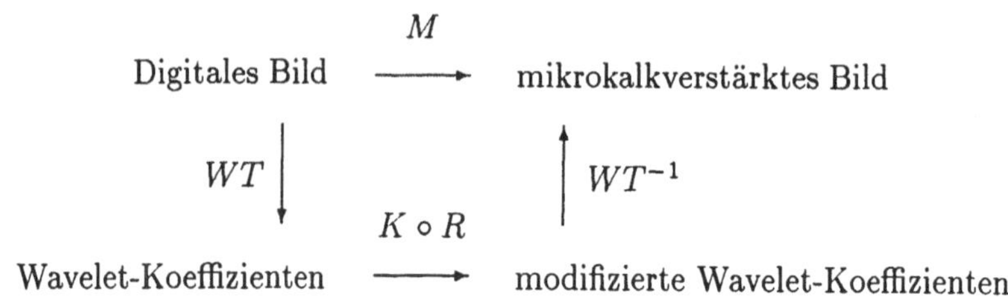

Die Komposition der Abbildungen ergibt die Operation $M := WT^{-1} \circ K \circ R \circ WT$ auf dem digitalen Bild, welche als angepasster Filter für mikrokalkförmige Strukturen interpretiert werden kann.

3 Ergebnisse

Es wurden verschiedene Operatoren zur Kontrastverstärkung erprobt und auf die Mikrokalk-Detektion angewendet. Die Beurteilung der Ergebnisse erfolgt in

Gegenüberstellung mit gesicherten Befunden aus einem Bildbestand von mehr als 100 Mammographien, die aus dem DICOM-Archiv des IT-ASSIST [5] abgerufen werden können. Die Überprüfung der Methode an gespeicherten Bildern mit gesicherten Befunden zeigt, dass sie unterstützend beim Auffinden von Mikrokalk im Rahmen der Mammographie vorteilhaft einsetzbar ist.

4 Diskussion

Die entwickelten Algorithmen und die Methodik wurden in das Telematik-System IT-ASSIST integriert und können für klinischen Studien verwendet werden. Das Ziel der Entwicklungsarbeiten besteht jedoch letztlich darin, ein System für routinemäßige Anwendungen bei Screening-Programmen für die Mammographie zu schaffen, das die Befundsicherheit im Sinne eines *second opinion* erhöht und damit die Befundqualität verbessern kann.

Peter Heinlein wird gefördert durch die Deutsche Forschungsgemeinschaft im Rahmen des Graduiertenkollegs *Angewandte Algorithmische Mathematik*, Technische Universität München.

Literatur

1. S. Heywang-Köbrunner, u. a.: Bildgebende Mammadignostik: Untersuchungstechnik, Befundmuster und Differentialdiagnostik in Mammographie, Sonographie und Kernspintomographie. Thieme Verlag, Stuttgart, 1996.
2. R. Carmona, W. L. Hwang, B. Torresani: Practical Time-Frequency Analysis: Gabor and wavelet transform with implementation in S. Academic Press, New York, 1998.
3. S. Mallat: A Wavlet Tour of Signal Processing. Academic Press, 1998.
4. A. Aldroubi, M. Unser: Wavelets in Medicine and Biology. CRC Press, New York, 1996.
5. A. Jäckel (Hrsg.): Telemedizinführer Deutschland, Ausgabe 2000. Minerva Verlag, Darmstadt, 1999.

MELDOQ: Ein System zur Unterstützung der Früherkennung des malignen Melanoms durch digitale Bildverarbeitung

R. Pompl[1], W. Bunk[1], A. Horsch[2], W. Stolz[3], W. Abmayr[4], W. Brauer[5], A. Gläßl[3] und G. Morfill[1]

[1]Max-Planck-Institut für extraterrestrische Physik, Garching
[2]Institut für medizinische Statistik und Epidemiologie, TU München
[3]Klinik und Poliklinik für Dermatologie der Universität Regensburg
[4]Fachbereich Informatik/Mathematik, Fachhochschule München
[5]Lehrstuhl für Theoretische Informatik und Grundlagen der KI, TU München
Email: pompl@mpe.mpg.de

Zusammenfassung. Die Dermatoskopie stellt die derzeit leistungsfähigste klinische Methode zur Früherkennung des malignen Melanoms dar. Da deren Anwendung viel Expertenwissen und Erfahrung voraussetzt, wurde im MELDOQ-Projekt ein Bildanalysesystem entwickelt, das Dermatologen bei der Diagnosefindung unterstützen soll. Basierend auf einem Datensatz von 749 standardisiert aufgenommenen dermatoskopischen Aufnahmen wurden 13 Merkmale durch bildanalytische Verfahren quantitativ erfaßt. Zur Klassifikation wird die Methode der linearen Diskriminanzanalyse eingesetzt. Durch exhaustives Testen aller möglichen Merkmalskombinationen und Crossvalidierung wurde ein Klassifikator entwickelt, der bei Verwendung von sechs Merkmalen eine Sensitivität von 91.5% und eine Spezifität von 93.4% erreicht. Ein besonderes Kennzeichen des Systems ist die Unterstützung des Dermatologen durch eine Visualisierung der Bewertungsgründe. In einem angestrebten Feldtest soll überprüft werden, ob diese Ergebnisse im klinischen Alltag bestätigt werden können.

Schlüsselwörter: Quantitative Bildverarbeitung, Diagnoseunterstützung, Dermatoskopie, malignes Melanom

1 Einleitung

Die Inzidenz des malignen Melanoms (*schwarzer Hautkrebs*) hat sich innerhalb der letzten zehn Jahre verdoppelt. Hohe Heilungschancen bestehen nur bei frühzeitiger Diagnose und nachfolgender Exzision. Die leistungsfähigste diagnostische Methode ist die Dermatoskopie [7] (Auflichtmikroskopie bei 10facher Vergrößerung). Die dazugehörige dermatoskopische ABCD-Regel beurteilt semiquantitativ die vier Merkmale Asymmetrie (A), Begrenzung (B), Farbvielfalt (C, *color*) und Differentialstrukturen (D). Jedem der Merkmale wird entsprechend seiner Ausprägung ein Score zugewiesen. Aus diesen Einzelscores wird durch gewichtete Addition $(1.3 \cdot A[0-2] + 0.1 \cdot B[0-8] + 0.5 \cdot C[1-6] + 0.5 \cdot D[1-5],$

die Zahlen in den eckigen Klammern geben den Wertebereich des Merkmals an) der sogenannte dermatoskopische Punktwert berechnet. Anhand dieses empirischen Malignitätsmaßes wird eine Verdachtsdiagnose gestellt. Die korrekte Anwendung dieses diagnostischen Verfahrens erfordert allerdings viel Expertenwissen und Erfahrung. Um keine malignen Melanome zu übersehen, werden viele unnötige Exzisionen gutartiger melanozytärer Hautveränderungen durchgeführt. Im Projekt MELDOQ [3] wurde daher untersucht, ob sich die diagnostische Genauigkeit des Dermatologen durch ein digitales Bildanalysesystem erhöhen läßt. Kernstück des Systems ist die Abbildung der dermatoskopischen Kriterien auf reproduzierbare mathematische Parameterskalen bei hoher Sensitivität und Spezifität. Darüberhinaus wird der Dermatologe durch die objektnahe Visualisierung der Bewertungsgründe unterstützt.

2 Zusammenfassung der Merkmalsquantifizierung

Das zur Verfügung stehende Bildmaterial umfaßt 749 dermatoskopische Aufnahmen melanozytärer Hautveränderungen (189 maligne und 560 benigne), die mit einer 3-Chip-CCD-Kamera [8] aufgenommen wurden. Um eine standardisierte Bildakquisition zu gewährleisten, wurde eine Shadingkorrektur zur Kompensation inhomogener Ausleuchtung und ein Farbabgleich durchgeführt. Die Bilder liegen im RGB-Format vor (Farbtiefe: 24 bit) und haben eine Größe von 512×512 Pixel; dies entspricht einem Bildauschnitt von 11.8×11.8 mm in vivo.

Angelehnt an die dermatoskopische ABCD-Regel wurden 13 Merkmale bildanalytisch modelliert (Details zu einigen der Merkmalsquantifizierungen finden sich in [4] und [5]). Für die Entwicklung der Algorithmen und die Optimierung der dort vorhandenen Parameter wurde ein Trainingsdatensatz von 60 malignen und 60 benignen melanozytären Hautveränderungen verwendet, der dem Gesamtdatensatz entnommen wurde. In Tabelle 1 sind zu jedem berechneten Merkmal drei Charakerisierungen der Separierfähigkeit angegeben, also eine Beurteilung, inwieweit mit diesem Merkmal eine korrekte Zuordnung zur benignen oder malignen Klasse möglich ist. Diese Maße werden hier anhand der *receiver-operating-characteristic*-Kurve (ROC-Kurve) ermittelt, die unter Verwendung aller 749 dermatoskopischen Aufnahmen errechnet wurde. Bei der ROC-Kurve wird für einen Trennparameter systematisch die zu erreichende Sensitivität und Falsch-Positiv-Rate (1-Spezifität) gegeneinander aufgetragen. Mit der *area under curve* (AUC) wird die Fläche unter der ROC-Kurve erfaßt. Weiterhin wird das Wertepaar Sensitivität und Spezifität gewählt, für das der euklidsche Abstand zum Optimum (Sensitivität = 1, Falsch-Positiv-Rate = 0) minimal ist.

Die Separierfähigkeit der Asymmetrie-Merkmale, insbesondere die der Farbasymmetrie (AUC = 0.941), ist am stärksten ausgeprägt. Auch mit den Merkmalen der Gruppen "Farbe" und "Struktur" lassen sich die beiden Klassen relativ gut trennen. Am wenigsten ist dies mit den Berandungsmerkmalen möglich. Diese Ergebnisse korrespondieren mit der Gewichtung in der dermatoskopischen ABCD-Regel, die der Asymmetrie die stärkste und der Berandung die geringste Bedeutung zumißt.

Merkmal	AUC	Sensitivität	Spezifität
Asymmetrie, Form	0.738	62.9%	73.0%
Asymmetrie, Konvextiät	0.701	63.4%	67.1%
Asymmetrie, Farbverteilung	0.941	88.3%	87.5%
Asymmetrie, Strukturverteilung	0.836	81.4%	74.4%
Berandung, strukturelle Beschreibung	0.783	73.5%	73.9%
Berandung, Homogenität	0.797	70.9%	77.8%
Kontur, Regelmäßigkeit	0.808	76.7%	72.5%
Kontur, Homogenität	0.680	61.9%	67.8%
Farbvielfalt	0.923	85.7%	83.0%
Farbhomogenität	0.803	75.1%	72.5%
Strukturvielfalt	0.823	74.6%	76.4%
Strukturhomogenität	0.782	75.6%	68.9%
Größe	0.808	73.0%	76.4%

Tabelle 1. *Zusammenfassung der Separierfähigkeit der einzelnen Merkmale.* Angegeben ist die Fläche unter der ROC-Kurve (AUC) sowie das Wertepaar (Sensitivität, Spezifität) das in der ROC-Kurve dem Optimum am nächsten gelegenen ist.

3 Klassifikationsergebnisse

Als Klassifikationsverfahren wurde die Methode der *linearen Diskriminanzanalyse* gewählt, da diese zum einen bereits in der dermatoskopischen ABCD-Regel Verwendung findet und zum anderen den Klassifikationsvorgang im Gegensatz zu beispielsweise neuronalen Netzen transparent gestaltet. Das Phänomen des *curse of dimensionality* [1] legt eine Reduktion der Dimensionalität der Merkmalsvektoren nahe, wodurch auch die Nachvollziehbarkeit des resultierenden Systems erhöht wird. Da die Menge der möglichen Merkmalskombinationen mit $2^{13} - 1 = 8191$ Elementen eine moderate Größe aufweist, kann die Suche nach der besten Untermenge exhaustiv erfolgen. Dazu wird für jede Kombination eine 10-fache Crossvalidierung durchgeführt. Um die ermittelten Klassifikationsraten (Anteil an richtig klassifizierten Hautveränderungen) korrekt bewerten zu können, werden diejenigen 120 Bilder ausgeschlossen, die zur Optimierung der Quantifikationsalgorithmen verwendet wurden. Die einzelnen Klassifikationsraten der zehn Trainingsmengen werden durch Mittelwertbildung zusammengefaßt. Als optimal wird diejenige Merkmalskombination betrachtet, bei der die gemittelte Klassifikationsrate maximal ist. Als Resultat dieses Verfahrens ergibt sich folgende Merkmalskombination (in Klammern sind die Pendants der dermatoskopischen ABCD-Regel angegeben):

- Asymmetrie, Farbe (dermatoskopisch: A)
- Asymmetrie, Struktur (dermatoskopisch: A)
- Kontur, Regelmäßigkeit (dermatoskopisch: B)

- Farbvielfalt (dermatoskopisch: C)
- Strukturvielfalt (dermatoskopisch: D)
- Größe (dermatoskopisch: -)

Die einzelnen Merkmale sind mit Ausnahme der Größe in der dermatoskopischen ABCD-Regel enthalten.

Anhand der Ergebnisse der 10-fachen Crossvalidierung bezüglich der Testmengen läßt sich die Leistung dieses Klassifikators bei dem System bislang unbekannten melanozytären Hautveränderungen abschätzen. Die Klassifikationsrate beträgt demnach 93.0% bei einer Sensitivität von 91.5% und einer Spezifität von 93.4 %.

Die Parameter des endgültigen Klassifikators werden nun unter Berücksichtigung des gesamten Bildmaterials bestimmt. Die daraus resultierenden Scores sind im linken Teil von Abbildung 1 als relative Häufigkeitsverteilungen und die Klassifikationseigenschaften sind im rechten Teil durch die ROC-Kurve dargestellt.

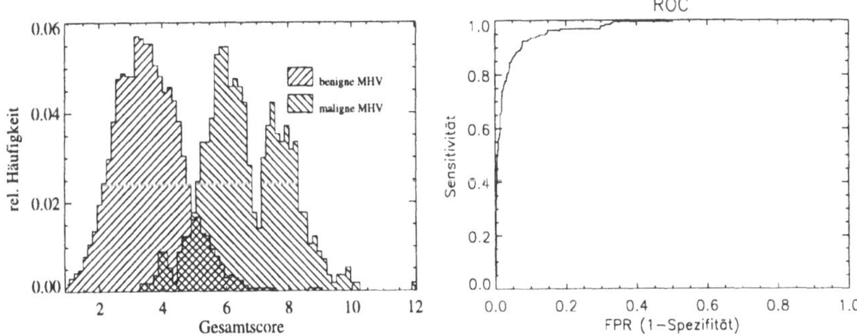

Abb. 1. *Links:* Relative Häufigkeitsverteilung des abgeleiteten Gesamtscores für die malignen und benignen melanozytären Hautveränderungen (MHV). *Rechts:* ROC-Kurve des Gesamtscores.

4 Zusammenfassung und Diskussion

Die Klassifikationsergebnisse zeigen, daß die diagnostische Genauigkeit des entwickelten Systems von über 90% der des Dermatoskopieexperten entspricht. Die Farbeigenschaften der Läsion tragen dabei wesentlich zur Separierung der malignen und benignen Klasse bei. Die hohe Klassifikationsrate konnte jedoch nur in Kombination mit anderen Merkmalen erreicht werden. Die dabei ausgewählten Merkmale finden sich mit Ausnahme der Läsionsgröße in der dermatoskopischen ABCD-Regel wieder.

Vorteilhaft für diese Studie ist das Vorliegen eines umfangreichen Bildmaterials. Während vielen Arbeitsgruppen nur wenig Bildmaterial zur Verfügung stand (beispielsweise werden in [2] 104 Aufnahmen verwendet), konnte hier auf einen vergleichsweise großen Datensatz von 749 standardisierten dermatoskopischen Aufnahmen zurückgegriffen werden. Unterschiedlich zu anderen Ansätzen ist das Bestreben, die Quantifizierung der Merkmale der dermatoskopischen ABCD-Regel zu entlehnen und damit den computergestützten Diagnosevorschlag an der bereits praktizierten Diagnostik zu orientieren. So gehen in den Diagnosevorschlag nur sechs Merkmale ein, wodurch auch eine hohe Transparenz des Systems erreicht wird. Damit hat das System das Potential, in der Dermatoskopie ungeübte Dermatologen mit dieser Diagnosetechnik vertraut zu machen. Im Gegensatz dazu werden beispielsweise in [6] 23 Merkmale verwendet.

In einem angestrebten Feldtest soll überprüft werden, ob diese Ergebnisse in der klinischen Routine bestätigt werden können. Besonderes Augenmerk wird auf die Aussagekraft der Visualisierung und die Nützlichkeit des Diagnosevorschlags gelegt werden.

Literatur

1. Bellman R: Adaptive Control Process: A Guided Tour. Princeton University Press, New Jersey, 1961.
2. Gutkowicz-Krusin D, Elbaum M, Szwaykowski P, Kopf AW: Can early malignant melanoma be differentiated from atypical melanocytic nevus by in vivo techniques? Part II: Automatic machine vision classification. Skin Research and Technology, Vol. 3, pp 15-22, 1997
3. Horsch A, Stolz W, Neiß A, Abmayr W, Pompl R, Bernklau A, Bunk W, Dersch D, Gläßl A, Schiffner R, Morfill G: Improving Early Recognition of Malignant Melanomas by digital Image Analysis in Dermatoscopy. Pappas C, Maglaveras N, Scherrer J (eds): MIE '97, IOS Press 531–535, 1997.
4. Pompl R, Bunk W, Dersch D R, Horsch A, Stolz W, Abmayr W, Brauer W, Gläßl A, Schiffner R, Morfill G: Charakterisierung der Berandungseigenschaften melanozytärer Hautveränderungen zur Unterstützung der Früherkennung des malignen Melanoms. 43. Jahrestagung der gmds, Bremen, 1998. MMV Medien & Medizin Verlag, 309–312
5. Pompl R, Bunk W, Dersch D R, Horsch A, Stolz W, Abmayr W, Brauer W, Gläßl A, Schiffner R, Morfill G: Charakterisierung der Farbeigenschaften melanozytärer Hautveränderungen zur Unterstützung der Früherkennung des malignen Melanoms. Bildverarbeitung für die Medizin 1999, H. Evers, G. Glombitza, T. Lehmann, H.-P. Meinzer (Eds.), Reihe Informatik aktuell, Springer-Verlag, pp 160-164
6. Schindewolf T, Stolz W, Albert R, Abmayr W, Harms H: Classification of Melanocytic Lesions with Color and Texture Analysis Using Digital Image Processing. Analytical and Quantitative Cytology and Histology, Vol. 15, No. 3, pp 1-11, 1993
7. Stolz W, Braun-Falco O, Bilek P, Landthaler M: Farbatlas der Dermatoskopie. Blackwell Wissenschaft, Berlin, 1993.
8. Stolz W, Schiffner R, Pillet L, Vogt T, Harms H, Schindewolf T, Landthaler M, Abmayr W: Improvement of monitoring of melanocytic skin lesions using a computerized acquisition and surveillance unit with a skin surface microscopic television camera. Journal of the American Academy of Dermatology, Vol 35, No 2, 202–207, 1996.

Computergestützte klinische Strategie für das Tissue Engineering einer Ohrmuschel

R. Staudenmaier[1], A. Naumann[1], K.H. Englmeier[2], R. Brüning[3], M. Siebert[2], W. Baudler[2], J. Aigner[1], G. Kadegge[4]

1 Klinik für Hals-, Nasen- und Ohrenkrankheiten der LMU München, Klinikum Großhadern Marcioninistr. 15, 81377 München
2 GSF, Forschungszentrum für Umwelt und Gesundheit, Institut für Medizinische Informatik und Systemforschung, Ingolstädter Landstr. 1, 85758 Neuherberg
3 Institut für Radiologische Diagnostik der LMU München, Klinikum Großhadern, Marcioninistr. 15, 81377 München
4 KL Technik GmbH, Konrad-Zuse-Bogen 7, Gewerbegebiet KIM, 85152 Krailling

Zusammenfassung. In der plastisch-rekonstruktiven Chirurgie besteht ein hoher Bedarf an Gewebeersatz bei einem minimalen Hebedefekt [3, 6]. Dabei wird eine individuelle Rekonstruktion des Defektes angestrebt. Das Tissue Engineering mit Anwendung angepasster Zellträger könnte in Zukunft eine geeignete Alternative darstellen. Ein wesentlicher Bestandteil des Tissue Engineering sind resorbierbare Biomaterialien, welche als dreidimensionale Zellträger dienen, auf denen autologe Zellen neues Gewebe bilden. In der vorliegenden Studie wird unter klinischen Bedingungen eine mögliche Strategie zur Rekonstruktion einer Ohrmuschel mit Hilfe eines individuell dem Defekt des Patienten angepassten Zellträgers vorgestellt.

Schlüsselwörter: 3D-Rekonstruktion, Stereolithographie, Tissue Engineering

1 Einleitung

In der rekonstruktiven Chirurgie wird die partielle oder vollständige Wiederherstellung einer Ohrmuschel bislang mit Hilfe der konventionellen Operationsmethode mit autologem Rippenknorpel durchgeführt [1, 2]. Tissue Engineering wird seit einigen Jahren als neue Methode zur Herstellung autologer Knorpeltransplantate diskutiert [4, 5]. Dabei werden die aus einer Knorpelbiopsie isolierten und vermehrten Chondrozyten in vorgeformte Zellträger eingebracht, in denen die Neusynthese knorpelspezifischer Matrix erfolgen soll.

In der vorliegenden Studie werden die präoperativen Vorbereitungen zur Rekonstruktion einer Ohrmuschel mit Hilfe des Tissue Engineering unter klinischen Gesichtspunkten dargelegt. Dabei soll die Vorlage einer Ohrmuschelform der fehlenden Seite als Grundlage für die Herstellung eines dreidimensionalen bioresorbierbaren Zellträgers dienen.

2 Methode

2.1 Abdruck der gesunden Ohrmuschel (Negativform)

Um einen bioresorbierbaren Zellträger in einer individuell dem Patienten angepassten Form herzustellen, wurde in einem ersten Schritt ein Abdruck von der gesunden Ohrmuschel (Negativform) hergestellt.

Nach Eincremen der gesunden Ohrmuschel mit einer fetthaltigen Hautsalbe wurde der äußere Gehörgang mit Watte tamponiert, um anschließend das Ohrmuschelrelief von beiden Seiten mit der Abformmasse Impegrum F (ESPE Dental Medizin, Germany) auszufüllen. Nach 10-minütiger Härtungsphase unter Raumtemperatur konnte danach die Abdruckmasse unter Schonung der äußeren Ohrmuschelhaut in toto entfernt werden **(Fig. 1a,b)**

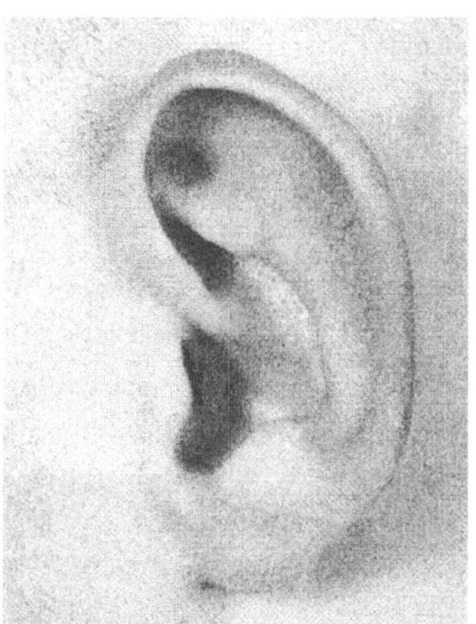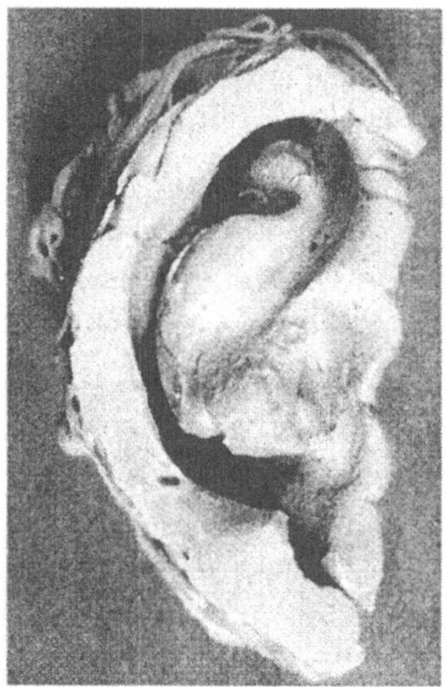

Fig.1a: Seitliche Projektion der gesunden Ohrmuschel des Patienten

Fig.1b: Abdruck der gesunden Ohrmuschel

2.2 Erstellen der Ohrmuschelform aus Kunstharz (Positivform)

Im nächsten Schritt wird der Abdruck des gesunden Ohres als Vorlage für die Herstellung einer Positivform aus Kunstharz (Heraeus Kulzer, Germany) verwendet. Dabei wurde das Kunstharz in die Negativform mit 2 bar eingepresst und bei Raumtemperatur für 30 Minuten gehärtet **(Fig.2)**.

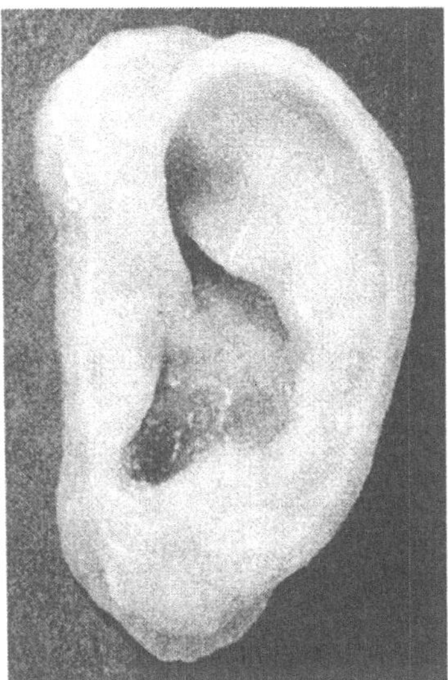

Fig.2: Kunstharzmodell der gesunden Ohrmuschel (Positivform)

2.3 Computertomographie-gestützte Rekonstruktion

Zur Erstellung von Computertomographie (CT)-Daten wird ein Spiral-CT aus dem realitätsgetreuen Kunstharzmodell (Positivform) der gesunden Ohrmuschel angefertigt.

Die Datenerfassung erfolgt mit einem Spiral-CT (Siemens Somatom +4), die Aufnahmen am Kunstharzmodell werden mit einer Schichtdicke von 2 mm erstellt, der Tischvorschub beträgt 2 mm/s, das Rekonstruktionsinkrement 0,5 mm. Die Auflösung in XY-Richtung beträgt 512 x 512 Bildpunkte, d.h. 0,3 mm x 0,3 mm.

2.4 Rechnergestützte Modellkonstruktion und Stereolithographie

Zur Modellbildung wurde dann rechnergestützt ein Oberflächenmodell über Triangulierung konstruiert (**Fig.3a**). Durch die folgende rechnergestützte Spiegelung sämtlicher Dreiecke konnte somit das patientenindividuelle Oberflächenmodell der fehlenden Ohrmuschel rekonstruiert werden. Es erfolgte dabei eine Reduzierung des Datensatzes um 10 %, um eine Überproportion der neugenerierten Ohrmuschel nach Implantation unter das Weichteilgewebe zu vermeiden. Das Modell der fehlenden Ohrmuschel wurde anschließend mit Hilfe der Stereolithographie rekonstruiert (**Fig.3b**).

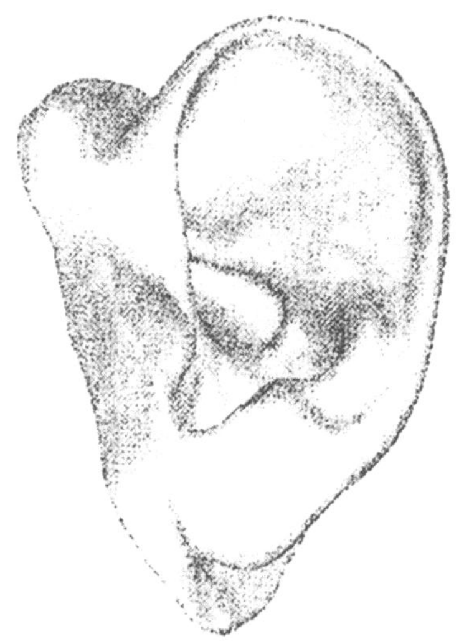 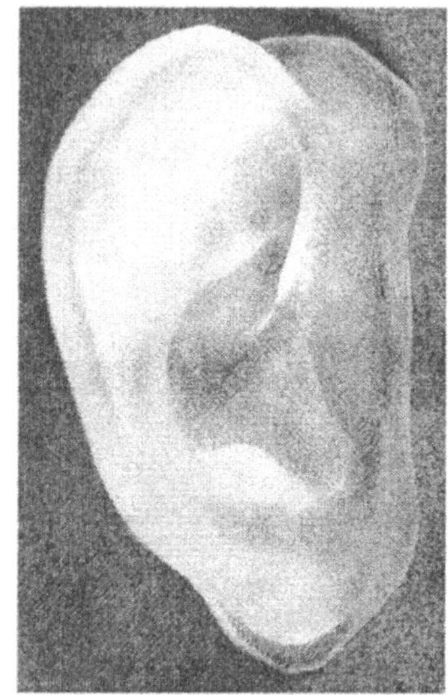

Fig.3a: Rechnergestütztes Oberflächenmodell der gesunden Ohrmuschel

Fig.3b: Stereolithographiemodell der fehlenden Ohrmuschel nach Spiegelung der Daten

2.5 Herstellung eines bioresorbierbaren Zellträgers

Im letzten Schritt dient schließlich das Stereolithographiemodell als Vorlage für die Herstellung eines individuell angepassten Ohrmuschelmodells der fehlenden Seite. Dieser präformierte bioresorbierbare Zellträger kann dann für das Tissue Engineering einer individuell dem Defekt angepassten Ohrmuschel verwendet werden **(Fig.4)**.

Anschließend werden isolierte und vermehrte Chondrozyten in den individuell vorgeformten bioresorbierbaren Zellträger eingebracht, in denen die Neusynthese knorpelspezifischer Matrix erfolgen soll

3 Ergebnisse und Schluss

Hervorzuheben ist, dass die vorgelegte Studie der erste Prototyp eines Hyaff 11-bioresorbierbaren Zellträgers darstellt. Ziel der hier vorgestellten Verfahren war, mit Methoden der digitalen Bildgebung und Nachbearbeitung ein Modell zu erstellen, das bei hoher geometrischer Genauigkeit tauglich für die Erstellung des Zellträgers ist.

Dazu konnte gezeigt werden, dass die heute verfügbare Genauigkeit der Röntgencomputertomographie, die vollautomatische Segmentation und 3D-Oberflächenmodellerstellung hervorragende Voraussetzungen für die Erstellung eines hoch aufgelösten STL-Modells bietet.

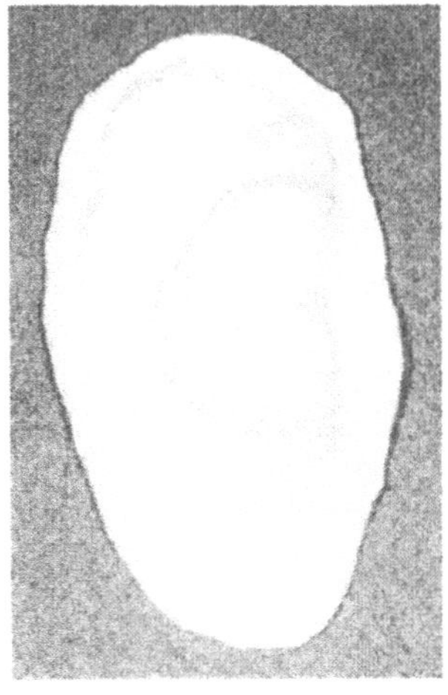

Fig. 4: Prototyp eines bioresorbierbaren Zellträgers aus einem Hyaluronsäurederivat in Form einer dem Defekt angepassten Ohrmuschel (© FAB, Fidia Advanced Biopolymers, Italy).

4 Literatur

1. Brent B: Auricular repair with autogenous rib cartilage grafts: two decades of experience with 600 cases. Plast Reconstr Surg, 90: 355-373, 1992

2. Brunner FX: Implantatmaterialien - was hat sich wo und wann bewährt? Eur Arch Otorhinolaryngol Suppl, 1: 311-336, 1993

3. Cao Y, Vacanti JP, Paige KT, Upton J, Vacanti CA: Transplantation of chondrocytes utilizing a polymer-cell construct to produce tissue-engineered cartilage in the shape of a human ear. Plast Reconstr Surg, 100: 297-302, 1997

4. Naumann A, rotter N, Bujia J, aigner J: Tissue engineering of autologous cartilage transplants for rhinology. Am J Rhinol, 12: 59-63, 1998

5. Puelacher WC, Mooney D, Langer R, Upton J, Vacanti JP, Vacanti CA: Design of nasoseptal cartilage replacements synthesized from biodegradable polymers and chondrocytes. Biometerials, 15: 774-778, 1994

6. Rodriguez A, Cao YL, Ibarra C, Pap S, Vacanti M, Eavey RD, Vacanti CA: Characteristics of cartilage engineered from human pediatric auricular cartilage. Plast Reconstr Surg, 103: 1111-1119, 1999

Danksagung: Der Zellträger (Fig.4) wurde freundlicherweise von Dr. A. Pavesio (FAB, Fidia Advanced Biopolymers, Italy) zur Verfügung gestellt.

Ein radiologisches Softwaremodul für die computergestützte Operationsplanung in der onkologischen Leberchirurgie

G. Glombitza[1], C. E. Cardenas S.[1], M. Thorn[1], V. Heid[1],
M. Vetter[1], P. Hassenpflug[1], W. Lamadé[2], H.P. Meinzer[1]

[1]Deutsches Krebsforschungszentrum Heidelberg
Institut für Med. und Biol. Informatik (H0100)
Im Neuenheimer Feld 280, 69120 Heidelberg
[2] Chirurgische Universitätsklinik Heidelberg, Abt. Allgemeine Chirurgie
Email: g.glombitza@dkfz-heidelberg.de

Zusammenfassung. Gerade in der Leberchirurgie ist die computergestützte Planung chirurgischer Eingriffe von großer praktischer Bedeutung. Die hohe Rate anatomischer Abweichungen macht hier die genaue Auswertung der präoperativ gewonnenen Bilddaten zur Grundlage jeder Lebertumorresektion. Da die makroskopische Anatomie der Leber im Wesentlichen durch die Struktur der intrahepatischen Gefäßbäume definiert wird, bildet die dreidimensionale Analyse der kontrastmittelverstärkten Darstellungen den zentralen Baustein einer Operationsplanungssoftware in der Leberchirurgie. Im Folgenden werden wir die verschiedenen Arbeitsschritte beschreiben, die im Rahmen einer solchen Operationsplanung durchlaufen werden müssen. Die Implementierung der Software wurde als PlugIn der radiologischen Workstation CHILI vorgenommen.

Schlüsselwörter: Computer Assisted Surgery, Leberchirurgie, Computertomographie, Gefäßerkennung, Visualisierung

1 Einleitung

Die Ziele einer Planungssoftware in der Leberchirurgie müssen die Objektivierung der Patientenselektion und die möglichst exakte Vorbereitung des chirurgischen Eingriffs sein [1, 2]. Der erste Punkt beinhaltet eine quantitative Voraussage der postoperativen Leberfunktionsleistung. Dies ist erst möglich, nachdem ein individueller Resektionsplan erstellt wurde, um abschätzen zu können, welche Areale der Leber entfernt werden müssen und wie groß das Volumen der verbleibenden Leber nach der Operation sein wird. Insofern hängt auch die Patientenselektion von einer individuellen Operationsplanung ab.

Diese Planung muss sich auf die individuelle Anatomie stützen, die durch die Struktur der intrahepatischen Gefäßbäume definiert wird. Die Leber wird über die Verzweigungsstruktur ihrer Gefäße in acht Segmente aufgeteilt. Neben der Lage des Tumors und der relativen Lage der Gefäße zum Tumor und seinem Sicherheitsabstand ist die Lage der Grenzflächen zwischen diesen Segmenten die für die Chirurgie wesentliche Information. Eine Näherung bei der Einteilung der Leber in ihre Segmente ist die Analyse des Pfortadersystems, also des zuführenden venösen Gefäßbaumes. Mit Hilfe seiner Struktur lassen sich Versorgungsgebiete der verschiedenen Gefäßäste berechnen und die bei einer Resektion des Sicherheitsabstandes verletzten Gefäßteile mitsamt den von ihnen abhängigen Gewebevolumen bestimmen.

Den Abschluss einer Operationsplanung bildet die Visualisierung aller anatomischen Zusammenhänge und der vorgeschlagenen Resektionsflächen in Kombination mit den Ergebnissen einer quantitativen Auswertung der Volumen von Tumor, dem gesunden, aber zu entfernenden Lebergewebe und dem verbleibenden Lebergewebe.

Um eine solche Planungssoftware in die klinische Routine zu integrieren, müssen alle notwendigen Arbeitsschritte in eine Umgebung eingebettet sein, in der der Empfang der Bilddaten und der Versand der Ergebnisse und der Resektionsplanung möglich ist. Die Arbeitsschritte bestehen aus

- der Segmentierung der Leber und der erkrankten Areale
- der Segmentierung der Gefäßbäume
- einer Bearbeitung der Gefäßbäume im Sinn einer Extraktion des portalen Gefäßsystems
- der Bestimmung eines darauf aufgebauten Resektionsvorschlages
- der Visualisierung der Ergebnisse.

2 Implementierung der Planungssoftware

Die Software wurde als PlugIn des radiologischen Viewing-Systems CHILI implementiert. Dieses bietet über eine sogenannte PlugIn-Schnittstelle die Möglichkeit, eigene Applikationen in die CHILI-Umgebung zu integrieren. Innerhalb dieser Umgebung ist bereits für die Möglichkeit der Kommunikation mit den bildgebenden Modalitäten, die Benutzung einer bereits bestehenden Patientendatenbank, die Verschlüsselung von versendeten und gespeicherten Daten und die zweidimensionale Darstellung der Bilddaten gesorgt. Ein neues Plugin hat den gesamten Arbeitsbereich innerhalb der Anwendung zur Verfügung.

Innerhalb des vorgestellten PlugIns wird dieser Arbeitsbereich entsprechend der oben aufgezählten Arbeitsschritte mehrfach verwendet. Diese können über logisch verknüpfte Auswahlbuttons angewählt werden. Die logische Verknüpfung sorgt dafür, dass die Arbeitsschritte entsprechend der logischen Abfolge abgearbeitet werden und nicht ein Arbeitsbereich ausgewählt wird, für dessen Bearbeitung noch nicht alle notwendigen Informationen verfügbar sind.

2.1 Zweidimensionale Segmentierung

Der erste Arbeitsschritt besteht aus der Bildsegmentierung mit dem Ziel, die Leber als Ganzes und die erkrankten Lebergewebeareale zu markieren. Hier wurden bereits verschiedene Ansätze unternommen, diesen Arbeitsschritt zu automatisieren, die allerdings noch nicht die für die klinische Routine gewünschte Stabilität aufweisen. Deshalb wird hier noch auf eine interaktive, zweidimensionale Technik auf der Grundlage eines bereits vorhandenen Segmentierungsprogramms zurückgegriffen [3]. Parallel dazu wird an Programmen gearbeitet, die als Hintergrundprozesse einfache

Segmentierungsarbeiten automatisch erledigen, sobald ein neuer Datensatz in die Datenbank aufgenommen wurde. Diese sollen dann die spätere interaktive Segmentierung unterstützen.

2.2 Gefäßsegmentierung

Die Segmentierung der Gefäße wird mit Hilfe eines Verfahrens durchgeführt, das auf der Grundlage des Region-Growing-Verfahrens während der Segmentierung parallel die Struktur des Gefäßbaumes erfasst [4, 5]. Dazu muss zu Beginn der Grauwertbereich der Gefäße ausgewählt werden. Dies geschieht interaktiv an einer zweidimensionalen Darstellung der Originalgrauwerte, deren Level/Window-Einstellung solange verändert wird, bis nur noch die Gefäße dargestellt sind. Als Startpunkt für diesen Prozess wird der Pfortaderstamm ausgewählt. Der Algorithmus durchwandert daraufhin den gesamten Datensatz und sucht nach zusammenhängenden Gefäßstrukturen. Da das Auftreten des Kontrastmittelpeaks in der Pfortader von mehreren individuellen physiologischen Parametern abhängt, ist eine alleinige Darstellung der Pfortader sehr schwierig. Die Kontrastierung der Gefäße tritt darum in manchen Fällen, wenn auch nur teilweise, auch in den abführenden Lebervenen auf. Deshalb muss im Allgemeinen davon ausgegangen werden, dass eine weitere Bearbeitung der Gefäßbäume notwendig ist, um zu einer symbolischen Darstellung des Pfortaderbaumes zu kommen.

2.3 Bearbeitung der Gefäßbäume

Die Berechnung der Leberareale, die auf Grund der gewählten Resektionsstrategie mitentfernt werden müssen, geschieht auf der Grundlage der Struktur des Pfortaderbaumes. Die bei dem letzten Arbeitsschritt gewonnene Gefäßbaumstruktur muß in diesem Arbeitsschritt so editiert werden, dass alle Teile der Lebervenen entfernt werden. Hier wurden bereits automatische, graphentheoretische Ansätze getestet, deren Voraussetzungen allerdings nicht allgemeingültig waren, so dass momentan eine interaktive Variante eingesetzt wird [Göpfert98].

Dies geschieht in einer dreidimensionalen Rekonstruktion, in der alle segmentierten Gefäßtrukturen dargestellt werden. Der bei der Gefäßsegmentierung ausgewählte Pfortaderstamm wird farblich markiert. Durch Anklicken einer fälschlicherweise mitsegmentierten Lebervene kann der gesamte Pfad bis zum Pfortaderstamm markiert werden. In einer solchen Darstellung kann die Stelle, an der Segmentierungsalgorithmus in die Lebervenen übergelaufen ist leicht erkannt und entsprechend markiert werden. Dies wird für alle fehlsegmentierten Strukturen durchgeführt, bis am Ende nur noch das Pfortadersystem dargestellt wird.

Die Implementierung dieser Interaktion wurde mit Hilfe von OpenGL durchgeführt, das es auch ermöglicht, jede Kante des Gefäßbaumgraphen einzeln auszuwählen und die entsprechenden Trennoperationen auch auf der symbolischen Beschreibung der Struktur durchzuführen. In Abbildung 1 ist eine solche Bearbeitung dargestellt.

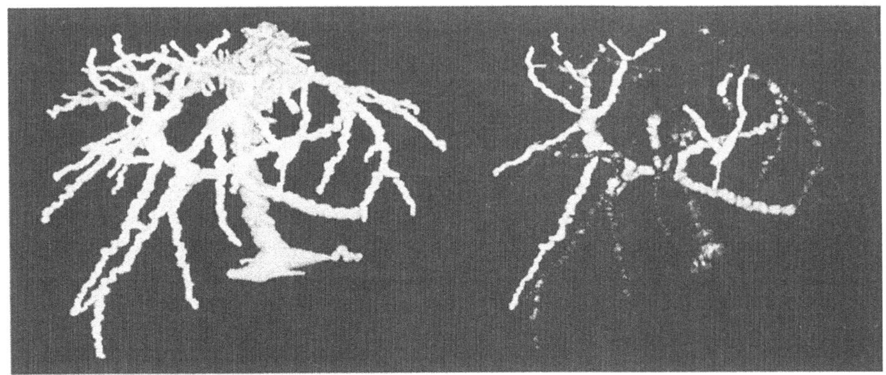

Abb. 1: Bei der Bearbeitung der Gefäßbäume können fälschlicherweise mitsegmentierte Teile der Lebervenen interaktiv entfernt werden, so dass der isolierte Pfortaderbaum für die weiteren Berechnungen zur Verfügung steht.

Die kontrastreiche Darstellung der Gefäße ist nicht bei allen Patienten möglich. Um auch in diesen Fällen eine dreidimensionale Bearbeitung der Daten zu ermöglichen und zu quantitaiven Aussagen zu kommen, wurde ein weiterer Arbeitsbereich implementiert, in dem die klassische Segmenteinteilung nach Couinaud ermöglicht wird [6]. Hierfür müssen die Gefäße nicht bis zur dritten Ordnung dargestellt sein. In einem ersten Schritt werden 10 Landmarks definiert, die die Verzweigungsstruktur der intrahepatischen Gefäße annähern. Davon liegen 3 in der oberen Hohlvene, die als Achse eines Systems aus drei senkrechten Ebene dient. Die Lage dieser 3 Ebenen wird durch 3 Landmarks in den Lebervenen festgelegt. Die so entstehenden 4 Bereiche werden jeweils horizontal geteilt und zwar auf der Höhe der entscheidenden Verzweigungen des Pfortadersystems. Diese 4 Punkte werden ebenfalls markiert.

Das mit Hilfe dieser 10 Landmarks aufgespannte Ebenensystem kann daraufhin noch interaktiv angepasst werden. Die volumetrische Bestimmung aller einzelnen Segmente kann dann bei der Resektionsplanung die Aufteilung des Lebergewebes auf Grund der Gefäßanatomie ersetzen.

2.4 Visualisierung und Resektionsplanung

In der letzten Bearbeitungsstufe werden die errechneten Ergebnisse visualisiert. In einer Ansichtsauswahl kann zwischen verschiedenen Rekonstruktionen gewählt werden. Hierzu gehören einfache Visualisierungen, die die Lage des Tumors in der Leber und relativ zu den Gefäßbäumen zeigen. Genauso kann eine Markierung derjenigen Gefässe, die innerhalb eines gewählten Sicherheitsabstandes liegen, ausgewählt werden. Für die Operationsplanung auf der Basis dieses Systems ist eine Visualisierung gedacht, bei der die Lage der vorgeschlagenen Resektionsschnitte auf der Oberfläche der Leber gezeigt wird.

Die gezeigten quantitativen Auswertungen können ebenso ausgewählt werden. Für die chirurgische Planung sind im Wesentlichen die Volumina des Tumors, der Leber sowie die prozentuale Verkleinerung des gesunden Lebergewebes durch die vorgesehene Resektion wichtig. Ist eine Klassifizierung aller Segmente mit Hilfe des klassischen Segmentmodells durchgeführt worden, können auch die Volumen aller Segmente berechnet werden.

3 Diskussion und Ausblick

Die computergestützte Planung von chirurgischen Eingriffen ist bei Leberresektionen auf Grund der Größe, der starken Durchblutung und der großen anatomischen Varianz des Organs ein wichtiger Schritt in der Phase der Operationsvorbereitung. Mit dem vorgestellten Softwaremodul wird dieser Arbeitsschritt den speziellen Fragestellungen eines solchen Eingriffs angepasst.

Mit dem momentan beginnenden Einsatz in einer klinischen Testphase wird der Einfluss eines solchen Werkzeuges auf den Erfolg des chirurgischen Eingriffs überprüfbar. In der Praxis wird sich zeigen, welche Methoden der Berechnung des Resektionsvorschlages die höchste klinische Relevanz erreichen.

4 Literatur

1. Glombitza G, Lamade W, Demiris AM, Göpfert MR, Mayer A, Bahner ML, Meinzer HP, Richter G, Lehnert Th, Herfarth C.: Virtual planning of liver resections: image processing, visualization and volumetric evaluation. Int. Journal of Medical Informatics 53 (2-3) pp. 225, 1999
2. Fishman EK, Kuszyk BS, Heath DG, Gao L: Surgical Planning for Liver Resections. IEEE Computer Jan 1996, 64-72
3. Demiris AM, Glombitza G, Göpfert MR, Schroeder A, Albers J, Lamade W, Meinzer HP. Ein ergonomisches System für die Volumenmessung in der Herz- und Leberchirurgie. In: Evers H, Glombitza G, Lehmann T, Meinzer HP (Eds). Informatik Aktuell - Bildverarbeitung für die Medizin 1999 - Algorithmen, Systeme, Anwendungen. Berlin, Heidelberg, New York: Springer (1999) 233-237.
4. Zahlten C, Jürgens H, Peitgen HO: Reconstruction of Branching Blood Vessels from CT-Data. In: Göbel M, Müller H, Urban B (Hrsg.): Visualization in Scientific Computing. Springer Verlag, Wien, S. 41-52, 1995
5. Göpfert M, Glombitza G, Demiris AM, Lamade W, Meinzer HP. Trennung von Gefäßbäumen in medizinischen Schichtbildserien am Beispiel der Leber. In: Lehmann T, Metzler V, Spitzer K, Tolxdorff T (Eds). Informatik Aktuell - Bildverarbeitung für die Medizin 1998 - Algorithmen, Systeme, Anwendungen. Berlin, Heidelberg, New York: Springer (1998) 264-268.
6. Thorn M, Sonntag S, Glombitza G, Lamadé W, Meinzer HP. Ein interaktives Tool für die Segmenteinteilung der Leber in der chirurgischen Operationsplanung. In: Evers H, Glombitza G, Lehmann T, Meinzer HP (Eds). Informatik Aktuell – Bildverarbeitung für die Medizin 1999 - Algorithmen, Systeme, Anwendungen. Berlin, Heidelberg, New York: Springer (1999) 155-159.

System zur Diagnoseunterstützung von Patienten mit Gesichtslähmungen

Arnd Gebhard[1,*], Dietrich Paulus[1], Bernhard Suchy[2], Stefan Wolf[2] und
Heinrich Niemann[1]

[1]Lehrstuhl für Mustererkennung
Universität Erlangen–Nürnberg
Martensstraße 3, 91058 Erlangen
Email: {gebhard,paulus,niemann}@informatik.uni-erlangen.de
[2]Klinik und Poliklinik für Hals-, Nasen- und Ohrenkranke (HNO)
Universität Erlangen–Nürnberg
Waldstraße 1, 91054 Erlangen
Email: {bernhard.suchy,stefan.wolf}@rzmail.uni-erlangen.de

Zusammenfassung In diesem Beitrag wird ein System zur automatischen Diagnoseunterstützung von Patienten mit einseitigen Gesichtslähmungen vorgestellt. Einseitige Gesichtslähmungen verursachen Asymmetrien im Gesicht, auf deren Analyse das System basiert. Die Schwerpunkte des Beitrags sind die Beschreibung des Moduls zur Lokalisation und Verfolgung von Gesichtern und Gesichtsmerkmalen, der Extraktion von Merkmalen bezüglich der Gesichtsasymmetrien und der Klassifikation eines Gesichts in „gelähmt" oder „gesund". Ergänzend werden erste Ergebnisse vorgestellt.

Keywords: Gesichtslähmungen, Gesichtsbildanalyse, Lokalisation von Gesichtern und Gesichtsmerkmalen

1 Einleitung

Einseitige Lähmungen des Nervus Facialis (Gesichtsnerv) spiegeln sich durch Asymmetrien im Gesicht der betroffenen Person nieder. Diese Asymmetrien können gezielt verstärkt werden, wenn der Patient spezielle mimische Aufgaben, wie "Stirnrunzeln" oder "Zähnezeigen" ausführt.

Im Rahmen des SFB 603 Teilprojekt B3 wird ein System zur Diagnoseunterstützung von Patienten mit einseitigen Gesichtslähmungen entwickelt. Diese Patienten stellen mit ca. 99% die größte Patientengruppe dar [2]. Für das System gibt es zwei Aufgabengebiete. Zum einen wird die Diagnose von Gesichtsparesen, die bislang auf subjektiven Einschätzungen eines Artzes beruht, durch Messungen objektiviert. Zum anderen kann das System auch während der Rehabilitation eingesetzt werden. Ein Teil der Rehabilitation stellt die wiederholte Aktivierung der Gesichtsmuskulatur in Form von mimischen Bewegungen dar. In diesem Zusammenhang kann das System als „Heimtrainer" benutzt werden.

---

* Diese Arbeit wurde vom Sonderforschungsbereich 603 gefördert

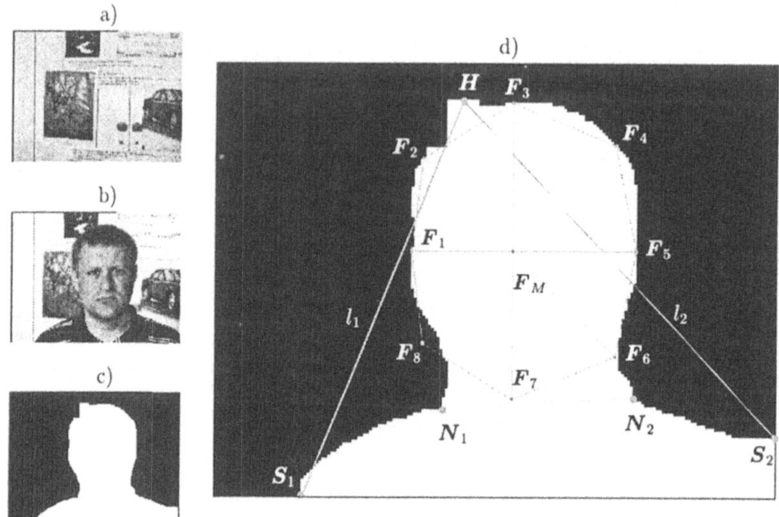

Bild 1. Lokalisierung eines Gesichts

Der Beitrag gliedert sich wiefolgt: Im nächsten Abschnitt (Abs. 2) beschreiben wir die Lokalisation und Verfolgung von Gesichtern und Gesichtsmerkmalen. Die Extraktion von Merkmalen zur Asymmetrie eines Gesichtes wird in Abs. 3 erläutert. Diese Merkmale werden in Abs. 4 zur Erkennung von Lähmungen im Gesichts benutzt. Ergebnisse werden in Abs. 5 präsentiert. Eine Zusammenfassung (Abs. 6) schliesst den Beitrag ab.

2 Lokalisierung und Verfolgung von Gesichtern und Gesichtsmerkmalen

Eine zentrale Komponente des Systems ist die Lokalisation (Bild 1) und Verfolgung (Bild 3) des Patientengesichts und der Gesichtsmerkmale. Dabei wird gefordert, dass der Patient vor einem statischen Hintergrund sitzt, von dem ein Farbbild b (Bild 1a) aufgenommen wurde. Die Lokalisation und Verfolgung des Patientengesichts findet in Portraitaufnahmen (Kopf/Schulterbildern) statt. Zur Initialisierung wird das Patientengesicht in einem binären Differenzbild d (Bild 1c), das aus b und einer Portraitaufnahme f (Bild 1b) berechnet wurde, lokalisiert.

Den obersten Punkt des Kopfes H findet man durch zeilenweise Suche in d vom oberen Bildrand nach unten. Dabei ist H der Mittelpunkt des ersten zusammenhängenden Bereichs in einer Zeile der Vordergrundregion. Die Schulterpunkte S_1 und S_2 werden durch Absuchen des Bildrandes ermittelt. Mit den Verbindungslinien $\overline{H\,S_1}$ (l_1) bzw. $\overline{H\,S_2}$ (l_2) lassen sich die Halspunkte N_1 und N_2 bestimmen. Berechnet man für jede Zeile die Differenz der x-Koordinaten der Punkte von l_1 und der linken Seite der Benutzerregion, so ist N_1 der Punkt

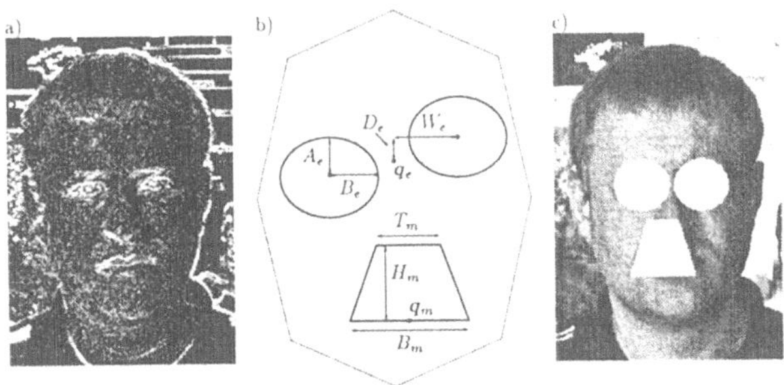

Bild 2. Lokalisierung von Gesichtsmerkmalen

mit maximaler Differenz. Der Halspunkt N_2 wird analog bestimmt. Aus den Punkten H, N_1 und N_2 wird der Mittelpunkt des Kopfes F_M bestimmt: $_xF_M = \frac{_xH + _xN_1 + _xN_2}{3}$, $_yF_M = \frac{2_yH + _yN_1 + _yN_2}{4}$. Von F_M suchen fünf Strahlen in Richtung W(est), NW, N, NO und O. Die dabei von F_M am weitesten entferntesten Punkte der Vordergrundregion sind die Stützstellen F_1 bis F_5 der Gesichtskontur. Die Punkte F_2, F_3 und F_4 gespiegelt an der Verbindungslinie $\overline{F_1 F_5}$ ergeben die Punkte F_8, F_7 und F_6.

Zur Verfolgung eines Gesichts werden die Stützstellen F_1 bis F_5 in einer Bildsequenz verfolgt. In Richtung der Strahlen, die zur Lokalisation eingesetzt wurden, werden von den Stützstellen aus an jedem Punkt die Differenz zwischen Vordergrund f und Hintergrund b berechnet (Bild 3) und der Punkt bestimmt, an dem sich der Unterschied signifikant ändert. Diese Positionen werden als neue Stützstellen genommen.

Die Lokalisation der Gesichtsmerkmale Augen und Mund geschieht mit Hilfe eines parametrischen Modells (Bild 2). Zur Lokalisation werden zuerst für die Augen-, dann für die Nasen/Mund-Region die Parameter optimiert. Zur Optimierung wird ein lokales Simplexverfahren benutzt [1]. Dabei soll möglichst viel Kantenenergie bei geringem Flächeninhalt umranden werden.

Abschliessend werden die Augen- und Mundwinkel lokalisiert. Diese Positionen zeichnen sich dadurch aus, dass sie gegenüber ihrer Umgebung dunkler

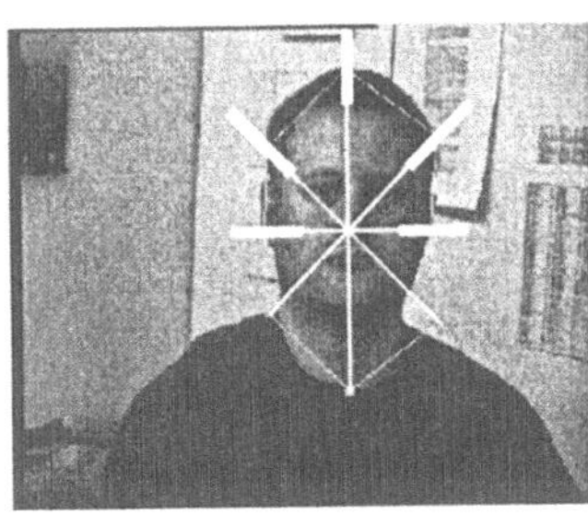

a)

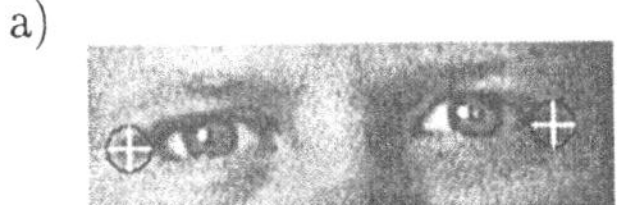

b)

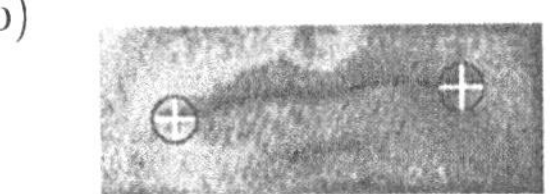

Bild 3. Gesichtsverfolgung   **Bild 4.** Augen-, Mundwinkel

erscheinen (Bild 4). Die Lokalisation erfolgt, indem spaltenweise die Mittelwerte μ und die minimalen Grauwerte m bestimmt werden. Liegt das Verhältnis der beiden Werte unter einem Schwellwert, so wird die Position des minimalen Spaltenwertes als Winkel des entsprechenden Gesichtmerkmals angenommen.

3 Information über Gesichtsasymmetrie

Die Bestimmung der Gesichtlähmung erfolgt aufgrund der Beurteilung der Asymmetrien im Gesicht. Diese Asymmetrien werden durch die lokale Analyse der Richtungsinformation in der Umgebung der extrahierten Mund- und Augenwinkel bestimmt. Die Richtungsinformation enthält den Öffnungswinkel der Augen bzw. des Mundes. Bei Gesichtern mit Lähmungen in diesen Bereichen treten hier starke Abweichungen in den beiden Gesichtshälften auf.

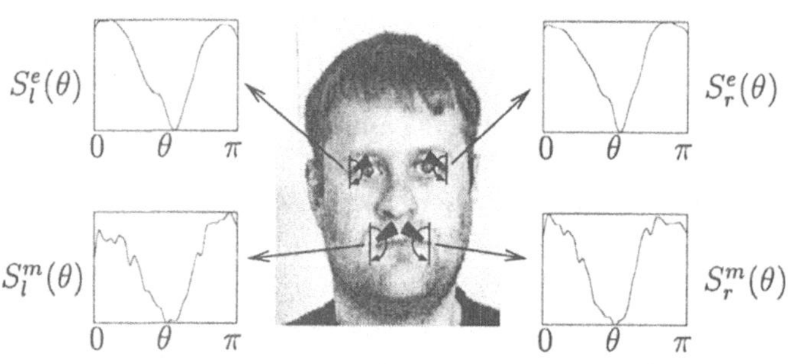

Bild 5. Extraktion von lokaler Orientierungsinformation

Die lokale Richtungsinformation wird mit Hilfe mittelnder Gaussscher Keilfilter [3] bestimmt. Die in Bild 5 gezeigten Keile rotieren schrittweise über Bereiche des Gesichts. Für jeden Winkel θ werden die Grauwerte unter den Keilen gewichtet aufsummiert. Geglättet geben diese Werte die vier Filtersignaturen $S_l^e(\theta)$, $S_r^e(\theta)$, $S_l^m(\theta)$ und $S_r^m(\theta)$. Aus dem Vergleich der Signaturen der linken und rechten Gesichtshälfte resultieren Bewertungen der Gesichtsasymmetrie.

4 Klassifikation von Gesichtslähmungen

Eine Gesichtslähmung wird angenommen, wenn die Asymmetrien, die aufgrund der Ausführung mimischer Übungen entstehen, über einer gegebenen Schwelle liegen. Um die genannten Asymmetrien von denen, die beispielsweise auf unterschiedliche Beleuchtung oder anatomische Gegebenheiten stammen, unterscheiden zu können, werden fünf Ansichten des Gesichts aufgenommen. In der ersten ist das Gesicht in entspannter Haltung. Die Asymmetrien, die darin enthalten sind, dürfen bei der Bewertung der Lähmung nicht mit berücksichtigt werden. Die nächsten vier Aufnahmen zeigen den Benutzer mit geschlossenen Augen, während er die Stirn runzelt, beim Zähnezeigen und beim Mundspitzen. Um die

Asymmetrien des entspannten Gesichts zu eliminieren, wird eine Normierung (Division) der extrahierten Werte des belasteten Gesichts mit denen des entspannten Gesichts durchgeführt. Überschreiten die normierten Werte, die von den Augen stammen, eine Schwelle, so wird eine Gesichtslähmung im Augenbereich diabnostiziert. Analog wird im Mundbereich vorgegangen.

5 Ergebnisse

Das System wurde mit einer Stichprobe von 19 Personen getestet. 12 hatten Lähmungen im Mundbereich, 10 im Augenbereich. Tabelle 1 zeigt die Anzahlen der korrekten Klassifikationen. Zu bemerken ist, dass bei den Fehlklassifizierun-

	Auge	Mund
gelähmt	7 von 10 (70%)	10 von 12 (83%)
gesund	8 von 9 (89%)	7 von 7 (100%)

Tabelle 1. Ergebnisse

gen v.a. im Mundbereich die Lähmungen nur schwach ausgeprägt waren.

6 Zusammenfassung

In vorliegenden Beitrag haben wir ein System zur Diagnoseunterstützung von Patienten mit Gesichtslähmungen vorgestellt. Durch die Gesichtslähmungen entstehen Asymmetrien in bestimmten Gesichtsregionen. Diese Asymmetrien können durch bestimmte Übungen gezielt verstärkt werden. Die Klassifikation basiert auf der Untersuchung der Asymmetrien, die auf Grund der Ausführung der Übungen entstehen. Extrahiert werden die Asymmetrien mit lokaler Analyse der Orientierungen in der Umgebung der Augen- und Mundwinkel. Überschreiten die Asymmetrien gegebene Schranken, so werden Gesichtsparesen angenommen. Eine Graduierung der Gesichtslähmung kann mit den vorgestellten Merkmalen nicht zuverlässig durchgeführt werden. Ein Prototyp des Gesamtsystems wird zur Zeit an der HNO-Klinik der Universität–Erlangen installiert um an einer grossen Menge Patienten getestet zu werden.

Literaturverzeichnis

1. S. M. Ermakov, A. A. Zhiglyavskij: *On Random Search of Global Extremum, Probability Theory and Applications*, Bd. 28, Nr. 1, 1983, S. 129–136.
2. S. Wolf, M. Müller, W. Schneider, C. Haid, M. Wigand: *Facial Nerve Function after Transtemporal Removal of Acoustic Neurinomas: Results, Time Course or Function and Rehabilitation*, in M. Samii (Hrsg.): *Skull Base Surgery*, Hannover, 1992, S. 894–897.
3. W. Yu, K. Daniilidis, G. Sommer: *Rotated Wedge Averaging Method for Junction Characterization*, in *IEEE Conference on Computer Vision and Pattern Recognition*, Santa Barbara, California, USA, 1998, S. 390–395.

Computerbasierte dreidimensionale Planung von Knieendoprothesen

Eine Machbarkeitsstudie

Kerstin Wolsiffer, Willi Kalender

Institut für Medizinische Physik
Friedrich-Alexander-Universität Erlangen/Nürnberg
Krankenhausstr. 12, 91054 Erlangen
Email: kerstin.wolsiffer@imp.uni-erlangen.de

Zusammenfassung. Ziel bei der Implantation einer Knieendoprothese (Total Knee Arthroplasty, TKA) ist der Ersatz der deformierten Gelenkflächen sowie die Wiederherstellung einer korrekten mechanischen Beinachse. Entscheidend für den Operationserfolg ist — neben der exakten intraoperativen Bearbeitung des Implantatbettes — vor allem eine genaue präoperative Planung. Diese erfolgt bei der konventionellen Operationstechnik anhand zweidimensionaler Röntgenaufnahmen und Prothesenschablonen. Dabei kann es aufgrund von Projektionsfehlern zu Ungenauigkeiten bei der Bestimmung der optimalen Prothesengröße und -position kommen. Um die Genauigkeit und Qualität der präoperativen Planung zu verbessern, wurde eine Prototyp zur computerbasierten 3D-Planung von TKA-Operationen entwicklelt.

Schlüsselwörter: Knie, Endoprothetik, Computer Assisted Surgery (CAS), anatomische Koordinatensysteme, Navigation

1 Einleitung

Unter physiologischen Verhältnissen verläuft die Verbindungslinie vom Femurkopfzentrum zum Fußgelenkzentrum (*mechanische Beinachse*) durch das Zentrum des Kniegelenks. Dies führt zu einer gleichmäßigen Verteilung der Kompressionskräfte auf das mediale und laterale Kniekompartment. Verläuft die mechanische Beinachse nicht durch das Kniegelenkszentrum, sondern medial oder lateral zu diesem, so liegt eine O-Bein- (Genu varum) bzw. eine X-Bein-Stellung (Genu valgum) vor. Solche *Achsenfehlstellungen* bewirken unphysiologische, einseitige Belastungsverhältnisse. In der Folge kommt es zu Abnutzungserscheinungen, die zur Entstehung einer Kniegelenksarthrose (*Gonarthrose*) führen können.

Bei der Behandlung einer Gonarthrose durch Implantation einer Totalendoprothese (*Total Knee Arthroplasty, TKA*) werden die degenerierten Gelenkflächen durch künstliche ersetzt. Die tibiale und femorale Prothesenkomponente muß dabei so positioniert werden, daß die Wiederherstellung einer korrekten mechanischen Beinachse gewährleistet wird.

Eine gute präoperative Planung trägt zur Vermeidung von Operationsfehlern bei, spart Operationszeit und hat einen entscheidenden Einfluß auf den Operationserfolg.

Werden hingegen bei der Planung Fehler gemacht, resultiert dies auch in Fehlern bei der Operationsumsetzung.

Bei der konventionellen Vorgehensweise basiert die Planung auf lateralen und anterioren/posterioren Radiographien der gesamten unteren Extremität. Daher kann es zu *Projektionsfehlern* und somit zu Ungenauigkeiten bei der Bestimmung der optimalen Prothesengröße und -position kommen. Außerdem kann ein Teil der Operationsplanung aufgrund fehlender 3D-Informationen erst intraoperativ durchgeführt werden. Während der Operation werden zur Planumsetzung spezielle Führungsgestelle und Schnittlehren verwendet, die den Operateur bei der Identifikation der mechanischen Achsen und der exakten Schnittführung unterstützen. Diese Instrumentarien gehen jedoch von einer standardisierten Patientenanatomie aus. Weiterhin ist ihre Anwendung sehr komplex und beruht lediglich auf einer lokalen Topographie. Daher können mit konventionellen Instrumentarien Ungenauigkeiten und Fehler nicht immer vermieden werden.

Wie Erfahrungen beispielsweise auf dem Gebiet des Hüftgelenkersatzes [1, 2] gezeigt haben, kann durch Verwendung von Methoden der computerunterstützten Chirurgie (*Computer Assisted Surgery, CAS*) sowohl die Genauigkeit der präoperativen Planung als auch der intraoperativen Operationsumsetzung verbessert werden.

Im Bereich der CAS-basierten Knieendoprothetik befinden sich derzeit die meisten Systeme noch im Laborstadium [3, 4, 5, 6]. Lediglich das OrthoPilot-System der Firma Aesculap [7] wird bereits klinisch eingesetzt. Dieses System verwendet intraoperativ ein mit einem Navigationssystem erweitertes Instrumentarium zur Identifikation der mechanischen Achsen. Allerdings basiert die präoperative Planung weiterhin auf 2D-Radiographien. Folglich können auch hier die oben beschriebenen Projektionsfehler auftreten.

2 Material und Methoden

Im folgenden wird ein Prototyp zur computerbasierten Planung von TKA-Operationen beschrieben, der eine echte dreidimensionale Planung von Prothesengröße und –lage erlaubt.

2.1 Die Computerunterstützte Planung

Die computerunterstützte Planung basiert auf 3D-Patientendaten und CAD-Daten der Prothesen. Als Patientendaten werden Spiral-CT-Daten der gesamten unteren Extremität verwendet, wobei jeweils getrennte Bereiche für das Hüft-, Knie- und Fußgelenk aufgenommen werden.

Vor der eigentlichen Prothesenauswahl und –positionierung werden zunächst die Patientendaten geladen und ein 3D-Modell errechnet. Anschließend werden interaktiv die zur Berechnung der mechanischen Achsen benötigten Zentren des Hüft-, Knie- und Sprunggelenks definiert.

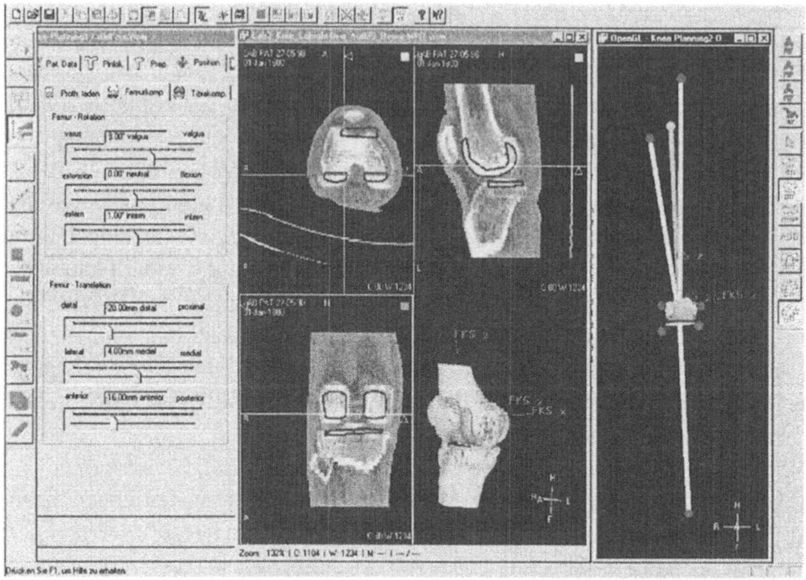

Abb. 1: Oberfläche zur CAS-basierten Planung Die dreidimensionale CAS-basierte Planung

Die Bestimmung der *anatomischen Achsen (Schaftachsen)* kann entweder durch die Eingabe von Referenzpunkten zur Bestimmung des Femur- und Tibiaschafts oder auch automatisch im Rahmen der Bestimmung eines anatomieorientierten Koordinatensystems (AKS) für Femur (FKS) und Tibia (TKS) erfolgen. Im letzteren Fall entsprechen die Schaftachsen den z-Achsen des jeweiligen AKS.

Mit Hilfe der anatomischen und mechanischen Achsen sowie der AKS wird die initiale Position und Orientierung der Prothesenkomponenten berechnet. Die aktuelle Prothesenlage kann sowohl in einer 3D-Ansicht als auch im 4-Quadrantenmodus auf drei orthogonalen Rekonstruktionen kontrolliert werden (Abb. 1).

Nach der automatischen Positionierung kann der Operateur die Prothesenkomponenten interaktiv an die individuellen Knochenverhältnisse anpassen. Die zuvor berechneten AKS erlauben dabei die Verwendung einer *semantischen Navigationstechnik* (Abb. 2):

Anstatt die Prothesenkomponenten frei im Raum zu bewegen, werden die jeweils 6 Parameter für die Rotation und Translation der Femur- und Tibiakomponente explizit festgelegt.

Es wird immer nur ein Parameter verändert, während die restlichen Parameter konstant bleiben. Die Prothesenkomponenten bewegen sich dabei stets relativ zu dem entsprechenden AKS. Auf diese Art kann der Arzt die Prothesenlage mit den ihm vertrauten Begriffen wie „Varus/Valgus-Rotation" oder „proximale/distale Translation" definieren.

Befinden sich die Prothesenteile schließlich in der optimalen Lage, können die Planungsdaten zu Dokumentationszwecken oder zukünftig auch zur intraoperativen Visualisierung und Navigation gespeichert werden.

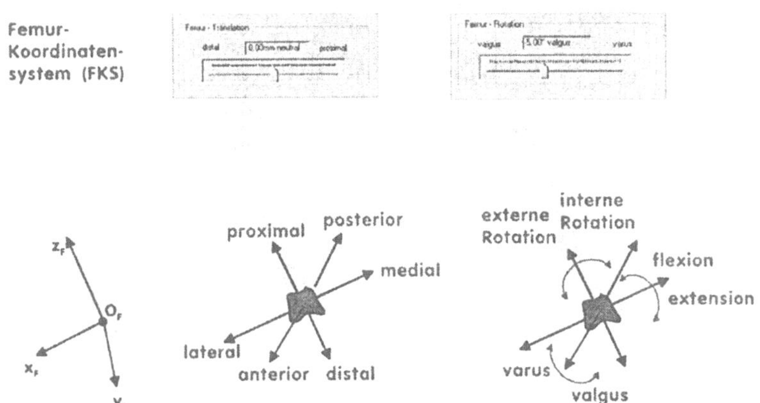

Abb. 2 : Femur-Koordinatensystem (FKS) und Semantische Navigation

2.2 Segmentierung

Zur Segmentierung der beteiligten Knochen (Femur, Tibia, Fibula und Patella) wird eine Kombination aus kanten- und schwellwertbasierten Verfahren und B-Spline-Snakes sowie Konturpropagierung eingesetzt.

Im Femur- und Tibiaschaftbereich wird die Kortikalis mit einem absoluten Grenzwert vorsegmentiert. Anschließend kann die gefundene Kontur durch ein gradientenbasiertes Verfahren (Bolles-Konturfinder) verfeinert werden. Im Bereich der Femurkondylen und des Tibiaplateaus kann jedoch – insbesondere bei arthrotischen Kniegelenken – mit dieser Methode meist kein korrektes Segmentierungsergebnis erreicht werden. Dies liegt zum einen daran, daß sich die Knochen an diesen Stellen berühren, und zum anderen, daß die Kortikalisdicke in diesem Bereich abnimmt und somit der Algorithmus ins Knocheninnere „ausläuft". Daher wird in diesen Bereichen eine Segmentierung mit B-Spline-Snakes durchgeführt. Die Initialisierung der Snakes erfolgt dabei durch Konturpropagierung.

2.3 Berechnung der AKS

Nach Beendigung der Segmentierung wird mit einem Marching-Cubes-Algorithmus ein 3D-Modell von Femur und Tibia erstellt. Im folgenden wird beispielhaft die automatische Berechnung des FKS beschrieben. Die Berechnung des TKS erfolgt analog.

Die Bestimmung der Femurschaftachse bzw. der z-Achse des FKS erfolgt durch Anwendung einer 3D-Hauptachsentransformation (HAT) auf die Konturen, die zum Femurschaft gehören. Dabei wird die Zugehörigkeit zum Femurschaft über ein Flächeninhalt- und ein Umfangkriterium festgelegt. Das erste Moment der HAT entspricht dann der z-Achse des FKS. Anschließend werden im Bereich der Femurkondylen mit Hilfe des 3D-Modells Schnittkonturen senkrecht zur bereits gefundenen Femurschaftachse berechnet. Auf diesen Schnittkonturen wird dann eine 2D-HAT durchgeführt. Die x-Achse des FKS entspricht dem ersten und die y-Achse dem 2. Moment dieser HAT. Der Ursprung des FKS ist definiert als der Schwerpunkt der 2D-HAT.

2.4 Hardware und Software

Das Planungssystem wurde auf einem Standard-PC (Pentium-II Prozessor, 266 MHz) entwickelt. Zur Planung von TKA-Operationen wird eine Hauptspeicherkapazität von mindestens 128 MByte benötigt. Das zu Grunde liegende Betriebssystem ist Microsoft Windows NT. Als Programmierumgebung diente Visual C++ unter Verwendung von OpenGL und der Microsoft Foundation Classes (MFC) sowie der MBL-Klassenbibliothek der Firma VAMP GmbH.

3 Ergebnisse und Ausblick

Es wurde ein Prototyp zur computerunterstützten dreidimensionalen TKA-Planung entwickelt, der durch Verwendung anatomischer Koordinatensysteme dem Chirurgen eine intuitive Prothesenpositionierung mit einer semantischen Navigationsmethode ermöglicht. Die Verwendung dreidimensionaler Planungsdaten vermeidet Projektionsfehler und erlaubt bereits bei der präoperativen Planung die Untersuchung und Berücksichtigung der Knochenqualität.

Zukünftige Arbeiten werden sich auf die Untersuchung der geometrischen Genauigkeit des Planungsprozesses sowie die Integration eines Roboters oder Navigationssystems konzentrieren, um eine genaue intraoperative Umsetzung des präoperativen Plans zu ermöglichen.

4 Literatur

1. R. H. Taylor, B. D. Mittelstadt, H. A. Paul, W. Hanson, P. Kazanzides, J. Zuhars, B. Williamson, B. L. Musits, E. Glassman, und W. L. Bargar: "An image-directed robotic system for precise orthopaedic surgery", in Computer Integrated Surgery, R. H. Taylor, S. Lavallee, G. C. Burdea, and R. Mösges (Edt). Cambridge, MIT Press, 1996, pp. 379-396.
2. K. Wolsiffer, R. Petzold, W. A. Kalender: „Computerbasierte Planung für die robotergestützte zementlose Implantation von Hüftendoprothesen", in Informatik Aktuell - Proc. Bildverarbeitung für die Medizin, Aachen, 26.-27.März 1998, T. Lehmann, V. Metzler, K. Spitzer and T. Tolxdorff (Edt), Springer, Berlin, 1998 pp. 348-352.
3. B. Davies: "Synergistic robots in surgery - surgeons and robots working co-operatively", Proc. Experimental Robots - The Fifth International Symposium, Springer-Verlag, Berlin, 1998, pp. 481-489.
4. M. Roth and C. Brack: "A new less invasive approach to knee surgery using a vision-guided manipulator", Int. Symposium on Robotics and Manufactoring (ISRAM '96), World Automation Congress (WAC '96), 27.– 30. Mai 1997 Montpellier, Frankreich, pp. 731-738.
5. S. Martelli, D. Caramella, D. Bertelli, M. Marcacci, C. Paggetti, and D. Trippi: "Computer Planning System for Total Knee Arthroplasty", in Computer Assisted Radiology and Surgery (CAR), H. U. Lemke, M. W. Vannier (Edt), Elsevier Science, 1997, 933-938.
6. T. C. Kienzle, S. D. Stulberg, M. Peshkin, A. Quaid, J. Lea, A. Goswami, and C. Wu: "Total knee replacement", IEEE Engineering in Medicine and Biology Magazine, vol. 14, 1995, pp. 301-306.
7. F. Leitner, F. Picard, R. Minfelde, H.-J. Schulz, P. Cinquin, and D. Saragaglia: "Computer assisted knee surgical total replacement", in Lecture Notes in Computer Science 1205: CVRMed-MRCAS 1997, Grenoble, Frankreich, Springer 1997.

InViVo-Brachy - Ein System zur Navigation bei der Plazierung von Hohlnadeln in der Brachytherapie

Stefan Walter und Gerd Straßmann *

Fraunhofer Institut Graphische Datenverarbeitung
Rundeturmstr. 6, 64283 Darmstadt
*Strahlenklinik der Städtischen Kliniken Offenbach
Starkenburgring 66, 63069 Offenbach

Zusammenfassung. Die Brachytherapie ist eine Kurzzeit-Strahlentherapie, bei der Tumorgewebe mit einer hohen Strahlendosis bestrahlt wird. Diese Strahlentherapie wird u. a. mit Hochenergie-Strahlenquellen in Hohlnadeln, die in den Körper des Patienten eingestochen werden durchgeführt. Ein wichtiger Arbeitsschritt hierbei ist die schnelle und genaue Plazierung der Hohlnadeln im Tumor im Körper des Patienten. Die bisherige Arbeitsweise, bei der nach einem stückweiten Einstechen der Nadel immer wieder aktuelle CT Aufnahmen der Nadel im Patientenkörper gemacht werden müssen, um die Richtung der Nadel beim weiteren Einstechen korrigieren zu können, ist zeitaufwendig und schmerzhaft für den Patienten. Die hier vorgestellte Anwendung "*InViVo-Brachy*" ermöglicht mit Hilfe eines Tracking-Systems die verbesserte Plazierung der Nadeln durch interaktive Navigation in den CT Daten der Tumorregion des Patienten.

Schlüsselwörter: Brachytherapie, Strahlentherapie, Intra-operative Navigation, Volume Rendering

1 Einleitung

Die Brachytherapie ist eine Kurzzeit-Strahlentherapie, die unter anderem mit Hilfe von interstitiellen Hohlnadeln durchgeführt werden kann (s. Abb 1). Anders als bei der perkutanen Strahlentherapie, bei der ein Tumor von außerhalb des Körpers bestrahlt wird, wird hier eine Hochenergie Strahlenquelle (Iridium) innerhalb des Körpers plaziert und bestrahlt den Tumor auf kurze Entfernung. Die Iridium Strahlenquelle wird mit Hilfe eines sogenannten Afterloaders durch die Hohlnadel geschoben beziehungsweise gezogen und an festgelegten Positionen für eine festgelegte Zeit angehalten um das umliegende Gewebe zu bestrahlen. Ein wichtiger Arbeitsschritt bei dieser Strahlenbehandlung ist die Plazierung der Hohlnadeln im Tumor. Die bisherige Arbeitsweise umfaßt mehrere Arbeitsschritte, die zyklisch wiederholt werden um eine Nadel zu plazieren. Dabei wird zunächst ein CT Datensatz des Patienten aufgenommen um eine ungefähre Vorstellung der Tumorposition zu erhalten. Basierend auf diesem CT Datensatz wird die erste Nadel ein Stück weit eingestochen. Ein weiterer CT Datensatz der Tumorregion des Patienten in dem auch die Nadel zu erkennen ist wird im folgenden Arbeitsschritt aufgenommen. Anhand dieser CT Scans kann der behandelnde Arzt die aktuelle Lage der Nadel in den transversalen Schnittbildern erkennen und ihren weiteren Weg beim weiteren Einstechen einschätzen. Diese Vorausschau ist um so komplizierter, um so weniger die Nadel parallel zu den CT Scans plaziert werden kann. Nach einer eventuellen Korrektur der Nadelrichtung wird diese weiter eingestochen. Diese Arbeitsschritte werden so lange wiederholt, bis die Nadel ihre endgültige Position erreicht hat. Der gesamte Arbeitszyklus wird für jede weitere Nadel wiederholt. Die so plazierten Hohlnadeln werden anschließend fixiert, ein abschließender CT Datensatz wird aufgenommen, mit dessen Hilfe die Nadellage in einem Bestrahlungsplanungssystem durch manuelles markieren ermittelt und zur Erstellung eines Bestrahlungsplanes der Nadelkonfiguration benutzt wird.

Das beschriebene Verfahren zur Plazierung der Nadeln hat einige gewichtige Nachteile: Zum einen ist es sehr zeitaufwendig und damit schmerzhaft für den Patienten (1-2 Stunden für 10-15 Nadeln), der während der gesamten Prozedur ruhig liegen muß, zum anderen ist die Plazierung der Nadel nicht sonderlich genau. Die Nadelstichrichtung sollte in der bisherigen Arbeitsweise so gewählt sein, daß die Nadel parallel zu einem transversalen Schnittbild liegt und so insgesamt in einem Schnittbild zu sehen ist. Kompliziertere Stiche, schräg zu einem CT Scan, sind im Kontrollschritt sehr kompliziert zu bewerten und erfordern einige Erfahrung. Ein weiterer Nachteil ist, daß das CT Gerät während der gesamten Prozedur nicht für andere Anwendungen zur Verfügung steht.

Das Ziel der im weiteren beschriebenen Entwicklungen ist es die oben genannten Nachteile zu beheben und eine sichere und schnelle Plazierung der Nadeln zu gewährleisten.

2 Implementierung

Die Grundlage für das InViVo-Brachy System bildet eine Software zur Visualisierung von Volumendaten aus medizinischen Aufnahmeverfahren (z.B. CT, MRI, 3D-Ultraschall), die über mehrere Jahre im Fraunhofer IGD entwickelt wurde. Die Software bietet verschiedene Darstellungsmöglichkeiten für die in dieser Anwendung benutzten CT Daten: Darstellung als transversale, sagittale und coronale Schnittebenen, als beliebig orientierte Schnittebenen oder 3D Volume Rendering als Oberflächendarstellung (z.B.: Iso-Surface) oder als Transparenzdarstellung (z.B.: Maximum Instensity Projection oder X-Ray Simulation). Für die Volume Rendering Darstellung kommt eine Direct Volume Rendering Methode basierend auf dem weit verbreiteten Ray Casting Algorithmus zum Einsatz. Die Software ist lauffähig auf einem Handelsüblichen PC mit Windows NT Betriebssystem. In der Anwendung können interessante Bereiche in den transversalen Schnittbildern manuell konturiert und in allen anderen Darstellungen - auch im Volume Rendering - farbig dargestellt werden. So können zum Beispiel Tumore als Zielgebiete oder Organe als Risikoregionen markiert werden.

Um eine Darstellung der Brachytherapie-Nadel in den CT Daten und somit eine Navigation zur Plazierung der Nadel zu ermöglichen wurde ein sogenanntes Tracking-System an die Software angebunden. Dieses Tracking-System ermöglicht es über einen Positionsgeber (Empfänger) die räumliche Position und Orientierung (6 Freiheitsgrade) des Positionsgebers zu bestimmen. In dieser Anwendung können die elektromagnetischen Tracking-Systeme von Polhemus und Ascension eingesetzt werden.

Diese elektromagnetischen Tracking Systeme bestehen außer dem oben beschriebenen Empfänger auch noch aus einem Sender, der ein elektromagnetisches Feld aufbaut, in dem die Position des Empfängers bestimmt wird. Die von dem jeweiligen Tracking-System erzeugten Koordinaten können je nach Bauart des Tracking-Systems über die serielle Schnittstelle des PCs oder direkt von einer Einsteckkarte eingelesen und weiterverarbeitet werden. Elektromagnetische Tracking-Systeme unterliegen Störungen durch Metalle, was weitestgehend durch eine genaue Evaluierung der Arbeitsweise und des konkreten Aufbaus des Systems (z.B. erhöhter Abstand vom OP durch spezielle Polster) Tisch kompensiert werden kann.

Über eine spezielle Halterung, die einerseits mit dem Positionsgeber des Tracking-Systems verbunden ist und an die andererseits eine Hohlnadel angesteckt werden kann ist es möglich die aktuelle Orientierung und Position einer Nadel zu bestimmen.

In einem einmaligen Vorgang muß die Empfänger-Halterung-Nadel Konfiguration kalibriert werden. Hierbei werden die Koordinaten der Nadelspitze und der Richtungsvektor der Nadel in bezug auf das Koordinatensystem des Empfängers des Tracking-Systems bestimmt. Diese Kalibrierung kann durch definierte Bewegungen des Empfänger-Halterung-Nadel Systems ermittelt werden: Durch Einstechen der Nadelspitze in einen Fixpunkt und anschließendes Bewegen der Nadel können eine Reihe von Koordinaten aufgenommen werden, aus der sich mit Hilfe eines (überbestimmten) Gleichungssystems die Translation vom Ursprung des Empfängerkoordinatensystems zur Nadelspitze berechnen lassen. In einem zweiten Schritt wird das Empfänger-Halterung-Nadel System in eine Bohrung eingeführt und rotiert. Auch hierbei werden wieder eine Reihe von Koordinaten aufgenommen, aus denen sich wieder ein überbestimmtes Gleichnungssystem ableiten und der Nadelrichtungsvektor berechnen läßt.

Von der betroffenen Körperregion wird ein CT Datensatz erzeugt, der zum einen zur Planung des Eingriffs genutzt werden kann, zum anderen bei der Plazierung der Nadeln benötigt wird. In dem hier vorgestellten System kommen CT Daten von einem Siemens Somatom CT zum Einsatz, die direkt über eine DICOM 3 Schnittstelle in das Visualisierungssystem eingelesen werden. Die Datensätze haben eine Größe von ca. 50 bis 100MB.

Zur Vorbereitung der Navigation müssen Patient und CT Daten zunächst miteinander registriert werden, d.h. es muß eine Transformation (Rotation, Translation) berechnet werden, die eine räumliche Koordinate am Patientenkörper (aufgenommen mit dem Tracking System) in das Koordinatensystem des CT Datensatzes umrechnet. In dieser Anwendung wird die Transformation mit Hilfe von Landmarks berechnet, die an der Fixationsmaske des Patienten bzw. am Patientenkörper angebracht werden. Die Landmarkpunkte werden in den CT Daten manuell markiert, ihre räumlichen Koordinaten am Patienten werden außerdem mit dem Trackingsystem aufgenommen. Aus den ermittelten Punktepaaren läßt sich ein (überbestimmtes) Gleichungssystem aufstellen mit dem die Registrierungstransformation berechnet werden kann.

2.1 Navigation

Mit der ermittelten Registrierungstransformation kann eine mit dem Tracking-System aufgenommene Koordinate in das Koordinatensystem des CT Datensatzes umgerechnet werden und in der Software dargestellt werden. Das System beherrscht verschiedene Darstellungen der Nadel und der CT Daten während der interaktiven Navigation zur Plazierung der Nadeln im Patientenkörper:

- Transversales Schnittbild: Die für den Mediziner gebräuchlichste Darstellung von CT Daten ist die Darstellung als transversale Schnittbilder. In einem ständig sichtbaren Fenster wird deshalb fortlaufend die aktuelle Position der Nadelspitze in einer der Nadelposition entsprechenden Schicht in den CT Daten angezeigt.

- Beliebiges transversales Schnittbild: Das dargestellte Schnittbild kann hier unabhängig von der Position der Nadel im Patientenkörper gewählt werden. Außer den CT Daten werden die Parallelprojektion der Nadel in diese Schicht sowie der virtuelle Durchstoßpunkt der Nadel durch diese Schicht dargestellt. Mit dieser Darstellung ist es möglich eine "Zielschicht" zu wählen, in der die Nadelspitze einen bestimmten Zielpunkt durchstoßen soll. Während des Einstechens der Nadel ist nun dafür zu sorgen, daß der virtuelle Durchstoßpunkt im Zielpunkt zu liegen kommt, gegebenenfalls ist die Richtung der Nadel entsprechend zu korrigieren (s. Abb. 1).

- Nadelschnittebene: In dieser Darstellung wird eine der Schnittebenen durch die CT Daten in der auch die Nadel liegt dargestellt. Als weitere Informationen wird die Nadel, die Nadelspitze und die weitere Stichrichtung der Nadel dargestellt (s. Abb. 1).

- Volume Rendering mit überlagerter Nadelschnittebene: In dieser Darstellung wird auf eine Volume Rendering Oberflächendarstellung des Patienten eine Nadelschnittebene (s.o.) aufgeblendet. Die Oberflächendarstellung dient hierbei als "3D Topogramm". Eine Rotation der Nadel um ihre Längsachse liefert die entsprechende neue Schnittebene (s. Abb. 2).

- Needle Eye View: Hierbei wird eine perspektivische Volume Rendering Darstellung mit Blickrichtung in Richtung der Stichrichtung der Nadel erzeugt. Wie bei allen anderen Darstellungen sind auch hier die manuell markierten (Tumor-) Bereiche zu sehen und können so direkt anvisiert werden.

3 Ergebnisse

Die hier vorgestellte Anwendung ermöglicht die schnelle und genaue Plazierung von Interstitiellen Hohlnadeln zur Bestrahlung in der Brachytherapie. Die Geometriedaten der Nadeln können an ein gängiges Bestrahlungsplanungssystem exportiert werden. Mit Stichversuchen an einem Phantom wurde die Genauigkeit des Systems ermittelt: Bei 120 Nadeln (20 cm Länge) lag die Abweichung von einem Zielpunkt zwischen 2,0 und 4,1 mm. Das System befindet sich zur Zeit in einer Evaluierung in der Strahlenklinik der Städtischen Kliniken Offenbach. Erste Erfahrungen mit Patienten sind vielversprechend.

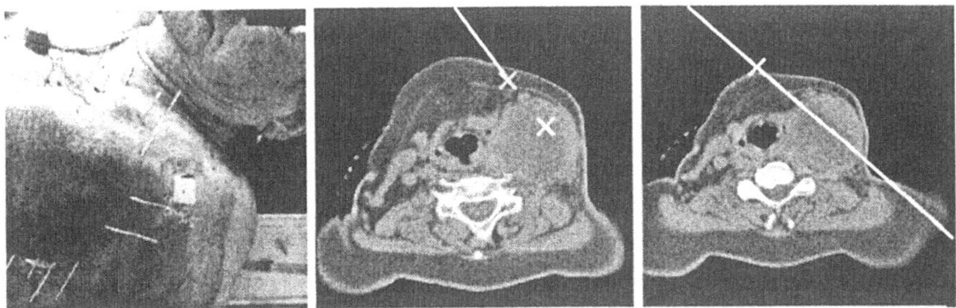

Abb. 1: Patient mit Interstitiellen Nadeln (links), Darstellungen bei der Navigation: beliebiges transversales Schnittbild mit Projektion der Nadel und virtuellem Durchstoßpunkt (mitte), Schnittbild der Nadelschnittebene mit Nadel und weiterer Stichrichtung (rechts)

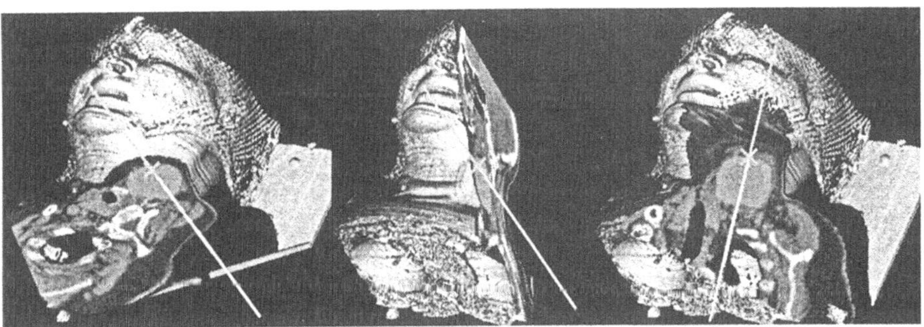

Abb. 2: 3 Darstellungen der Nadelschnittebene auf einer Volume Rendering Oberflächendarstellung mit Nadel und Nadelstichrichtung, Nadelspitze und weiterer Nadelstichrichtung.

4 Literatur

1. R.Ohbuchi, D.Chen, H.Fuchs: Incremental Volume Reconstruction and Rendering for 3D Ultrasound Imaging, SPIE Visualization in Biomedical Computing, pp. 312-323, 1992.
2. M. Levoy: Display of Surfaces from Volume Data, IEEE Computer Graphics and Applications, Vol. 8,pp. 29-37, May 1988
3. I.-K. K. Kolkman Deurloo, A.G. Visser, M. H. M. Idzes, P. C. Levendag, Reconstruction accuracy of dedicated localiser for filmless planning in intra-operative brachytherapy, Radiotherapy & Oncology 44 (1997) 73-81
4. J.M. Vaeth (Ed.), Intraoperative Radiation Therapy in the Treatment of Cancer, Front Ther. Oncol., Basel, Karger, 1997, Vol 31
5. S. Walter, G. Straßmann, M. Schmitt, InViVo-IORT - Ein System zur Qualitätskontrolle in der Intra Operativen Radiotherapie, Bildverarbeitung für die Medizin, Heidelberg, März 1999

Bildsequenzen

Effiziente Bewegungserfassung des Augenhintergrundes

Raimund Lakmann

Universitäts-Augenklinik, Abt. II
D–72076 Tübingen
Email: raimund.lakmann@uni-koblenz.de

Zusammenfassung. Es wird ein Verfahren zur automatischen Detektion von Augenbewegungen vorgestellt, mit dem Untersuchungen zur Erfassung der dynamischen Blicksteuerung effizient ausgewertet werden können. Die automatische Bewegungsanalyse ist prinzipiell anwendungsunabhängig konzipiert und modular in verschiedenen augenmedizinischen Experimenten einsetzbar. Das Verfahren wird auf Bildsequenzen des Augenhintergrundes angewendet, die mit einem Scanning Laser Ophthalmoskop (SLO) aufgezeichnet werden. Die automatische Auswertung der Bewegungen erfolgt offline durch Methoden zur automatischen Bildauswertung, die auf einem modifizierten Block-Matching-Algorithmus basieren. Eine nachgeschaltete interaktive Komponente zur effizienten manuellen Fehlerkontrolle trägt den hohen Ansprüchen eines klinischen Einsatzes des Verfahrens Rechnung.

Schlüsselwörter: Bewegungsanalyse, Scanning Laser Ophthalmoskop, SLO, Augenbewegung

1 Einleitung

Eine exakte Erfassung der Augenbewegungen ist unabdingbare Voraussetzung für verschiedenartige medizinische Auswertungen von Aufnahmen des Augenhintergrundes. Einerseits sind dabei die Bewegungen der Augen selbst der Gegenstand der Untersuchungen. So können die Augenbewegungen eines Patienten Störungen bei der stabilen Fixierung (Nystagmus) anzeigen und Aufschluss über die individuelle Blicksteuerung bei der visuellen Erfassung von Objekten und beim Lesen von Textzeilen geben. Andererseits besteht durch eine Bewegungserfassung auch die Möglichkeit zur Bewegungskompensation. Damit können die störenden Augenbewegungen von Patienten ausgeglichen werden, die schon bei kurzen Aufnahmezeiten unvermeidlich sind, z.B. bei perimetrischen und angiographischen Untersuchungen der Retina. Die Erfassung der Augenbewegungen anhand von Fundus-Aufnahmen gehört zu den Bildverarbeitungsdisziplinen Bildsequenzanalyse und Bildregistrierung. Bei den in der Literatur vorgestellten Verfahren zur Bewegungserfassung des Augenhintergrundes handelt es sich zum einen um adaptive Verfahren, die im Hinblick auf eine spezielle Anwendung optimiert sind, und zum anderen um schnelle Methoden für Echtzeitanwendungen [1, 2, 3, 4]. Das im folgenden beschriebene Verfahren ist prinzipiell für den

Einsatz in verschiedenen Anwendungen konzipiert. Zur Erfassung der Augenbewegung wird ein Scanning Laser Ophthalmoskop (SLO) vorausgesetzt, mit dem der Augenhintergrund als Videosequenz aufgezeichnet wird. Diese SLO-Videosequenzen werden durch ein Verfahren zur automatischen Bildauswertung nach Abschluss der Untersuchung offline ausgewertet und interpretiert. Damit unterliegt das System grundsätzlich keinen Echtzeitanforderungen, der Hauptaspekt liegt auf der Qualität der Bewegungsdetektion und auf einer einfachen Einsetzbarkeit des Verfahrens im klinischen Alltag.

2 Methode

Bei den mit dem SLO gewonnenen Aufnahmen handelt es sich um Bildsequenzen beider Augen, in denen jeweils die Fovea und die Gefäße der Netzhaut sichtbar sind. Mit dem SLO können durch optische Einblendungen verschiedene Muster präsentiert werden, die der Proband fixieren soll. Die Art dieser Muster reicht in den untersuchten Bildsequenzen von einfachen optischen Markierungen (Fixationskreuz) bis hin zu Textfragmenten. Die eingeblendeten Muster werden durch die zugrundeliegende Aufnahmetechnik gleichzeitig mit dem Augenhintergrund aufgezeichnet, so dass eine sichere Zuordnung der relativen Positionen der Markierungen zur Fovea, dem Zentrum des scharfen Sehens, möglich ist [5]. Die Analyse der Bewegungen kann prinzipiell durch einen menschlichen Betrachter erfolgen, der die Videosequenz bildweise anschaut und die relativen Bewegungen der Netzhaut manuell erfasst. Aufgrund der Länge der Untersuchungen ist die manuelle Auswertung der Bildsequenzen jedoch mit einem erheblichen Arbeitsaufwand und einem erhöhten Fehlerrisiko verbunden. Bei der Verfolgung der Bewegungen des Augenhintergrundes kommen mangels signifikanter Objektmerkmale bevorzugt Regionenmerkmale infrage [4]. Regionenmerkmale sind daher Hauptbestandteil der eingesetzten Methode zur automatischen Bildauswertung (s. Abs. 3). In einer initialen Phase wählt der Benutzer des Programms interaktiv ein typisches Bild der Sequenz als Referenzbild aus, in dem kleine Bildausschnitte markiert werden, die in der gesamten Bildsequenz verfolgt

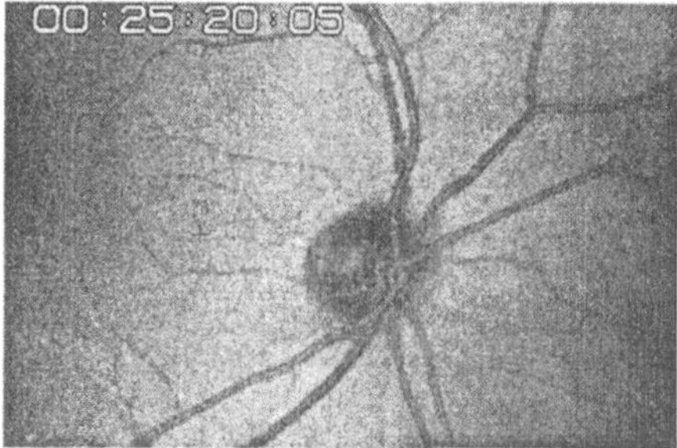
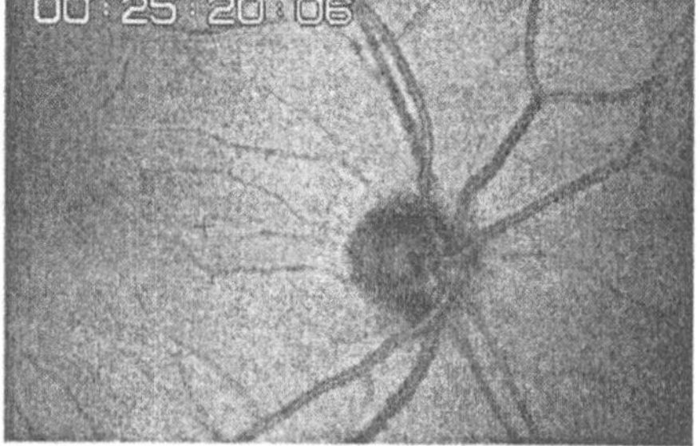

Abb. 1. Beispiele von zwei aufeinanderfolgenden Fundus-Bildern einer SLO-Videosequenz mit einer deutlichen Bildverzerrung.

werden sollen. Diese Referenzregionen werden so definiert, dass mindestens eine dieser Regionen in allen Bildern der Sequenz sichtbar ist, um eine kontinuierliche Bewegungsverfolgung zu ermöglichen. Der Algorithmus zur Bewegungsdetektion ermittelt in der gesamten Bildsequenz die Bildregionen, die den Referenzregionen entsprechen.

3 Bewegungsdetektion

Zur automatischen Bewegungsdetektion wird ein Korrelationsverfahren verwendet, das es erlaubt, eine Bildregion in der Bildsequenz zu verfolgen. Es handelt sich um einen modifizierten Block-Matching-Algorithmus, der die Robustheit und Einfachheit dieses statistischen Verfahrens mit Komponenten zur Erhöhung der Qualität und Schnelligkeit verbindet. Als Gütekriterium für die Ähnlichkeit von Bildregionen dient die normierte Kovarianz der Grauwerte der beteiligten Bildpunkte. Prinzipiell ermittelt der Matching-Algorithmus dieses Ähnlichkeitskriterium für alle infrage kommenden Bildpositionen der Referenzregionen. Die Bildregion mit der maximalen Kovarianz wird als korrespondierende Bildregion akzeptiert, wenn ein spezifischer Schwellwert erreicht ist. Ein Vorteil dieses Verfahrens liegt in seiner inhärenten Unempfindlichkeit gegen Helligkeitsunterschiede zwischen den zu vergleichenden Bildregionen, die auf Helligkeitsschwankungen in der SLO-Videosequenz zurückzuführen sind. Ein weiterer Vorteil basiert auf der Robustheit der Methode gegen Grauwertstörungen einzelner Bildpunkte und gegen die elngeblendeten Muster.

Der bedeutende Nachteil des Verfahrens ist vor allem sein hoher Rechenaufwand, der sich jedoch durch Modifikationen reduzieren lässt. Zur Beschleunigung des Programms trägt u.a. die Definition von Suchbereichen bei, die einerseits statisch vom Benutzer je nach Grad der zu erwartenden Bewegungen festgelegt werden können und andererseits dynamisch aus der aktuellen Bewegung der Bilder abgeleitet werden. Die Suche nach den korrespondierenden Bildregionen beginnt jeweils in Abhängigkeit der Bewegung und der vorangehenden Bildposition an einer geschätzten Position im Bild. Diese Suche wird solange in konzentrischen Kreisen innerhalb des Suchbereiches fortgesetzt, bis ein signifikantes Maximum des Ähnlichkeitskriteriums erreicht ist. Eine weitere Beschleunigung konnte durch eine hierarchische Korrelationsanalyse erreicht werden, bei der die Kovarianzberechnungen nicht für alle Bildpunkte der Bildregionen, sondern zunächst nur für gröbere Auflösungsstufen durchgeführt werden. Ein weiterer Nachteil des Verfahrens betrifft Bildverzerrungen, die in SLO-Videosequenzen auftreten. Dabei handelt es sich um horizontale Verzerrungen (s. Abb. 1), die aufgrund schneller Augenbewegungen bei konstanter Videoabtastrate der Bildzeilen verursacht werden. Um auch bei den auf diese Weise verzerrten Bildern ein Regionen-Matching zu ermöglichen, werden die Verzerrungen bei der Berechnung des Ähnlichkeitskriteriums durch ein vereinfachtes lineares Bewegungsmodell kompensierend berücksichtigt.

In kritischen Aufnahmesituationen, die beispielsweise durch das Schließen der Augen oder durch kurze Unterbrechungen der Untersuchung bedingt sind, können Fehler bei der automatischen Bewegungsanalyse auftreten. Durch die Wahl geeigneter Schwellwerte für das Ähnlichkeitskriterium fällt die Zahl der Fehler jedoch weitgehend gering aus. Eine statische Definition der Schwellwerte ist aufgrund starker Unterschiede in der Bildqualität der SLO-Videosequenzen nicht ratsam. Daher können die Schwellwerte je nach Aufnahmequalität adaptiv auf optimale Werte eingestellt werden. Außerdem gewährleistet eine zusätzliche manuelle Fehlerkontrolle die fehlerfreie Bewegungserfassung der Bildsequenzen. Nach Abschluss der automatischen Bewegungsdetektion kann der Benutzer die Szenen mit den niedrigsten Korrelationswerten visualisieren und das Ergebnis gegebenenfalls manuell korrigieren. Die Kontrolle der Bilder wird dabei in der Reihenfolge mit zunehmender Korrelationsgüte vorgenommen, so dass auf diese Weise nur ein Bruchteil der Bildsequenz gesichtet werden muss, um die Qualität der automatischen Bewegungsdetektion beurteilen zu können.

4 Ergebnisse

Die Ergebnisse des Verfahrens zur Bewegungsdetektion wurden durch Vergleiche mit den Ergebnissen einer rein manuellen Bewegungserfassung überprüft. Zur qualitativen Bewertung wurden mehrere Testsequenzen mit dem System ausgewertet. In den Sequenzen, in denen aufgrund der Bildqualität auch eine manuelle Auswertung möglich ist, werden bei der automatischen Bewegungsdetektion hohe Erfolgsquoten erzielt. Die Bewertung des Systems ist prinzipiell schwierig, weil die Qualität der automatischen Bewegungsdetektion signifikant von der Wahl der Schwellwerte und von der Definition des Erfolgsfalls abhängt. Ein objektiver Bewertungsmaßstab muss für das gesamte System gelten, d.h. für die automatische Bewegungsdetektion einschließlich der Komponente zur manuellen Qualitätskontrolle. Aufgrund dieses zweistufigen Vorgehens sind größere Abweichungen bei der Bewegungsdetektion sowie Fehler 1. Art (falsch negativ) und 2. Art (falsch positiv) ausgeschlossen. Die Beurteilung des Verfahrens konzentriert sich daher auf die Güte der Lokalisierung der verfolgten Bildregionen. Dazu wurden die Abstände zwischen den Bildpositionen für die Bilder der Testsequenzen gemessen, die einerseits durch das System zur Bewegungsdetektion und andererseits rein manuell erfasst wurden. Als Abstandsmaße wurden dabei die horizontalen und vertikalen Distanzen (in Pixel) sowie die zweidimensionale Euklidische Distanz verwendet. In Tabelle 1 sind die Abstände der Bildpositionen einer verfolgten Bildregion für eine Testsequenz exemplarisch

Abstandsmaß	$0 \leq d < 2$	$2 \leq d < 4$	$4 \leq d < 6$	$6 \leq d < 8$	$8 \leq d < 10$	$d \geq 10$
horizontal	90.8	9.0	0.2	–	–	–
vertikal	65.3	34.2	0.5	–	–	–
euklidisch	58.8	40.5	0.7	–	–	–

Tabelle 1. Statistische Verteilung (in %) der Abweichungen d der ermittelten Bildpositionen (in Pixel) einer verfolgten Bildregion in einer Testsequenz mit 1050 Halbbildern.

dargestellt. Da eine rein manuelle Bewegungsdetektion nicht eindeutig erfolgen kann, wurden die Testsequenzen mehrfach manuell erfasst und für jedes Bild der Median der erfassten Bildpositionen als Referenz festgelegt. Auf der Basis dieses Referenzmaßes konnten nun die Abweichungen der Ergebnisse des Systems genau ermittelt werden. Dabei zeigte sich, dass die Abweichungen in mehr als 50 % der Bilder weniger als zwei Pixel betragen, bei mehr als 99 % der Bilder liegen die Abweichungen bei weniger als 4 Pixel. Abweichungen von 4 oder mehr Pixel traten bei den untersuchten Sequenzen selten auf.

5 Realisierung

Die Methode zur Bewegungsdetektion wurde als unabhängiges Modul für den Einsatz in verschiedenen Softwareumgebungen implementiert. Die Dateneingabe besteht aus digitalen Bildsequenzen, die in verschiedenen Formaten vorliegen können (z.B. BMP, PGM, AVI). Dazu werden die SLO-Videosequenzen zunächst digitalisiert, wobei entsprechend der Videonorm (interlaced mode) Sequenzen mit 50 Halbbildern pro Sekunde entstehen. Die automatische Bewegungsdetektion wird offline ohne ständige Kontrolle des Benutzers für mehrere Bildsequenzen durchgeführt. Die effiziente manuelle Fehlerkontrolle kann anschließend aufgrund der protokollierten Ergebnisse der Bewegungsdetektion zu einem späteren Zeitpunkt erfolgen. Die Ausgabe des Programms besteht aus Listen von Bewegungsvektoren, in denen die horizontalen und vertikalen Bewegungen von Referenzregionen protokolliert werden, aus denen die translatorischen Bewegungen und Rotationen der Bilder abgeleitet werden. Die Ergebnisse können graphisch mit Hilfe einer ergonomischen Benutzerschnittstelle dargestellt werden und stehen direkt für weitergehende automatische Diagnosen zur Verfügung.

Literatur

1. S.F. Barrett, M.R. Jerath, H.G. Rylander, A.J. Welch. Digital tracking and control of retinal images. *Optical Engineering*, 33(1):150-159, 1994.
2. B. Petrig, J. Bigun, M.G. Curchod. Motion estimation of ocular fundus images. In *Proc. International Conference on Image Processing (ICIP)*, S. 691-694, 1996.
3. A. Dölemeyer, H. Liebau, F. Toonen, S. Wolf, D. Meyer-Ebrecht. Real-Time-Tracking von Augenbewegungen: Automatische Mikroperimetrie mit dem Scanning-Laser-Ophthalmoskop. In P. Levi, R.-J. Ahlers, F. May, M. Schanz (Hrsg.), *Mustererkennung 1998*, S. 227-233, 20. DAGM-Symposium, 1998.
4. K. Voss, W. Ortmann, H. Süße. Bildmatching und Bewegungskompensation bei Fundus-Bildern. In P. Levi, R.-J. Ahlers, F. May, M. Schanz (Hrsg.), *Mustererkennung 1998*, S. 439-446, 20. DAGM-Symposium, 1998.
5. S. Trauzettel-Klosinski, J. Reinhard. The vertical field border in hemianopia and its significance for fixation and reading. *Investigative Ophthalmology and Visual Science (IOVS)*, 39(11):2177-2186, 1998.

Bestimmung von retinalem Blutfluß und arterieller Blutgeschwindigkeit durch Videosequenzanalyse von Fluoreszenzangiographien

Christian Bräuer-Burchardt[2] und Walthard Vilser[*2]

Friedrich-Schiller-Universität Jena, Digitale Bildverarbeitung
Ernst-Abbe-Platz 1-4, 07743 Jena
*IMEDOS GmbH, 99423 Weimar, Schwanseestr. 48
[2]früher Klinik für Augenheilkunde der FSU Jena, Bachstr. 18, 07743 Jena
Email: cbb@pandora.inf.uni-jena.de

Zusammenfassung. Es wird ein Verfahren vorgestellt, mit dem die arterielle Blutgeschwindigkeit und der Blutfluß in der menschlichen Retina aus Videosequenzen von Fluoreszenzangiographien bestimmt werden können. Die Geschwindigkeitsberechnung erfolgt auf Grundlage der Zeitdifferenzbestimmung zwischen Indikatorlösungskurven. Systematische und zufällige Fehler konnten durch Anwendung adaptiver Methoden und Korrektur von Augenbewegungen gegenüber früheren Verfahren reduziert werden. Durch experimentelle Untersuchungen zur Reproduzierbarkeit des Verfahrens können Aussagen über die erreichbare Genauigkeit einer Messung gemacht werden.

Schlüsselwörter: Bildsequenzanalyse, Blutgeschwindigkeit, Blutfluß, Indikatorlösungskurven, retinaler Gefäßdurchmesser, Fluoreszenzangiographie

1 Einleitung

Der Bestimmung von Gefäßweite, Blutgeschwindigkeit und Blutfluß in der Retina kommt bei der Erforschung von Pathophysiologie und der Wirkung bestimmter Therapien bei Erkrankungen der Netzhaut eine besondere Bedeutung zu. Während bei der Bestimmung von Gefäßdurchmesser bzw. –weite mittlerweile sehr hohe Genauigkeiten erreicht werden [11], erweist sich eine reproduzierbare Blutgeschwindigkeitsbestimmung weiterhin als Problem, dessen Lösung jedoch für eine exakte Durchblutungsdiagnostik unabdingbare Voraussetzung ist.

Zur Berechnung von arteriellen Blutgeschwindigkeiten kommen Verfahren zweier verschiedener Meßmethoden zur Anwendung, die sich grundlegend in ihrem Meßprinzip unterscheiden. Dies sind zum einen die Laser-Doppler-Anemometrie (LDA) [4,6] und das Laser-Speckle-Verfahren [8], mit denen die Axialstromgeschwindigkeit der Erythrozyten bestimmt wird. Auf der anderen Seite werden fluoreszenzangiographische Verfahren [3,5,7,10] unter der Bezeichnung Indikatortechnik zusammengefaßt, mit der die Plasmageschwindigkeit ermittelt wird.

Zwischen den Ergebnissen beider Methoden bestehen signifikante Unterschiede, was durch erhebliche systematische Fehler verursacht wird. Jedoch unterscheiden sich auch die Ergebnisse verschiedener Arbeitsgruppen, die die Indikatortechnik verwenden. Die Ursachen sind andernorts ausführlich beschrieben [9] und sollen hier nicht diskutiert werden.

2 Modell und Meßprinzip

Unserem Meßverfahren liegt die Auswertung von Fluoreszenzangiographien [7,10], welche mit einer Bildwiederholfrequenz von 50 Halbbildern pro Sekunde auf Videoband oder digital aufgenommen werden, zugrunde. An allen Astarterien werden in einem Bezugsbild der arteriellen Phase Meßpositionen M_i festgelegt (siehe Abb.1). An jedem M_i wird durch Aufzeichnung des Helligkeitsprofils im zeitlichen Verlauf der Füllung des Gefäßes mit dem Bolus eine sogenannte Indikatorlösungskurve (ILK) erzeugt [5,7,9]. An allen Meßorten M_i wird die Gefäßweite W_i und zwischen Meßpunkten M_i und M_j, die zu demselben Gefäß gehören, der Abstand Δs_{ij} bestimmt.

Aufgrund der Strömungseigenschaften des Blutes in den zwischen 0.1 und 0.2 mm engen Gefäßen des Augenhintergrundes wird die mittlere arterielle Blutgeschwindigkeit unter Berücksichtigung unterschiedlicher Geschwindigkeitsverteilungen in den einzelnen Strömungsschichten des Gefäßes bestimmt [9]. Die Berechnung erfolgt durch Bestimmung der Zeitdifferenz Δt zwischen den ILK-Paaren, der Meßpunktentfernung und dem theoretisch bestimmten Zusammenhang zwischen Δt und der Bolusverteilung im Blut, welche zu einem hämatokritabhängigen Faktor k führt, der individuell ermittelt werden kann und unter Normalbedingungen $k = 0.8 \pm 0.05$ beträgt [9]. Typische Blutgeschwindigkeiten liegen im Bereich von 3 bis 20mm/s. Bei einem sichtbaren Bildfeld von

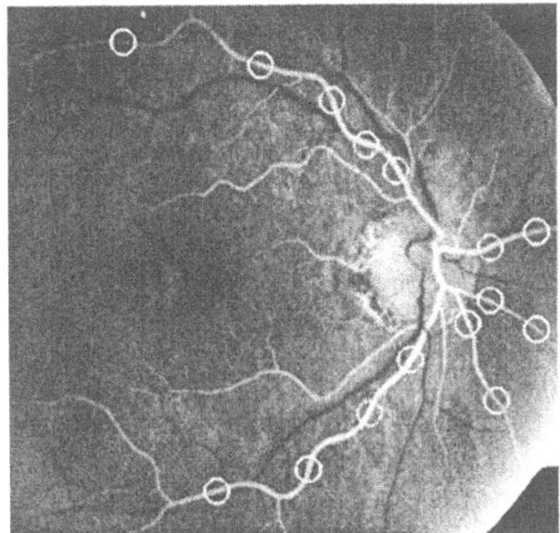

Abb.1: Fundusbild mit Meßstellen

etwa 7.5mm x 6mm (ca. 500 x 400 Pixel) ergeben sich im Normalfall Meßstellenabstände von 1-3mm. Zwischen den ILK müssen somit Zeitdifferenzen zwischen 50 und 1000 ms bestimmt werden.

Aus den Bildsequenzen werden während der Füllungsphase die mittleren Helligkeitsverläufe für jede Meßposition M_i in Abhängigkeit von der Zeit t und die Gefäßweite W_i unter Berücksichtigung und Korrektur von Augenbewegungen [2] ermittelt. Dabei ist zu berücksichtigen, daß in der Phase vor dem ersten Sichtbarwerden des Indikators keine Bewegungskorrektur vorgenommen und die Gefäßweite erst in der arteriellen Vollphase korrekt bestimmt werden kann. Die ILK beschreiben die Abhängigkeit der gemessenen Bildhelligkeit, welche die Konzentration des Indikators im Blut repräsentiert [9], von der Zeit t.

Die Störungen des Meßvorgangs werden durch stationäre zufällige Prozesse X_1 und X_2 mit den Erwartungswerten $EX_i=0$, $(i=1,2)$ beschrieben. Die unterschiedlichen Nullinien seien durch die Konstante k_1 und k_2 charakterisiert. Die Paare von ILK können als Realisierung der zufälligen Prozesse Y_1 und Y_2 betrachtet werden, für die

$$Y_1(t)=k_1+f_1(t)I_{[t,T]}(t)+X_1(t), \qquad Y_2(t)=k_2+f_2(t)I_{[t+\Delta t,T+\Delta t]}(t)+X_2(t)$$

gilt, wobei f_1 und f_2 zwei reelle stetige Funktionen sind und $I_B(t)=1$ für $t \in B$ und $I_B(t)=0$ für $t \notin B$ und $f_1(t)=Af_2(t+\Delta t)$ gilt. Wie in [9] gezeigt wird, gibt es einen Bereich zwischen etwa 20 und 80% des Signalmaximums, in dem die ILK einen annähernd linearen Verlauf nehmen. Das heißt, sie können durch

$$Y_1(t)=b_1+ a_1 t + X_1(t), \qquad Y_2(t)=b_2+a_2 t + X_2(t)$$

beschrieben werden. Daraus folgt $a_1 = Aa_2$ und $\Delta t = (b_1-b_2)/a_1$. Die Blutgeschwindigkeit ergibt sich zu $v_a = 0.8\ \Delta s/\Delta t$ und der Blutfluß wird durch $Q = v_a\ \pi/4\ W^2$ berechnet.

3 Zeitdifferenzbestimmung zwischen ILK-Paaren

Die Zeitdifferenz wird durch Bestimmung der Parameter a_1, b_1 und b_2 berechnet, nachdem der Normierungsfaktor A und die Nullinienkonstanten k_1 und k_2 ermittelt wurden. Dies geschieht in folgenden Teilschritten:
1. Beseitigung von durch Lidschlag verursachten Artefakten
2. Unterdrückung von Rauschen durch Glättung der Kurven
3. Normierung der Kurven
4. Zeitdifferenzbestimmung

Artefakte werden durch starke Abweichung vom vorhergesagten Trendwert erkannt und durch interpolierte Werte aus dem ungestörten Bereich ersetzt. Das die Kurven überlagernde Rauschen wird durch einen linearen Trendoperator [1] beseitigt. Die gefilterten Kurven müssen nun noch aufeinander normiert werden, da durch unterschiedliche Bildausleuchtung und sich verändernde Indikatorkonzentration im Blut verschiedene Signal-Nullinien und Maxima der beiden Kurven auftreten.

Theoretisch lassen sich k_1 und k_2 als Mittelwerte der Nullinien, d.h. in der Phase vor dem Einströmen des Indikators, und A durch Division der relativen Kurvenmaxima schätzen. Dies ist jedoch fehleranfällig, da sowohl die Nullinienlage als auch die Maxima unsicher sind. Daher wird die Gleichsetzung der Nullinien durch eine Zentrierung des Meßsignals erreicht. Die Normierungsfaktoren der Meßkurven erg e-ben sich aus ihren ersten Fourierkoeffizienten oder dem Regressionsgeradenanstieg. Die Parameter a_1, b_1 und b_2 werden durch Regression im linearen Bereich geschätzt. Jedoch verbleibt nach einmaliger Anwendung der Zentrierungs- und Normierungs-operatoren noch ein Fehler bei der Δt-Bestimmung, da die Bereiche, die in die Normierung eingehen, genau um Δt verschoben sein müßten. Da Δt jedoch die zu bestimmende Größe ist, kann Δt nicht selbst als Parameter verwendet werden.

Die Lösung wird durch ein iteratives Vorgehen erreicht. Dabei wird zum Iterationsstart $\Delta t =0$ verwendet und jedes neue Ergebnis von Δt geht im nächsten Schritt als Parameter in den Normierungsablauf ein. Dabei sind die jeweils die aktuellen Meßbereiche für Y_1 und Y_2 genau um Δt verschoben. Es kann gezeigt werden, daß dieses Verfahren unter den angenommenen Voraussetzungen konvergiert. In Abb.2 wird der Gesamtablauf der Δt-Bestimmung illustriert.

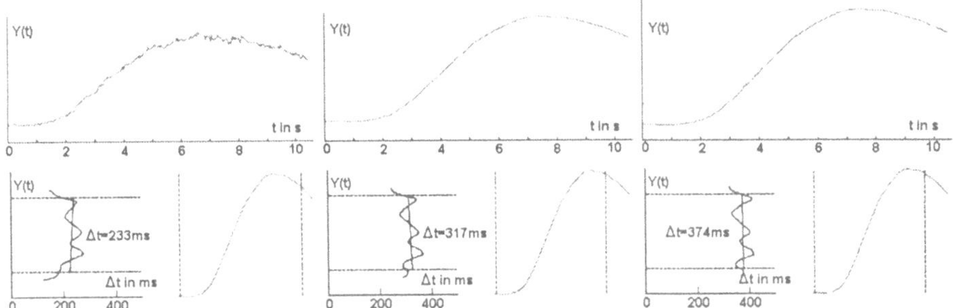

Abb. 2: Oben (v.l.n.r.): artefaktbereinigte originale, trendgefilterte und zentrierte ILK, unten: normierte Kurven (jew. rechts) und □t-Kurven (jew. links) im Iterationsverlauf

4 Algorithmus

Aus den bisherigen Überlegungen ergibt sich der folgende algorithmische Gesamtablauf des Verfahrens:

0   Erstellen der Bildsequenz

1   interaktives Festlegen von mindestens zwei Meßpositionen pro Astarterie in einem Bezugsbild der arteriellen Phase

2   Automatische Bewegungskorrektur (ausgehend vom Bezugsbild)

3   Erstellen der ILK für jede Meßposition

4   Bestimmen der paarweisen Zeit- und Weglängendifferenz, sowie der mittleren Gefäßweite für ILK-Paare desselben Gefäßastes, Geschwindigkeits- und Blutflußberechnung; ggf. Mittelung bei mehreren Paaren pro Gefäßast

5   Gesamtblutflußermittlung durch Summation der Blutflußwerte pro Gefäß

Punkt fünf betrifft Angiogramme, bei denen für alle Astgefäße Blutflußwerte ermittelt werden können. Kleinere Gefäße, für die keine Berechnung durchgeführt werden kann, können mit Korrekturwerten berücksichtigt werden.

5 Ergebnisse und Diskussion

In experimentellen Untersuchungen an 51 Bildfolgen von acht gesunden Probanden wurde die Reproduzierbarkeit innerhalb einer Messung und bei Wiederholungsmessungen bestimmt.

Für die Reproduzierbarkeitsbestimmung einer Einzelmessung wurden die Berechnungen in 14 Angiogrammen an 14 Gefäßen mit jeweils zwischen acht und 16 unabhängigen ILK-Paaren durchgeführt. Die mittleren Variationskoeffizienten (VK) für die Zeitdifferenz und die Gefäßweite betrugen $VK_{\Delta t}$: 6.9 ± 2.8% (18 ± 6 ms) und VK_W: 2.4 ± 0.8%. Da der Fehler bei der Weglängenbestimmung als vernachlässigbar angesehen wird, kann von einem zufälligen Fehler (VK) für die Geschwindigkeit von 7% und beim Blutfluß von 8% ausgegangen werden.

In zeitlich jeweils etwa eine Woche auseinanderliegenden Sitzungen wurden bei 8 Probanden 39 Messungen (zwischen 4 und 7 Wiederholungsmessungen) an 46 Gefäßen durchgeführt. Die Variationskoeffizienten betrugen für die Blutgeschwindigkeit VK_v: 18.6 ± 7.0, die Gefäßweite VK_W: 3.2 ± 1.6 und den Blutfluß VK_Q: 19.6 ±

7.9. Der Variationskoeffizient des Gesamtblutflusses, d.h. der Blutflußsumme über alle arteriellen Gefäße betrug VK_{Qges}: 10.0 ± 5.5 % (n=8). Die starke Streuung dieser Meßwerte läßt sich durch eine relativ hohe biologische Variabilität der Meßgrößen erklären. Der zeitliche Rechenaufwand des Verfahrens beträgt für eine 12s lange Videosequenz auf PC-Basis (Pentium 200) pro ILK-Paar unter einer Minute. Hinzu kommt die interaktive Meßortpositionierung.

Mit dem hier vorgestellten Verfahren lassen sich arterielle Blutgeschwindigkeit und Blutfluß im Rahmen einer ophthalmologischen Standarduntersuchung, die jedoch die Injektion eines Indikatormittels erfordert, schnell und mit relativ hoher Genauigkeit bestimmen. Aufgrund der hohen biologischen Variabilität, können Ergebniswerte aus Einzelmessungen nur begrenzt zur individuellen Diagnostik verwendet werden. Gelingt es, die Reproduzierbarkeitswerte z.B. durch eine höhere zeitliche Auflösung der Bildsequenzen (zB.100Hz) weiter zu verbessern, ist auch eine individuelle Diagnostik bezüglich Perfusionsstörungen denkbar.

Literatur

1. Bareshova E, Grießbach G, Schack B, Vilser W, Bräuer-Burchardt C, Senff I: Filtering properties of adaptive operators for the mean value and for the linear trend of instationary signals and their application to determing the arterial blood velocity in retinal vessels. Medical Progress through Technology, 21 (1996), 123-134

2. Bräuer-Burchardt, C: Echtzeit-Kompensation von Augenbewegungen bei der Bestimmung des retinalen Gefäßdurchmessers. In: H. Evers, G. Glombitza, T. Lehmann, H.-P. Meinzer: Bildverarbeitung für die Medizin 1999, Springer 1999, 412-416

3. Cunha-Vaz JG, Lima JP: Studies on retinal blood flow, 1st estimation of human retinal blood flow by slit-lamp fluofotometrie. Arch Ophthalmol 96 (1978), 893-897

4. Feke GT, Tagawa H, Deupree DM, Goger DG, Sebag J, Weiter JJ: Blood flow in the normal human retina. Invest Ophtalmol Vis Sci 30 (1989), 58-65

5. Preußner PR.: The principle of retinal rheometry. Graefe's Arch Clin Exp Ophtalmol 229, 557-567, 1991

6. Riva CE, Grunwald JE, Sinclair SH, Petrig BL: Blood velocity and velocimetrc flow rate in human retinal vessels. Invest Ophtalmol Vis Sci 26 (1985), 1124-1132

7. Reim M, Wolf S: Videofluoreszenzangiographie zur Untersuchung der Hämodynamik des Auges. Fortschr Ophtalmol 86 (1989), 744-750

8. Suzuki Y, Masuda K, Ogino K, Sugita T, Aizu Y, Asakura T: Measurement of blood flow velocity in retinal vessels utilizing laser speckle phenomenon. Jpn J Ophthalmol 35 (1991), 4-15

9. Vilser W: Möglichkeiten und Grenzen der retinalen Durchblutungsdiagnostik auf der Basis von Indikatortechnik und Längenmessungen. Therapeutische und experimentelle Untersuchungen zu einem ophtalmologischen Arbeitsplatz für die Diagnostik retinaler Durchblutungsstörungen, Technische Universität Ilmenau (Habilitationsschrift), 1993

10. Vilser W, Schack B, Bareshova E, Senff I, Bräuer-Burchardt C, Münch K, Strobel J: Adaptive Verfahren zur Messung arterieller Blutgeschwindigkeiten in Netzhautgefäßen mittels Indikatortechnik. Ophthalmologe 92, 728 – 734, 1995

11. Vilser W, Riemer T, Bräuer-Burchardt C, Münch K, Senff I, Kleen W, Bachmann K, Pietscher S, Lang GE, Lang GK: Retinal Vessel Analyzer (RVA) - A new measuring system for examination of local and temporal vessel behaviour (abstract). Invest Ophthalmol Vis Sci, 38/4, S1050, 1997

Bilder aus Diagnostik und Behandlungsplanung in der Strahlentherapie zur Auswertung von Online-daten mit neuronalen Netzen

Gerald Krell*, Bernd Michaelis*, Mathias Walke**, Roman Calow*, Nils Riefenstahl*

Otto-von-Guericke-Universität Magdeburg
*Institut für Elektronik, Signalverarbeitung und Kommunikationstechnik
**Klinik für Strahlentherapie
Postfach 4120, Universitätsplatz 2, D-39016 Magdeburg, Germany
Email: krell@iesk.et.uni-magdeburg.de

Zusammenfassung. Die Technik der elektronischen Portalbilder konnte sich zu einem wichtigen Werkzeug bei der Verifizierung der korrekten Patientenlagerung in der Strahlentherapie entwickeln. Im Gegensatz zu klassischen Verfahren der Bildverbesserung wird bei der vorgestellten Methode a-priori-Wissen aus vorab gewonnenen Bildern benutzt, um die Aussagekraft der Bildinformation wesentlich zu erhöhen. Zusätzlich werden Daten eines optischen Oberflächensensors für die Vermessung der tatsächlichen Patientenlagerung einbezogen und um eine eindeutige Registrierung zwischen den Bildmodi sowie die Verfolgung von Patientenbewegungen zu ermöglichen.

Schlüsselwörter: Strahlentherapie, Bildkorrektur, Sensorfusion, neuronale Netze, Portalbild

1 Einleitung

Elektronische Portalbilder (EPI, electronic portal image) werden durch Projektion des Körperinneren mit dem Behandlungsstrahl auf einen Bildschirm erzeugt und nach Aufnahme z. B. durch eine Kamera als digitales Bild zur Verfügung gestellt. Wegen der hohen Energie des Behandlungsstrahls weisen die unverarbeiteten EPIs jedoch eine deutlich geringere Bildqualität im Vergleich zu den sonst zur Verfügung stehenden Bildern aus Diagnostik und Behandlungsplanung auf.

Die Grundidee besteht in der Fusion von on-line-Daten der EPIs mit dem a-priori-Wissen aus Bildern der Behandlungssimulation, die im Rahmen der Behandlungsplanung durchgeführt wird. Während Diagnostik und Behandlungssimulation werden routinemäßig Bilder zur Zielvolumenlokalisation aufgenommen, die gewöhnlich als Röntgenfilm, CT oder MR zur Verfügung stehen (Simulatorbilder). Im vorgestellten System fließen zusätzliche Daten eines neuartigen Oberflächensensors ein. Es wird zunächst ein speziell strukturiertes künstliches neuronales Netz - ein modifizierter Assoziativspeicher - mit den Simulatorbildern trainiert. Der Assoziativspeicher ist in der Lage, Prototypbilder abzuspeichern, wobei mögliche Variationen des Körperinneren bezüglich Lage und Form simuliert und bei der Lerndatengenerierung berücksichtigt werden.

Der Recall des Assoziativspeichers mit einem On-line-Bild, wie es das EPI darstellt, ist dann (vereinfacht ausgedrückt) eine Interpolation der ähnlichsten Prototypbilder. Die Bilder werden in Regionen aufgeteilt und ein Matchingalgorithmus angewendet, um korrespondierende Merkmale zu ermitteln. Dieser Vorgang wird durch die Daten des optischen Oberflächensensors unterstützt. Eine geringe Zahl von markanten Punkten ist für die Detektion von Bewegungen ausreichend. In einem weiteren Schritt erfolgt der Recall des Assoziativspeichers mit den korrespondierenden Regionen im EPI.

2 Überblick

Abb. 1 illustriert das zweistufige Verfahren. Das unverarbeitete EPI ist gewöhnlich von niedriger Qualität im Vergleich zu den Simulatorbildern aus Diagnostik und Behandlungsplanung, und die Wirkung herkömmlicher Bildverarbeitungsalgorihmen ist begenzt [3]. Deshalb wird zusätzlich dieses a-priori-Wissen für die Auswertung der on-line-Bilder herangezogen, indem die Simulatorbilder zur Generierung von Trainingsdaten für den Assoziativspeicher benutzt werden, die den Eingang des Assoziativspeichers während des Anlernvorgangs bilden.

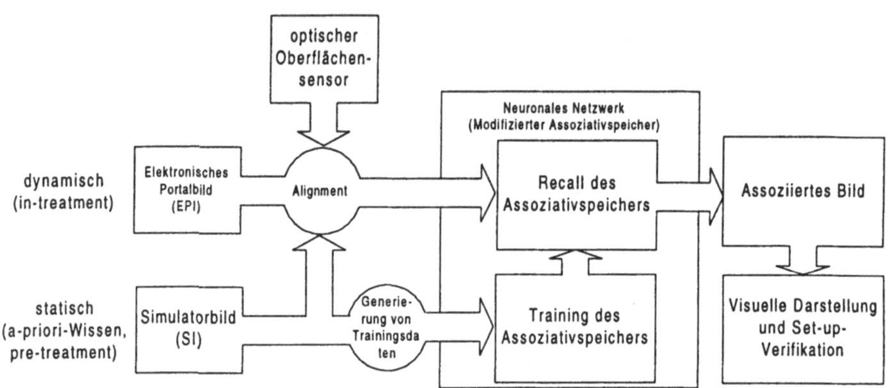

Abb. 1: Systemüberblick

Der Recall des Assoziativspeicher erfolgt dann mit dem aktuellen EPI. Dabei wird das Abrufbild unter Verwendung eines Alignment-Verfahrens mit den abgespeicherten Informationen in Deckung gebracht. Dieser Vorgang wird durch den optischen Oberflächensensor hinsichtlich Geschwindigkeit und Konvergenzsicherheit unterstützt.

3 Assoziativspeicher zur Abspeicherung von a-priori-Wissen

Es wird ein spezieller Typ eines neuronalen Netzes, ein modifizierter Assoziativspeicher, für die Einbeziehung von a-priori-Wissen in die EPI-Auswertung benutzt (Abb. 3). In herkömmlichen Anwendungen werden Assoziativspeicher für die Mustererkennung verwendet. Die Eigenschaft bestimmter Assoziativpeichern, zwischen abgespeicherten ähnlichen Mustern zu interpolieren, wird hier für eine "assoziative Restauration" zur Einbeziehung von a-priori-Wissen ausgenutzt. Um dies zu erreichen, werden neben den eigentlichen Simulatorbildern auch noch die zu erwartenden Variationen als Lerndatensatz in den Assoziativspeicher "eintrainiert". Dies geschieht durch Rauschüberlagerung, grauwertmorphologische Operationen und leichte Verzerrung in gewissen Grenzen.

Die linke Seite in Abb. 2 zeigt den Aufbau des Assoziativspeichers flächig entsprechend der 2D-Charakteristik der betrachteten Bilder. Für die numerische Berechnung werden die Daten jedoch vektorisiert (Abb. 2, rechts) und die Formeln darauf bezogen angegeben.

Die Mittelung aller Lerndaten ergibt ein Mittelwertbild, das für den Lernvorgang von allen Bildern im Lerndatensatz abgezogen und im Recall zum Ergebnis addiert wird. Dadurch ist im Assoziativspeicher die zu erwartende Variabilität des Simulatorbildes enthalten. Dieses Vorgehen vereinfacht die mathematischen Beziehungen und erlaubt die Anwendung von Standardverfahren (hier die Karhunen-Loéve-Transformation).

Für das verwendete lineare Netz ergeben sich die assoziierten Pixel $\vec{d}^* = G * \vec{a}$,

wobei $$\vec{a} = W * \vec{d}^*$$

die Ausgänge der Hiddenlayerneuronen sind, und es folgt

$$\vec{d}^* = GW * d.$$

Die Gewichte in G werden konventionell durch die Lösung des Eigenwertproblems bestimmt [2]. Die Matrix W wird identisch zu G^t gewählt, da es sich um eine autoassoziative Aufgabe handelt. Der Datenumfang wird in den Hiddenschicht erheblich reduziert, denn $m \ll l, n$.

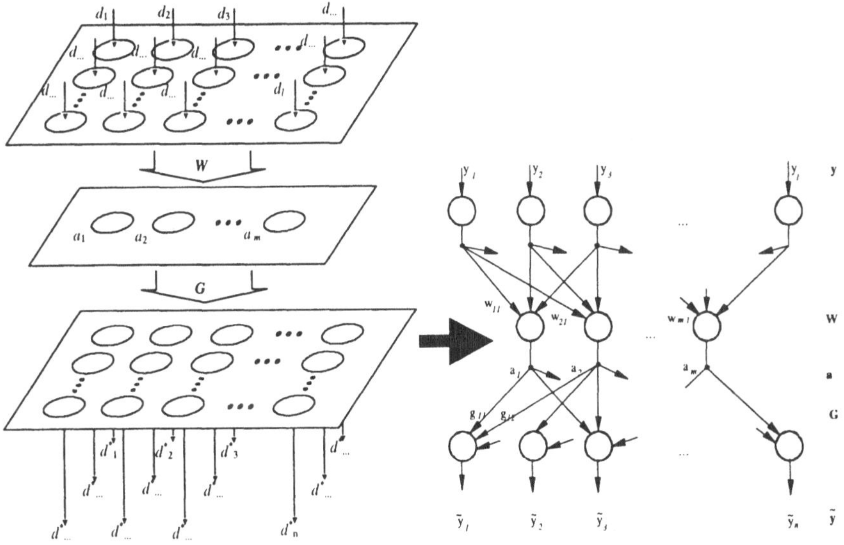

Abb. 2: Modifizierter Assoziativspeicher: flächiger Input/Output (links), Struktur zur Berechnung (rechts)

Bei einer geringen Anzahl von zu ermittelnden Hiddenneuronen, wie hier im allgemeinen möglich, kann ein Hebb'sches Lernverfahren für die schnellere Bestimmung der Gewichte verwendet werden [4]. Da die Eigenvektoren entsprechend der Größe der Eigenwerte geordnet sind, gestattet die gewählte Anzahl von Hiddenneuronen m auch die Wahl des gewünschten Einflusses des aktuellen Inputs auf den Recall: je größer m gewählt wird, um so mehr treten feine Variationen des Inputs gegenüber dem Mittelwertbild in Erscheinung bzw. je kleiner m, desto besser die Unterdrückung von Störungen.

Die Erkennung von anatomischen Merkmalen in bezug auf die erwünschte Postion laut Bestrahlungsplanung ist eine wichtige Forderung. Fehllagerung und Bewegung des Patienten während der Bestrahlung können zu Abweichungen führen. Außerdem liegen im allgemeinen zwischen Diagnostik, Behandlungsplanung und eigentlicher Bestrahlung größere Zeiträume, so daß sich das Erscheinungsbild der Anatomie ändern kann. Daher werden für den Recall die anatomischen Merkmale in den Bildmodi durch ein elastisches Warpingverfahren [1] in Deckung gebracht (Alignment). Die Startwerte für diesen Algorithmus werden dabei durch Vermessung mit dem optischen Sensor ermittelt. Hierbei handelt es sich um System bestehend aus zwei Kameras und einem Projektor, die zur photogrammetrischen Vermessung benutzt werden [5].

4 Beispiel

Abb. 3 zeigt das Stereobildpaar des optischen Sensors, der ausgewählte Punkte auf der Körperoberfläche verfolgen soll. Die Punkte wurden im Beispiel zweimal vermessen. In der Abbildung rechts sind die Verschiebungsvektoren dargestellt, wie sie durch die Atembewegungen des Patienten hervorgerufen wurden. Um Parameter für das Alignment des assoziativen Recalls werden die Komponenten der 3D-Vektoren in der Ebene des EPI verwendet.
Abb. 4 zeigt ein Beispiel für den Abruf des Assoziativspeichers mit einem EPI (Abb. 4b), nachdem er mit einem aus einem Simulatorbild (Abb. 4a) generierten Lerndatensatz trainiert wurde. Signifikante Oberflächenpunkte wurden während des Bestrahlungsverlaufs vermessen. Zusammen mit dem Ergebnis des Alignmentvorgangs resultieren die Verschiebungsvektoren nach Abb. 4c. Durch den Abruf des Assoziativspeichers mit dem EPI kann für kann ein wesentlich verbessertes Bild des Patienten (Abb. 4d) bei der Bestrahlung gewonnen werden, da a-priori-Wissen einbezogen wurde. m beträgt im gewählten Beispiel 10. Abweichungen von Form und Lage anatomischer Merkmale werden berücksichtigt.

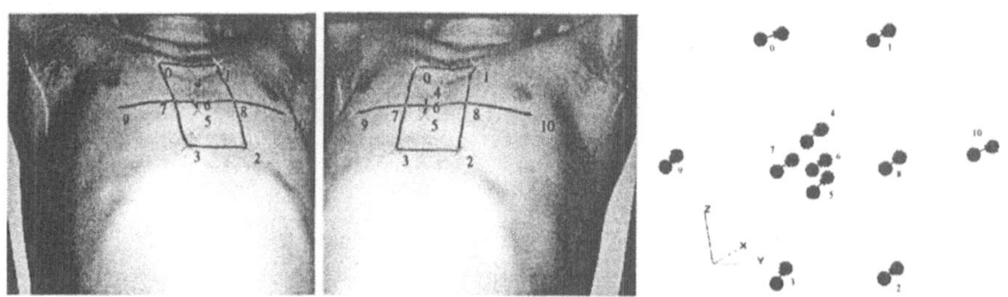

Abb. 3: Segmentierte Marker zum Oberflächentracking (l.), durch Atmung hervorgerufene Markerverschiebung (r.)

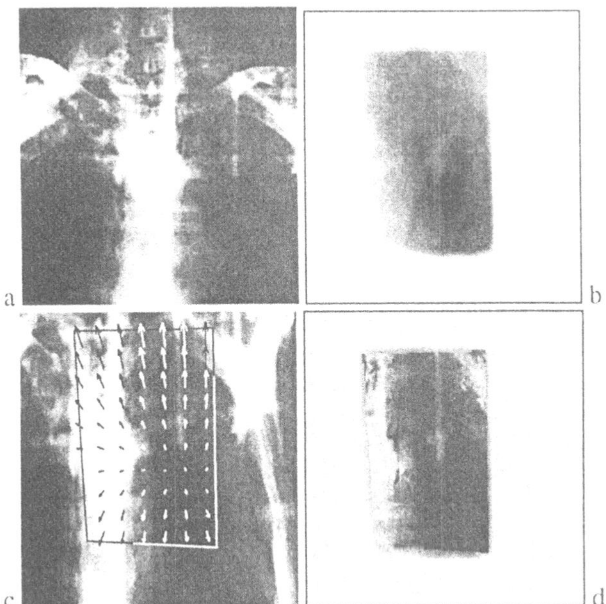

Abb. 4: Beispiel für die assoziative Restauration (Brustkorb): a) Simulatorbild; b) EPI; c) an aktuelles EPI angepaßtes Simulatorbild mit gekennzeichnetem Feld und Verschiebungsvektoren; d) Recall des Assoziativspeichers

5 Fazit

Das vorgeschlagene Verfahren nutzt a-priori- und Oberflächendaten für die EPI-Auswertung. Oberflächenpunkte werden getrackt, um die aktuelle Lagerung des Patienten zu verfolgen. Auf diese Weise stehen neuartige Werkzeuge zu Überprüfung der Patientenlagerung zur Verfügung.

Diese Arbeit wurde durch das Land Sachsen-Anhalt (FKZ 0002KE0099) und die EU-Förderung des Projekts ARROW (CT96-3660) unterstützt.

6 Literatur

1. Krell G, Tizhoosh HR, Lilienblum T, Moore CJ, Michaelis B: Enhancement and Associative Restoration of Electronic Portal Images in Radiotherapy. International Journal of Medical Informatics, vol. 49/2, Elsevier Science Ireland, 157-171, 1998.
2. Abbas HM, Fahmy MM: A Neural Model for Adaptive Karhuen Loéve Transformation (KLT). Int. Joint Conf. on Neural Netw., Baltimore, Maryland, vol. 2, 975-980, 1992.
3. Leszczynski K W, Shalev S, Cosby NS: The enhancement of radiotherapy verification images by an automated edge detection technique. Med. Phys. 19 (3), 1992.
4. Oja, E, Ogada, H, Wangviwattana, J: Learning in nonlinear, constained Hebbian networks. In: Kohonen et al. (eds), Artificial Neural Networks, Proc ICANN'91, North-Holland, Amsterdam, 385-375, 1991.
5. Albrecht P, Michaelis B: Improvement of the Spatial Resolution of an Optical 3-D Measurement Procedure. IEEE Transactions on Instrumentation and Measurement, Vol 47, No 1, 158-162, Februar 1998.

Bewegungsverfolgung des schlagenden Herzens an hyperfein-getaggten, schichtverfolgenden CSPAMM Aufnahmen

Marc Heiland, Justin D. Pearlman*, Marc Post*, Hans-Peter Meinzer

Deutsches Krebsforschungszentrum
Im Neuenheimer Feld 280, Heidelberg
*Beth Israel Deaconess Medical Center
330 Brookline Ave, Boston, USA
Email: M.Heiland@DKFZ-Heidelberg.de

Zusammenfassung: In der vorliegenden Arbeit wurde der Strukturtensoralgorithmus, ein allgemeines Verfahren zur Bewegungsverfolgung in digitalen Bildern, auf die Bewegungsverfolgung der Herzbewegung hyperfein-getaggter CSPAMM Bildfolgen angewendet. Die Methode wurde, um eine höhere Genauigkeit zu erreichen, dem Problem angepasst und mit einem aus der Literatur bekannten Verfahren zur Bewegungsverfolgung von MR-Tagging Serien (HARP) verglichen. In dieser Arbeit werden Vor- und Nachteile der beiden Methoden diskutiert.

Schlüsselwörter: Algorithmen, Bildregistrierung, Magnetresonanz, CSPAMM, MR-tagging

1 Einleitung

MR-getaggte Aufnahmen des schlagenden Herzens erlauben eine genaue Betrachtung der Myocardbewegung. Es lassen sich damit verschiedene Krankheitsbilder und Grade von Herzinsuffizienzen quantitativ unterschieden und objektivieren.

Zum ersten mal wurde 1988 eine Technik vorgestellt, die es erlaubt, den Herzmuskel nicht-invasiv zu markieren (tagging) [1]. Dieses wird erreicht, indem die Magnetisierung des Gewebes selektiv zerstört wird. Da bei der MR-Messung die Magnetisierung des Objektes gemessen wird, erscheinen diese Stellen schwarz. Weil der Grad der Magnetisierung im Gewebe bleibt, wird eine Bewegung offensichtlich, indem sich die schwarzen Stellen mitbewegen. Anders gesagt: das homogene Herzmuskelgewebe erscheint durch das MR-Tagging stark strukturiert und eine Bewegungsverfolgung wird möglich. Nachteilig erscheint die Tatsache, dass Signal bzw. Information zerstört wird. Besonders deutlich wird dies am Rand des Herzmuskels zur Lunge. Dort wird eine genaue Kantendetektion unmöglich, wenn die schwarzen Tagging-Linien, den Kantenverlauf überdecken. Es ist dann nicht erkennbar, ob diese Bereiche noch zum Herzen oder bereits zur Lunge gehören.

Mit SPAMM wurde eine MR-Sequenz vorgestellt, die eine sehr schnelle Zerstörung der Magnetisierung auf parallelen Ebenen erlaubt [2]. Legt man die Ebene des darzustellenden Bildes orthogonal zu diesen Ebenen so erscheinen schwarze parallele

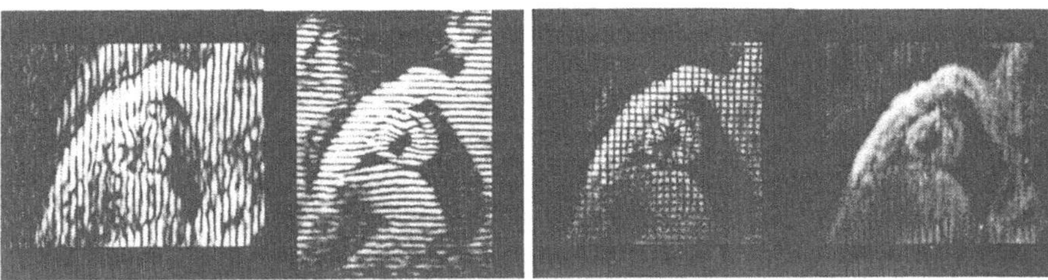

Abb. 1 vertikale und horizontale Tagging-Linen und deren Kombination als Gitter bzw. Normalbild; Zeitpunkt 6 von 20

Streifen auf dem Herzen. Im Verlauf des Herzschlags erscheinen die Linien deformiert. Die Bewegung wird offensichtlich. Ein Nachteil von SPAMM ist, dass die Tagging Linien auf Grund der T1-Relaxation gegen Ende des Herzschlags verschwinden. Dieses Problem konnte mit CSPAMM überwunden werden. Auch fällt es schwer, die Herzbewegung mit SPAMM in Schichtsequenzen zu interpretieren, wenn Sie nicht schichtverfolgend sind. Dann wird nämlich eine Schicht im Raum aufgenommen mit dem Gewebe, welches zu dem jeweiligen Zeitpunkt dort auftaucht. Die auf den Serien zu sehende Bewegung entspricht nicht der Projektion der tatsächlichen dreidimensionalen Bewegung in die Bildebene. Wenn solche Serien in drei Raumrichtungen aufgenommen werden, kann man jedoch daraus die tatsächliche dreidimensionale Bewegung approximieren [3,4]. Diese Aufnahmen sind allerdings sehr zeitintensiv.

Mit schichtverfolgendem CSPAMM [5] erscheint immer das selbe Gewebe. Die dargestellte Bewegung zeigt die Projektion der tatsächlichen drei-dimensionalen Bewegung auf die Bildebene. Ein weiterer Vorteil dieser Methode ist es, dass die Tagging Linien nicht verschwinden, sondern ohne an Kontrast zu verlieren über den gesamten Herzschlag erhalten bleiben.

An MR-getaggten Serien wird die Herzbewegung für den Beobachter offensichtlich. Um die Bewegung zu quantifizieren und damit die Beurteilung zu objektivieren und transparent zu machen, muss das Gewebe an den Bildern verfolgt werden. Die Identifizierung der Herzbewegung per Hand ist nicht nur ermüdend und äußerst zeitaufwendig, sie erweist sich auch als vergleichsweise ungenau. Mehrere Methoden wurden daher entwickelt, diese Aufgabe weitgehend zu automatisieren [6, 7, 8, 9, 10]. Viele Methoden verlangen eine manuelle Segmentierung des Herzmuskels um die Bewegung zu verfolgen. Erst jüngst wurden Verfahren vorgestellt, die versprechen, die Bewegung vollautomatisch und schnell zu identifizieren. In dieser Arbeit wird ein von uns entwickeltes Verfahren mit einem in der Literatur vorgestellten verglichen.

2 Methode

An 12 Schweinen wurde der rechte Circumflex künstlich verschlossen, wodurch Teile des Herzmuskels ischemisch wurden. Die Herzbewegung der Schweine wurde bei künstlichem Atemanhalten mit hyperfein-getaggten CSPAMM Kurzachsensequenzen betrachtet. Beim hyperfein-getaggten CSPAMM [11] werden nacheinander vier

CSPAMM Aufnahmen mit Tagging-Streifen erzeugt, die paarweise parallel um eine halbe Phase verschoben liegen (vgl. Abb. 1). Es werden also für diese Aufnahmen recht viele Einzelbilder benötigt. Eine Schichtserie bestehend aus etwa 20 Einzelbildern konnte bei den von uns verwendeten Aufnahmen in 40sec aquiriert werden. Für diese Zeitspanne die Luft anzuhalten ist bei vielen Patienten nach Schnellatmen sehr gut möglich. Da wir mit ruhiggestellten, beatmeten Schweinen arbeiteten, stellte es keinerlei Problem dar.

Aus den Bildserien wurden mit dem angepassten Strukturtensor wie auch mit dem HARP-Algorithmus Bewegungen berechnet. Die Resultate wurden kontrolliert, indem eingefärbte Punkte auf die Bildserien gelegt wurden. Diese Punkte wurden gemäß den berechneten Bewegungen des darunterliegenden Gewebes über den Herzzyklus verschoben. Damit konnte visuell die Güte der Bewegungsbestimmung ermittelt werden.

2.1 HARP

Osman [12] stellt eine Methode vor, die eine sehr schnelle Bewegungsverfolgung aus den Streifenbildern erlaubt. Die Bilder werden dazu fouriertransformiert und mit einer verschobenen Gaussglocke multipliziert (mit Mittelpunkt auf dem Wellenvektor, der die Streifen definiert.) Wenn dieses Bild zurücktransformiert wird, ist das Phasenbild nicht mehr leer (die Gaussglocke wirkte nur auf einer Seite). Es zeigen sich im gesamten Phasenbild Grauwertrampen, die auf dem Gewebe genau dort liegen, wo im Amplitudenbild die Streifen erscheinen (vgl. Abb. 2 links). Die Differenz zweier aufeinanderfolgender Bilder zeigt nach einer linearen Grauwerttransformation gerade die Verschiebung des Gewebes.

2.2 Strukturtensormethode

Haussecker [13] stellt mit dem Strukturtensoralgorithmus eine flexible Methode vor, Geschwindigkeiten in Bildfolgen zu detektieren. Diese Methode wurde von uns dem hyperfein-getaggten CSPAMM Bildfolgen angepasst. Zur Bestimmung der Bewegung wird bei diesem Verfahren an jedem Bildort ein Tensor aufgestellt, der die raumzeitliche Bildstruktur der Serie wiederspiegelt. Aus diesem Tensor kann direkt die Verschiebung bestimmt werden.

Dieses Verfahren haben wir wie folgt den hyperfein-getaggten Aufnahmen angepasst:
- Auf allen 4 Bildserien der hyperfeinen Tagging Sequenz werden die Strukturtensoren unabhängig berechnet und schließlich summiert. Die Summe dieser Tensoren ist etwas anderes als der Strukturtensor der Summe der Einzelbilder.
- Der originale Strukturtensoralgorithmus benutzt zur Bestimmung der lokalen Struktur und deren Veränderung eine Maske fester Größe und Form. An Objektgrenzen kann die Maske auf andere Objekte übergreifen und die Bewegungsbestimmung von deren Verhalten beeinflusst werden. Bei hyperfein getaggten CSPAMM kann diese Einschränkung überwunden werden, indem die Struktur vollautomatisch nur auf zusammenhängendem Gebiet betrachtet wird. Dieses zusammenhängende Gebiet wird im Gegensatz zu anderen MR-Tagging Verfahren erkennbar weil aus den phasenverschobenen Bildfolgen ein Normalbild berechnet werden kann. (vgl. Abb. 2 links)

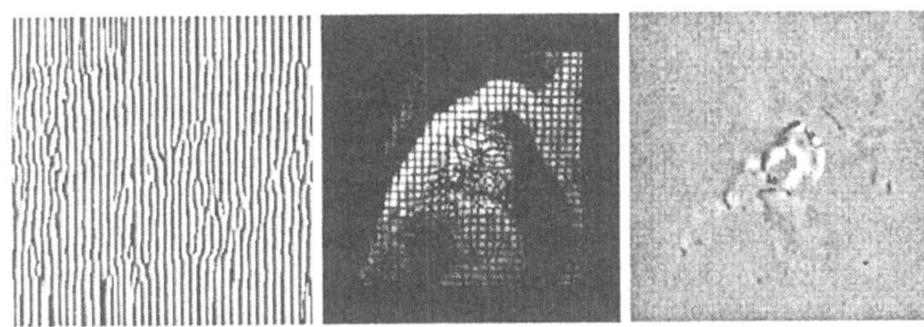

Abb. 2 links HARP Phasenbild, mittig Kontrolle, rechts Divergenz der Bewegung

- Da die Bewegung stark beschleunigt ist, werden die Verschiebungen am genausten wiedergegeben, wenn der Strukturtensor auf einem zeitlich sehr kleinen Fenster (bei uns 3 Schichten) berechnet wird.

3 Ergebnisse

In den verwendeten Aufnahmen bestimmt der angepasste Strukturtensor die Herzbewegung auf dem gesamten Myocard ohne erkennbare Fehler. HARP hingegen produzierte in unseren Beispielen insbesondere an der Herzaußenwand deutliche Fehler. Mit beiden Methoden gelingt jedoch eine Identifizierung des minderaktiven Gebietes. Bei den Bildern, die die Divergenz der integrierten Bewegung zeigen, treten die gesunden Bereiche an der Herzinnenwand deutlich hervor (vgl. Abb. 2 rechts). Dies war nicht unbedingt zu erwarten. Wenn die Herzwand bei der Kontraktion in der langen Achse nach innen klappt, verkürzt sich in der Projektion auf die Bildebene der kurzen Achse die Wanddicke. Offensichtlich wird dies jedoch durch die tatsächliche Wandverdikkung übertroffen, so dass resultierend eine positive Divergenz der zwei dimensionalen Bewegung im gesunden Gebiet erscheint.

4 Diskussion und Ausblick

Sowohl HARP als auch der Strukturtensoralgorithmus betrachten die Bildserien jeweils lokal und suchen nicht nach einer globalen Optimierung des Bewegungsvektorfeldes, wie andere Verfahren. Daher sind sie potentiell aliasing gefährdet, aber auch hoch parallelisierbar.

HARP bestimmt die Verschiebungen zwischen je zwei Bildern und liefert ein forward mapping. Daraus lassen sich direkt Trajektorien über den gesamten Herzschlag definieren. Der Strukturtensoralgorithmus liefert Geschwindigkeiten zu jedem inneren Aufnahmezeitpunkt. Die Bestimmung einer Trajektorie ist nicht trivial. Beide Verfahren liefern vollautomatisch die Bewegung des Herzens von hyperfeingetaggten CSPAMM-Aufnahmen. Es könnte sein, dass HARP bessere Ergebnisse liefert, wenn es ebenfalls auf den Herzmuskel reduziert wird. Dazu bietet das Verfahren aber keinen direkten Zugang.

Es muss über die visuelle Kontrolle hinaus noch genauer validiert werden, wie gut die Ergebnisse der beiden Methoden sind. Die Ergebnisse der Bewegungsdetektion sollen in Zukunft dazu verwendet werden, um den Herzmuskel zu segmentieren.

5 Danksagungen

Diese Arbeit wurde von Deutschen Akademischen Austauschdienst (DAAD) unterstützt.

6 Literatur

1. Zerhouni EA, Parish DM, Rogers WJ, Yang A, Shapiro EP. Human heart: tagging with MR imaging: a method for non-invasive assessment of myocardial motion. Radiology. 1988. 169. 59-63
2. Axel L, Dougherty L., Heart wall motion: improved method of spatial modulation of magnetization for MR imaging. Radiology, 1989. 172. 349-350
3. Denney TS, Prince JL. Reconstruction of 3-D Left Ventricular Motion from Planar Tagged Cardiac MR Images: An Estimation Theoretic Approach. Trans Med Imag, 1995. 14 (4). 625-635
4. Radeva P, Amini AA, Huang J. Deformable B-Solids and Implicit Snakes for 3D Localization and Tracking of SPAMM MRI Data. Computer Vision and Image Understanding. 1997. 66(2). 163-178
5. Fischer SE, McKinnon GC, Scheidegger MP, Prins W, Meier D, Boesiger P. True myocardial motion tracking. Mgn Reson Med, 1994. 31. 401-413
6. Denney TS. Estimation and Detection of Myocardial Tags in MR Image Without User-Defined Myocardial Contours. 1999. Trans Med Imaging. 18(4). 339-344
7. Dougherty L, Asmuth JC, Blom AS, Axel L, Kumar R. Validation of an Optical Flow Method for Tag Displacement Estimation. Trans Med Imag. 1999. 18 (4)
8. Kraitchman DL, Young AA, Chang CN, Axel L. Semi-Automatic Tracking of Myocardial Motion in MR Tagged Images. Trans Med Imag. 1995. 14 (3). 422-433
9. Kumar S, Goldgof D. Automatic Tracking of SPAMM Grid and the Estimation of Deformation Parameters from Cardiac MR Images. IEEE Transactions on Medical Imaging. 1994. 13 (1). 122-132
10. Young AA, Kraitchman DL, Dougherty L, Axel L, Tracking and Finite Element Analysis of Stripe Deformation in Magnetic Resonance Tagging. IEEE Transactions on Medical Imaging. 1995. 14 (3). 413-421
11. Stuber M, Fischer SE, Scheidegger MB, Boesiger P. Towards high resolution myocardial tagging, Magn Reson Med, 1999 41(3); 639-643
12. Osman NF, Faranesh AZ, McVeigh ER, Prince JL. Tracking Cardiac Motion Using Cine Harmonic Phase (HARP) MRI. Proc. Intl. Soc. Mag. Reson. Med. 7. 1999
13. Haussecker H, Jähne B. A Tensor Appoach for Precise Computation of Dense Displacement Vector Fields.

Simulation der elektrischen Erregung im Herzen auf Patientendatensätzen

Christian D. Werner, Frank B. Sachse und Olaf Dössel

Institut für Biomedizinische Technik
Universität Karlsruhe, 76128 Karlsruhe
Email: cw@ibt.etec.uni-karlsruhe.de

Zusammenfassung. Diese Arbeit beschreibt die Simulation der elektrischen Erregungsausbreitung im menschlichen Herzen unter Verwendung physiologischer Modelle basierend auf individuellen Patientendatensätzen. Die zugrundeliegenden physiologischen Modelle basieren auf anatomischen Modellen, die unterschiedliche Gewebearten differenzieren. Die physiologischen Modelle werden durch Zuweisung von elektrischen und elektrophysiologischen Eigenschaften zu den einzelnen Gewebearten erzeugt. Um eine möglichst realitätsnahe Simulation durchführen zu können, bedarf es anatomischer Modelle von hoher Qualität bezüglich räumlicher Auflösung und Gewebedifferenzierung. Da die Qualität klinischer Patientendatensätze oftmals nicht ausreicht, wird in dieser Arbeit mit Hilfe der Lösung der Navier-Gleichung ein in früheren Arbeiten erstellter hochdetaillierter Datensatz des Herzens auf das Herz der Patientendatensätze elastisch abgebildet. Nach dieser Transformation wird die elektrische Erregungsausbreitung auf dem Patientendatensatz simuliert und die Oberflächenpotentialverteilung berechnet.

Schlüsselwörter: Elektrische Erregungsausbreitung, Registrierung, Matching, Digitales Herzmodell

1 Einleitung

Auf Computer-Modellen basierende Simulationen des physikalischen und physiologischen Verhaltens des Menschen gewinnen im Bereich der kardiologischen Diagnose, Therapie und Ausbildung zunehmend an Interesse. Diese Arbeit befaßt sich mit der Simulation der elektrischen Erregungsausbreitung im menschlichen Herzen basierend auf magnetresonanztomographischen Datensätzen (MR-Datensätze) von Patienten. Den Simulationen liegen physiologische Modelle zugrunde, die ihrerseits auf anatomischen Modellen des Herzens und des Thorax basieren.

2 Datenmaterial

Um anatomische Modelle hoher Qualität zu erhalten, müssen die medizinischen Bilddaten hohen Ansprüchen an Auflösung und Kontrast genügen. Die Qualität klinischer Patientendatensätze genügt oftmals nicht zur Generierung eines anatomischen Modells hoher Qualität. Aus diesem Grund wurde in dieser Arbeit ein anderer Ansatz gewählt. Dieser basiert auf einer früheren Arbeit, die die Generierung eines detaillierten anatomischen Modells des menschlichen Herzens auf Basis des Visible Man Datensatzes [1] beschreibt.

2.1 MEET Man Projekt

Ein detailliertes Modell der Herzanatomie basierend auf den photographischen und tomographischen Aufnahmen des Visible Man Datensatzes der National Library of Medicine, Bethesda, Maryland (USA) [1] wurde im Rahmen des MEET Man Projekts in vorhergehenden Arbeiten erstellt [2]. Dieses Modell beinhaltet ca. 400 Mio. kubische Voxel der Kantenlänge 1 mm. Der Datensatz umfaßt ca. 40 verschiedene Gewebeklassen und darüber hinaus die Faserorientierung für Skelettmuskulatur und Myokard. Das Herz selbst umfaßt neben den Gewebeklassen Blut, linker Ventrikel, rechter Ventrikel, linker Vorhof und rechter Vorhof u. a. folgende Klassen des Erregungsleitungssystems: Sinus-Knoten, AV-Knoten, His-Bündel, Tawara-Schenkel und Purkinje-Fasern [3]. In Abbildung 1 sind unterschiedliche Ansichten der Anatomie dargestellt.

2.2 Patienten-Datensatz

Der zur Simulation herangezogene MR-Datensatz beschreibt den Thorax eines Mannes. Pathologien, insbesondere des Herzens, sind nicht bekannt. Die bei der

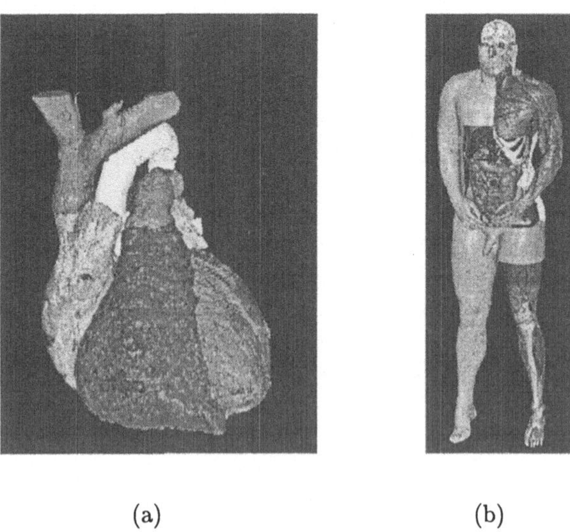

(a)   (b)

Abb. 1. Gewebeklassifizierte anatomische Modelle von (a) Herz und (b) Körper des MEET Man Datensatzes.

Aufnahme erstellten transversalen Schnittbilder sind R-Zacken-getriggert und weisen eine Pixelgröße von 2 mm × 2 mm auf. Der Abstand zwischen den einzelnen Schichten beträgt 8 mm. Um diese Daten auf den Datensatz des Visible-Man Herzens abbilden zu können, muß eine Vorklassifikation des MR-Datensatzes erfolgen. Diese kann durch interaktive Verfahren erfolgen.

3 Methodik

3.1 Matching

Das Matching lässt sich in zwei Teile gliedern. Im ersten Teil wird eine rigide Transformation des Herzmodells des MEET Man Datensatzes durchgeführt. Diese beruht auf der Bestimmung der Hauptachsen [4] des Herzmodells des MEET Man Datensatzes und der Hauptachsen des vorklassifizerten MR-Datensatzes und anschließender Transformation des MEET Man Herzmodells. Dadurch werden die Modelle in eine geeignete Ausgangslage für die anschließende elastische Registrierung gebracht. Die elastische Registrierung erfolgt mit Hilfe der Navier-Gleichung (1):

$$\mu \nabla^2 u_i + (\lambda + \mu) \frac{\partial \theta}{\partial x_i} + F_i = 0, \tag{1}$$

wobei

$$\theta = \sum_{i=1}^{3} \frac{\partial u_i}{\partial x_i}. \tag{2}$$

Dabei wird mittels eines Finite-Differenzen Verfahrens iterativ die Verschiebung u_i jedes Voxels in jede Raumrichtung ($i = 1, 2, 3$) bestimmt. Die Lamé-Koeffizienten λ und μ beschreiben die elastischen Materialeigenschaften. F_i sind die Kräfte in jede Raumrichtung [5]. Sie werden mittels einer Abstandskarte berechnet, die ausgehend von dem vorklassifizierten MR-Datensatz erstellt wird.

3.2 Simulation der Erregungsausbreitung

Das erstellte anatomische Modell des Herzens wird durch Zuweisung physiologischer Eigenschaften zu den klassifizierten Gewebearten zu einem physiologischen Modell erweitert. Diese Eigenschaften umfassen u. a. Ausbreitungsgeschwindigkeit, Autorhythmie-Verhalten und Aktionspotentialverläufe. Die Simulation wird mittels eines zellulären Automaten [6] durchgeführt. Hierbei wird zu jedem Zeitpunkt der Zustand der Erregung eines jeden Voxels gespeichert. Die Erregungszustand eines Voxels wird auf die benachbarten Voxel unter Berücksichtigung der elektrophysiologischen Eigenschaften weitergeleitet. Aufgrund des Erregungszustands der Voxel ergibt sich eine Transmembranpotentialverteilung im Bereich des Myokards. Diese Verteilung wird zur Bestimmung der elektrischen Quellen im Herzen verwendet. Mit Hilfe des Bidomain-Modells [7] ergibt sich für die elektrischen Quellen $\nabla \mathbf{J}^i$ mit dem intrazellulären Leitfähigkeitstensor σ_i und dem Transmembranpotential Φ_m

$$\nabla \mathbf{J}^i = -\nabla \sigma_i \nabla \Phi_m \tag{3}$$

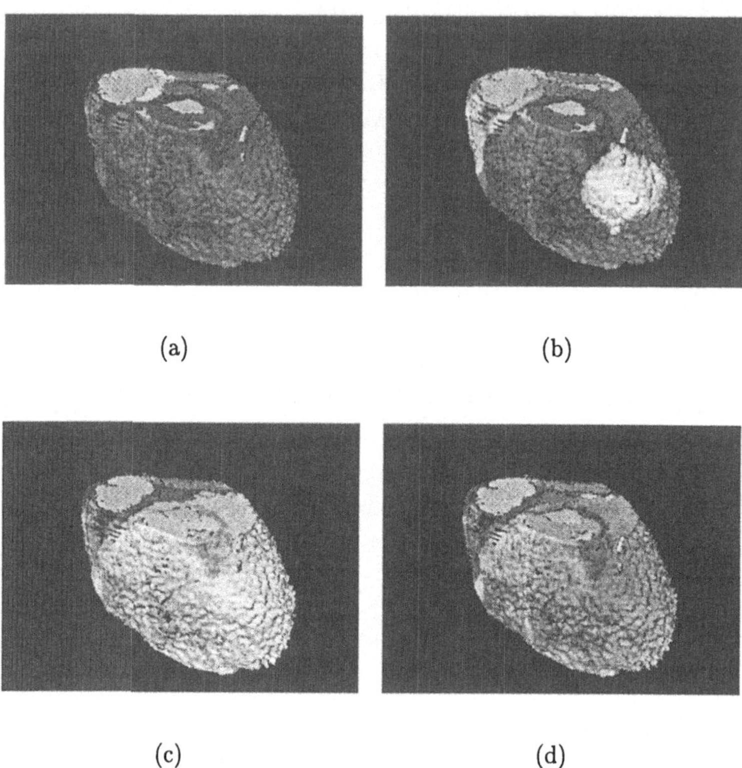

(a)   (b)

(c)   (d)

Abb. 2. Transmembranpotential Φ_m zu unterschiedlichen Zeitpunkten der Simulation: (a) Nach dem Start der Erregung im Sinus-Knoten breitet sich die Erregung über die Vorhöfe aus. (b) Über das Erregungsleitungssystem wird die Erregung auf die Ventrikel propagiert. (c) Die Ventrikel sind vollständig erregt. (d) Zum Ende der Erregung repolarisieren die Zellen im Bereich der Ventrikel.

3.3 Berechnung der Oberflächenpotentialverteilung

Das Oberflächenpotential V lässt sich durch Lösen der generalisierten Poisson-Gleichung unter Berücksichtigung des Leitfähigkeitstensors σ bestimmen:

$$\nabla\left(\sigma\nabla V\right) + \nabla\mathbf{J}^i = 0 \tag{4}$$

Die Berechnung von V erfolgt mittels Verfahren der numerischen Feldrechnung [8] [9].

4 Ergebnisse

Nach Anwendung des Matching-Verfahrens weist der anatomische Datensatz des individuellen Patienten eine geeignete Gewebedifferenzierung im Bereich des

Herzens auf. Damit lässt sich eine realitätsnahe Simulation der elektrischen Erregungsausbreitung durchführen. Die Ergebnisse einer solchen Simulation sind in Abbildung 2 dargestellt.

Anschließende Arbeiten werden sich mit der Integration der Faserorientierung in die individuellen Patientendatensätze beschäftigen. Weiterhin wird untersucht werden, inwieweit die Herzbewegung bei der Simulation berücksichtigt werden kann.

5 Danksagung

Die Arbeit wurde durch den Sonderforschungsbereich 414, Informationstechnik in der Medizin – Rechner- und sensorgestützte Chirurgie, gefördert. Wir danken Herrn Dipl.-Inform. Oliver Burgert vom Institut für Prozeßrechentechnik, Automation und Robotik der Universität Karlsruhe für die Bereitstellung des MR-Datensatzes.

Literatur

1. M. J. Ackerman, "Viewpoint: The Visible Human Project," *Journal Biocommunication*, vol. 18, no. 2, p. 14, 1991.

2. F. B. Sachse, M. Glas, M. Müller, and K. Meyer-Waarden, "Segmentation and tissue-classification of the Visible Man dataset using the computertomographic scans and the thin-section photos," in *Proc. First Users Conference of the National Library of Medicine's Visible Human Project*, pp. 125–126, 1996.

3. C. D. Werner, F. B. Sachse, and O. Dössel, "Electrical excitation of the human heart: A comparison of electrical source distributions in models of different spatial resolution," in *Proc. Computers in Cardiology*, pp. 309–312, 1998.

4. R. C. Gonzalez and R. E. Woods, *Digital Image Processing.* Reading, Massachusetts; Menlo Park, California; New York; Bonn: Addison-Wesley, 1992.

5. R. Bajcsy and S. Kovacic, "Multiresolution elastic matching," *Computer Vision, Graphics, and Image Processing*, vol. 46, pp. 1–21, 1989.

6. B. E. H. Saxberg and R. J. Cohen, "Cellular automata models of cardiac conduction," in *Theory of Heart* (L. Glass, P. Hunter, and A. McCulloch, eds.), pp. 437–476, Berlin, Heidelberg, New York: Springer, 1991.

7. D. B. Geselowitz, "On the Theory of the Electrocardiogram," *Proceedings of the IEEE*, vol. 77, pp. 857–876, June 1989.

8. F. B. Sachse, C. Werner, K. Meyer-Waarden, and O. Dössel, "Applications of the visible man dataset in electrocardiology: Calculation and visualization of body surface potential maps of a complete heart cycle," in *Proc. Second Users Conference of the National Library of Medicine's Visible Human Project*, pp. 47–48, 1998.

9. F. B. Sachse, C. Werner, K. Meyer-Waarden, and O. Dössel, "Comparison of solutions to the forward problem in electrophysiology with homogeneous, heterogeneous and anisotropic impedance models," in *Biomedizinische Technik*, vol. 42, pp. 277–280, 1997.

Multidimensionale Visualisierung dynamischer MR-Mammographiebildsequenzen

G. Brix[1], K.-H. Englmeier[2], R. Lucht[1], M. Knopp[3], M. Siebert[2], J. Griebel[1]

1 Bundesamt für Strahlenschutz, Ingolstädter Landstr. 1, 85758 Neuherberg
2 GSF - Forschungszentrum für Umwelt und Gesundheit,
Institut für Medizinische Informatik und Systemforschung,
Ingolstädter Landstr. 1, 85758 Neuherberg
3 Forschungsschwerpunkt Radiologische Diagnostik und Therapie,
Deutsches Krebsforschungszentrum, Im Neuenheimer Feld 280, 69130 Heidelberbg

Abtract In der Magnetresonanztomographie (MRT) führt die Applikation paramagnetischer Kontrastmittel (KM) zu einer verstärkten Protonenrelaxation und damit zu einer Verkürzung der T_1- bzw T_2-Zeiten des Gewebes. Eine Analyse der resultierenden MR-Signalvariationen erlaubt die Berechnung funktioneller Gewebeparameter. Ziel der Studie ist es einerseits, eine dynamische MR-Bildgebungstechnik zu entwickeln, die es ermöglicht das Anreicherungsverhalten in der gesamten Brust mit einer hohen Zeitauflösung zu erfassen und andererseits die Entwicklung eines Verfahrens mit dem es gelingt, die funktionellen Gewebeparameter simultan mit dem dreidimensionalen morphologischen Modell zu visualisieren.

Schlüsselwörter: Dynamische Kernspintomographie, 2-Kompartment-Modell, 3-D-Visualisierung, virtuelle Realität

1 Einleitung

In den letzten Jahren konnte die Meßzeit, die für die Akquisition eines MR-Bildes benötigt wird, bei guter Ortsauflösung auf wenige Sekunden reduziert werden, so daß die zeitliche Veränderung des MR-Bildsignals nach Applikation eines paramagnetischen MR-Kontrastmittels erfaßt werden kann. Da die Kinetik der Signalveränderung die Mirkozirkulation im Gewebe widerspiegelt, eröffnet dieser Ansatz unter anderem die Möglichkeit, die veränderte Vaskularisation von Tumoren nichtinvasiv und mit hoher Ortsauflösung zu erfassen [2]. Grundlage für die erhöhte Kontrastmittelanreicherung in Tumoren ist die Neoangiogense, die zu einer Zunahme sowohl der Gefäßdichte als auch der Permeabilität der Kapillaren führt. Basierend auf einer Vielzahl wissenschaftlicher Studien, hat insbesondere die dynamische MR-Mammographie einen hohen klinischen Stellenwert erlangt [7, 9, 8].

Der breiteren Anwendung dynamischer MR-Untersuchungstechniken in der klinischen Routine steht allerdings vielerorts noch das Problem gegenüber, daß keine geeigneten Softwaretools für die Auswertung und Visualisierung der Kontrastmittelanreicherung zur Verfügung stehen und der befundene Arzt mit der visuellen Beurteilung der vielen Bilddatensätze, die bei einer dynamischen MR-Untersuchung akquiriert werden, überfordert ist. Ziel war es daher, ein Analyse- und multidimensionales Visualisierungssystem zu entwickeln, das nach pharmakokinetischer Analyse simultan gewebespezifische Parameter der veränderten Durchblutungsverhältnisse in Tumoren der weiblichen Brust mit dem morphologischen 3D-Bild in virtueller Umgebung darstellt und verschiedene, intuitive Interaktionen erlaubt.

2 Material und Methode

2.1 MR-Untersuchung

Alle MR-Untersuchungen wurden an einem konventionellen 1,5-Tesla Ganzkörper-MR-System (MAGNETOM SP 4000; Siemens, Erlangen, Deutschland) mit einer doppellumigen Mammaspule durchgeführt. Zunächst wurden statische 3D-FLASH-Aufnahmen (Repetionszeit TR = 12 ms, Echozeit TE = 5 ms, Anregungswinkel α = 35°, Schichtdicke TH = 4 mm, Matrixgröße MS = 256 × 256, Gesichtsfeld FOV = 320 mm, 32 Partitionen) erfaßt. Auf der Basis dieser Bilder wurden 15 transversale Schichten definiert (FOV = 320 mm, TH = 6 mm), aus denen dann simultan dynamische Bildserien über eine Zeitraum von 12 min mit einer Zeitauflösung von 23 s mit einer Saturation-Recovery-TurboFLASH-Sequenz (Recoveryzeit $TREC$ = 125 ms, TR = 9 ms, TE = 4 ms, α = 12°, MS = 256×256) akquiriert wurden. Diese Sequenz wurde speziell für die dynamische MR-Mammographie optimiert und zeichnet sich durch einen hohen $T1$-Kontrast, eine gute zeitliche und räumliche Auflösung sowie durch eine geringe Artefaktanfälligkeit aus. Details wurden in vorangegangenen Arbeiten ausführlich beschrieben [3, 2]. Die Kontrastmittelapplikation mittels einer elektronisch gesteuerten Infusionspumpe (CAI 626P/Tomojet, Doltron AG, Uster, Schweiz) wurde mit Beginn der Messung der 4. Bildserie gestartet. Insgesamt wurden 0,1 mmol Gd-DTPA (MAGNEVIST®, Schering, Berlin, Deutschland) pro kg Körpergewicht gleichförmig über 1 min appliziert. Zum Abschluß der Untersuchung wurde noch ein statischer 3D-FLASH-Datensatz mit den oben angegebenen Meßparameter akquiriert.

2.2 Digitale Bild- und pharmakokinetische Analyse

Da Patientenbewegungen und Formveränderungen der Mammae während der Meßperiode eine suspekte Signalveränderung sowohl vortäuschen als auch maskieren können, wurden die akquirierten dynamischem MR-Bilddatensätze vor der pixelweisen Analyse der Kontrastverstärkung mit einem elastischen Matching-Algorithmus korregistriert [6].

Wie anhand von theoretischen Überlegungen als auch durch Phantomexperimente nachgewiesen werden konnte, besteht zwischen der mit der Saturation-Recovery-TurboFLASH-Sequenz erfaßten Signalverstärkung und der lokalen Kontrastmittelkonzentration im Gewebe eine lineare Beziehung, so daß die gemessenen Signal-

Zeit-Verläufe in Konzentrations-Zeit-Verläufe umgerechnet und mittels geeigneter pharmakokinetischer Modelle analysiert werden können [3, 2]. Wir sind zu diesem Zweck von einem einfachen Zwei-Kompartimente-Modell ausgegangen [1, 3]. Bei diesem Modell wird der Intravasalraum und das Interstitium des Gewebes zu einem Kompartiment zusammengefaßt, das mit einem Bloodpool-Kompartiment über Austauschprozesse erster Ordnung in Verbindung stehen. Das KM wird gleichförmig in das zentrale Kompartiment injiziert und mit einer Kinetik erster Ordnung eliminiert. Nach diesem Modell wird die initiale Phase des Signalanstiegs durch zwei gewebespezifische Parameter beschrieben: eine Amplitude A, die die Höhe des relativen Signalanstiegs beschreibt, und eine Austauschrate k_{21}, die die Geschwindigkeit des Signalanstiegs charaktersisiert. Die beiden Parameter wurden pixelweise berechnet und farbkodiert einem anatomischen MR-Bild überlagert. Die Farbkodierung wurde dabei so gewählt, dass Prozesse mit einer schnellen und hohen KM-Anreicherung hell zur Darstellung gelangen, während langsam und schwach anreichernde Gewebe dunkel erscheinen. Das vorgestellte Konzept der "pharmakokinetische Bildgebung" bietet die Möglichkeit, dem Arzt die relevante Gewebeinformation aus einer dynamischen MR-Untersuchung ohne Verlust an Ortsauflösung in sehr komprimierter Form zu präsentieren.

2.3 Multidimensionale Visualisierung und virtuelle Realität

Soll neben der eben beschriebenen pharmakokinetischen Bildgebung auch eine verbesserte Lokalisation des Tumors im dreidimensionalen (3D) Raum vorgenommen werden, muss das Verfahren mit Methoden der 3-D-Visualisierung und darauf aufbauend mit Verfahren der virtuellen Realität [10, 12] ergänzt werden.

Um eine multidimensionale Visualisierung der veränderten Vaskularisation von Tumoren in virtueller Realität zu erreichen, wird hier ein Ansatz gewählt, der volumenorientierte 3D-Visualisierung und 3D-Texture-Mapping [11] zur Ergebnispräsentation des pharmakokinetischen Modells mit Interaktionsmethoden der virtuellen Realität vereint. Dazu werden zunächst die transversalen Schichten der MR-Mammographie an einen SGI-ONYX-Rechner (Silicon Graphics Inc.) übertragen. Parallele Rechnerarchitektur und zwei Hochleistungsgraphikeinheiten ermöglichen hier die Anwendung von Realzeit - Volumenvisualisierungstechniken bei gleichzeitiger stereoskopischer Darstellung. Weiterhin ermöglichen 3D-Interaktionsgeräte wie Space-Mouse und Datenhandschuh, elektromagnetische Positionstracker zur Betrachterstandortbestimmung, sowie Visualisierungssysteme wie Datenhelm (Datavisor 9C, n-Vision Inc.), Binocular Omni Orientation Monitor (BOOM, Fa. Fakespace Inc.) die Immersion des Betrachters in die virtuelle Realität.

Die Qualität der Volumenvisualisierung hängt hauptsächlich von zwei Faktoren ab. Der erste ist die Ortsauflösung der 3D-Textur, die durch die Größe des installierten Texture-Speichers (hier 16 MB) limitiert ist. Der zweite Einflussfaktor auf die Darstellungsqualität und -geschwindigkeit ist die Anzahl der erzeugten Schnittflächen und damit auch die Anzahl der zu texturierenden Pixel. Dieser Zusammenhang wird dazu verwendet, die Darstellungsqualität an die vorgegebene Bildaufbauzeit anzupassen. Mit dieser direkten, volumenorientierten 3D-Visualisierung unbearbeiteter MR-Schichtbildsequenzen lässt sich die MR-Mammographie sinnvoll unterstützten. Sollen zu den anatomischen Strukturen die Ergebnisse des pharmakokinetischen Modells zur Wiedergabe der veränderten Vaskularisation simultan dargestellt werden ist eine Erweiterung des volumenorientierten Visualisierungsansatzes erforderlich: Normalerweise genügen für medizinische Bilddaten aus CT oder MR sogenannte einkomponentige Texturformate, die pro Texturelement einen Intensitätswert (Grauwert) speichern. Dabei stehen Wertebereiche mit 8 Bit bzw. 16 Bit (z. B. für CT) zur Verfügung. Weiterhin können die in den Texturelementen gespeicherten Werte komponentenweise durch eine Tabelle (lookup table) in Farbwerte im RGBA-Format (Rot-, Grün-, Blau-Kanäle, Alpha-Kanal für die Modellierung der Transparenz) umgerechnet werden. Diese Übersetzung wird durch die Graphikhardware ohne Zeitverlust vorgenommen. Für die simultane Visualisierung der MR-Mammographie mit den Ergebnissen des pharmokokinetischen Modells, wird die Speichergröße des Texturelementes mit 16 Bit definiert. Damit gelingt die Repräsentation des MR-Signals (8 Bit) und der beiden gewebespezifischen Parameter Amplitude A zur Beschreibung der Höhe des relativen Signalanstiegs und der Austauschrate k_{21} zur Charakterisierung der Geschwindigkeit des Signalansticgs (4 Bit). Abbildung 1a zeigt die multidimensionale Visualisierung basierend auf den 3D-Flash-Bildern mit den farblich kodierten Gewebeparametern. Bei caudocranialer Ansicht zeigt sich deutlich ein Mammakarzinom auf der linken Seite. Die 3D-Visualisierung findet in virtueller Umgebung mit einem Datenhelm und -handschuh statt. Sämtliche Interaktionen werden über Gestikanalyse und 3D-Menüs vorgenommen.

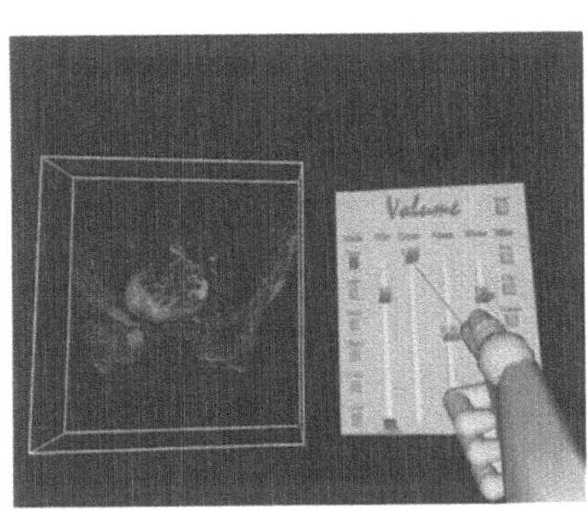
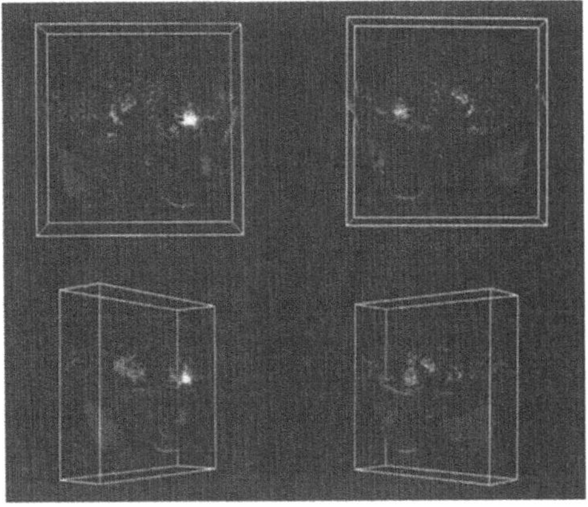

Abb. 1a: multidimensionale Visualisierung und Interaktion in virtueller Umgebung bei der Analyse der MR-Mammographie und den berechneten Gewebeparametern

Abb. 1b: verschiedene ansichten der 3D-MR-Mammographie mit simultaner Visualisierung von A und k_{21}. Deutlich wird, dass durch die Realzeitvisualisierung und Interaktion evtl. verborgene pathologische Bereiche dargestellt werden können (vgl. oben links und rechts)

Abbildung 1b zeigt verschiedene 3D-Ansichten bei einer Patienten mit multiplen Fibroadenomen. Deutlich wird hier, dass durch Realzeitvisualisierung mit den Möglichkeiten der Rotation und Transparenzveränderung in bestimmten Ansichten verborgene pathologische Prozesse dargestellt werden können.

3 Schluss

Dynamische Untersuchungen mit der Kernspintomographie erzeugen eine Vielzahl von Bilddatensätzen, die eine Befundung mit konventionellen Präsentationsmethoden nahezu unmöglich, zumindest extrem zeitaufwendig machen. Daher wurde für die dynamische MR-Mammographie ein System entwickelt, das einerseits die pharmakokinetische Analyse ermöglicht, und andererseits die berechneten Gewebeparameter simultan mit den 3D-Flash-Bildern mit einem volumenbasierten Ansatz in virtueller Umgebung darstellt. Letzteres wurde als 3D-Texture-Mapping-Verfahren realisiert, so dass bei geeigneter Größe eines Texturspeichers die Realzeitvisualisierung durchgeführt werden kann. Erste Ergebnisse dieses Ansatzes zeigen, dass damit eine verbesserte Visualisierung von pathologischen Veränderungen erfolgen kann, insbesondere dann, wenn multiple Veränderungen vorhanden sind.

4 Literatur

1. Brix G, Semmler W, Port R, Schad LR, Layer G, Lorenz WJ. Pharmacokinetic parameters in CNS Gd-DTPA enhanced MR imaging. J Comp Assist Tomogr 1991; 15(4): 621-628.
2. Brix G, Schreiber W, Hoffmann U, Gückel F, Hawighorst H, Knopp MV
   Methodische Ansätze zur quantitativen Beurteilung der Mikrozirkulation im Gewebe mit der dynamischen Magnet-Resonanz-Tomographie.
   Radiologe 1997; 37: 470-480
3. Hoffmann U, Brix G, Knopp MV, Heß Th, Lorenz WJ. Pharmacokinetic mapping of the breast: A new method for dynamic MR mammography. Magn Reson Med 1995; 33: 506-514.
4. Knopp MV, Hoffmann U, Brix G, Hawighorst H, Junkermann HJ, van Kaick G. Schnelle MR-Kontrastmitteldynamik zur Charakterisierung von Tumoren. Erfahrungen bei der funktionellen MR-Mammographie. Radiologe 1995; 35: 964-972.
5. Knopp MV, Weiss E, Sinn HP, Mattern J, Junkermann H, Radeleff J, Magener A, Brix G, Delorme S, Zuna I, van Kaick G. Pathophysiologic basis of contrast enhancement in breast tumors. J Magn Reson Imaging 1999; 10: 260-266.
6. Lucht R, Knopp MV, Brix G. Elastic Matching of Dynamic MR Mammographic Images. Magn Reson Med, in press.
7. Heywang-Kobrunner SH, Viehweg P, Heinig A, Kuchler C. Contrast-enhanced MRI of the breast: accuracy, value, controversies, solutions. Eur J Radiol 1997; 24: 94-108.
8. Harms SE. Breast magnetic resonance imaging. Semin Ultrasound CT MR 1998; 19: 104-20.
9. Friedrich M. MRI of the breast: state of the art. Eur Radiol 1998; 8: 707-25.
10. Englmeier K.-H., Haubner M., Krapichler C.: Prinzipien und derzeitige Möglichkeiten virtueller Szenarien für die operative Therapieplanung. Langenbecks Arch chir Suppl II, 93-100 (1998)
11. Cabral B, Cam N, Foran J: Accelerated volume rendering and tomographic reconstruction using texture mapping hardware. In: Proceedings of the 1994 ACM/IEEE Symposium on volume Visualization, 91-97 (1994)
12. Hauber M, Krapichler C, Lösch A, Englmeier K-H, van Eimeren W: Virtual Reality in Medicine - Computer Graphics and Interaction Techniques. IEEE Trans. on Information Technology in Biomedicine 1: 61-72 (1997)

Quantifizierung

von Bildinhalten

Modellbasierte Analyse der Blutfluss-Dynamik in der Aorta mittels Doppler-Echokardiographie

Ivo Wolf, Gerald Glombitza, Raffaele De Simone*, Hans-Peter Meinzer

Deutsches Krebsforschungszentrum, Abt. MBI / H0100
Im Neuenheimer Feld 280, 69120 Heidelberg
*Chir. Universitätsklinik Heidelberg, Abt. Herzchirurgie
Im Neuenheimer Feld 110, 69120 Heidelberg
Email: I.Wolf@dkfz-heidelberg.de

Zusammenfassung. Die Blutfluss-Dynamik in der Aorta ist sowohl zur Beurteilung der Leistung natürlicher wie künstlicher Aortenklappen von großem medizinischen Interesse. In diesem Beitrag wird ein auf Doppler-Ultraschall basierendes System zur Untersuchung der Blutfluss-Dynamik in der Aorta vorgestellt. Da sich mittels des Dopplereffekts nur eine Geschwindigkeitskomponente messen lässt, kann die Bestimmung von Absolutgeschwindigkeiten nur aufgrund eines Modells geschehen. Als Modell wird ein im Wesentlichen entlang der Aorta gerichteter Blutstrom angenommen.

Schlüsselwörter: Ultraschall Diagnostik, Flussanalyse, Dopplermessung, Visualisierung, Segmentierung.

1 Einleitung

Defekte Herzklappen können seit nunmehr beinahe 40 Jahren durch Herzklappenprothesen ersetzt werden. Verwendung finden sowohl natürliche Herzklappen (meist vom Schwein, nur sehr selten vom Menschen) als auch künstliche Herzklappen von verschiedener Form und Bauart.

Während natürliche Herzklappenprothesen eine begrenzte Haltbarkeit von etwa 15 Jahren haben, sind Kunststoffherzklappen unbegrenzt haltbar. Künstliche Herzklappen haben jedoch den Nachteil, dass sich an ihrer Oberfläche häufiger als bei natürlichen Klappen Blutgerinnsel bilden, die zu lebensgefährlichen Thrombosen und Embolien führen können. Andere erst nach längerer Zeit auftretende Probleme [1] sind Hämolyse, Gewebeverwachsungen, Kalzifizierung, Endokarditis und mechanischer Ausfall der Herzklappe.

Anormale Flussmuster des Bluts in der Nähe der Klappe gelten als eine Ursache für viele Komplikationen im Zusammenhang mit Herzklappenersatz [1]. Irreguläre Blutfluss-Dynamiken können zu Schubspannungskräften führen, von denen beispielsweise bekannt ist [2], dass sie Blutplättchen und Erythrozyten schädigen, was wiederum zur Freisetzung von thrombospezifischen Enzymen führt, die bei der Thrombenbildung eine wichtige Rolle spielen.

Die Bauart von künstlichen Aortenklappen wie auch ihre Orientierung bezüglich des linken Ventrikels beeinflusst die Form des Blutflusses und damit die auf das Blut wirkenden Kräfte [3].

Durch Analyse der Blutfluss-Dynamik im Bereich hinter der Aortenklappe lassen sich somit einerseits individuell für einen bestimmten Patienten Anhaltspunkte für dessen Thrombosegefährdung gewinnen, andererseits durch eine längerfristige Studie die optimale Form und Implantierungsweise von künstlichen Aortenklappen bestimmen.

2 Stand der Forschung

Zur Beurteilung der Blutfluss-Dynamik ist einerseits das Geschwindigkeitsprofil des Bluts in Ebenen senkrecht zur Aorta selbst von Interesse. Daneben sind davon abgeleitete Größen definiert worden, die mit den schädigenden Wirkungen auf die Blutbestandteile korrelieren. Die durch Turbulenz hervorgerufene Spannung auf ein Flüssigkeitselement in axialer Richtung wird „Reynold's normal stress" (RNS) genannt [1,3]. Ein anderer Indikator ist der sog. „relative blood damage index" (RBDI) [1], in den zusätzlich die Expositionsdauer der Kräfte eingeht.

Die RNS-Werte und RBDI-Werte im Bereich hinter einer stenotischen (verengten) Aortenklappe liegen etwa eine Größenordung über denen hinter einer gesunden Aortenklappe. Hinter künstlichen Klappen wurden RNS-Werte gefunden, die nochmals um einen Faktor drei größer waren, die RBDI-Werte lagen sogar abermals um eine Größenordnung höher [1]. Die Messung der Blutgeschwindigkeiten in [1] erfolgten mit Hilfe eines Hot-Film-Anemometers. Diese Technik ist invasiv und technisch schwierig zu handhaben und wurde eingesetzt, weil Geschwindigkeitsmessungen mit Ultraschall oder Magnetresonanz-Scannern zur damaligen Zeit noch nicht ausreichend genau waren.

Die Abhängigkeit der RNS-Werte von der Orientierung implantierter künstlicher Aortenklappen wurde bisher nur im Tierversuch an Schweinen untersucht [3]. Hier zeigte sich bei der St. Jude Medical Aortenklappe, die aus zwei gleichgroßen Klappenteilen besteht, nur eine geringfügige Abhängigkeit von der Orientierung bei deutlich erhöhten durchschnittlichen RNS-Werten. Die asymmetrische Medtronic Hall Aortenklappe zeigte hingegen eine starke Orientierungsabhängigkeit. Bei optimaler Ausrichtung lagen die durchschnittlichen RNS-Werte bei dieser Klappenart nahe am physiologisch normalen Bereich. Die Messungen wurden mit pulsed-wave(pw)-Doppler-Ultraschall und einer speziell angefertigten Sonde durchgeführt, die direkt auf der Aorta aufgesetzt wurde. Beim pw-Doppler-Verfahren erfolgt die Geschwindigkeitsbestimmung je Messung nur an einem Punkt, sodass nur relativ grob aufgelöste Geschwindigkeitsprofile erstellt werden können (in [3] wurde an 17 Punkten gemessen).

Es erscheint also wünschenswert, eine Methode zur Verfügung zu haben, die eine größer angelegte Studie am Menschen bei möglichst geringer Belastung erlaubt, um die optimale Bauart und Ausrichtung von künstlichen Aortenklappen ermitteln zu können.

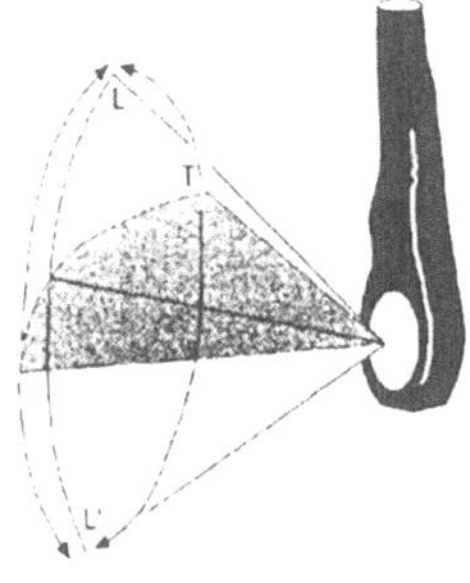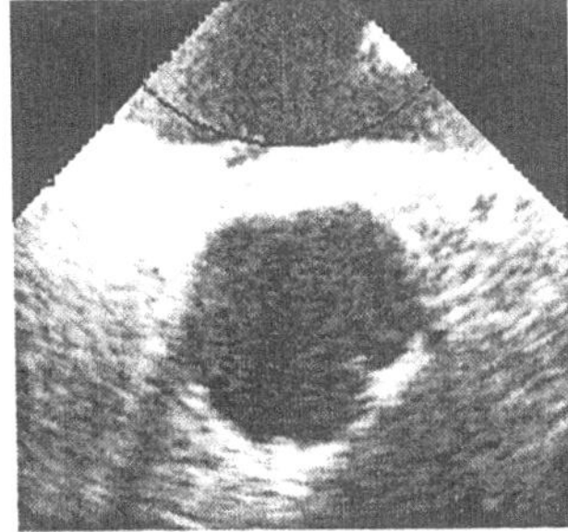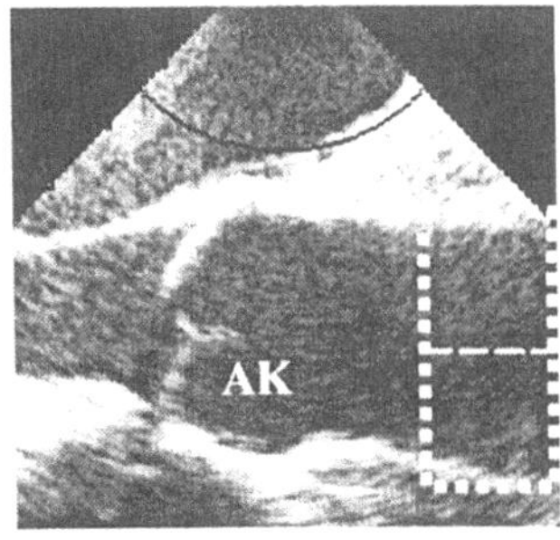

Abb. 1. Rotationsakquisition. Links: Der Aufnahmesektor (grau) wird um seine Winkelhalbierende gedreht. Mitte bzw. rechts: Aufnahmen der Aorta bei 0° (Querschnitt) bzw. 90° (Längsschnitt). AK: Aortenklappe (geschlossen). Gepunktet: Rand des Messbereich mit gestrichelter Linie als Achse, vgl. Abschnitt 3.3.

3 Methode

Wegen der hohen Samplingraten, geringer Belastung für den Patienten und niedriger Kosten ist die Farbdoppler-Echokardiographie die Methode der Wahl. Allerdings erhält man nur die Blutflussgeschwindigkeit in Richtung des Ultraschall-Aufnahmekopfs, sodass eine Winkelkorrektur der gemessenen Geschwindigkeitswerte notwendig ist.

3.1 Transösophagiale Echokardiographie

Bei der transösophagialen Echokardiographie wird der Ultraschallkopf durch die Speiseröhre (Ösophagus) eingeführt und kann so sehr nahe am Herzen positioniert werden.

Drei- bzw. vierdimensionale Aufnahmen werden meist mittels Rotationsakquisition realisiert (vgl. Abb. 1, links). Dabei wird jeweils eine zweidimensionale Schicht über alle Zeitpunkte aufgenommen, wobei der erste Zeitpunkt über die R-Zacke des EKG definiert wird. Dann erfolgt ein Rotationsschritt um die Winkelhalbierende des Aufnahmesektors zur Einstellung der nächsten Schicht. Das Ergebnis ist eine Aufnahme in Zylinderkoordinaten.

Aus anatomischen Gründen lässt sich der Schallkopf nur so positionieren, dass die Aorta senkrecht zur Rotationsachse liegt. Folglich wird innerhalb eines rotationsakquirierten Datensatzes (Winkelauflösung 2° oder 5°) in einer Schicht ein Querschnitt durch die Aorta abgebildet (Abb. 1, Mitte), bei der um 90° rotierten Schicht dann ein Längsschnitt (Abb. 1, rechts).

3.2 Flussmodell und Winkelkorrektur

Mit Hilfe des Dopplereffekts lässt sich nur die Geschwindigkeitskomponente in Richtung des (Ultraschall-)Empfängers messen. Da aus anatomischen Gründen nur mit einem Empfänger gearbeitet werden kann, ist die Bestimmung von Absolutgeschwindigkeiten nur aufgrund eines Modells für den Blutfluss möglich.

Die Aorta hat die Form eines gekrümmten Rohres, dessen Durchmesser über größere Strecken annähernd konstant ist. Aus diesem Grunde und weil die auftretenden Geschwindigkeiten nicht allzu groß sind, kann als Modell für den Blutfluss eine im Wesentlichen parallel zur Aortenwand gerichtete Blutströmung angenommen werden.

Zunächst muss daher der Verlauf der Aorta aus Gewebe-Ultraschalldaten bestimmt werden, d.h. die Aorta im interessierenden Bereich segmentiert werden (siehe folgender Abschnitt 3.3).

Der wirkliche Absolutbetrag der Geschwindigkeit $\vec{v}(\vec{p})$ des Bluts an der Stelle $\vec{p}$ lässt sich nun aus der angenommenen Blutflussrichtung $\vec{a}(\vec{p})$ und der bekannten Position des Schallkopfs $\vec{t}$ durch eine sog. Winkelkorrektur, nämlich

$$|\vec{v}(\vec{p})| = v_{mess} \frac{|\vec{a}(\vec{p})||\vec{p}-\vec{t}|}{\vec{a}(\vec{p}) \cdot (\vec{p}-\vec{t})} \tag{1}$$

berechnen, sofern Blutflussrichtung und Schallrichtung nicht senkrecht zueinander stehen.

3.3 Segmentierung der Aorta

Im ersten Schritt auf dem Weg zur Analyse der Blutfluss-Dynamik muss der Verlauf der Aorta aus Gewebe-Ultraschalldaten bestimmt werden. Zunächst erfolgt eine multiplanare Rekonstruktion (MPR) derart, dass auf den rekonstruierten Schichten jeweils ein Querschnitt durch die Aorta zu sehen ist. Dazu wird eine Schicht, die einen Längsschnitt durch die Aorta zeigt, gewählt und der interessierende Messbereich als Linie darin eingezeichnet (Abb. 1 rechts, gestrichelte Linie). Der Anfangspunkt der Linie gibt den Mittelpunkt der ersten Schicht der MPR an, die Richtung der Linie die Normale aller rekonstruierten Schichten.

Daraufhin wird die Aorta in dem entstehenden Bildstapel automatisch mit Hilfe eines kombinierten kontur-/regionenorientierten Verfahrens segmentiert [4]. Das Verfahren benötigt einen Saatpunkt innerhalb der Aorta. Konstruktionsgemäß kann hierfür der Mittelpunkt der ersten Schicht der MPR verwendet werden.

Die Schwerpunkte der Querschnittsflächen beschreiben hinreichend genau den Verlauf der Aorta, sodass sich ihre lokale Richtung und damit die Richtung des Blutflusses gemäß des zugrundegelegten Flussmodells bestimmen lässt.

3.4 Visualisierung von Blutflussprofilen

Durch multiplanare Rekonstruktionen der korrigierten Geschwindigkeitsdaten ist nun die Visualisierung und Analyse der Blutgeschwindigkeitsprofile möglich. Stehen zeitaufgelöste Daten zur Verfügung, können sowohl die Zeitpunkte einzeln betrachtet werden, als auch – aufintegriert – der Gesamtfluss je Herzzyklus. Außerdem können abgeleitete Größen – wie die in Abschnitt 2 besprochenen – analysiert werden.

Die Darstellung der Profile kann als 2D-Bild mit Kodierung der Geschwindigkeit (Abb. 2, links) bzw. der abgeleiteten Größe als Grauwert (oder gemäß einer Farbtabelle) oder dreidimensional als Höhenmodell (Abb. 2, rechts) erfolgen. Letzteres erfolgte

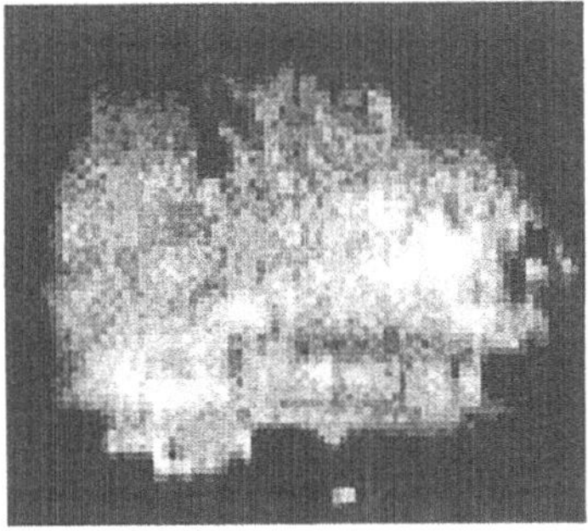 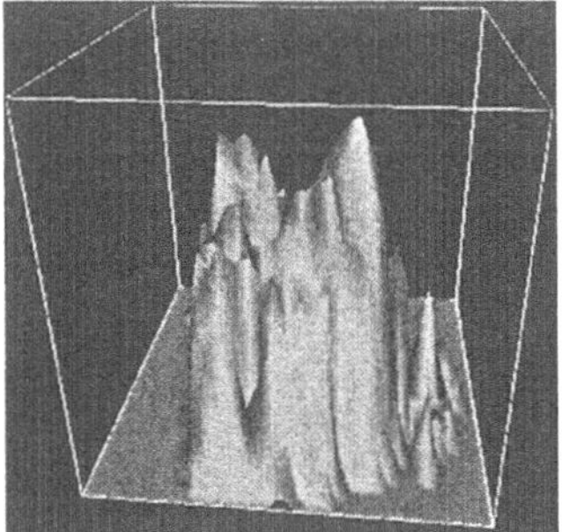

Abb. 2. Geschwindigkeitsprofil des Blutflusses. Links: Geschwindigkeiten als Grauwerte kodiert. Rechts: Geschwindigkeitswerte als Höhen über Grund dargestellt.

mittels des Java-Packages VisAD [5], das ein interaktives Drehen des 3D-Modells ohne besondere Hardware erlaubt.

4 Diskussion und Ergebnisse

Die vorgestellte Methode stellt zum einen ein zusätzliches diagnostisches Verfahren dar, mit dessen Hilfe der diagnostizierende Arzt postoperativ die Auswirkung einer Aortenklappentransplantation beurteilen kann. Zum anderen können die Techniken für die Implantation und Herstellung von Aortenklappenprothesen im Hinblick auf die Flussverteilung in der Aorta optimiert werden. Eine entsprechende Studie wurde bereits begonnen. Zur Evaluation des Verfahrens ist ein Vergleich mit MR-Messungen an einem Flussphantom geplant.

Diese Arbeit wird von der Deutschen Forschungsgemeinschaft im Rahmen des SFB 414 „Informationstechnik in der Medizin – Rechner- und Sensorgestützte Chirurgie" gefördert.

5 Literatur

1. Nygaard H, Paulsen PK, Hasenkam JM, et al.: Quantitation of the turbulent stress distribution downstream of normal, diseased and artificial aortic valves in humans. European Journal of Cardiothoracic Surgery, 6:609-617, 1992.
2. Schmid-Schönbein H, Born GVR, Richardson PD, et al.: Rheology of thrombotic processes in flow: The interaction of erythrocytes and thrombocytes subjected to high flow forces. Biorheology, 18:415-444, 1981.
3. Kleine P, Perthel M, Nygaard H, et al.: Medtronic Hall versus St. Jude Medical Mechanical Aortic Valve: Downstream Turbulences with Respect to Rotation in Pigs. Journal of Heart Valve Disease, 7(5):548-555, 1998.
4. Wolf I, Glombitza G, De Simone R, Meinzer HP: Automatische Segmentierung von Herz-Kavitäten in mehrdimensionalen Ultraschallaufnahmen. In: Evers H, Glombitza G, Lehmann T, Meinzer HP (Hrsg.): Bildverarbeitung für die Medizin 1999, 77-81. Springer-Verlag, Berlin, 1999.
5. http://www.ssec.wisc.edu/~billh/visad.html

Leistungsprädiktion von Algorithmen zur Mammographie-Bildauswertung

P. Klausmann, K. Kroschel

Fraunhofer-Institut für Informations- und Datenverarbeitung (IITB)
Fraunhoferstr. 1, 76131 Karlsruhe
Email: { klm, kro }@iitb.fhg.de

Zusammenfassung Der vorliegende Ansatz zeigt neue Methoden zur Vorhersage der Verfahrensleistung bei der Detektion von Mikrokalzifikationen in Mammogrammen auf. Dazu werden für ein gegebenes Mammogramm-Auswertungsverfahren einerseits für die zu detektierenden Mikrokalzifikationen, andererseits für den verbleibenden Hintergrund-Bildbereich separate Modelle erstellt, aus denen verfahrensspezifische Bildqualitätsmaße abgeleitet werden können. Um die Qualität dieser Prädiktionsmodelle nachzuweisen, wird die Verfahrensleistung aufgrund der extrahierten Bildqualitätsmaße geschätzt und mit der tatsächlich erzielten Verfahrensleistung verglichen.

Schlüsselwörter: Leistungsprädiktion, verfahrensspezifische Bildqualität, Bewertung, Mammographie

1 Einleitung

Die wachsende Zahl und zunehmende Komplexität verfügbarer Algorithmen zur automatischen und interaktiven Bildauswertung in der Medizin erfordern eine Einordnung und Bewertung, die dem Anwender eine gezielte Auswahl ermöglicht und ihm gleichzeitig detaillierte Informationen über Einsatzmöglichkeiten und Grenzen der Verfahren bereit stellt.

Der vorliegende Ansatz skizziert eine Strategie zur Modellierung von Verfahren zur Detektion von Mikrokalzifikationen in Röntgen-Mammogrammen. Aus einem solchen Modell können verfahrensspezifische Maße für die Bildqualität, von der die Verfahrensleistung maßgeblich beeinflusst wird, extrahiert werden. Solche Bildqualitätsmaße sind insbesondere bei begrenzter Bilddatenmenge und gleichzeitig hohen Anforderungen an die Robustheit und Zuverlässigkeit der Systeme von größter praktischer Relevanz [1][2]. Verfahrensmodelle liefern umfangreiche Zusatzinformationen über ein gegebenes Verfahren und ermöglichen beispielsweise die Prädiktion der Verfahrensleistung auf neuen Bilddaten. Weiterhin können damit Bildaufnahmeparameter eines Sensors so eingerichtet werden, dass er die für ein Verfahren optimale Bildqualität liefert. Bei bekannter Bildqualität wird die Auswahl eines optimalen Verfahrens erleichtert.

Die wichtigsten Leistungskenngrößen für Detektionsalgorithmen sind die Detektions- und die Falschalarmrate. Um diese beiden Größen für ein gegebenes

Detektionsverfahren zu bestimmen, müssen für die betrachteten Bilddaten geeignete Referenzdaten (sogenannte Truthdaten) vorhanden sein, die angeben, an welchen Stellen im Bild sich vom Verfahren zu detektierende Strukturen befinden. Dann können die Verfahrensergebnisse mit den Referenzdaten verglichen und die entsprechenden Leistungskenngrößen bestimmt werden. Im vorliegenden Fall wurden alle Strukturen, die als mögliche Kandidaten pathologischer Mikrokalzifikationen vom Arzt einer näheren Betrachtung unterzogen werden sollten (im folgenden einfach nur noch als Mikrokalzifikationen bezeichnet), von einem menschlichen Betrachter durch umschreibende Polygone (Truth-Polygone) in Bildkoordinaten markiert.

Die Aufgabe des Verfahrens ist damit exakt spezifiziert und besteht darin, die Schwerpunkte dieser Strukturen im Bild zu ermitteln. Die Schwerpunkte werden nach Anwendung des Verfahrens auf einen Bilddatensatz untersucht, ob sie sich innerhalb oder außerhalb eines Truth-Polygons befinden. Im ersten Fall handelt es sich um eine Detektion, andernfalls um einen Falschalarm. Truth-Polygone, die keinen Schwerpunkt enthalten, werden als Nichtdetektionen gewertet. Abb. 1 zeigt einen Ausschnitt eines Mammogramms mit eingeblendeten Truth-Polygonen und Ergebnissen des am IITB entwickelten Verfahrens MAM-DET [3].

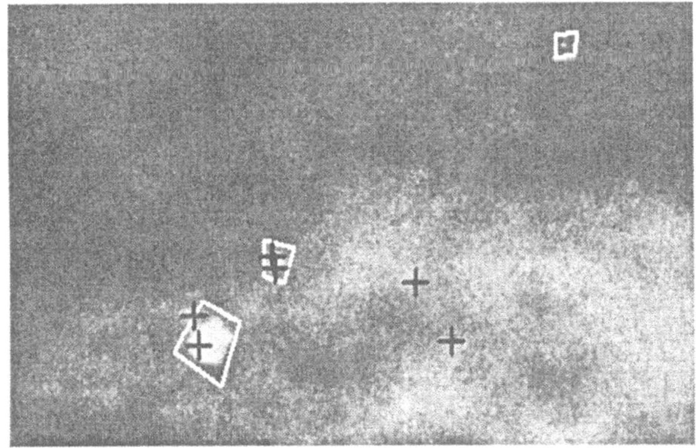

Abbildung 1. Ausschnitt eines Mammogramms mit eingeblendeten Truth-Polygonen (weiße Polygone) und Verfahrensergebnissen (schwarze Kreuze). Man erkennt zwei (mehrfach) detektierte Mikrokalzifikationen, zwei Falschalarme und eine Nichtdetektion.

2 Modellierung des Detektionsverhaltens

Damit eine Mikrokalzifikation vom Detektionsverfahren detektiert werden kann, muss sich deren Signatur möglichst deutlich vom Bildhintergrund unterscheiden.

Da nicht nur die Signaturen der Mikrokalzifikationen, sondern auch der verbleibende Bildhintergrund starken Schwankungen unterliegen kann, werden im Folgenden Maße für die *lokale Detektierbarkeit* definiert, die dann zur Erstellung eines Modells für das Detektionsverhalten des Verfahrens und zur Prädiktion der Detektionsleistung verwendet werden können. Es wird also eine kleine Umgebung um die Mikrokalzifikationen herum betrachtet, die als *lokaler Hintergrund* bezeichnet wird. In diesem Fall werden als lokaler Hintergrund achsenparallele, rechteckige Umgebungen um die Truth-Polygone verwendet. Dann werden aus den Signaturen der Mikrokalzifikationen und dem lokalen Hintergrund folgende Merkmale x_i, $i = 1, 2, 3$ berechnet:

- x_1: Differenz der Anzahl der Kantenpixel der Mikrokalzifikationen und der Anzahl der Kantenpixel bezogen auf die jeweilige Bildfläche. Die Kantenpixel werden mit dem Sobel-Operator berechnet.
- x_2: Differenz des mittleren Grauwertes der Mikrokalzifikationen und des lokalen Hintergrunds.
- x_3: Größe der Mikrokalzifikationen in Pixel.

Der Zusammenhang des Merkmalsvektors $x = (x_1, x_2, x_3)^t$ und der Wahrscheinlichkeit P_D einer Signatur, vom Verfahren detektiert zu werden, kann durch eine logistische Funktion geschätzt werden [4]:

$$\hat{P}_D = \frac{e^{g(x)}}{1 + e^{g(x)}} \tag{1}$$

mit

$$g(x) = \beta_0 + \beta_1 x_1 + \beta_2 x_2 + \beta_3 x_3$$

Die Koeffizienten β_i, $i = 1, 2, 3$ sind mittels eines Maximum-Likelihood Verfahrens aus den auf dem Datensatz erzielten Ergebnissen zu schätzen [5]. Dies bedeutet, dass die Merkmale mit dem dichotomen Ergebnis (Mikrokalzifikation vom Verfahren detektiert oder nicht detektiert) in Verbindung gebracht werden müssen, so dass die Wahrscheinlichkeit, die gegebenen Daten zu erhalten, maximiert wird [4]. Sind die logistischen Regressionskoeffizienten erst einmal geschätzt, steht mit dem Merkmalsvektor x und Gl. (1) ein *verfahrensspezifisches* Modell zur Verfügung, das angibt, mit welcher Wahrscheinlichkeit eine gegebene Signatur mit gegebenem Merkmalsvektor vom betrachteten Verfahren detektiert wird. Der Mittelwert der Einzeldetektionswahrscheinlichkeiten dient dann als Schätzwert für die Detektionsleistung des Verfahrens.

3 Modellierung des Falschalarmverhaltens

Genauso wichtig wie ein Modell für die Detektionsleistung ist ein Modell zur Prädiktion der Falschalarme. Um ein Qualitätsmaß für den Bildhintergrund zu erhalten, werden im vorliegenden Fall sogenannte Richtungsflecken verwendet, die in [6] auch als *line-support-regions* bezeichnet werden. Die Berechnung dieser Richtungsflecken beginnt mit der Bestimmung des Grauwertgradienten im

Bild. Alle Pixel, die eine ähnliche Gradientenrichtung aufweisen, werden zu Regionen zusammengefasst. Der 360°-Bereich der Gradientenrichtungen wird im vorliegenden Fall in vier Bereiche partitioniert. Jedes Pixel wird ensprechend seiner Gradientenrichtung einer Partition zugewiesen. Benachbarte Pixel einer Partition werden zu einfach-zusammenhängenden Regionen zusammengefaßt.

Wird die Menge der Richtungsflecken in Abhängigkeit von Attributen wie Größe und mittlerer Gradientenbetrag in Teilmengen zerlegt, so wird eine detaillierte Beschreibung der Textureigenschaften, die dem Bild zugrunde liegen, ermöglicht. Besondere Relevanz haben diejenigen Richtungsflecken, die vergleichbare Attribute haben wie diejenigen, die auch durch Mikrokalzifikationen hervorgerufen werden.

Daher wird im folgenden die statistische Verteilung dieser Richtungsflecken betrachtet. Als erstes wird die auf die Bildfläche bezogene Anzahl n dieser Richtungsflecken betrachtet (*Richtungsfleckendichte*). Zusätzlich wird die *Varianz* σ^2 der mittleren Gradientenorientierungen dieser Richtungsflecken herangezogen und für jedes Bild bestimmt. Richtungsfleckendichte und deren Orientierungsvarianz werden mittels Fuzzy-Membership-Funktionen $T_n(n)$ bzw. $T_{\sigma^2}(\sigma^2)$ in das Intervall [0, 1] transformiert. Daraus wird ein sogenannter *Schwierigkeitsgrad* $S = min[T_n(n), T_{\sigma^2}(\sigma^2)] \in [0, 1]$ berechnet. Für einen hohen Wert des Schwierigkeitsgrades S ist sowohl eine hohe Richtungsfleckendichte als auch eine hohe Orientierungsvarianz erforderlich. Um den Zusammenhang zwischen diesem Schwierigkeitsgrad und der Anzahl der Falschalarme pro Bild herzustellen, wurde für das Falschalarmmodell des MAMDET-Verfahrens eine lineare Regressionsfunktion verwendet. Der Schwierigkeitsgrad zusammen mit der Regressionsgeraden dient als *verfahrensspezifisches* Modell für die Anzahl der Falschalarme, die aufgrund des Schwierigkeitsgrades S eines Bildes erwartet werden kann [3].

4 Ergebnisse

Um die Prädiktionsgenauigkeit der erstellten Modelle zu untersuchen, wurde das Verfahren MAMDET auf 14 Mammogramme[1] mit insgesamt 146 annotierten Mikrokalzifikationen angewandt und ein Detektions- sowie ein Falschalarmmodell erstellt. Das Verfahren detektierte auf dem Datensatz 95 Mikrokalzifikationen und verursachte durchschnittlich 7 Falschalarme pro Bild.

Die Bilddaten wurden dann einer JPEG-Datenkompression, weißem Rauschen sowie Kontrastreduktionen unterschiedlicher Stärke unterzogen. Anhand dieser gestörten Bilddaten wurde die Leistung des Verfahrens mittels der Modelle geschätzt. Durch Anwendung des Verfahrens und Vergleich der Verfahrensergebnisse mit der Truth wurde die tatsächlich erzielte Leistung des MAMDET-Verfahrens ermittelt. Der Vergleich der geschätzten mit den tatsächlich erzielten Detektions- bzw. Falschalarmraten ist in Abb. 2 dargestellt. Die Differenz zwischen geschätzter und tatsächlich erzielter Verfahrensleistung bei der Detek-

---

[1] Die Mammogramme wurden freundlicherweise vom Forschungszentrum Karlsruhe zur Verfügung gestellt.

tionsrate schwankt zwischen 1-9 %. Bei der Falschalarmrate bewegt sich der Schätzfehler im Bereich 1-2 Falschalarme pro Bild.

Die verwendeten Merkmale sowie der Schwierigkeitsgrad stellen *verfahrensspezifische* Bildqualitätsmaße dar, die mittels der Modelle angeben, welche Leistung vom Verfahren bei gegebenen Bilddaten erwartet werden kann.

Zukünftig sollte durch eine verbreiterte Merkmalsbasis (größere Anzahl von Merkmalen und Hintergrundbeschreibungen) die Menge der Beschreibungen der Bildeigenschaften erweitert werden. Besonders von Interesse wäre eine Erprobung der Modelle in der medizinischen Praxis.

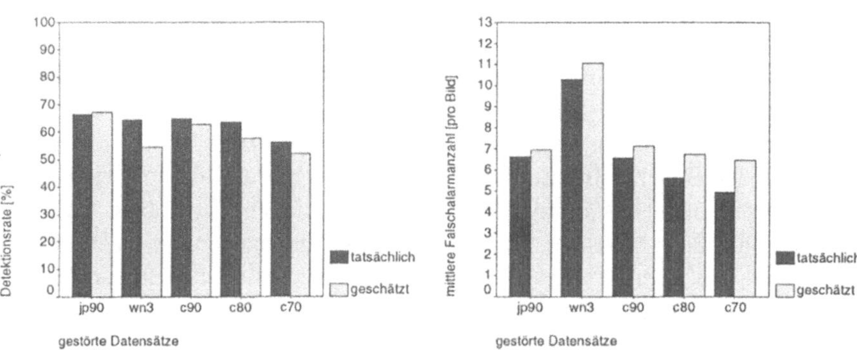

Abbildung2. Vergleich der geschätzten mit den vom Verfahren MAMDET tatsächlich erzielten Detektions- (links) bzw. Falschalarmraten (rechts) zur Untersuchung der Prädiktionsgenauigkeit der Modelle. Die gestörten Datensätze sind folgendermaßen bezeichnet: jp90 (mit Kompressionsfaktor 0.9 JPEG-komprimiert), wn3 (weißes Rauschen mit Standardabweichung 3), c90-c70 (kontrastreduziert auf 90-70 % des ursprünglichen Kontrastes).

Literatur

1. Courtney P, Thacker N, Clark AF: Algorithmic modelling for performance evaluation. Machine Vision and Applications 9:219–228, Springer Verlag, 1997.
2. Klausmann P, Kroschel K, Willersinn W: Performance prediction of vehicle detection algorithms. Pattern Recognition, Vol. 32, pp. 2063–2065, August 1999.
3. Klausmann P: Anwendungsorientierte Leistungsprädiktion und Bewertung von Detektionsverfahren. Eingereichte Dissertation, Universität Karlsruhe, Oktober 1999.
4. Hosmer DW, Lemeshow S: Applied logistic regression. John Wiley & Sons, New York, 1989.
5. McCullagh P, Nelder JA: Generalized Linear Models. Second Edition, Chapman & Hall, London, 1989.
6. Burns JB, Hanson AR, Riseman EM: Extracting straight lines. IEEE Trans. on Pattern Anal. Mach. Intell. 8 (4):425–455, July 1986.

Quantitative Messung der Hirnperfusion in intrakraniellen Ultraschall Bildsequenzen

Volker Metzler, Günter Seidel*, Daniel Toth
Lars Claassen*, Til Aach

Institut für Signalverarbeitung und Prozeßrechentechnik
* Klinik für Neurologie
Medizinische Universität zu Lübeck
Ratzeburger Allee 160, D–23538 Lübeck
metzler@isip.mu-luebeck.de

Zusammenfassung. Die Darstellung und quantitative Auswertung der Hirnperfusion liefert wichtige diagnostische Hinweise. Mit der Computer- bzw. Magnet–Resonanz Tomographie stehen hierfür derzeit kosten- und zeitintensive Verfahren zur Verfügung. Demgegenüber stellt die Echodensitometrie eine alternative, mobil einsetzbare Methode dar. Das dabei verwendete Ultraschallkontrastmittel besteht aus gasgefüllten Mikrobläschen und bringt daher nur eine minimale Patientenbelastung mit sich. Verschiedene Faktoren schränken allerdings die Bildqualität drastisch ein. Dieser Beitrag stellt eine neuartige Methode zur automatischen Quantifizierung der zerebralen Mikrozirkulation vor. Hierzu werden Harmonic Imaging Bildsequenzen mit stetig steigendem Aufnahmeintervall aufgenommen. Dadurch kann eine Sättigungskurve des Kontrastmittels im Blut ermittelt werden, aus deren Steigung sich die Flußgeschwindigkeit ergibt. Ein normiertes Maß für die Hirnperfusion ist hieraus ableitbar. Weiterhin wird eine Verbesserung des Verfahrens vorgeschlagen, die auf den Musterspektrum der tiefpaßgefilterten Bildsequenz basiert.

Schlüsselwörter: Transkranieller Ultraschall, akustische Densitometrie, Harmonic Imaging, Hirnperfusion, Quantifizierung, Musterspektrum

1 Einleitung

Die Darstellung und quantitative Erfassung der Hirnperfusion liefert wichtige diagnostische Hinweise auf zerebrovaskulare Erkrankungen. Mit der digitalen intraarteriellen Angiographie und der Computer- bzw. Magnet–Resonanztomographie ist es möglich, Aussagen über die Hirnperfusion aus der Kinetik eines Kontrastmittels abzuleiten. Die Bildgebung mittels CT/NMR–Technik ist zeit- und kostenintensiv. Die Meßstationen sind darüber hinaus ortsgebunden, so daß die teilweise schwerkranken Patienten zu diesen Systemen gebracht werden müssen.

Hierzu bietet die Ultraschallbildgebung (US) eine Alternative, da beispielsweise auch der Blutfluß im Herz aus US-Bildsequenzen meßbar ist. Weiterhin ermöglicht die mobile Einsetzbarkeit von Ultraschallgeräten eine Untersuchung am Krankenbett. Leider führt die intrakranielle Bildgebung zu einer zusätzlichen

Qualitätsverschlechterung des ohnehin für seinen hohen Rauschanteil bekannten Verfahrens. Alledings ist man seit einiger Zeit in der Lage, durch den Einsatz spezieller US-Kontrastmittel und der Bildgebung mittels Harmonic Imaging die zerebrale Mikrozirkulation in ausreichender Qualität darzustellen [1].

Da die Ultraschallbildgebung die zeitkritischen Diagnosen bei der Untersuchung der Hirndurchblutung potentiell liefern kann, wird an der *Medizinischen Universität zu Lübeck* die Echodensitometrie als mobile "Bedside"-Methode zur quantitativen Erfassung der Mikrozirkulation ausgebaut. Das verwendete Kontrastmittel besteht aus gasgefüllten Mikrobläschen, wodurch die Patientenbelastung minimal ist. Ebenso sprechen der hohe Patientennutzen sowie die vergleichsweise geringen Kosten für den Einsatz des Verfahrens.

2 Bildgebung mit Harmonic Imaging

In der Regel ist die Qualität von Ultraschallbildern stark eingeschränkt. Bei intrakraniellen B-Mode Echosequenzen ist sie zusätzlich durch die starke Reflektion des Schalls am Schädelknochen reduziert. Um den Blutfluß im Gehirn dennoch darzustellen, wird mit Hilfe eines Kontrastmittels eine Signalverstärkung der Mikrozirkulation erreicht. Dazu werden gasgefüllte Bläschen injiziert, die einen hohen Schallwiderstand haben und bei Auftreffen des Ultraschalls linear oder nicht-linear streuen, bzw. bei höheren Schalldrücken schadensfrei zerplatzen. Die Resonanzfrequenz des Kontrastmittels liegt im Bereich des diagnostischen Ultraschalls (Mittenfrequenz 1.8 MHz). Bei der nicht-linearen Streuung entstehen harmonische Schwingungen, also Vielfache dieser Grundfrequenz.

Ultraschallbilder resultieren aus Impedanzunterschieden an Gewebeübergängen. Herkömmliche B-Mode Bilder zeichnen lediglich das Grundfrequenzband auf. Demgegenüber werden beim Harmonic Imaging auch harmonische Oberschwingungen (vorwiegend 3.6 MHz, in geringem Maße auch 7.2 MHz) erfaßt, die vor allem von Resonanzphänomenen des Kontrastmittels stammen [2]. Dies führt zu einem verbesserten Signal/Rausch-Verhältnis (SNR). Dadurch wird im Vergleich mit herkömmlichem B-Mode Ultraschall eine erhöhte Sensitivität der Kontrastmitteldarstellung erreicht.

Da die US-Bildgebung auf der Reflektion kohärenter Wellen beruht, sind die Bilder mit signalabhängigem Speckle-Rauschen behaftet. Dabei wird aufgrund von Interferenzen die Kohärenz der reflektierten Wellenfronten gestört. Die daraus resultierende granuläre Erscheinung des Specklemusters gibt die axiale und laterale Auflösung des Ultraschallsensors wieder. Eine lineare Rauschunterdrückung wird hier durch die axiale örtliche Integration des rückgestrahlten Schalls erreicht (integrated Backscatter, IBS) [3]. Abb. 1 zeigt ein intrakranielles B-Mode- (*links*) und ein IBS-Bild (*rechts*). Diese Art der Rauschfilterung ist für die hier verfolgte Anwendung ausreichend (Kap. 3). Allerdings existieren neben der örtlichen Mittelung auch nichtlineare Verfahren, die eine selektive Filterung des Specklemusters vornehmen und damit Konturen weitestgehend erhalten [4].

Der kombinierte Einsatz von Kontrastmitteln zur Signalverstärkung und Harmonic Imaging Bildgebung ermöglicht die quantitative Auswertung der intrakraniellen Perfusion.

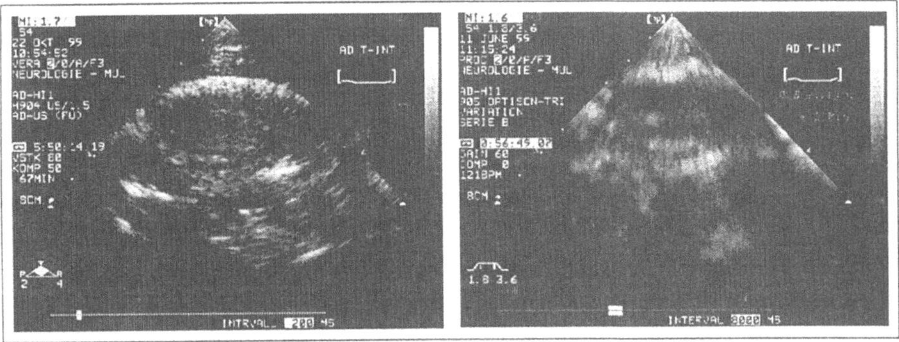

Abb. 1. B–Mode Ultraschallbild (*links*) und gefiltertes IBS–Bild (*rechts*). Beide Bilder zeigen horizontale Schnitte durch das Gehirn eines Hundes. Der seitliche Schädelknochen ist jeweils im oberen Teil des Schallkegels zu erkennen.

3 Quantifizierung der Hirnperfusion

Die Durchblutung eines Gefäßes ergibt sich aus dem Produkt der Flußgeschwindigkeit v des Blutes und der Durchschnittsfläche a des Gefäßes. Zur Quantifizierung der Perfusion in einer bestimmten Hirnregion kann für beide Parameter eine proportionale Maßzahl aus den US–Sequenzen ermittelt werden: die Geschwindigkeit, mit der sich das Kontrastmittel in der betreffenden Region anreichert, und die maximal meßbare Konzentration des Kontrastmittels.

Bei Auftreffen eines Schallpulses werden die Mikrobläschen des Kontrastmittels weitestgehend zerstört. Um ein weiteres Bild zu erzeugen, muß sich das Kontrastmittel also erst wieder in der Mikrozirkulation anreichern. Die Konzentration des Kontrastmittels in den Gefäßen hängt also vom Zeitintervall zwischen den Aufnahmen ab. Daher ist die zerebrale Durchblutung erst ab einem bestimmten minimalen Pulsintervall bestimmbar, das a priori nicht bekannt ist. Zur Bestimmung der Flußgeschwindigkeit des Kontrastmittels ist es wiederum nötig unterschiedliche Pulsintervalle zu betrachten, um die zeitliche Veränderung der Konzentration zu erfassen. Aus diesen Überlegungen ergibt sich, daß beide Parameter aus einer Bildsequenz nur dann ermittelt werden können, wenn das Zeitintervall zwischen zwei Bildern stetig steigt. Im folgenden werden zwei verwandte Methoden zur Quantifizierung der Perfusion anhand dieser Bildsequenzen beschrieben.

Um möglichst aussagekräftige Meßwerte zu erhalten, wird zunächst durch Subtraktion des zeitlichen Mittelwertes, Binarisierung und anschließende zeitliche Minimierung eine adaptive Maske des durchbluteten Gewebes erstellt (Abb. 2, *links*). Meßwerte werden nur innerhalb dieses Bereiches erhoben, da lediglich hier das Kontrastmittel nachzuweisen ist.

Modellierung. Die Integration über dem maskierten tiefpaßgefilterten Bildbereich liefert ein Maß für die Konzentration des Kontrastmittels im Gewebe. Das Auftragen dieser bildweise gemessenen Videointensität (VI) über dem steigenden Pulsintervall (PI) liefert ein VI/PI-Diagram (Abb. 2, *rechts*), das die Konzentrationsveränderung deutlich macht. Die Meßwerte liegen dann auf einer Exponentialkurve, die durch die Funktion

$$\gamma(t) = A(1 - \exp(-\beta t)) + \gamma_0 \tag{1}$$

modelliert werden kann [5]. Hierbei gibt $A' = A + \gamma_0$ die Asymptote der Kurve an, β beschreibt ihre Steigung und γ_0 bezeichnet ihren Schnittpunkt mit der γ-Achse. Der Parameter A ist ein Maß für die maximale Konzentration, also die Sättigung des Kontrastmittels, wärend β dessen Geschwindigkeit beschreibt. Da $A \propto a$ und $\beta \propto v$ gelten, ist das Produkt $A\beta$ eine diagnostisch wichtige Maßzahl für die Perfusion im untersuchten Hirnbereich.

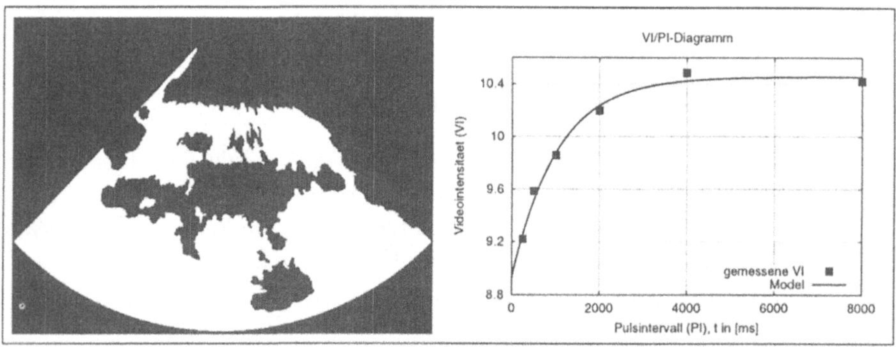

Abb. 2. *Links:* Adaptive Maske des durchbluteten Hirnbereichs. *Rechts:* Meßwerte für die Pulsintervalle 250ms, 500ms, 1000ms, 2000ms, 4000ms und 8000ms werden durch die Exponentialfunktion (1) mit $A = 1.52$, $\beta = 9.7 \cdot 10^{-4}$ und $\gamma_0 = 8.93$ modelliert.

Musterspektrum. Die sukzessive morphologische Opening–Filterung einer binären Textur und anschließende Flächenbestimmung sowie Normierung, liefert die Größenverteilung Ω_i der in der Textur enthalten Strukturen. Die diskrete Ableitung $d\Omega_i = \Omega_{i+1} - \Omega_i$ stellt dann das Gewicht dar, mit welchem die Struktur der Größe i in die binäre Textur eingeht [6]. Das Musterspektrum liefert also eine Dekomposition des Bildes in generische Grundmuster verschiedener Größe. Abb. 3 (*links*) zeigt die Musterspektren aller betrachteten Pulsintervalle von 250ms (schwarz) bis 8000ms (weiß). Bei stärkerer Durchblutung ist eine deutliche Verschiebung der Strukturgrößen zu erkennen, da größere zusammenhängende Bereiche detektiert werden können. Diese werden bei der Opening–Filterung erst von großen Strukturelementen erfaßt.

Die Musterspektren sind normiert und können formal wie Wahrscheinlichkeitsverteilungen behandelt werden. Der Erwartungswert $E[i]$ der Strukturgröße i entspricht also einer gewichteten Summe, die als rauschrobustes Maß für die Konzentration des Kontrastmittels im Gewebe betrachtet werden kann. Die Erwartungswerte der Musterspektren aller Pulsintervalle lassen sich erneut durch die Exponentialfunktion (1) modellieren (Abb. 3).

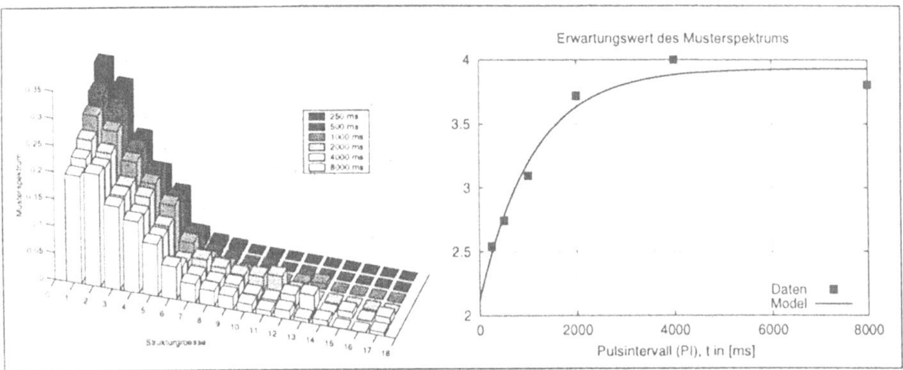

Abb. 3. *Links:* Musterspektren der Pulsintervalle. *Rechts:* Die Erwartungswerte der Spektren werden durch $\gamma(t)$ (Gl. 1) gefittet: $A = 1.81$, $\beta = 9 \cdot 10^{-4}$, $\gamma_0 = 2.12$.

4 Diskussion

Die hier vorgestellte Methode ermöglicht die Quantifizierung der Hirnperfusion aufgrund von Echobildsequenzen, die mit mobilen Meßeinheiten direkt am Patientenbett aufgenommen werden können. Das Verfahren kann somit zeitkritische diagnostische Hinweise bei minimaler Patientenbelastung liefern.

Durch die Verwendung der Erwartungswerte von Musterspektren konnte das Verfahren rauschrobuster gemacht werden, da große Flächen stärker gewichtet werden als kleine, die Folge des Speckle–Effekts oder anderer Meßartefakte sein können.

Läßt man im Modell die Länge des Pulsintervalls gegen Null gehen, so erhält man $\gamma(0) = \gamma_0$. Dieser Wert kann als Schallreflektion des Gewebes ohne Blutfluß interpretiert werden.

Literatur

1. G. Seidel, C. Algermissen, A. Christoph, L. Claassen, M. Vidal–Langwasser und T. Katzer. Harmonic Imaging of the human brain — Visualization of brain perfusion with ultrasound. *Stroke*, 2000. In Press.
2. C. Schoelgens. Native tissue harmonic imaging. *Radiologie*, 38:420–423, 1998.
3. D. Recchia, J.G. Miller und S.A. Wickline. Quantification of ultrasonic anisotropy in normal myocardium with lateral gain compensation of 2D integrated backscatter images. *Ultrasound in Medicine and Biology*, 19(6):497–505, 1993.
4. V. Metzler, M. Puls und T. Aach. Restoration of ultrasound images by nonlinear scale–space filtering. In E.R. Dougherty und J. Astola, Hrsg., *Nonlinear Image Processsing XI*, SPIE Proceedings Vol. 3961, 2000. In Press.
5. K. Wei, A.R. Jayaweera, S. Firoozan, A. Linka, D.M. Skyba und S. Kaul. Quantification of myocardial blood flow with ultrasound–induced destruction of microbubbles administered as a constant venous infusion. *Circulation*, 87:473–483, 1998.
6. P. Maragos. Pattern spectrum and multiscale shape representation. *IEEE Transaction on Pattern Analysis and Machine Intelligence*, 11(7):701–716, 1989.

Werkzeuge zur quantitativen Analyse nuklearkardiologischer PET Daten

Stephan G. Nekolla , Jodi Neverve , Thomas Balbach, Frank M. Bengel und Markus Schwaiger

Nuklearmedizinische Klinik und Poliklinik der Technischen Universität München
Ismaninger Straße 22, D-81675 München

Zusammenfassung: Die Stärke der modernen nuklearmedizinischen Diagnostik mit Hilfe der Positronen-Emissions-Tomographie (PET) ist der Einsatz physiologischer „Kontrastmittel" in sehr geringen Konzentrationen. Allerdings sieht man sich zunehmend mit der Problematik konfrontiert, die Balance zwischen Akquisitionstechnologien, physiologisch-methodischem Wissen und Umsetzung in der Routine zu bewahren. Insbesondere die Möglichkeit, Studien zeitaufgelöst (dynamisch) oder in Abhängigkeit der Herzphasen (getriggert) zu messen, erweitert das Spektrum der funktionellen, nichtinvasiven Herzbildgebung - allerdings geht dies mit einem drastischen Anstieg der auszuwertenden Datenmengen einher. Um die Extraktion der physiologischen Informationen zu vereinfachen, wurde daher das Werkzeug "MunichHeart" entwickelt, das insbesondere die Gesichtspunkte Reproduzierbarkeit, Stabilität und Flexibilität im Forschungs- und Routineumfeld beinhaltet.

Schlüsselwörter: Algorithmen, Positronen-Emissions-Tomographie (PET), Segmentierung, Kardiologie, Blutfluß, Stoffwechsel

1 Einleitung

Die Mortalität bei kardiovaskulären Erkrankungen sinkt in den meisten modernen Industriestaaten: die Gründe für diese Entwicklung liegen in der verbesserten Prävention sowie in der optimierten medizinischen Betreuung durch invasive und nichtinvasive Eingriffe. Klinische Entscheidungen bei Patienten mit koronarer Herzerkrankung basieren heute nicht nur auf der Beschreibung der Koronaranatomie, sondern auch auf der frühen Erfassung und Überwachung funktioneller Parameter hinsichtlich Schweregrad und Ausdehnung von z.B. Ischämien. Nuklearmedizinische Methoden und insbesondere die Positronen-Emissions-Tomographie (PET) erlauben dabei am Herzen u.a. die nichtinvasive Messung der Pumpfunktion, der Durchblutung und des Stoffwechsels.

2 Methodik

Die Positronen-Emissions-Tomographie kann kleinste Mengen radioaktiv markierter „Kontrastmittel" nachweisen: wenn ein Kern unter Emission eines Positrons zerfällt und jenes auf sein Antiteilchen (nämlich ein Elektron) trifft, vernichten sie sich gegenseitig unter Aussendung zweier hochenergetischer Gammaquanten. Die Tatsache, daß sich diese Photonen ziemlich exakt in entgegengesetzte Richtung ausbreiten, wird zur Bildgebung verwendet. So ist ein PET System mit Detektoren ausgerüstet, die den Patienten ähnlich wie in einem Computertomographen umgeben. Die Detektoren sind so verschaltet, daß das gleichzeitige Eintreffen der Photonenpaare nachgewiesen werden kann. Damit wird eine Linie im Raum definiert, entlang derer der Zerfall stattgefunden haben muß. Beim Vorliegen einer hinreichenden Anzahl von Ereignissen läßt sich dann die dreidimensionale Verteilung des „Kontrastmittels" rekonstruieren.

2.1 Software

„MunichHeart" ist in der Entwicklungsumgebung IDL (RSI, Boulder, CO, USA) implementiert und damit weitgehend plattformunabhängig. Sehr rechenintensive Teile werden mit C und C++ Bibliotheken integriert.

2.2 Volumetrische Analyse

Da PET Daten als simultan akquirierte, kontinuierliche Serie transaxialer Schnitte vorliegen, lassen sie sich ausgezeichnet als isotrope Volumendatensätze behandeln. Insbesondere beim Herzen ist es so möglich, bei der Auswertung Symmetrien des linken Ventrikels auszunutzen und alle Analysen direkt im Datenvolumen anstatt in Schnitten durchzuführen (z.B. entlang der langen oder kurzen Herzachse). Nach der interaktiven Definition der langen Achse des Herzens wird so automatisch die dreidimensionale Verteilung des betreffenden PET Radiopharmazeutikums (Tracer) im linken Ventrikel bestimmt. Wie in Abb. 1A schematisch dargestellt, wird der Ventrikel mit 540 Suchstrahlen abgetastet. Dabei kommt im Bereich der Herzspitze ein hemisphärisches und im Bereich bis zur Basis ein zylindrisches Schema zur Anwendung. Abb. 1B zeigt diese Suchstrahlen in einem Längsachsenschnitt. Die Abtastrate ist in diesen Ebenen homogen entlang dem Ventrikel; insgesamt gesehen ergibt sich aber eine höhere Abtastrate im Datenvolumen für die Herzspitzenregion, die ja auch eine höhere Krümmung aufweist als andere Bereiche des Herzens. In jedem Suchstrahl wird anschließend ein lokales Maximum identifiziert, wobei in einem zweiten Schritt die Information der Nachbarn integriert wird. Zusammen mit geometrischen Annahmen eines sich stetig verändernden Herzmuskels wird die Lokalisation des lin-

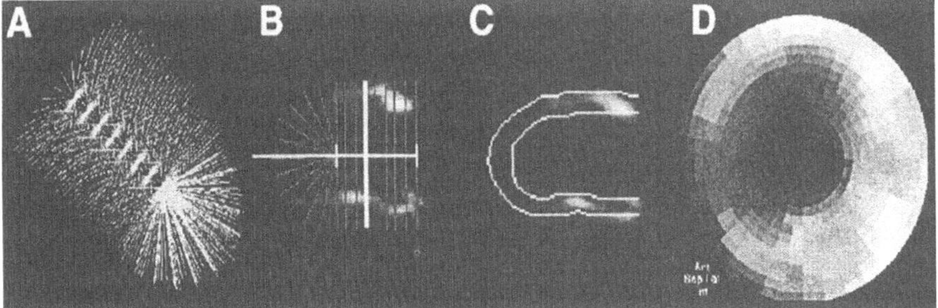

Abb. 1: Extraktion der 3D Verteilung von Radiopharmaka im linken Ventrikel (LV) A: 540 Suchstrahlen tasten den LV ab. B: Suchschema in einem Längsachsenschnitt. C: Detektion des Myokards auch bei reduziertem Signal. D: „Polar Map" Darstellung.

ken Ventrikels auch für Bereiche interpoliert, in denen kein oder nur wenig Tracer angereichert wurde (Abb. 1C). Diese Definition einer „Maximum Count" Oberfläche kann nun entweder dreidimensional dargestellt werden oder in Form einer „Polar Map" oder „Bullseye" (Abb. 1D). Obwohl diese zweidimensionale Darstellung mit einer geometrischen Verzerrung einhergeht, bietet sie doch den Vorteil einer einfachen Visualisierung eines komplexen dreidimensionalen Sachverhaltes. Da für jedes Element einer „Polar Map" die korrespondierende Fläche bekannt ist, können so quantitative Informationen über das Ausmaß und die Schwere eines Defektes berechnet werden. Insbesondere bei Verlaufskontrollen ist diese Information von Relevanz; das manuelle Ausmessen von Defekten in einer Kombination von Kurz- und Längsachsenschnitten ist dagegen stark benutzerabhängig [1].

2.3 Kombination der Information aus PET Studien

Die gebräuchlichsten kardiologischen PET Tracer sind ^{18}F-Fluordeoxyglukose (FDG) zur Bestimmung des Glukosestoffwechsels und ^{13}N-Ammoniak (NH3) für die myokardiale Blutflußmessung. Im Fall von statischen Aufnahmen wird nach Injektion des Tracers eine Gleichverteilung im Herzen abgewartet und anschließend die Aktivitätsverteilung gemessen. Insbesondere aber die Kombination der Daten verschiedener Tracer bringt diagnostische Vorteile: z.B. zur Identifikation von sog. "hibernating myocardium" kann die Bestimmung von Blutfluß und Glukosestoffwechsel Gewebe differenzieren, das nach myokardialem Infarkt zwar unterversorgt ist, dennoch aber lebende Zellen aufweisen kann, deren Stoffwechsel sich auf Glukose umgestellt hat. Zur quantitativen Klassifizierung der verschiedenen Gewebezustände wurden Vergleiche mit Normaldatenbanken, eine dreidimensionale Koregistrierung der Studien sowie Verbundkriterien entwickelt, die eine weitgehend automatische Analyse erlauben. Diese Kriterien wurden an Patienten validiert, die kurz vor einer „Bypass"-Operation mit PET und in anschließenden Intervallen mit Ultraschall zur Beurteilung der wiedererlangten Kontraktilität des Herzmuskels untersucht wurden. So lassen sich z.B. relevante Voraussagen über die Effizienz koronarer Angioplastien gewinnen [2].

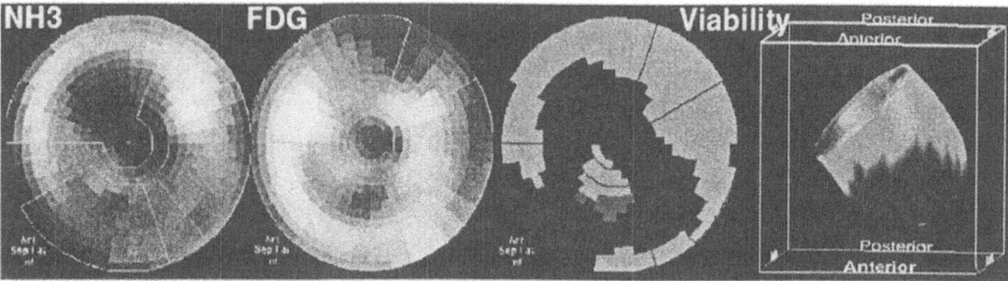

Abb. 2: Klassifikation von Herzgewebe des linken Ventrikels in normales (grün), vernarbtes (rot) und vitales Gewebe (blau). Dargestellt sind von links nach rechts die NH3 Blutfluß- und die FDG Glukosestoffwechsel Polar Maps sowie eine 2D und ergänzend die 3D Darstellung der „Viability" Analyse. Während die 2D Form eine rasche Beurteilung erlaubt, ist die 3D Darstellung flächentreu.

2.4 Analyse dynamischer Studien

Die dynamische Akquisition ermöglicht die Analyse von Zeit-Aktivitätskurven mit pharmakokinetischen Multikompartmentmodellen: damit ist der Schritt von qualitativer zu quantitativer Bildgebung realisierbar - wobei quantitativ hier nicht im physikalischen Sinn, sondern in seiner physiologischen Bedeutung bestimmt ist. Insbesondere die quantitative, regionale Bestimmung des myokardialen Blutflusses mit ^{13}N-Ammoniak unter Ruhe und pharmakologischer Belastung und der Glukosemetabolisierungsrate mit ^{18}F-FDG sind hier von Interesse. In beiden Fällen werden automatisch sowohl die arterielle Eingangsfunktion als auch die Gewebeaktivitätskurven bewegungs- und partialvolumenkorrigiert extrahiert und analysiert. Die numerisch robuste Implementierung der Lösungssuche bei den Kompartmentmodellen ist hier entscheidend, da die biologische Variabilität pathophysiologisch veränderten Gewebes erheblich sein kann [3, 4].

2.5 Analyse herzphasenaufgelöster Studien

Im Fall von ^{18}F-FDG ist es darüber hinaus möglich, die Akquisition getriggert durchzuführen, also in Abhängigkeit von den Herzphasen. Basierend auf den geometrischen Informationen der volumetrischen Analyse läßt sich die regionale Wandbewegung sowohl durch den Partialvolumeneffekt („Count Increase") als auch unter Annahme eines geometrischen Modells der Tracerverteilung im Myokard mittels Schwellwerten abschätzen. Letzterer Ansatz definiert dann die Innen- und Außengrenzen des linken Ventrikels (Abb. 3). Mit dieser Information sind dann auch die globalen Parameter des enddiastolischen und endsystolischen Volumens und damit der Auswurffraktion berechenbar.

3 Ergebnisse: Reproduzierbarkeit

Die verläßliche und reproduzierbare Auswertung ist ein entscheidendes Kriterium: Tab. 1 faßt die Ergebnisse der Regressionsanalyse von Inter- und Intraobservervariabilitäten für drei der oben beschriebenen Methoden zusammen:

Methode	Anzahl Studien	Dynamischer Bereich	Intraobserver Steig.	Korr.Koeff.	Interobserver Steig.	Korr.Koeff.
Viability Analyse	26	0-75%	1.01	0.99	0.95	0.98
Quantitativer Fluß	22	0.2-3.5 ml/g/min	1.02	0.97	1.01	0.95
Ejektionsfraktion	16	10-80%	1.01	0.98	0.93	0.96

Tabelle 1: Intra- und Interobserver Variabilitäten dreier ausgewählter „MunichHeart" Module. Als Maß für die Variabilität sind Steigung und Korrelationskoeffizient einer linearen Regression aufgeführt.

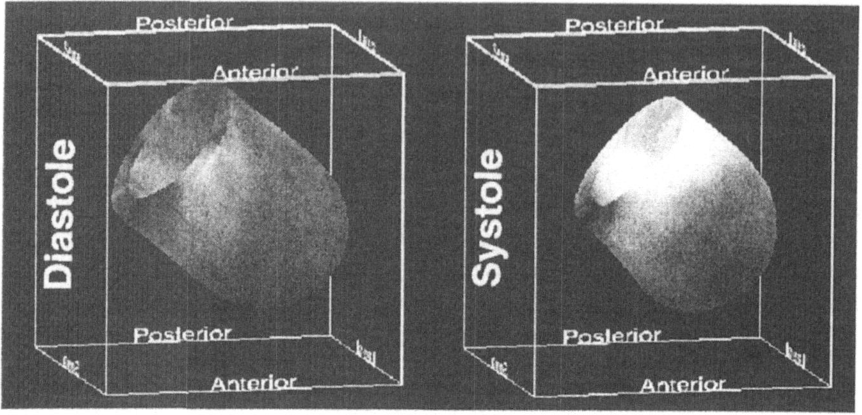

Abb. 3: Getriggerte FDG-PET Patientenstudie: Die Analyse durch geometrische Modelle erlaubt die Definition der Herzinnen- und Außengrenzen. Die verbleibende Kontraktilität an der Herzbasis und die Akinesie nach myokardialem Infarkt im Bereich der Herzspitze ist klar erkennbar. Die Farbkodierung entspricht der Aktivität in den Volumenelementen und spiegelt die Zählratenzunahme als Folge der Herzmuskelverdickung zwischen Diastole und Systole wieder (Partialvolumeneffekt).

4 Schlußfolgerung

Die nuklearkardiologische Auswerteumgebung „MunichHeart" bietet tracerspezifische Module, die eine effiziente und reproduzierbare Auswertung zulassen. Durch weitreichende Konfigurations- und benutzerspezifische Erweiterungsmöglichkeiten kann sichergestellt werden, daß die Werkzeuge sowohl im klinischen Routinebetrieb als auch im Forschungsumfeld optimal angepaßt werden können. Darüber hinaus lassen sich in solch einer integrierten, interdisziplinären Umgebung erfolgreiche Entwicklungen rasch aus dem einen in das andere Feld umsetzen.

5 Literatur

1. Nekolla, SG, Miethaner, C, Nguyen, N, Ziegler, SI, Schwaiger, M: Reproducibility of Polar Map Generation, Defect Severity and Extent Assessment in Tomographic Myocardial PET Perfusion Imaging. Eur. J. Nucl. Med. 25:1313-1321 (1998)
2. Haas, F, Haehnel, JC, Picker, W, Nekolla, SG, Martinoff, S, Meisner, H, Schwaiger, M: Effect of Preoperative PET Viability Assessment on Peri- and Postoperative Risk in Patients with Advanced Ischemic Heart Disease. Journal American College of Cardiology 30, 7, 1693-1670 (1997)
3. Nekolla SG, Odaka, K, Ziegler, SI, Schwaiger M: A New Approach to Quantitative Cardiac Flow Assessment with 13 N NH3 PET. Journal of Nuclear Cardiology 6:S88 (1999)
4. Bengel, FM, Überfuhr P, Ziegler, SI, Nekolla, SG, Reichart, B , Schwaiger, M: Serial Assessment of Sympathetic Reinnervation after Orthotopic Heart Transplantation. Circulation 99:1866-1871 (1999)

Automatische Bestimmung des Arterie-Vene-Verhältnisses auf Retina-Tomograph-Bildern

István Pál[1], Georg Michelson[1], Gerhard Zinser[2]

[1]Friedrich Alexander Universität Erlangen-Nürnberg
Augenklinik mit Poliklinik, Labor für okuläre Perfusion
D-91054 Erlangen, Schwabachanlage 6.
Email: inpal@cip.informatik.uni-erlangen.de
[2]Heidelberg Engineering GmbH
D-69121 Heidelberg Tiergartenstr. 17.

Zusammenfassung Das Auge ist das einzige menschliche Organ, wo das Blut-Gefäßsystem ohne physikalische Einwirkung beobachtbar ist. Eine Änderung der retinalen Gefäßen kann auf verschiedene Erkrankungen (nicht nur auf Augenerkrankung) z.B. Nieren-Erkrankungen, Diabetes, Glaukom und auf verschiedene Zirkulationsproblemen hinweisen. Es gibt eine Verknüpfung zwischen Veränderung der Arterie-Vene Ratio und vascularen Erkrankungen. Es wird auf den HRT-Fundusaufnahmen die automatische Berechnung des Arterie-Vene Verhältniusses vorgestellt.

Schlüsselwörter: Arterie-Vene Verhältnis, Retina-Tomograph, Gefäß-segmentierung

1   Einleitung

Das Auge ist das einzige menschliche Organ, wo das Blut-Gefäßsystem ohne physikalische Einwirkung beobachtbar ist. Eine Änderung der retinalen Gefäßen kann auf verschiedene Erkrankungen (nicht nur auf Augenerkrankung) z.B. Nieren-Erkrankungen [1], Diabetes, Glaukom [2], und auf verschiedene Zirkulations-problemen hinweisen. Es kann Verknüpfung zwischen Einengung der retinalen Arteriolen, Veränderung der Arterie-Vene Ratio, hochen Blutdrucks, cerebrale und cardiovasculare Erkrankungen beobachtet werden [3]. Hubbards [4] führten die Bestimmung des Gefäßdurchmessers bzw. die Berechnung des Arterie-Vene Verhältnisses manuell durch.

Ziel ist durch die Untersuchung des Arterien-Vene Verrhälnisses eine frühzeitige Erkennung und Vorbeugung der vaskulären Erkrankungen.

Die Bilder werden mit Heidelberg Retina Tomograph (HRT) aufgenommen. Der HRT bietet eine Möglichkeit für die Darstellung des retinalen Gefäßsystems mit Hilfe eines auf "Scanning Laser" Technik basierenden Verfahrens. Der Augenhintergrund wird durch einen Laserstrahl (mit konfokaler Technik) von $10\mu m$ Durchmesser in 32 Schichten in 2 Sec. abgetastet. Die Auflösung der digitalen Bilder ist also ein $256 \times 256 \times 32$ Pixelarray.

2 Vorverarbeitung

Die 32 Schichtbilder von HRT werden durch ein Intensität-Differenz Verfahren zueinander verschoben, bzw. aliniert. Aus dem Pixelarray wird ein gemitteltes Bild hergestellt, so dass nur die Schichtbilder verwendet werden, deren Mittelwert größer als ein Schwellwert ist. Es kann natürlich nur ein Schichtbild aus den 32 Schichten ausgewählt werden und für die weitere Verarbeitung verwendet werden. Die Aufnahmen werden wegen den Beleuchtungsproblemen mit einer adaptiven Histogram Transformation (AHA) ausgeglichen. Über Beleuchtungsprobleme wird gesprochen, wenn der abgebildete Augenhintergrund ungleichmäßig ist oder es nicht in einer fokalen Ebene liegt. Dann sind die Teile der Aufnahme, meistens die Ränder oder sogar eine Hälfte des Bildes zu dunkel oder zu hell. Dieses Problem wird mit AHA unterdrückt.

Es wurden verschiedene Kanten- und Liniendetektionsverfahren, wie konventionelle Sobel-Operator, Laplace-Operator, Canny-Operator, verschiedene Richtungsfilter [5, 6, 7] sowie der Log/Linear-Operator [8] und auch Bandpassfilter im Fourierraum (siehe Abb. 1) untersucht, um die retinalen Gefäße zu segmentieren. Als eine andere Alternative wurde ein mehrschichtiges Perzeptron-Netz (MLP) an einem manuell segmentierten Lernbeispiel trainiert und für die Gefäßsegmentierung mit verschiedenen Netztopologien verwendet. Das Gefäßsystem kann anhand bisherigen Untersuchungen mit Marr-Hildreth Operator [9] am besten segmentiert werden (siehe Abb. 1 unten).

2.1 Arterie-Vene Segmentierung

Auf den gefäßsegmentierten Bildern sind die Arterien und Venen noch mit gleichem Grauwert dargestellt.

Die Arterien sind auf den Aufnahmen schmaler als die Venen und zeigen eine Glockkurve als Querschnitt, bis die Venen breiter und dunkler sind als die Arterien. Es wird im ersten Schritt die Mittellinie der Blutgefäße durch Skelettierung [10] ermittelt. Danach wird zu jedem Gefäßmittelpunkt der Gefäßdurchmesser durch Quadratausfüllung [11] bestimmt. Ausgehend aus den Mittelpunkten der Blutgefäße werden die Merkmale der Venen und Arterien als Input eines neuronalen Netzes eingegeben. Diese Merkmale sind die Gefäßdicke, die Parametern des auf den Gefäßverlauf senkrecht liegenden Grauwertprofils, wie der Mittelwert. Das neuronale Netz als Klassifkator unterscheidet die Arterien und Venen anhand den Merkmalen (siehe Abb. 2).

3 Bestimmung des Arterie-Vene Verhältnisses

Ausgehend aus dem Mittelpunkt der Papille, wo die Gefäße und die Sehnerven in das Auge ein- und austreten, verlaufen die Gefäße in radiale Richtung. So werden konzentrische Kreise um den Mittelpunkt der Papille mit zuwachsenden Radius mit Hilfe von Bresenham Kreiszeichnenalgorithmus gezeichnet. Entlang den Kreisbogen werden die zu dem aktuellen Kreis und Gefäßmittelpunkt gehörenden

Abbildung1. Kanten und Liniendetektion auf den HRT Bildern

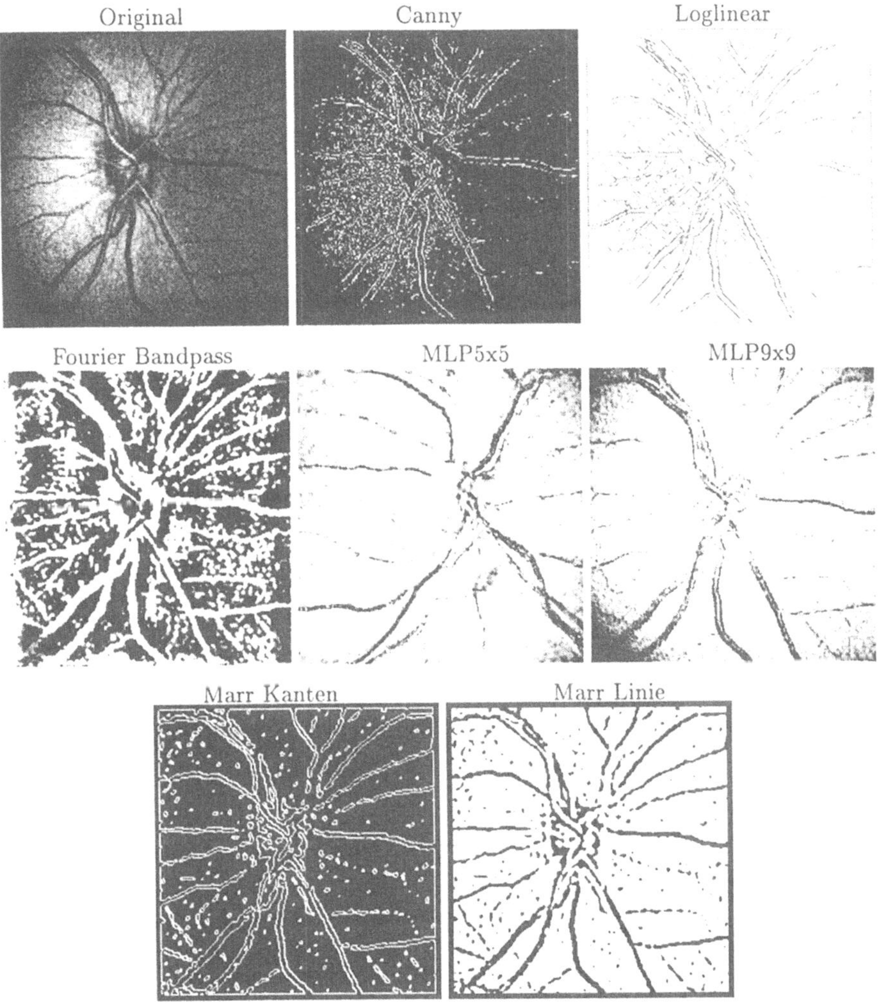

Durchmesser von Arterien und Venen verwendet. Die Durchmesser werden geordnet und paarweise mit suksessiver Mittelung als Parameter für Arterie-Vene Verhältnisses (A/V Ratio) ermittelt. Das A/V Ratio wird anhand [4] errechnet:

$$W_A = \sqrt{a_1 \cdot W_a^2 + b_1 \cdot W_b^2 + c_1 \cdot W_a W_b + d_1} \quad \text{für Arterien} \tag{1}$$

$$W_V = \sqrt{a_2 \cdot W_a^2 + b_2 \cdot W_b^2 + c_2} \quad \text{für Venen,} \tag{2}$$

wobei $a_{1,2}, b_{1,2}, c_{1,2}, d_1$ Konstanten sind. Der Quotient von W_A und W_V gibt das Arterie-Vene Verhältnis an

Abbildung2. Ergebnisse der Arterie-Vene Unterscheidung, die dunklen Linien bezeichnen die Venen und die weißen Linien bezeichnen die Arterien

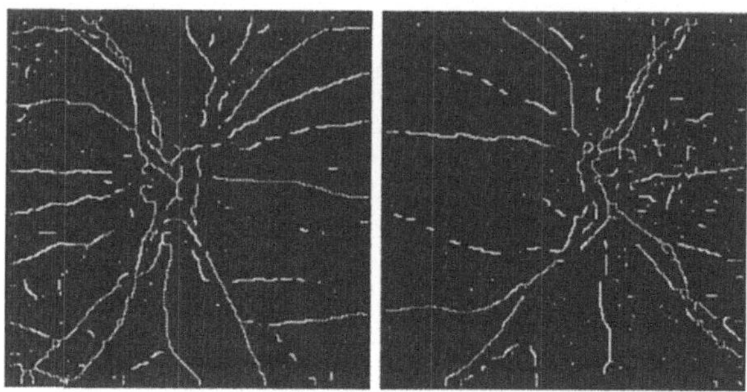

$$A/V = \frac{W_A}{W_V} \tag{3}$$

4 Zusammenfassung und Ausblick

Die Schwachstelle der automatischen Bestimmung der A/V Ratio besteht in der Arterie-Vene Unterscheidung. Diese Aufgabe ist manchmal auch für das menschliche Auge schwierig, es gibt nähmlich Fälle, wo die Arterien und Venen den gleichen Grauwertverlauf haben. Eine modellbasierte Graphbeschreibung der Gefäße [12] wird geplant, wobei zusätzliche Informationen für die Arterie-Vene Unterscheidung, wie Kreuzungen und Bifurkation der Gefäße verwendet werden können.

Auch die Verwendung eines MLPs für Arterie-Vene Unterscheidung ist geplant, wo ein genügend großes Fenster auf dem Inputbild verschoben wird und mit Hilfe eines per Hand gemachten künstlichen teaching outputs gelehrt wird.

Literatur

1. Pscherer S: *Augenhintergrundsveränderungen des nireninsuffizienten Kindes und Jugendlichen.* Dissertation, Medizinische Fakultät der Universität Erlangen–Nürnberg, Agenklinik mit Poliklinik, Erlangen, 1991.
2. Michelson G, Groh M, Langhans M. J, Schmauß B: Zweidimensionale Kartierung der retinalen und papillären Mikrozirkulation mittels Scanning Laser Doppler Flowmetrie. *Klinische Monatsblätter für Augenheilkunde*, 207(3):180–190, 1995.
3. Brothers R, Hubbard L, Sharrett A, Neider N, King W, Clegg L, Cooper L: Relationship of blood pressure and retinal vascular abnormalities in the aric study. *Association for Research in Vision and Ophthalmology (ARVO)*, Fort Lauderdale, Florida, May 10–15. 1998.
4. Hubbard L, Brothers R, Cooper L, Neider N, King W, Clegg L, Sharrett A: Relationship of blood pressure and generalised retinal arteriolar narrowing in the

aric study. *Association for Research in Vision and Ophthalmology (ARVO)*, Fort Lauderdale, Florida, May 10–15. 1998.

5. Chaudhuri S, Chatterjee S, Katz N, Nelson M, Goldbaum M: Detection of blood vessels in retinnal images using two-dimensional matched filters. *IEEE Trans. on Medical Imaging*, 8(3):263–269, 1989.

6. Kutka R, Stier S: Blood Vessel and Feature Extraction Based on Direction Fields. *Proc. of the Workshop on Image Registration and Segmentation*, Brussels, Apr. 1994.

7. Tamura S: Zero-crossing intervall correction in tracing eye-fundus blood vessels. *Pattern Recognition*, 21(3):227–233, 1988.

8. Iverson L, Zucker S. W: Logical/linear operators for image curves. *IEEE Trans. on PAMI*, 1995.

9. Marr D: *Vision*. W.H. Freeman and Company, New York, 13.. Ausg., 1996.

10. Zhou R. W, Quek C, Ng G. S: A novel single-pass thinning algorithm and an effective set of performance citeria. *IEEE Trans. on Pattern Recognition Letters*, 16:1267–1275, 1995.

11. Pál I, Michelson G, Niemann H, Welzenbach J: Erkennung von Mikrozirkulationsstörungen der Netzhaut mittels "Scanning Laser Doppler Flowmetrie". Lehmann T, Scholl I, Spitzer K (Hrsg.), *Bildverarbeitung für die Medizin: Algorithmen Systeme-Anwendungen Proceedings des Aachener Workshops*, Verlag der Augustinus Buchh., Aachen, S. 89–94, Nov. 1996.

12. Fazekas Z: Graph–Based Description of Retinal Blood–Vessels in Fluorescein Angiograms. *Proc. of IWSSIP - 4th International Workshop on Systems, Signals and Image Processing*, Poznan, Poland, S. 235–238, Mai 1997.

Strukturanalyse und Morphometrie interagierender Gefäßsysteme am Beispiel der menschlichen Leber

Horst K. Hahn, Dirk Selle, Carl J. G. Evertsz und Heinz-Otto Peitgen

MeVis Centrum für Medizinische Diagnosesysteme und Visualisierung gGmbH
Universitätsallee 29, D-28359 Bremen
Email: hahn@mevis.de

Zusammenfassung. Eine Gruppe von Methoden zur Charakterisierung ineinandergreifender Gefäßbäume wird vorgestellt. Wir präsentieren eine morphometrische Analyse der Lebergefäße des Menschen bis zur sechsten Strahler-Ordnung unter Einbeziehung der dreidimensionalen Lagebeziehungen. Die Untersuchung basiert auf CT-Aufnahmen von sechs Korrosionspräparaten makroskopisch gesunder Lebern. Eine Neuheit stellt die Quantifizierung der gegenseitigen Lage zweier Gefäßsysteme dar. Die Maßzahlen zur Baumbeschreibung sind allgemein formuliert und auf jegliche Art von Baumstruktur anwendbar.

Schlüsselwörter: Anatomie, Lebergefäße, Strahler-Schema, Baumabstand

1 Einleitung

Baumartige Versorgungsstrukturen spielen eine zentrale Rolle in den meisten höheren Organismen. Der Beitrag konzentriert sich auf die venösen Blutgefäße der Leber, namentlich die Pfortader und die Lebervenen. Jedes Organ des menschlichen Körpers weist charakteristische Gefäßsysteme auf. Diese ermöglichen die Organfunktion und zeigen untereinander komplexe Interaktionen. Es stellt sich die Frage, wie die Gefäßsysteme organisiert sind und, aus evolutionstheoretischer Sicht, inwiefern sie eine optimierte Struktur darstellen.

Die Motivation für diese Arbeit wurzelt in dem bei MeVis durchgeführten Projekt zur Operationsplanung für die Leberchirurgie [1]. Dabei entstand der

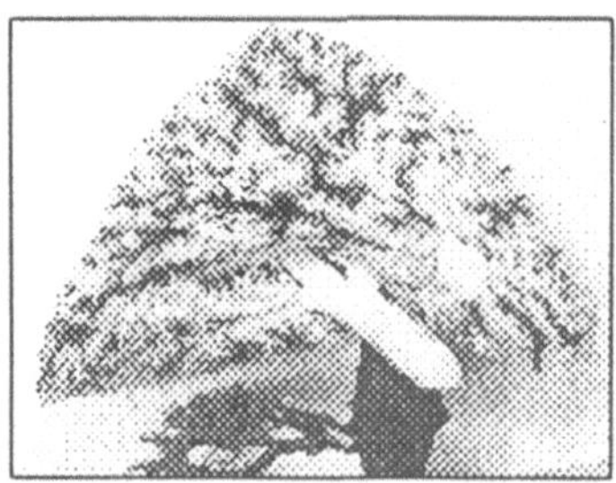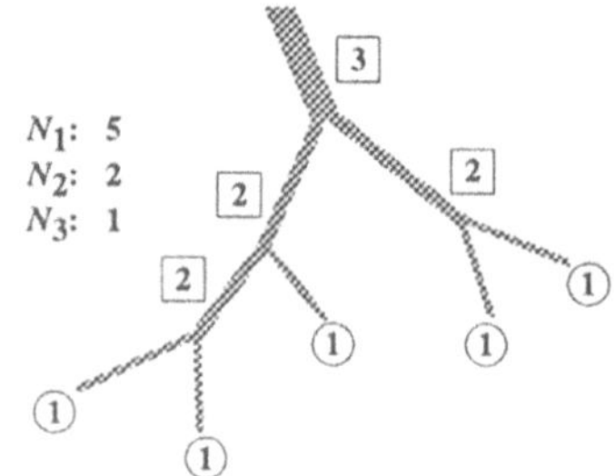

Abb. 1. links: Photographie eines Korrosionspräparats — Pfortader hell, Lebervenen dunkel. Die Präparate und Datensätze verdanken wir Prof. J. H. D. Fasel, Centre Médical Universitaire, Genf, CH. **rechts:** Zur Definition des Strahler-Schemas.

Abb. 2. Visualisierung der Gefäßdaten des Präparats in Abb. 1 basierend auf Oberflächenprimitiven. Die Radien sind zur besseren Übersichtlichkeit dünner rekonstruiert.

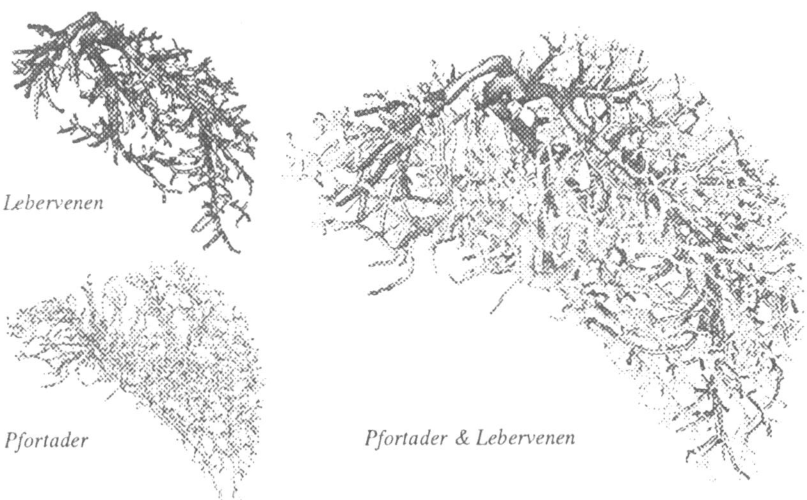

Wunsch nach physiologischen und geometrischen Konzepten, welche Rückschlüsse auf die Morphogenese der interagierenden Gefäßsysteme der Leber und auf die Segmentanatomie ermöglichen.

2 Verwandte Arbeiten, Vorarbeiten und Datenerhebung

In den vergangenen fünfzehn Jahren wurden verschiedene Methoden zur Charakterisierung von Gefäßsystemen entwickelt, insbesondere der menschlichen Pulmonal- und Koronararterien [2], bzw. Methoden anderer strukturbeschreibender Disziplinen auf die Gefäßforschung übertragen [3]. Um die Pfortader und die Lebervenen zu untersuchen, wird an die bei MeVis entwickelten Methoden zur Segmentierung, Skelettierung, Radiusbestimmung und Trennung von Gefäßstrukturen angeknüpft [4].

Um möglichst detaillierte Daten der Lebergefäße ohne Verlust der räumlichen Information zu erhalten, wurden Korrosionspräparate angefertigt (Abb. 1). Hierzu werden Portal- und Lebervenen (letztere lediglich in drei der sechs untersuchten Präparate) menschlicher Lebern ohne makroskopisch erkennbare Erkrankungen mit speziellen Acrylharzen ausgespritzt. Diese Ausgußkörper wurden in einem klinischen CT mit Submillimeter-Auflösung (zw. 0.4 und 1.0 mm) digitalisiert und konnten so computergestützt ausgewertet werden. Besonderer Wert wurde hierbei auf die Radiusbestimmung gelegt, welche mittels Phantomdaten kalibriert wurde [5].

3 Strukturanalyse und Gefäßmorphometrie

Organversorgende Gefäßbäume sind ihrer Natur nach volumenfüllend im Sinne der fraktalen Geometrie [6]— sie müssen mit ihren Zweigspitzen jeder zu versorgenden mikroskopischen Gewebe-Einheit (hier Leberläppchen) hinreichend

Abb. 3. links: Binärer symmetrischer Baum achter Ordnung. **rechts:** Trinärer asymmetrischer Baum vierter Ordnung mit Seitenverzweigungen, ebenfalls flächenfüllend.

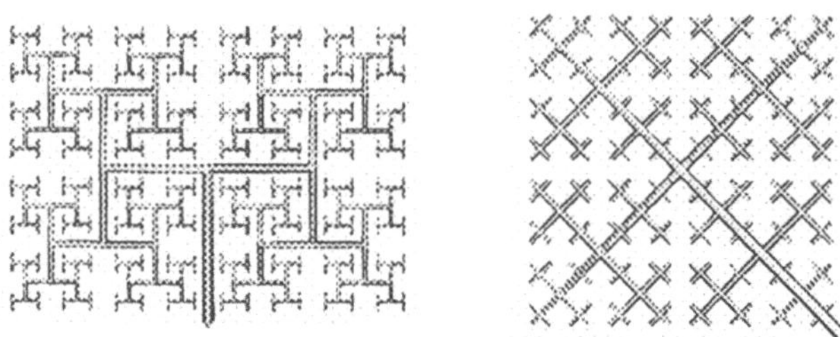

nahe kommen. Als zweidimensionales Analogon zeigt Abb. 3 zwei mathematische flächenfüllende Baummodelle. Der Unterschied liegt in ihrer Verzweigungsstruktur. Während ersterer komplett aus symmetrischen Bifurkationen aufgebaut ist, besteht letzterer aus Trifurkationen unterschiedlichen Asymmetriegrades bezüglich der Radiusverhältnisse. Setzt man die Baumkonstruktionen fort, so erkennt man, daß beide eine perfekte Sebstähnlichkeit aufweisen.

Die konzeptionelle Hauptschwierigkeit der Baumcharakterisierung besteht in der Erfassung der dem Baum inhärenten Ordnung. Während bei Abb. 3 links an jeder Verzweigung eine neue Ordnungsstufe gezählt werden kann, erscheint es sinnvoll, bei Abb. 3 rechts mehrere Astabschnitte zu einer Einheit zusammenfassen, von der dann kleinere Zweige abgehen. Ein gleichermaßen robustes wie einfaches Ordnungsmaß stellt das *Strahler-Schema* dar (Abb. 1, [7]). Hierbei werden den Astabschnitten ausgehend von den dünnsten Zweigenden aufsteigende Ordnungszahlen zugewiesen. Die Ordnungszahl wird an Verzweigungspunkten nur dann erhöht, falls zwei Astabschnitte gleicher Ordnung zusammenkommen. Diejenigen Zweige, die nicht zu einer Erhöhung der Ordnungszahl beitragen, werden *Seitenverzweigungen* genannt [3]. Sukzessive Abschnitte gleicher Ordnung werden anschließend zu sog. *Ästen* zusammengefaßt.

Für sämtliche erfaßten Gefäßäste wurden Länge und mittlerer Radius bestimmt. Astradius R_i und Astlänge L_i lassen sich daraus im Mittel für alle Äste einer Strahler-Ordnung i ableiten. Die Strahler-Astzahl N_i bezeichnet die Anzahl der Äste einer Ordnung (s. Abb. 4). Setzt man diese drei Größen für aufeinanderfolgende Ordnungen in Beziehung zueinander, so erhält man das *Radiusverhältnis* $\rho_i = R_{i+1}/R_i$, das *Längenverhältnis* $\lambda_i = L_{i+1}/L_i$ sowie das *Verzweigungsverhältnis* $\nu_i = N_i/N_{i+1}$. Bei Skaleninvarianz entsprechen diese den Geradensteigungen in semilogarithmischer Auftragung der jeweiligen Größe gegen die Ordnung (Zahlenwerte in Abb. 4). Aus der fraktalen Geometrie ist bekannt, daß Bäume der Bedingung $\nu = \lambda^D$ genügen müssen, um nach dem Prinzip selbstähnlicher Verzweigungen ein Volumen ($D = 3$) auszufüllen [6].

Zahlreiche Untersuchungen weisen darauf hin, daß die Lebervenen soweit möglich entlang der durch die Pfortader definierten Segmentgrenzen verlaufen [1]. Die Theorie weist diesem Sachverhalt das Bestreben der beiden Gefäßsysteme zu, ihren gegenseitigen Abstand zu maximieren. Wir definieren das Maß des *radiusbezogenen Baumabstandes* Γ, um diese Interaktion zu quantifizieren. Γ ist für jede Position a eines (Gefäß-)Baums A mit Radius $R(a)$ definiert und mißt den kürzesten Abstand zu dem Teil des korrespondierenden Baumes B,

Abb. 4. Auswertung von Strahler-Astzahlen, Astradien und Astlängen.

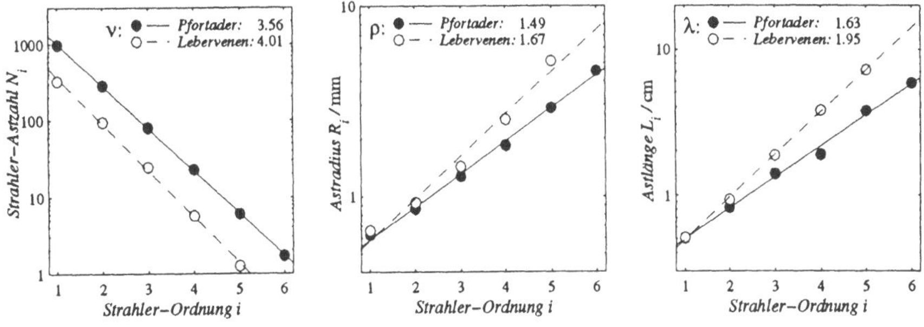

welcher mindestens ebenso dick ist wie $R(a)$:

$$\Gamma(a) = min\left\{\ \|a - b\|\ \mid\ b \in B,\ R(b) \geq R(a)\ \right\},\quad a \in A.$$

4 Ergebnisse

Die Analyse der Lebergefäße zeigt ein Bild selbstähnlichen Wachstums mit besonderer Betonung der Seitenverzweigungen. Das Radius-, Längen- und Astzahlverhalten läßt sich jeweils durch das entsprechende, in guter Näherung *skalenunabhängige* Verhältnis ausdrücken. Im einzelnen ergab sich:

Pfortader:	$\nu = 3.56 \pm 0.32$	$\rho = 1.49 \pm 0.02$	$\lambda = 1.63 \pm 0.14$
Lebervenen:	$\nu = 4.01 \pm 0.63$	$\rho = 1.67 \pm 0.07$	$\lambda = 1.95 \pm 0.15$

Die Fehler sind dabei durch die Meßungenauigkeit, durch die Variation innerhalb einer Strahler-Ordnung, durch die Variation der Verzweigungsverhältnisse auf unterschiedlichen Skalen und durch die Unterschiede im Präparatmittel zu begründen. Pfortader und Lebervenen unterscheiden sich signifikant im Radius- und Längenverhältnis, während das Verzweigungsverhältnis vergleichbare Meßwerte liefert. Die Baumasymmetrie drückt sich darin aus, daß wir es fast durchweg mit Bifurkationen zu tun haben [5], das Verzweigungsverhältnis ν jedoch stark von 2.0 abweicht, dem Wert für symmetrische binäre Bäume (Abb. 3 links).

Abb. 5 zeigt eine statistische Auswertung des radiusbezogenen Baumabstandes Γ für zwei der sechs Korrosionspräparate. Gut 80% der Meßpunkte können durch das grau hinterlegte Band eingefangen werden, welches einem proportionalen Verhalten von Baumabstand und Gefäßradius entspricht.

5 Diskussion und Ausblick

Die morphometrischen Unterschiede von Portal- und Lebervenen spiegeln deren unterschiedliche Anatomie wider. Die Lebervenen verlaufen eher axial, in langgestreckterer Form als die Pfortader. Die Wurzel der Lebervenen liegt weiter vom Lebermittelpunkt entfernt als die der Pfortader. Zieht man Ergebnisse aus der theoretischen Hämodynamik hinzu [8], kann argumentiert werden, daß die Pfortader einen höheren Optimierungsgrad aufweist als die Lebervenen [5]. Der Grund könnte in der Tatsache liegen, daß die Topologie der Pfortader gleichzeitig auch die parallel verlaufenden Arterien und Gallengänge festlegt.

Abb. 5. Radiusbezogener Baumabstand Γ für die Lebervenen, gemessen zwischen den Gefäßoberflächen. Zusätzlich zur empirischen Medianlinie (strichpunktiert) sind die 10%- und die 90%-Quantillinien (durchgezogen) eingezeichnet. (Das grau hinterlegte Band entspricht $4.5\,R \leq \Gamma \leq 10\,R$.)

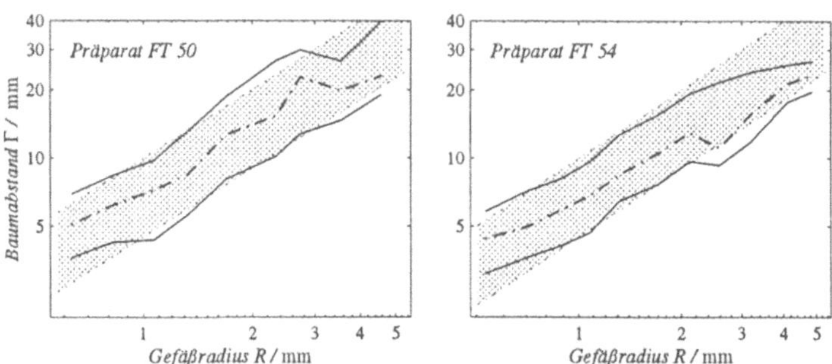

Vergleicht man den Baumabstand mit dem von den Gefäßen versorgten Parenchymvolumen, welches idealisiert als Kugel betrachtet durch das Verzweigungsverhalten und das Gesamtlebervolumen ausgedrückt werden kann, so zeigt sich, daß die Lebervenen in Mittel auf den Grenzflächen dieser Kugeln verlaufen [5]. Der Kugelradius beträgt dabei etwa das Neunfache des Gefäßradius.

Die dargestellten Methoden lassen sich für klinische Zwecke nutzbar machen. Das Strahler-Ordnungsmaß eignet sich in hervorragender Weise, um die Bildqualität einer Gefäßaufnahme zu bestimmen. Asymmetrien in der Verzweigungstiefe machen sich außerdem in einem veränderten Verzweigungsverhältnis ν bemerkbar. Für pathologische Gefäßstrukturen kann die diagnostische Klassifizierung durch die detaillierte Kenntnis der Gefäßmorphometrie verbessert werden. Hierzu sind ausgedehnte Feldstudien nötig. Eine Fortführung der Untersuchung könnte darüberhinaus zu Modellen führen, um die in klinischen Datensätzen auflösungsbedingt nicht enthaltenen dünneren Gefäßabschnitte vorherzusagen.

Literatur

[1] D.Selle et al. *Quantitative analysis of CT liver images.* 1st Int. Workshop on Computer-Aided Diagnosis (Chicago Sept. 1998), Elsevier, 435-444.

[2] G.S.Kassab et al. *Longitudinal position matrix of the pig coronary vasculature and its hemodynamic implications.* Am. J. Physiol. (1997) 273: H2832–H2842.

[3] D.L.Turcotte et al. *Networks with side branching in biology.* J. Theor. Biol. (1998) 193: 577-592.

[4] D.Selle. *Analyse von Gefäßstrukturen in medizinischen Schichtdatensätzen für die computergestützte Operationsplanung.* Dissertation, Univ. Bremen (Sept. 1999).

[5] H.K.Hahn. *Makroskopische Morphometrie und Dynamik der Lebergefäße des Menschen.* MeVis Bremen, interner Bericht (Feb. 1999), hahn@mevis.de.

[6] B.B.Mandelbrot. *Die fraktale Geometrie der Natur.* Birkhäuser, Berlin (1987).

[7] A.N.Strahler. *Quantitative analysis of watershed geomorphology.* Am. Geophys. Union Trans. (1957) 38: 913-920.

[8] M.J.Woldenberg et al. *Relation of branching angles to optimality for four cost principles.* J. Theor. Biol. (1986) 122: 187-204.

Objekterkennung und Klassifikation

Automatic Classification of Red Blood Cells using Gaussian Mixture Densities

J. Dahmen[1], J. Hektor[2], R. Perrey[1], H. Ney[1]

[1] Lehrstuhl für Informatik VI, RWTH Aachen - University of Technology, Germany
[2] Department of Physiology, RWTH Aachen - University of Technology, Germany
Email: dahmen@informatik.rwth-aachen.de

Abstract In this paper we present an invariant statistical approach to classifying red blood cells (RBC). Given a database of 5062 grayscale images, we model the distribution of the observations by using Gaussian mixture densities within a Bayesian framework. As invariance is of great importance when classifying RBC, we use a Fourier-Mellin based approach to extract features which are invariant with respect to 2D rotation, shift and scale. To prove the efficiency of our approach, we also apply it to the widely used US Postal Service handwritten digits recognition task, obtaining state-of-the-art results.

Keywords: statistical pattern recognition, invariant object recognition

1 Introduction

In standard tests, drugs that induce shape changes to RBC are often used to examine whether the cell membrane still acts in a well known way. This is done by comparing induced shape changes with the known behaviour on drugs [1]. This comparison is usually performed by a human expert and therefore time and cost consuming, stressing the need for automatic classification. In this paper, we propose an invariant statistical approach to automatic RBC classification. Given a set of 5062 images (which were labelled as *stomatocyte*, *echinocyte* or *discocyte* by an expert), we model the distribution of the observed training data using Gaussian mixture densities (GMD), where classification is achieved by embedding the model into a Bayesian framework. As invariance plays an important role in successfully classifying RBC (because position and orientation may vary during observation), we extract Fourier-Mellin based features from the images, thus being invariant with respect to 2D rotation, scale and translation (RST). Using the proposed classifier, we obtain an error rate of 13.6% on the RBC data. This seemingly high error rate is still considerably lower than the human error rate of >20% [2]. To prove the efficiency of our approach, we also apply it to the widely used US Postal Service handwritten digits recognition task (USPS). The obtained error rate of 3.4% is one of the best USPS results published so far (cp. Chapter 5).

2 Databases used in our Experiments

For our experiments, we use a database of 5062 RBC that were expert labelled as *stomatocyte*, *echinocyte* or *discocyte*, where each cell is represented by a 128×128 pixels sized grayscale image (see Fig. 1). The images were taken in a capillary

Table1. Some Properties of the Fourier Transformation

Signal	Fourier Transform
$f[x - x_0, y - y_0]$	$\mathcal{F}(u, v) \cdot \exp(-2\pi i(x_0 u + y_0 v))$
$f[\beta x, \beta y]$	$\frac{1}{\beta^2}\mathcal{F}(\frac{u}{\beta}, \frac{v}{\beta})$
$f[x\cos(\alpha) + y\sin(\alpha), -x\sin(\alpha) + y\cos(\alpha)]$	$\mathcal{F}(u\cos(\alpha) + v\sin(\alpha), -u\sin(\alpha) + v\cos(\alpha))$

where the RBC showed their native shapes without applied forces during sedimentation [3]. With only 5062 images available, we do not subdivide the dataset into a single training and test set. Instead, we make use of a cross-validation approach in our experiments, that is we subdivide the data into 10 subsets. We then use each set for testing while the remaining nine sets are used for training, with the overall error rate being the mean over all subset error rates. Note that although we use all images as test and training images, the according training and test sets are strictly disjoint in all cases. A drawback of the RBC database is the lack of results obtained by competing classification methods. Therefore, to prove the efficiency of our classifier, we also apply it to the widely used USPS database (`ftp://ftp.mpik-tueb.mpg.de/pub/bs/data/`), containing 7291 training and 2007 test samples of isolated, handwritten digits, which are represented by a 16×16 pixels sized grayscale image. The USPS recognition task is known to be hard, with a human error rate of about 2.5% on the testing data [4].

3 Feature Analysis

In our RBC experiments, we make use of a Fourier-Mellin based feature analysis [5], of which we give a short overview here. The discrete Fourier transformation (FT) $\mathcal{F}(u, v)$ of a 2D discrete image $f[x, y] \in \mathbb{R}^{N \times N}$ is defined as

$$\mathcal{F}(u, v) = \frac{1}{N} \sum_{j=0}^{N-1} \sum_{k=0}^{N-1} f[j, k] \cdot \exp(-\frac{2\pi i(uj + vk)}{N}) \tag{1}$$

with $i = \sqrt{-1}$ and $u, v = 0, 1, ..., N - 1$. Using the FT properties shown in Table 1, the following characteristics of the amplitude spectrum A of $\mathcal{F}(u, v)$ can be derived: it is invariant with respect to translation, inverse-variant with respect to scaling and variant with respect to rotation. Thus, features based on the amplitude spectrum of an image are translation invariant. By transforming

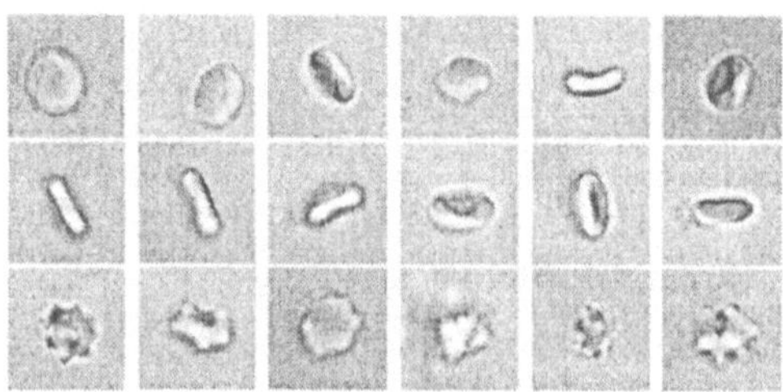

Figure1. RBC example images, top to bottom: stomatocytes, discocytes, echinocytes.

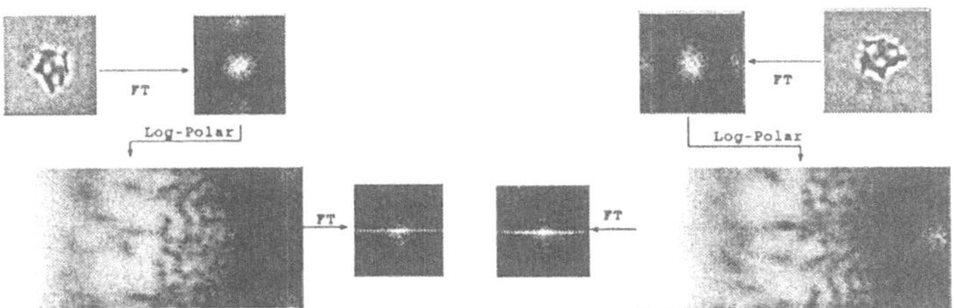

Figure2. RST-invariant feature extraction: A rotation example. Note that the image rotation becomes a vertical shift in the log-polar plane.

the rectangular coordinates (u, v) of $A(u, v)$ to polar coordinates (r, θ) and by using a logarithmic scale for the radial axis, image scales and rotations become shifts in the log-polar representation $\hat{A}$ of A. Now, by computing the amplitude spectrum B of the FT of $\hat{A}$, we can extract features which are RST-invariant (see Figure 2). As $\hat{A}$ is real valued, B is symmetric. Therefore, we extract 24×12 features from B employing a low-pass filtering under consideration of symmetry, which yields 288-dimensional feature vectors. Thus, by computing these Fourier-Mellin features, classification is not only RST invariant, but we also reduce the dimensionality of the feature space from $128 \times 128 = 16384$ to 288. To further decrease the number of model parameters (increasing the reliability of parameter estimation), we use a linear discriminant analysis (LDA) [6, pp.114-123] for feature reduction. As we can only extract a maximum of $(K - 1)$ features using an LDA (with K being the number of classes), we create pseudoclasses by applying a cluster analysis to the training data, where each cluster is considered a pseudoclass. Creating 16 pseudoclasses per class, we extract $(3 \times 16) - 1 = 47$ LDA features. These features are then used to train the model parameters. In the case of USPS, we skip the RST feature analysis (a full rotation invariance is not desired in digit recognition, as we would confuse '6' and '9' for instance) and compute 39 LDA features from the original images using 4 pseudoclasses.

4 Gaussian Mixture Densities in Bayes Context

To classify an observation $x \in \mathbb{R}^d$ we use the Bayesian decision rule [6, pp.10-39]

$$x \longmapsto r(x) = \operatorname*{argmax}_{k} \{p(k)p(x|k)\} \tag{2}$$

where $p(k)$ is the *a priori* probability of class k, $p(x|k)$ is the *class conditional* probability for the observation x given class k and $r(x)$ is the classifier's decision. As neither $p(k)$ nor $p(x|k)$ are known, we have to choose models for them and estimate their parameters using the training data. In our experiments, we estimate $p(k)$ via relative frequencies and model $p(x|k)$ by using GMD, being a linear combination of Gaussian component densities $\mathcal{N}(x|\mu_{ki}, \Sigma_{ki})$:

$$p(x|k) = \sum_{i=1}^{I_k} c_{ki} \cdot \mathcal{N}(x|\mu_{ki}, \Sigma_{ki}) \tag{3}$$

where I_k is the number of component densities used to model class k, c_{ki} are

Table2. Results reported on USPS

Method	Error Rate [%]
Human Performance [4]	2.5
Two-Layer Neural Net [8]	5.9
5-Layer Neural Net (LeNet1) [9]	4.2
Invariant Support Vectors [10]	3.0
This work: Gaussian Mixture Densities	4.5
Gaussian Mixture Densities, VTS	3.4

weight coefficients (with $c_{ki} > 0$ and $\sum_i c_{ki} = 1$), μ_{ki} is the mean vector and Σ_{ki} is the covariance matrix of the component density i of class k. To avoid the problems of estimating a covariance matrix in a high-dimensional feature space, i.e. to keep the number of parameters to be estimated small, we make use of globally pooled covariance matrices in our experiments, that is we only estimate a single Σ, i.e. $\Sigma_{ki} = \Sigma \ \forall \ k = 1, ..., K$ and $\forall \ i = 1, ..., I_k$. Furthermore, we only use a diagonal covariance matrix, i.e. a variance vector. Note that this does not necessarily imply a loss of information, as a mixture density of that form can still approximate any density function with arbitrary precision. Maximum-likelihood parameter estimation is now done using the Expectation-Maximization (EM) algorithm. More information on this topic can be found in [7].

5 Results

We started our RBC experiments by using each image pixel as a feature. Not surprisingly, we were not able to achieve an error rate below 31% (averaged over all 10 subsets). Extracting 288 RST-invariant features (as described above) without performing an LDA reduced the error rate to 18.8%. This error rate could further be reduced to 15.3% by using 47 LDA features (with a total of about 200 component densities). Finally, by using a simple reject rule (the likelihood of the 'best' class must be at least 20% better than that of the second best), the error rate could be reduced to 13.6% at 2.4% reject, with the subset error rates ranging from 10.7% to 16.1%. Note that a single view of an RBC often provides only poor information for classification (e.g. in some cases, stomatocytes and discocytes are hard to distinguish). Therefore, it seems necessary to classify image sequences rather than single images to further reduce this error rate. We also applied our approach to the USPS task. Using $\pm$ 1 pixel shifts, we created virtual training and testing data. The virtual training data (65.619 samples) was then used to train our classifier, whereas the virtual test samples (VTS) were used to come to a combined decision for the original test sample [11]. Using a total of about 8000 component densities, we obtained an excellent error rate of 3.4% (4.5% without VTS). A comparison of our results with that achieved by other state-of-the-art classifiers can be found in Table 2.

6 Conclusion

In this paper we presented a statistical approach to classifying red blood cells. Having extracted RST-invariant features using a Fourier-Mellin transformation based approach, we modelled the observed data using Gaussian mixture densities, where classification was done using the Bayes rule. We obtained an error rate of 13.6%, which is considerably lower than the human error rate of >20% (proving the hardness of the problem). We also applied our approach to the US Postal Service handwritten digits recognition task, obtaining an excellent error rate of 3.4%. We are currently working on improving the invariance properties of our classifier by incorporating distance measures which are invariant with respect to affine transformations (such as SIMARD's tangent distance [4]). First results on classifying radiographs are very promising.

Acknowledgement

The authors wish to thank Mrs. H. Horstkott and Mrs. R. Degenhardt, Department of Physiology, RWTH Aachen, for manually classifying the RBC images used in our experiments.

References

1. B. Deuticke, R. Grebe, C. Haest, "Action of Drugs on the Erythrocyte Membrane", in: Blood Cell Biochemistry, Vol. 1: Erythroid Cells. J.R. Harris, editor, Plenum Press, New York, pp. 475-529, 1990.

2. T. Fischer, Department of Physiology, RWTH Aachen University of Technology, personal communication, 1999.

3. M. Schoenfeld, R. Grebe, "Automatic Shape Quantification of Freely Suspended Red Blood Cells by Isodensity Contour Tracing and Tangent Counting", *Computer Methods and Programs in Biomedicine*, Vol. 28, Elsevier, pp. 217-224, 1989.

4. P. Simard, Y. Le Cun, J. Denker, "Efficient Pattern Recognition Using a New Transformation Distance," S.J. Hanson, J.D. Cowan, C.L. Giles (eds.): *Advances in Neural Information Processing Systems 5*, Morgan Kaufmann, San Mateo CA, pp. 50-58, 1993.

5. B. Shrinivasa Reddy, B. Chatterji, "An FFT-based Technique for Translation, Rotation and Scale invariant Image Registration," *IEEE Transactions on Image Processing*, Vol. 5, August 1996.

6. R. Duda, P. Hart, *Pattern Classification and Scene Analysis*, Wiley & Sons, 1973

7. J. Dahmen, K. Beulen, H. Ney, "Objektklassifikation mit Mischverteilungen," *20. DAGM Symposium Mustererkennung 1998*, pp. 167-174, Stuttgart, Germany, 1998.

8. V. Vapnik. *The nature of Statistical Learning Theory*, Springer, New York, pp. 142-143, 1995.

9. P. Simard, Y. Le Cun, J. Denker, B. Victorri. "Transformation Invariance in Pattern Recognition — Tangent Distance and Tangent Propagation," *Lecture Notes in Computer Science*, Vol. 1524, Springer, pp. 239-274, 1998.

10. B. Schölkopf, P. Simard, A. Smola, V. Vapnik. "Prior Knowledge in Support Vector Kernels," M. Jordan, M. Kearns and S. Solla, editors, *Advances in Neural Information Processing Systems 10*, MIT Press, pp. 640-646, 1998.

11. J. Dahmen, R. Schlüter, H. Ney. "Discriminative Training of Gaussian Mixtures for Image Object Recognition," *21. DAGM Symposium Mustererkennung 1999*, pp. 205-212, Bonn, Germany, 1999.

Erkennen von Blutgefäßen in subtraktionsangiographischen Bildern

Martin Franz

Technische Universität Dresden, Fakultät Informatik
Institut für Künstliche Intelligenz/BV, 01062 Dresden
Email: franz@iki.inf.tu-dresden.de

Zusammenfassung Es wird ein neuer Ansatz zur automatisierten Segmentation von Blutgefäßen in subtraktionsangiographischen Aufnahmen vorgeschlagen. Wegen guter Modellierung der Gefäßeigenschaften und Robustheit gegen Rauschen wurden dabei Trackingansätze mit Matched Filtern favorisiert. Die bislang unzureichende Herleitung der Filter wird in diesem Artikel präzisiert. Ein wichtiges Problem ist die Evaluation des gefundenen Adernbaumes, für die als neuer Weg hier eine automatisierte strukturelle Kontrolle vorgestellt wird.

Schlüsselwörter: Blutgefäßerkennung, Matched Filter, Tracking, Strukturelle Kontrolle, Graph Matching

1 Einleitung

Bekannte Segmentationsansätze reichen von Scale-Space-Methoden [4], Snakes, morphologischen Gradienten bis zur Segmentation im Histogramm [1] und relationalen hierarchischen Modellen [7]. Die differenzierenden Operatoren der ersten drei Verfahren sind zu störanfällig gegen das hohe Grundrauschen in subtraktionsangiographischen Aufnahmen (DSA). Bei histogrammbasierten Ansätzen ist nachteilig, daß Wissen über die Geometrie der Gefäße kaum genutzt wird. Relationale Modelle hingegen sind zu starr, um die naturgemäß hohe Variabilität der Gefäße modellieren zu können. Tracking-Ansätze mit signalangepaßten Filtern (Matched Filters) [8, 3, 2] haben genannte Nachteile nicht, weshalb sie hier favorisiert werden. Allerdings benötigen sie ein präzises Signalmodell, das in bislang veröffentlichten Ansätzen fehlt. In Kap. 2 wird dieses Problem durch die Konstruktion eines Matched Filters für Gefäße gelöst.

An Tracking-Ansätzen ist unvorteilhaft, daß Gefäßverzweigungen nicht modelliert werden und nur Gefäßregionen detektiert werden, die mit dem Startpunkt verbunden sind. Der in Kap. 3 vorgestellte Tracking-Ansatz behebt diesen Mangel.

Das Hauptanliegen dieses Artikels ist die automatisierte Evaluation des gefundenen Adernbaumes. Obwohl Evaluation in medizinischen Anwendungen von größter Wichtigkeit ist, bleibt das Problem in vielen publizierten Ansätzen ungelöst [7, 2] oder es wird mit Hilfe von manuellen Benchmarks [8, 3] oder synthetischen Bildern [1] evaluiert. In Kap. 4 wird diese Evaluation *automatisiert* durch Überprüfung struktureller Gefäßeigenschaften. Die experimentellen Resultate und ein Ausblick finden sich in Kap. 5 und 6.

2 Optimalfilter für Gefäße

Matched Filter (MF) sind Optimalfilter für die Detektion von bekannten Signalen in Rauschen. Das Problem besteht in der Ermittlung der Signale, auf die sich Gefäße abbilden. Diese Abbildung erfolgt durch Röntgenabsorbtion (*Lambert's Gesetz*), welche aber nicht nur vom Gefäß, sondern auch vom Hintergundgewebe abhängt, dessen Inhomogenitäten und biologische Variabilität damit einen großen Einfluß haben. Wegen dieser Ungewißheit wird das Gefäßsignal oft nur sehr grob als rechteckförmig [1, 8] oder als Gaußfunktion angenommen. Bei DSA–Bildern (Abb. 3a) werden zwei Angiogramme voneinander subtrahiert, um so den Einfluß des Hintergundgewebes zu eliminieren. Damit ergibt sich a) ein linearer Zusammenhang zwischen Gefäßdicke und Grauwert des DSA–Bildes und b) ist das Gefäßsignal unabhängig vom Hintergrund und kann aus einem Gefäßmodell hergeleitet werden. Hier wurden Gefäße als *elliptische Zylinder* angenommen, dann sind alle Schnitte (außer parallel zur Mittelachse) Ellipsen. Das Dickeprofil eines elliptischen Querschnittes ist gemäß [6] immer eine Halbellipse (Abb. 1a), so das ein MF für Gefäße ein kleines gerades Halbellipsenstückchen ist. Da Breite und Richtung des Gefäßes nicht bekannt sind, werden für eine Menge von diskreten Breiten und Richtungen Filter (z.B. Abb. 1b) erzeugt und an jedem Punkt angewendet. Das maximale Faltungsergebnis f^* ist ein Maß dafür, ob das entsprechende Pixel ein Gefäßpixel ist und liefert zugleich eine Schätzung von deren Richtung und Breite. Die Filter werden so normiert, daß das Faltungsergebnis unabhängig vom mittleren Grauwert und Kontrast ist. Letzteres war notwendig, um auch kleine Gefäße erkennen zu können.

Natürlich modelliert obige Vorgehensweise keine Gefäßverzweigungen und nichtelliptische Gefäßstückchen, d.h. der MF versagt an diesen Punkten und es sind zusätzliche Korrekturschritte notwendig, wie in Kap. 3 beschrieben.

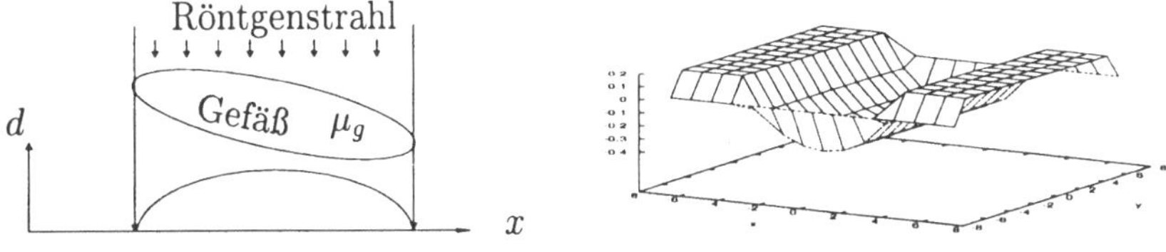

Abb. 1 a) Dickeprofil b) Matched Filter für Gefäße

3 Gefäß–Verfolgung (Tracking)

Tracking-Methoden funktionieren nach folgendem rekursivem Schema: Sind Startpunkt und Startrichtung gegeben, wird der nächste Punkt p geschätzt, indem die gegebene Richtung ein kleines Stückchen Δ fortgesetzt wird. In einer 3×3–Umgebung U von p wird die Position p_e des „echten" Gefäßes [8] als der Ort des Maximums $f_{\max}$ über alle Faltungsergebnisse f^* in U ermittelt. Ist $f_{\max}$ größer als ein Schwellwert $t_s = 0.68$, so wird das Ergebnis akzeptiert, anderenfalls wird Δ verdoppelt und p erneut geschätzt, bis entweder ein Ergebnis akzeptiert oder das Iterationslimit von 3 erreicht wird. Mit dieser Methode werden kleine Lücken im Gefäß übersprungen und lokale Fehlfunktionen des MF ausgeglichen. Der neu ermittelte Punkt ist p_e, neue Richtung ist die des mit f_{max} antwortenden Filters. Verzweigungen werden bis hierher nicht berücksichtigt; das Tracking folgt dem Gefäßzweig mit dem größten Signal. Dieser Nachteil wird in [3] behoben, indem an den Kanten bereits detektierter Gefäße rekursiv nach Abzweigen gesucht wird. Ein weiterer Nachteil ist, daß nur Gefäßregionen detektiert werden, die mit dem Startpunkt verbunden sind. Wenn eine Stenose das Tracking stoppt, so werden dahinter liegende Gefäßzüge nicht erkannt. Deshalb wird eine *Menge von Startpunkten* gewählt, der alle Punkte angehören, deren maximales Faltungsergebnis größer ist als ein Schwellwert $t_{start} = 0.85$. Man kann zwar nicht sicherstellen, daß in jeder Zusammenhangskomponente ein Startpunkt liegt, aber der Vorteil gegenüber einem Startpunkt liegt auf der Hand. Wegen der mehrfachen Startpunkte muß der gefundene Gefäßgraph keine ein Pixel breite Line sein und wird deshalb mit einen Thinningalgorithmus nach [10] skelettiert (Abb. 3c).

4 Strukturelle Kontrolle

Es wird eine strukturelle Annahme über Gefäße getroffen, anhand derer das Segmentationsergebnis S von Kap. 3 überprüft wird. Diese Annahme lautet: *In Verzweigungspunkten gabeln sich Gefäße immer in genau zwei Äste oder genau zwei Gefäße vereinigen sich zu einem.* Dies trifft auf die überwältigende Mehrheit der Gefäße zu, allerdings gibt es einige wenige Ausnahmen, wie z.B. die ateria basilaris. Finden sich nun Knoten der Valenz ≥ 4 in S, so müssen diese durch die Projektion P des 3D–eingebetteten Gefäßgraphen g in die 2D–Bildebene entstanden sein. Folgende Fälle $P_i(g)$ sind denkbar:

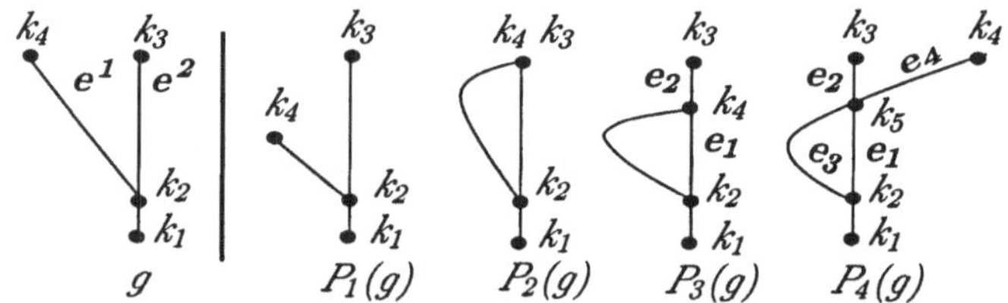

Abb. 2 Projektion P vom 3D zum 2D-Bildebene

1. $P_1(g)$ verändert den Graphen nicht, d.h. $P_1(g)$ ist isomorph zu g. (Abb. 2)
2. Zwei Knoten von g werden aufeinander abgebildet und verklebt: $k_4 \mapsto k_3$ Dies wird als $P_2(g)$ in Abb. 2 gezeigt.
3. Ein Knoten k_4 von g wird auf einen Punkt $p(e^2)$ einer Kante e^2 von g abgebildet und verklebt, es entstehen zwei neue Teilkanten e_1 und e_2, wie als $P_3(g)$ in Abb. 2 ersichtlich: $k_4 \mapsto p(e^2)$.
4. Einen Punkt $p(e^1)$ einer Kante e^1 wird auf den Punkt $p(e^2)$ einer anderen Kante e^2 abgebildet: $p(e^1) \mapsto p(e^2)$. Es enstehen vier neue Teilkanten $\{e_1, e_2, e_3, e_4\}$ und der Kreuzungspunkt k_5, wie als $P_4(g)$ in Abb. 2 gezeigt.

Sei $\mathbb{K}$ die Menge der Knoten der Valenz ≥ 4 im Segmentationsergebnis S. Jeder Knoten in $\mathbb{K}$ muß durch Verklebung vorher disjunkter Knoten bzw. Kanten in den Abbildungen $\{P_2, P_3, P_4\}$ entstanden sein, da Knoten der Valenz ≥ 4

im 3D–eingebetteten Gefäßgraphen g laut Annahme nicht existieren. Bei den $\{P_2, P_3, P_4\}$ entsteht mit jedem „Verklebungs"-Knoten $k \in \mathbb{K}$ aber zugleich eine Fläche, die zu diesem Knoten k inzident ist. Damit ergibt sich folgende Kontrollstrategie: Kann jeder Knoten $k \in \mathbb{K}$ eineindeutig auf einer Fläche $f \in \mathbb{F}$ abgebildet werden, so ist k offenbar durch die Projektion P verursacht. Somit kann das Segmentationsergebnis S eine Projektion eines 3D–Gefäßgraphen sein, der obige Annahme erfüllt – womit der strukturelle Test bestanden ist. Die eineindeutige Abbildung A der „Verklebungs"-Knoten auf die Flächen kann als *Matching in bipartiten Graphen* formuliert werden. Gelöst wird dieses Zuordnungsproblem durch das *Theorem von König und Hall*, das auch einen schnellen Algorithmus zur Ermittlung von Abbildung A bereitstellt [9]. Existiert A nicht, so wird die Menge $\mathbb{T}$ derjenigen Knoten ausgegeben, denen keine Flächen zugeordnet werden konnten. In letzterem Fall ist der strukturelle Test nicht bestanden, der dies verursachende Fehler ist jedoch in $\mathbb{T}$ *lokalisiert*. Die „Fehler"-Knoten in $\mathbb{T}$ ermöglichen eine automatische lokale Fehlerkorrektur. Alternativ können alle Knoten in $\mathbb{T}$ für eine interaktive Suche als „unsicher" markiert werden.

5   Resultate und Diskussion

Die halbelliptischen, 13×13 Pixel großen Matched Filter wurden für acht diskrete Orientierungen O und sechs Filterbreiten $B = \{1.0,\ 1.4,\ 1.9,\ 2.6,\ 3.5,\ 4.8\}$ erzeugt. Das Maximum der Faltung über alle $O \times B$ an jeder Pixelposition ist in Abb. 3b zu sehen, wobei der maximale Wert weiß dargestellt ist.

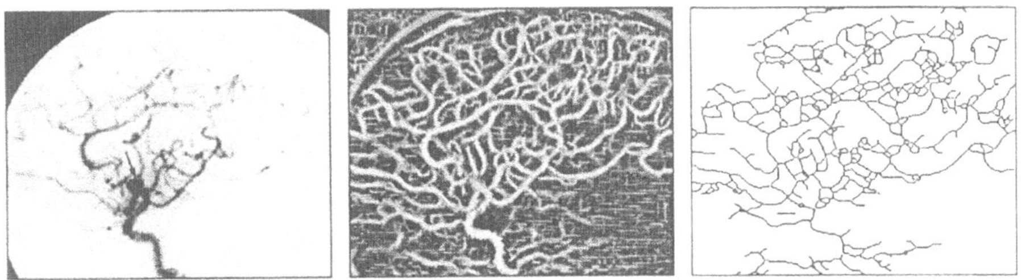

Abb. 3 a) DSA–Bild b) Matched Filter Ergebnis c) Gefäßgraph

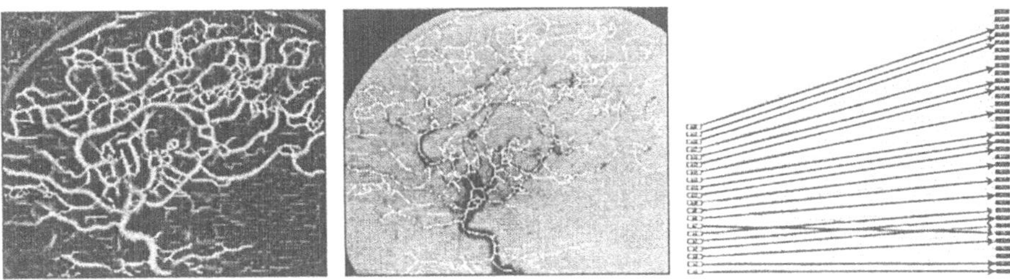

Abb. 4 Gefäßgraph eingez. in a) MF–Ergebnis b) DSA–Bild **Abb. 5** Matching

Der Gefäßgraph (Abb. 3c) wurde zum Test in das Matched Filter Ergebnis (Abb. 4a) und in das Originalbild (Abb. 4b) eingezeichnet. Man erkennt, daß auch kleine Gefäße sicher gefunden werden. Für den graphentheoretischen Teil wurde die LEDA C++ Klassenbibliothek [5] genutzt, die auch Routinen für Graph–Matching enthält. In Abb. 5 ist ein Ausschnitt aus einem Matching zu sehen, wobei $\mathbb{K}$ die linke und $\mathbb{F}$ die rechte Kolumne bildet. Man erkennt, daß allen Knoten in $\mathbb{K}$ eine inzidierende Fläche aus $\mathbb{F}$ zugeordnet werden konnte (dicke Kanten). So wie hier bestanden alle Testbeispiele die strukturelle Kontrolle, was auf eine korrekte Segmentierung der Gefäße schließen läßt. Abschließend seien die Rechenzeiten für ein 269×237 DSA–Bild auf einer SUN Ultra-60 gegeben:

Teilschritt	Matched Filter	Tracking	Skelettieren	Graph Matching	Gesamt
benötigte Zeit	52.3 s	5.8 s	0.2 s	1.9 s	60.2 s

6 Zusammenfassung und Ausblick

Es wird ein neues Verfahren zur Blutgefäßdetektion vorgestellt. Die erste Verbesserung ist die Ableitung eines präzisen Matched Filters für Gefäße aus dem Bildentstehungsprozess. Weiterhin werden einige Mängel bekannter Trackingansätze behoben, indem der Algorithmus robust gegen kleine Lücken im Gefäßverlauf gemacht wird. Hauptanliegen ist eine automatische strukturelle Kontrolle des detektierten Gefäßes. Schlägt diese fehl, so liefert das vorgestellte Testverfahren die Orte möglicher Fehler, so daß eine lokale Fehlerkorrektur erfolgen kann. Das Verfahren ist im Hinblick auf eine semantische Bildkompression entwickelt worden, es kann aber auch zur Diagnoseunterstützung eingesetzt werden, wenn man sicherstellt, daß die strukturelle Annahme für die untersuchte Körperregion gilt.

Literatur

1. D. P. Kottke und Y. Sun. Segmentation of coronary arteriograms by iterative ternary classification. *IEEE Trans. on Biomed. Eng.*, 37(8):778–785, 1990.
2. R. Kutka und S. Stier. Extraction of line properties based on direction fields. *IEEE Trans. on Med. Imaging*, 15(1):51–58, 1996.
3. I. Liu und Y. Sun. Recursive tracking of vascular networks in angiograms based on the detection-deletion scheme. *IEEE Trans. on Med. Imag.*, 12(2):335–341, 1993.
4. C. Lorenz, I.-C. Carlsen, T. M. Buzug und C. Fassnacht. A multi-scale line filter with automatic scale selection based on the hessian matrix for medical image segmentation. *Lecture notes in computer science*, 1252:152–163, 1997.
5. K. Mehlhorn, S. Näher, M. Seel und C. Uhrig. *LEDA C++ Klassenbibliothek, Version 3.8*. Erhältlich unter http://www.mpi-sb.mpg.de/LEDA/, 1999.
6. C. Pellot, A. Herment, M. Sigelle, P. Horain, H. Maitre und P. Peronneau. A 3d reconstruction of vascular structures from two x-ray angiograms using an adapted simulated annealing algorithm. *IEEE Trans. on Med. Imaging*, 13(1):48–60, 1994.
7. S. A. Stansfield. Angy: a rule-based expert system for automatic segmentation of coronary vessels from digital subtracted angiograms. *IEEE Trans. on Patt. Analysis and Machine Intell.*, 8(2):188–199, 1986.
8. Y. Sun. Automated identification of vessel contours in coronary arteriograms by an adaptive tracking algorithm. *IEEE Trans. on Med. Imaging*, 8(1):78–88, 1989.
9. L. Volkmann. *Fundamente der Graphentheorie*. Springer-Verlag, 1996.
10. T. Y. Zhang und C. Y. Suen. A fast parallel algorithm for thinning digital patterns. *Comm. ACM*, 27(3):236–239, 1984.

Automatische Detektion und Auswertung von Verkalkungen der Koronararterien in EBCT- und Spiral-CT-Bilddaten

Jens Hiltner[†], Martin Wawro[†], Madjid Fathi[†] und Bernd Reusch[†]
Paul Kriener[‡], Jörg Holstein[‡] und Dietrich Grönemeyer[‡]

[†]Universität Dortmund – Lehrstuhl Informatik I
Otto-Hahn-Straße 16, 44221 Dortmund
Email: hiltner@ls1.cs.uni-dortmund.de
[‡]Institut für Mikrotherapie
Universitätsstraße 142, 44799 Bochum

Zusammenfassung Vorgestellt wird ein Bildanalysesystem für die Auswertung von EBCT- und Spiral-CT-Bilddaten des Herzens. Das System erlaubt die Verarbeitung von unscharfem und vagem Wissen, welches sich extern in einer vom medizinischen Experten pflegbaren Wissensbasis befindet. In dieser ist der anatomische Aufbau des Herzens mit bekannten Variabilitäten in einer Sprache beschrieben, die eine einfache Erweiterung und eine leichte Einarbeitung auch für Nicht-Informatiker ermöglicht. Die Form umgangssprachlicher Beschreibungen erlaubt die unscharfe Modellierung des Expertenwissens. Für die Wissensrepräsentation werden *Frames* verwendet.

Schlüsselwörter: Gefäßerkennung, Segmentierung, Verarbeitung vagen Wissens, EBCT-Bilddaten, Kalk-Scoring

1 Einleitung

Das Herz stellt eines der wichtigsten diagnostischen Zielorgane dar, dessen funktionelle Parameter von der Koronardurchblutung abhängig sind. Eine der häufigsten systemischen Erkrankungen des Herzens ist die *koronare Herzkrankheit* (KHK). Hierbei kommt es im Laufe der Erkrankung zu einer Stenose der Koronararterien durch Ablagerungen von fibrösen Plaques, die im weiteren Verlauf durch Einlagerung von Kalksalzen zunehmend verkalken [1], bis hin zum vollständigen Verschluß der Endstrombahn, dem Herzinfarkt. Die Mittel zur Diagnosestellung in einer möglichst frühen Phase der Erkrankung, um eine rechtzeitige medikamentöse Therapie oder chirurgische Intervention zu gewährleisten, basieren hauptsächlich auf radiologischen Untersuchungen mit Hilfe eines Herzkatheters. Diese Untersuchung ist für den Patienten relativ belastend und für ein breites Screening wenig geeignet. Mit der Entwicklung von *Elektronenstrahl-CT* (Electron-Beam-CT, EBCT) steht nun ein non-invasives diagnostisches Mittel zur Verfügung, welches breitgefächerte Screening-Untersuchungen ermöglicht und dabei die Belastung für den Patienten gering hält [2].

2   Aufgabenstellung

Im allgemeinen werden bei einer EBCT-Untersuchung 40 transversale Schichtbilder des Herzens aufgenommen, die Schichtdicke liegt bei $4mm$ und die Bildauflösung pro Schicht beträgt $26cm \times 26cm$ auf einem Bildraster von 512×512 Bildpunkten. Ziel einer solchen Untersuchung ist es, einen sog. *CAC-Score* (Coronary Artery Calcification) auf den akquirierten Daten zu berechnen. Dieser ist ein Maß für den Fortschritt der KHK beim jeweiligen Patienten. Der CAC-Score wird nach festgelegten Regeln der American Heart Association berechnet und resultiert aus der Fläche des intravasal-gefundenen Kalks sowie aus der maximalen Dichte dieser Kalk-Plaques [3].

Ausschlaggebend für den CAC-Score sind somit das prinzipielle Vorhandensein von Kalk auf den Bilddaten, sowie die Lokalisation in den Koronararterien. Eine Auswertung der Bilder und die Berechnung des CAC-Score durch einen Mediziner dauert bei derzeit vorhandenen Systemen ca. 10-15 Minuten und stellt einen rein manuellen Vorgang dar, eine Automatisierung ist demnach wünschenswert.

3   Methodik

Es wurde ein wissensbasiertes System zur Bildanalyse entwickelt, welches nach einer Standard-Bildverarbeitungspipeline auf den Bilddaten arbeitet. Die Segmentierung der Herzkavitäten, bestehend aus dem linken und rechten Ventrikel, den großen Blutgefäßen und den Vorhöfen, sowie des Kalks auf den Bildern, läuft dabei parallel, eine direkte Segmentierung der Koronararterien (ohne Kalk) ist ohne Applikation von Kontrastmitteln nicht möglich.

Die variable Natur der vorliegenden Daten läßt eine Klassifikation mittels klassischer scharfer Logik kaum zu, weshalb Methoden aus dem Bereich der unscharfen Logik [4, 5, 6] eingesetzt werden, um aussagekräftige Resultate zu erzielen. Die Variabilitäten bestehen hauptsächlich in den stark interindividuell unterschiedlichen Dimensionen der Herzen sowie in den verschiedenen Herzlagetypen, auch die Koronararterien der verschiedenen Versorgertypen unterliegen starken Schwankungen [7].

4   Bildverarbeitung

Da EBCT-Bilder im Vergleich zu klassischen CT-Daten einen erhöhten Rauschanteil besitzen, muß die Bildvorverarbeitung eine Rauschfilterung beinhalten. Das verwendete Verfahren basiert auf zellularen neuronalen Netzen und wird ausführlich in [8, 9] erläutert.

Die Segmentierung des Herzens aus den umgebenden Thorax-Strukturen wird indirekt über die einfachere Segmentierung der Lungen gelöst. Die Lungen besitzen eine sehr niedrige Intensität und eine relativ homogene Struktur, damit sind sie für eine Segmentierung mit einem Bereichswachstumsverfahren [10] gut

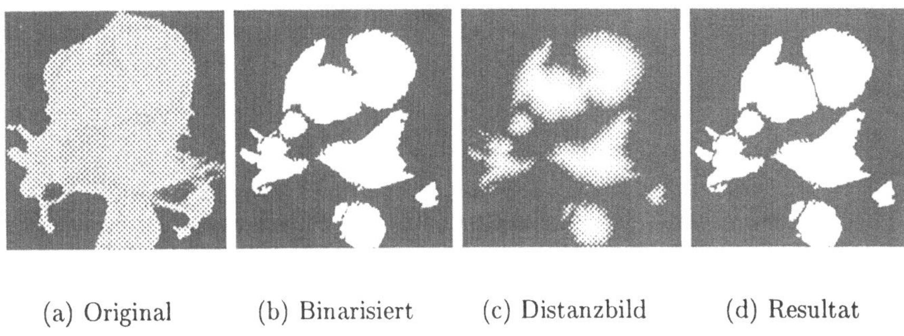

(a) Original   (b) Binarisiert   (c) Distanzbild   (d) Resultat

Abb. 1. Anwendung der Wasserscheidentransformation

zugänglich. Das Herz liegt zwischen den beiden Lungen und wird ventral durch die Thoraxwand sowie dorsal durch die Wirbelsäule demarkiert.

Die Segmentierung der Herzkavitäten wird mit Hilfe einer Wasserscheidentransformation [11] auf dem Distanzbild (Abb. 1(c)) des binarisierten Herzbildes (Abb. 1(b)) realisiert. Die Binarisierung erfolgt dabei mit einem Schwellenwertverfahren [10], die Schwelle ist bei der für Blut typischen Absorptionsrate festgesetzt. Bei der Implementierung der Wasserscheidentransformation werden die Wasserscheiden an allen Stellen gezogen, an denen zwei Flutungsbecken kommunizierten (Abb. 1(d)).

Die Extraktion der Kalk-Plaques gestaltet sich einfacher. Da Kalk eine Absorptionsrate von ca. 130 HU hat, werden mittels eines Schwellenwertverfahrens alle Bereiche mit diesen Eigenschaften segmentiert. Dies schließt jedoch auch Kalk außerhalb der Koronararterien (z.B. auf Herzklappen) mit ein, sowie auch andere Materialien, die eine mindestens genauso hohe Absorption haben (bspw. Knochen). Die Klassifikation der gefundenen Segmente in relevanten und nichtrelevanten Kalk ist Aufgabe der Bildanalyse.

5 Bildanalyse

Die vorhergehende Segmentierung liefert eine Liste von Segmenten, denen Merkmalsvektoren als Grundlage zur Klassifizierung zugeordnet werden. Die Wissensbasis bedient sich des Konzeptes der *Frames* [12], wobei hier eine Fuzzy-Logik Variante entwickelt wurde. Diese arbeitet objektorientiert auf einer eigenen Grammatik mit linguistischen Variablen und Termen. Die *Slots* der Frames zeigen auf linguistische Variablen mit dem für diese Struktur typischen linguistischen Term. Die aus [12] definierten Vererbungshierarchien werden dabei vollständig realisiert, z.B. erlauben es die Default-Logik-Eigenschaften des Frame-Konzeptes, bei Instanziierungen die vererbten Werte zu überschreiben.

Die benutzten Slots gliedern sich in zwei Klassen: die *lokalen* Slots geben Eigenschaften wieder, die sich ohne Relationen zwischen anderen Frames ausdrücken lassen, z.B. Rundheit, Länglichkeit, Fläche, Lage. Die *globalen*

Slots dienen zur Realisierung von Lagerelationen und sind mit speziellen Zugriffsprozeduren (bspw. `resides_left_of`) implementiert, um die Lage relativ zu anderen Strukturen anzugeben.

Der Abgleich zwischen der eingehenden Segmentliste und der definierten Wissensbasis wird von der Inferenzmaschine in drei Schritten vorgenommen, wobei in jedem Schritt die Anzahl zu bewertender Elemente verringert wird.

Die Koronararterien werden aus der gewonnenen Information über die Herzkavitäten klassifiziert. Hierbei werden nur bei gefundenen Kalkplaques dessen Lage anhand der bekannten Lage der Herzkavitäten klassifiziert. Die Heuristiken dafür stammen aus einer –ebenfalls aus Frames bestehenden– Wissensbasis für die Lage der Koronararterien.

6 Ergebnisse

Die benutzte Bildverarbeitungspipeline wurde in ein bereits bestehendes Baukastensystem für Bildverarbeitungsapplikationen [13] prototypisch implementiert (Abb. 2). Nach der Verifikation der Ergebnisse aus Testdaten ergibt sich eine Erkennungsrate von unter 20%. Die niedrige Erkennungsrate läßt sich hauptsächlich auf Schwächen in der Bildsegmentierung zurückführen, die dort erzielten Ergebnisse lassen keine sinnvolle Klassifikation mehr zu, so daß an dieser Stelle der Bildverarbeitungspipeline die verwendeten Verfahren verbessert werden oder andere Verfahren Verwendung finden müssen. Eine Anwendung aktiver Konturmodelle [14] soll hier untersucht werden. Weiterhin ist ein deutlicher Ausbau der Wissensbasis notwendig. Ziel des Projektes war eine Machbarkeitsstudie, ob die gestellte Aufgabe mit unscharfen Wissensbeschreibungen lösbar ist. Die korrekt segmentierten Bilder weisen eine Fehlerrate von $< 10\%$ auf. Der Prozeß der Bildanalyse für eine Folge von 15 Schichten benötigt auf Standard-PC-Hardware ca. $6 - 10s$, womit das Verfahren ausreichend performant ist, um einen Zeitgewinn gegenüber dem bisherigen manuellen Verfahren darzustellen.

Literatur

1. Grundmann E (Herausgeber): *Einführung in die Allgemeine Pathologie.* Gustav Fischer Verlag, Stuttgart, 9. Auflage, 1996.
2. Rienmüller R, Kern R, Baumgartner C und Hackel B: *Electron-beam-Computertomographie (EBCT) des Herzens.* Der Radiologe, 37(5):410–416, 1997.
3. Hiltner J, Fathi M und Reusch B (Herausgeber): *PG DAWN – Entwicklung eines wissensgesteuerten Bildverarbeitungssystems zur Erkennung von Verkalkungen in Koronararterien.* Projektgruppenendbericht. Universität Dortmund, Dortmund, 1999.
4. Bezdek J und Pal S.K (Herausgeber): *Fuzzy Models for Pattern Recognition.* IEEE Press, New York, 1992.
5. Biewer B: *Fuzzy-Methoden.* Springer-Verlag, 1997.
6. Hiltner J, Jäger M, Moser M und Tresp C: *Fuzzy Image Analysis for Medical Applications.* In: Jain L.C, Johnson R.P, Takefuji Y und Zadeh L.A (Herausgeber): *Knowledge-Based Intelligent Techniques in Industry*, Kapitel 3, Seiten 85–116. CRC-Press, 1999.

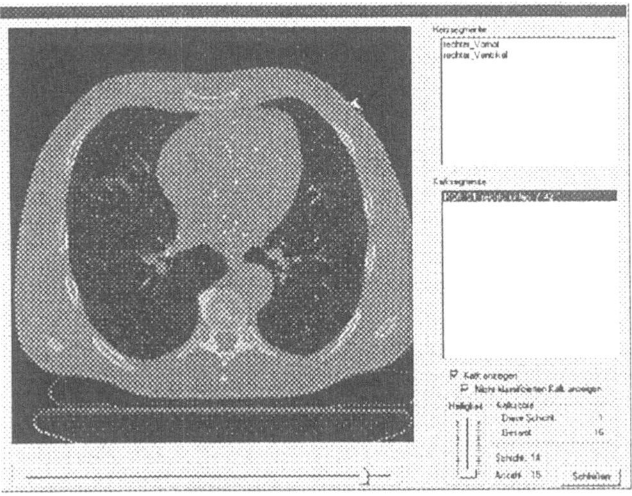

Abb. 2. Darstellung der Oberfläche des erstellten Prototypen und des Ergebnisses einer CAC-Score-Bestimmung

7. Lippert H: *Lehrbuch der Anatomie*. Urban & Schwarzenberg, München, 4. Auflage, 1996.

8. Aizenberg I.N: *Processing of noisy and small-detailed grey-scale images using cellular neural networks*. Electronic Imaging, 6(3):0–1, 1997.

9. Aizenberg, I.N: *Neural Networks Based on Multi-valued and Universal Binary Neurons: Theory, Application to Image Processing and Recognition*. In: Reusch B (Herausgeber): *Computational Intelligence – Theory and Applications*, Band 1625 der Reihe *Lecture Notes in Cumputer Science*, Seiten 306–316, Berlin – Heidelberg, 1999. Springer-Verlag.

10. Gonzalez, R.C. und Woods R.E: *Digital Image Processing*. Addison-Wesley Publishing Company, Inc., 1993.

11. Vincent L und Soille P: *Watersheds in Digital Spaces*. IEEE Transactions on Pattern Analysis and Machine Intelligence, 13(6):583–598, 1991.

12. Minsky M: *A framework for representing knowledge*. Technischer Bericht Massachusetts Institute of Technology A.I. Laboratory, 1974.

13. Hiltner J: *Operatoren zur deskriptiven und modellbasierten unscharfen Wissensbeschreibung in der medizinischen Bildverarbeitung*. In: Lehmann T, Metzler V, Spitzer K und Tolxdorff T (Herausgeber): *Bildverarbeitung für die Medizin 1998*, Seiten 114–118, Berlin – Heidelberg, März 1998. Springer-Verlag.

14. Kass M, Witkin A und Terzopoulos D: *Snakes: Active Contour Models*. In: *International Journal of Computer Vision*, Band 3, Seiten 259–268, 1987.

Lokalisation des Spinalkanals in CT-Schichten anhand der Wirbelkörpersilhouette unter Nutzung lokaler Konturorientierung

Ulf-Dietrich Braumann

Klinik und Poliklinik für Strahlentherapie
Universitätsklinikum Würzburg
Josef-Schneider-Straße 11, 97080 Würzburg
braumann@strahlentherapie.uni-wuerzburg.de

Zusammenfassung Zur automatischen Lokalisation des Spinalkanals in CT-Schichten des Hals- und Thoraxbereiches wird ein neues Verfahren vorgestellt und als Machbarkeitsstudie demonstriert. Wesentlich dabei ist, daß dafür ein Ähnlichkeitsmaß verwendet wird, das auf einem Konturmodell der Silhouette des den Spinalkanal umschließenden Wirbelkörpers beruht. Dazu wird ein Template angelegt, das die Wirbelkörpersilhouette anhand eines räumlich verteilten Arrangements lokaler orientierter Filter stückweise approximiert. Dabei wird in einem Zwischenschritt jede untersuchte CT-Schicht einer lokalen Orientierungsanalyse unterzogen, wofür ein sehr effizientes Verfahren nach Jähne [1, 2] benutzt wird, das auch für andere Fragestellungen der Mustererkennung im Ortsbereich neue Möglichkeiten eröffnet. Anhand von Beispielergebnissen wird dargelegt, daß der einfache konturbasierte Ansatz mit einem starren Konturmodell die vorhandene Variabilität in der Silhouette des Wirbelkörpers zwischen Hals- und Brustwirbelsäule gut tolerieren kann.

Schlüsselwörter: starres Konturmodell, Wirbelkörpersilhouette, Spinalkanallokalisation, lokale Orientierung

1 Einleitung

Die weitere Automatisierung bestimmter einfacher, bisher routinemäßig manuell vorgenommener Bearbeitungsschritte zur Aufbereitung von CTs zur Bestrahlungsplanung würde ein Straffung der Arbeitsabläufe im Vorfeld der Planung ermöglichen. So besteht die Zielstellung dieser Arbeit darin, aufbauend auf einer erfolgreichen Lokalisation des Wirbelkörpers indirekt daraus die Lage des davon umschlossenen Spinalkanals – der im Transversalschnitt eine eher unspezifische Silhouette bildet – zu bestimmen. Gerade in der computergestützten Bestrahlungsplanung gehört die teilautomatische Konturierung dieses Risikoorgans zu den zeitintensiven Aufgaben zur Vorbereitung der Planung. Über viele CT-Schichten hinweg sind manuell *Startpunkte* für das im jeweiligen Planungssystem implementierte Verfahren zur Segmentierung (z. B. durch Linienverfolgung in Gradientenbildern) zu setzen. Sofern man dem Wirbelkörper einen Referenzpunkt zuordnet, der in das Lumen des Spinalkanals fällt, entspricht die Lokalisation des Wirbelkörpers zugleich einer Lokalisation des Spinalkanals. Somit läßt sich das Setzen von Startpunkten zur Konturierung damit automatisieren.

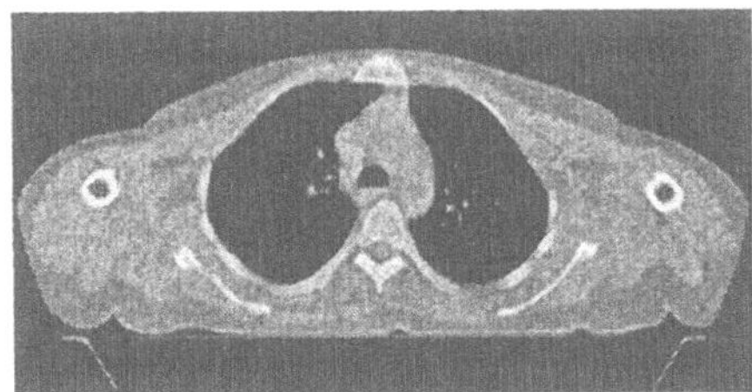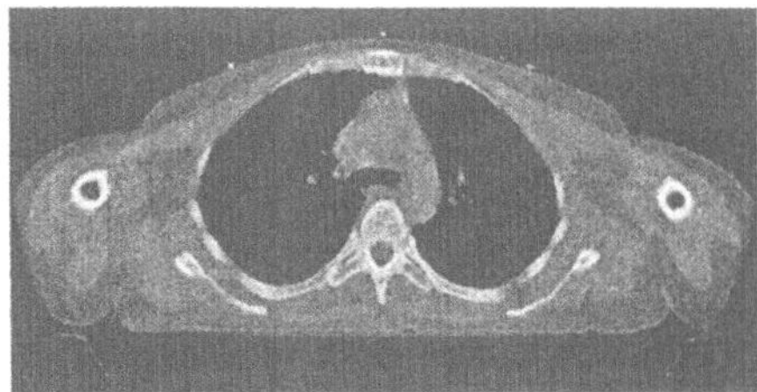

Abb. 1. Veranschaulichung der Problemstellung: die 1cm auseinanderliegenden CT-Schnitte zeigen die beiden möglichen Typen von Transversalschnitten durch den Wirbelkörper, die sich gerade durch einen Spalt bzw. seitliche Dornen unterscheiden. Ohne eine explizite Einbeziehung des Falls im linken Bild soll in beiden Fällen eine hinreichend genaue Lokalisation erfolgen.

2 Methodik

Die Besonderheit des zur Lokalisation vorgestellten Ansatzes besteht darin, daß die äußere Kontur des Wirbelkörpers anhand eines räumlich verteilten Arrangements orientierter Filter stückweise approximiert wird. Mittels eines somit erstellten Templates (siehe Prinzipdarstellung in Abb. 2) wird für jeden Bildpunkt einer CT-Schicht ein Ähnlichkeitsmaß für das Vorhandensein einer dem Template entsprechenden Wirbelkörpersilhouette gebildet.

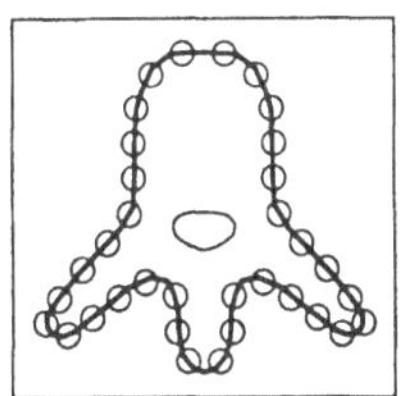

Abb. 2. Schematische Darstellung des Konturtemplates für einen Wirbelkörper im Transversalschnitt. Die Kreise markieren diejenigen orientierten Filter, die in die Konturmodellierung einbezogen sind.

2.1 Orientierungsbestimmung

Zur lokalen Orientierungsbestimmung wird ein modernes und elegantes Verfahren (2D-Tensormethode) nach Jähne [1, 2] eingesetzt. Jähne bezieht sich darin auf Arbeiten von Granlund [3] und insbesondere von Bigün [4]. Der prinzipielle Ansatz für die Elemente des 2D-Tensors lautet für eine Bildfunktion $I(\mathbf{x})$:

$$J_{pq}(\mathbf{x}) = \int_{-\infty}^{+\infty} \int_{-\infty}^{+\infty} w(\mathbf{x} - \mathbf{x}') \left(\frac{\partial I(\mathbf{x}')}{\partial x'_p} \frac{\partial I(\mathbf{x}')}{\partial x'_q} \right) dx'_1 dx'_2 \tag{1}$$

Indem dieser Tensor $\mathbf{J}$ mit einer Transformation in eine Diagonalform gebracht wird, wird der dominante Orientierungswinkel des durch die Fensterfunktion w

Abb. 3. Orientierungsbestimmung mittels Tensormethode 1. (v. l. n. r.): Testbild **I** aus konzentrischen Ringen (lineare Erhöhung der Wellenzahl vom Zentrum zum Rand im Intervall $0\ldots\pi$); zur Verbesserung der folgenden Ableitung bandpaßgefiltertes Testbild $\mathbf{I}^{\star}$; Ableitungsergebnis $\mathbf{D}_p{*}\mathbf{I}^{\star}$; Ableitungsergebnis $\mathbf{D}_q{*}\mathbf{I}^{\star}$. Die sichtbaren Moiré-Effekte sind nahezu vollständig bedingt durch die begrenzte Auflösung des Drucks.

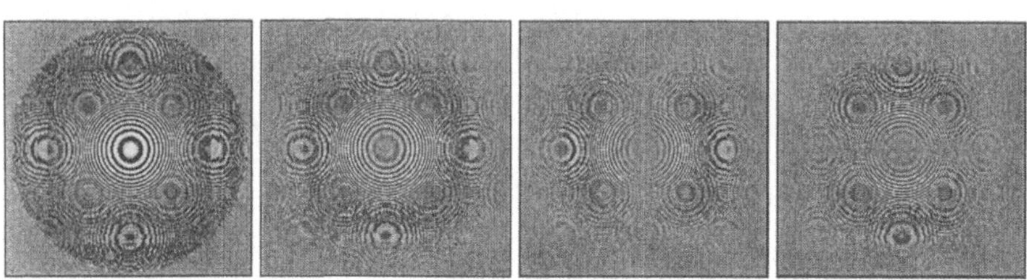

spezifizierten lokalen Bildausschnittes bestimmt. Die Lösung dafür lautet:

$$\tan\left(2\phi(\mathbf{x})\right) = \frac{2J_{pq}(\mathbf{x})}{J_{qq}(\mathbf{x}) - J_{pp}(\mathbf{x})} \tag{2}$$

Jähne zeigt darüber hinaus, daß diese im Ortsraum gefundene Lösung als Geradenfit im Fourierraum interpretiert werden kann.

Analog zu Gl. 2 muß nun eine Implementation gefunden werden, die auf eine diskrete Bildmatrix anwendbar ist. Mit Hilfe einfacher Binomialfilter **B**, die die Funktion der Fensterfunktion erfüllen, und durch einfache Ableitungsfilter **D**, die die partiellen Ableitungen realisieren, lautet die prinzipielle Lösung (das Bild **I** wurde bereits zur Verbesserung der Ableitungsgüte bandbegrenzt zu $\mathbf{I}^{\star}$):

$$\tan(2\Phi) = \left(2\mathbf{B} * \left((\mathbf{D}_p * \mathbf{I}^{\star}) \cdot (\mathbf{D}_q * \mathbf{I}^{\star})\right)\right) \div$$

$$\left(\mathbf{B} * \left((\mathbf{D}_q * \mathbf{I}^{\star}) \cdot (\mathbf{D}_q * \mathbf{I}^{\star}) - (\mathbf{D}_p * \mathbf{I}^{\star}) \cdot (\mathbf{D}_p * \mathbf{I}^{\star})\right)\right) \tag{3}$$

Nach Bildung des halben Arcustangens kann nun für jeden Bildpunkt damit sehr schnell in dessen Nachbarschaft der Winkel der dominanten Orientierung (siehe Abbn. 3/4) bestimmt werden. Der Stern ($*$) symbolisiert eine zweidimensionale Faltung, der Punkt ($\cdot$) das Schurprodukt (elementweise Multiplikation); die Division ($\div$) ist ebenfalls elementweise auszuführen. Desweiteren läßt sich ein Konfidenzmaß der Orientierung bilden, das als Betrag eines Vektors aus Dividend und Divisor von Gl. 3 bestimmt wird. Das lokale Orientierungsmaß liegt nun in Form eines zum jeweiligen CT-Schnitt korrespondierenden Orientierungswinkelbildes Φ als Zwischenergebnis vor.

2.2 Arrangement orientierter Filter

Das räumlich verteilte Arrangement orientierter Filter (siehe Abb. 2) stellt das Template Λ dar, das eine gewünschte Konturform repräsentiert und anhand von Beispielbildern auf die Wirbelkörpersilhouette eingestellt wurde. Hierfür wurden für ein Averageverfahren ausschließlich Schnitte verwendet, in denen Wirbelkörper mit seitlichen Dornen enthalten waren. Der Fall in Abb. 1 links wird lediglich

Abb. 4. Orientierungsbestimmung mittels Tensormethode 2. (v. l. n. r.): Orientierungswinkel kodiert in Grauwerten (0°: Schwarz, 90°: Mittelgrau, 180°: Weiß, wegen der zyklischen Eigenschaften des Orientierungswinkels kommt es in der Darstellung zu Weiß-Schwarz-Sprüngen); Konfidenzmaß für die lokale Orientierung. Ersichtlich wird, daß dieses gerade im mittleren Ortsfrequenzbereich hoch ist – indirekte Folge der initialen Bandpaßfilterung. Rechts der Fehler der Winkelbestimmung in *dem* Ortfrequenzbereich, in dem das Konfidenzmaß noch 10% des Maximums beträgt. Der maximale Winkelfehler in diesem Bereich liegt bei ca. $2,2°$ und wird gerade an der äußeren Abgrenzung erreicht, wobei dieser darüber hinaus bis zu 20° erreicht. Der mittlere absolute Fehler liegt unter $0,2°$, die Standardabweichung unter $0,3°$.

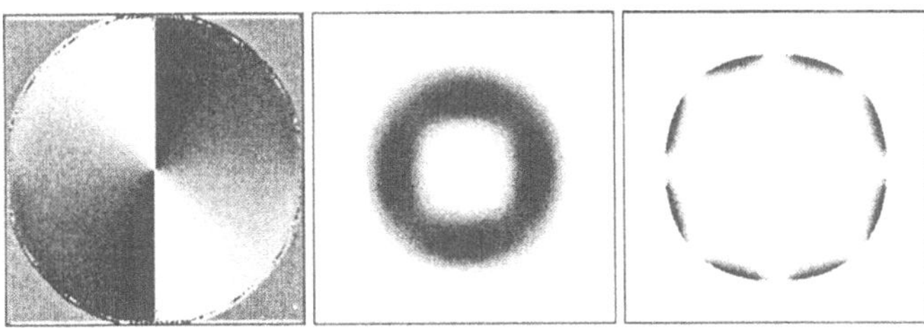

als demgegenüber unvollständig angesehen, so daß nur *ein* Template benötigt wird.

Inhärenter Vorteil dieses Vorgehens gegenüber nicht-konturbasierten Verfahren ist, daß lediglich anatomische *Begrenzungen* erfaßt werden. Dadurch ist a priori nur eine geringe Abhängigkeit vom vorherrschenden Bildkontrast gegeben, da die Silhouette lediglich als solche detektiert werden muß. Darüber hinaus spielt gerade durch den Konturbezug eben *nur* die Silhouette des Wirbelkörpers eine Rolle, so daß der Grauwertverlauf (Dichteverlauf) innerhalb für das Verfahren nicht betrachtet zu werden braucht. Damit kann auf die Festlegung eines Grauwert-Fensters für die Verarbeitung der CT-Daten verzichtet werden.

Die Implementierung des eigentlichen Algorithmus' zum Herstellen eines Fits von Template $\mathbf{\Lambda}$ und Orientierungswinkelbild $\mathbf{\Phi}$ einer CT-Schicht erfolgt nun pixelweise als Summation entlang des Templates:

$$f_{x,y} = \frac{\sum_{\substack{k=0 \\ \lambda_{k,l} \neq 0}}^{K-1} \sum_{l=0}^{L-1} \frac{1}{2}\left[\cos\left(2\left|\lambda_{k,l} - \phi_{x+k-\frac{K}{2},\,y+l-\frac{L}{2}}\right|\right)+1\right]}{\mathrm{card}\,(\mathrm{supp}\,(\mathbf{\Lambda}))} \tag{4}$$

In diesem etwas sperrigen Ausdruck erfolgt im Nenner zunächst eine Normierung auf die Summe der besetzten Elemente von $\mathbf{\Lambda}$, d. h. der Koordinaten, in deren Nachbarschaft ein Konturstück des Wirbelkörpers fällt, so daß sich $f_{x,y} \in [0,1]$ ergibt. Im Zähler werden prinzipiell Teildifferenzen zwischen Orientierungen im Bild und aus dem Template aufsummiert. Dabei ist $\lambda_{k,l}$ ein Element von $\mathbf{\Lambda}$ und $\phi_{x,y}$ Element von $\mathbf{\Phi}$. K und L sind die Dimensionen von $\mathbf{\Lambda}$. Gl. 4 sichert insbesondere, daß Abweichungen des Orientierungswinkels von Bild und Template zyklisch geschlossen behandelt werden. Die Position des Spinalkanals entspricht den Koordinaten x und y des Maximums $f_{x,y}^{\max}$

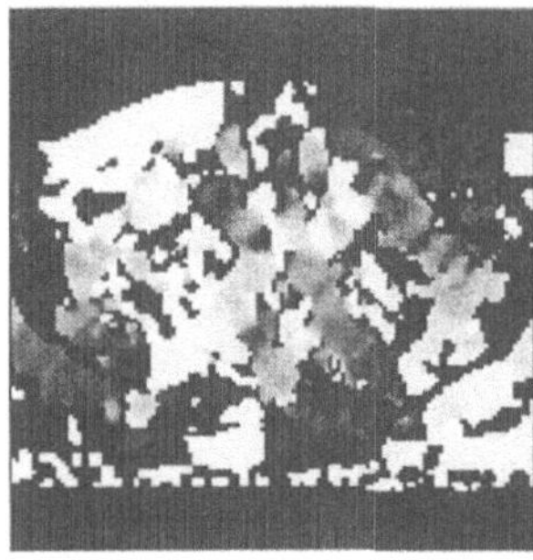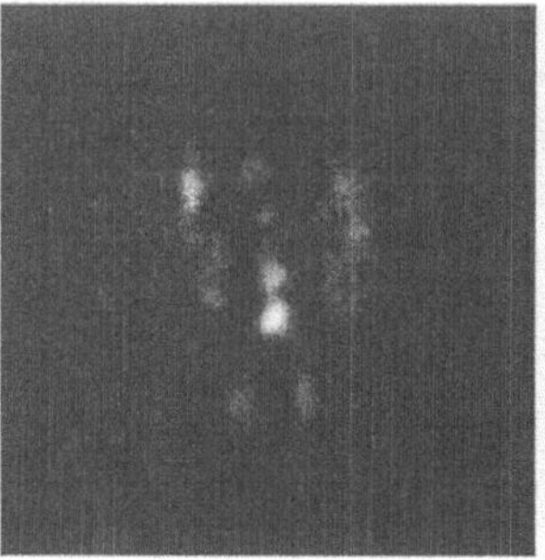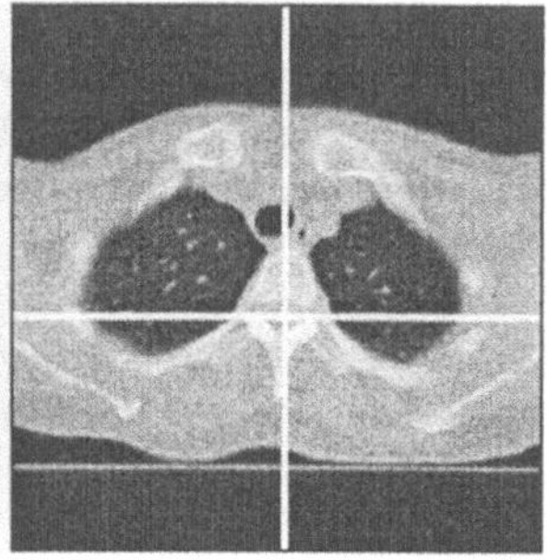

Abb. 5. Schritte der Lokalisation. (v. l. n. r.): Orientierungsbild (nur Werte dargestellt, deren Konfidenzmaß 10% des vorherrschenden Maximums mind. erreicht); Templatefilterung nach Gl. 4; Lokalisation des Spinalkanals

3 Ergebnisse und Ausblick

Da das in Abb. 2 skizzierte Konturtemplate aus anatomischen Gründen (z. B. gerade wg. Bandscheiben) so in den CT-Schichten nicht durchgängig auftritt, ist interessant, inwieweit das Verfahren mit einem starren Konturmodell die Variabilität der Silhouette des Wirbelkörpers und der relativen Lage des Spinalkanals toleriert.

Nur in einer von 33 Schichten eines CTs aus dem Bereich Halswirbelsäule bis zur unteren Brustwirbelsäule wurde der Spinalkanal falsch lokalisiert, in allen anderen Fällen wurde ein Punkt deutlich innerhalb des sichtbaren Kanallumens ($\varnothing$ ca. 18 Pixel bei Bildern von 512×512 Pixeln) gefunden. Die mittlere Abweichung betrug ca. 5 Pixel, Standardabweichung dieser Abweichung ebenfalls ca. 5 Pixel, der Medianwert der Abweichung ca. 4 Pixel.

Von weiterem Interesse ist, ob und inwieweit auch auf gröberen Auflösungsstufen gearbeitet werden kann, was ebenfalls zu deutlich kleineren Templates als bisher $K = 45$ und $L = 85$ führen und damit die Rechenzeit u. U. erheblich senken würde. Desweiteren müssen Untersuchungen mit deutlich erweitertem Umfang des Datenmaterials folgen.

Über den vorgestellten Ansatz mit einem starren Konturmodell hinausgehend soll ein Anstoß für die weitere Nutzung des eleganten 2D-Tensor-Verfahrens zur Orientierungsbestimmung nach Jähne gegeben werden.

Literatur

1. Jähne, B.: Moderne Konzepte der digitalen Bildverarbeitung. Skript zum Tutorium der Deutschen Arbeitsgemeinschaft für Mustererkennung (DAGM), September 1998.
2. Jähne, B.: Practical Handbook on Image Processing for Scientific Applications. CRC Press LLC, Boca Raton, 1997.
3. Granlund, G. H.: In Search of a General Picture Processing Operator. In: Computer Graphics and Image Processing (CGIP), Academic Press, 8:155–173, 1978.
4. Bigün, J., Granlund, G. H.: Optimal Orientation Detection of Linear Symmetry. In: Proc. of the 1st Int. Conf. on Computer Vision, IEEE Computer Society Press, S. 433–438, 1988.

Automatische Endokarderkennung in 3D mit approximierenden Thin-Plate-Splines unter Einsatz von Gauß'schen Mischverteilungs-Modellen für die lokale Klassifikation

Schreckenberg M, Dahmen J*, Schummers G, Gueld M*, Meyer-Ebrecht D,
Ney H*

Lehrstuhl für Messtechnik und Bildverarbeitung
*Lehrstuhl für Informatik VI
Rheinisch-Westfälische Technische Hochschule (RWTH), 52057 Aachen

Zusammenfassung. Bei der Segmentierung von verrauschten Ultraschalldaten haben sich deformierbare Oberflächenmodelle (hier Thin-Plate-Splines) bewährt, die lokale Fehler durch ihre regularisierenden Eigenschaften korrigieren können. Durch Ankopplung der Merkmalextraktion an das Oberflächenmodell können wir darüber hinaus sowohl bekannte Anisotropien in den Bilddaten gewinnbringend ausnutzen, als auch geometrische Merkmale hinzufügen. Zur Optimierung der lokalen Schätzung der Grenzflächen führen wir die Detektion auf ein 2-Klassen-Problem unter Verwendung von Gauß'schen Mischverteilungen zurück. Die Ergebnisse zeigen, dass durch Hinzunahme geometrischer Merkmale die Fehlerrate bei der lokalen Klassifikation signifikant gesenkt werden kann.

Schlüsselwörter: Aktive Oberfläche, Gauß'sche Mischverteilungen, approximierende Thin-Plate-Splines, Ultraschall, Klassifikation

1 Einleitung

Dieser Beitrag befasst sich mit der Detektion der Endokardkontur des linken menschlichen Ventrikels in 3D-Echokardiographiesequenzen (d.h. 4D Datensätzen). Das Endokard grenzt als auskleidende Haut den blutgefüllten Innenraum der Herzkammer (Cavum) vom Herzmuskel (Myokard) ab. Die Kenntnis der Endokardkontur, insbesondere ihre Bewegung über einen Herzyklus hinweg, erlaubt die quantitative Erfassung diagnostisch relevanter funktioneller Parameter (z.B. Volumen, Ejektionsfraktion, regionale Wandbewegung). Aufgrund der anfallenden Datenmengen sind stabile automatische Detektionsverfahren Voraussetzung für quantitative Messungen. Bilddaten aus der Echokardiographie sind im Allgemeinen zu stark verrauscht, um allein basierend auf der lokalen Grauwertinformation eine zuverlässige Segmentierung durchführen zu können. Es ist vielmehr notwendig, a priori Wissen sowohl über das Abbildungsverfahren als auch über das abgebildete Objekt hinzu zu nehmen. Speziell bei stückweise glatt berandeten Objekten lässt sich globales Kontextwissen gut durch deformierbare Oberflächen modellieren.

2 Thin-Plate Splines versus Aktive Oberflächen

Die globale Glattheit der Modelloberfläche lässt sich durch ihre Krümmungsenergie beschreiben:

$$J_2^2 = \iint \left(\frac{\delta^2 \vec{X}}{\delta^2 u} + \frac{\delta^2 \vec{X}}{\delta u \delta v} + \frac{\delta^2 \vec{X}}{\delta^2 v} \right) du\, dv \tag{1}$$

$$\vec{X} \in \mathbb{R}^3, \quad u \in [-\pi, \pi[, \quad v \in [-\frac{\pi}{2}, \frac{\pi}{2}]$$

Die Oberfläche soll nun so angepasst werden, dass sie einerseits die lokalen Grenzflächen in den Daten möglichst gut approximiert, andererseits jedoch den Modellannahmen entsprechend glatt bleibt. Im Gegensatz zu dem weit verbreiteten Ansatz, die Oberflächenmodelle durch Minimierung eines Energieterms zu adaptieren [1, 2, 3], betrachten wir hier das vorliegende Problem als Approximationsproblem. Als Oberflächenmodell setzen wir ein auf radialen Basisfunktionen basierendes Thin-Plate-Spline Modell ein, das eine kontinuierliche Darstellung der Modelloberfläche erlaubt, d.h. keine Diskretisierung erfordert.

$$\vec{X}(u,v) = \vec{A} + \sum_{i=1}^{n} \vec{w_i} U(r_i((u_i,v_i),(u,v))); \quad U(r) = r^2 \log r \tag{2}$$

$$r_i((u_i,v_i),(u,v)) = a\cos(\cos(a)\cos(b) + sin(a)sin(b)cos(c))$$

$$a = \frac{\pi}{2} - v_i \quad b = \frac{\pi}{2} - v \quad c = u - u_i \quad c \in [-\pi, \pi[$$

Die Vektoren (u_i, v_i) bezeichnen hierbei die Zentren der Basisfunktionen im 2D Parameterraum, $\vec{w_i}$ die jeweiligen Gewichte, $\vec{X}$ den zugehörigen Punkt in $\mathbb{R}^3$ und $\vec{A}$ den Aufvektor. Der Ansatz (2) minimiert das Energiefunktional (1) für gegebene Stützpunkte $\vec{X_i}(u_i, v_i)$ [4, 5]. Diese Interpolation kann zu einer Approximation erweitert werden, indem man die Position dieser Stützpunkte als Modell-Freiheitsgrade auffasst und sie so legt, dass (3) minimiert wird.

$$F = \sum g_j \|\vec{X_j}(u_j, v_j) - \vec{X}(u_j, v_j)\| \tag{3}$$

Bei als bekannt angenommenen Zielpunkten $\vec{X_j}(u_j, v_j)$ kann das resultierende überbestimmte LGS so in einem einzigen Schritt berechnet werden [6] . Hier liegt ein wesentlicher Vorteil gegenüber herkömmlichen Aktiven Oberflächen, bei denen die Lösung auch bei bekannten $\vec{X_j}(u_j, v_j)$ iteriert werden muss.

3 Extraktion lokaler Merkmale

Wir fassen die aktuelle Position der Modelloberfläche im Raum als stetig genauer werdende Approximation des Endokards auf. Mangels zuverlässig verfolgbarer lokaler Strukturen in tangentialer Richtung werden Korrekturen der Oberfläche nur in Richtung ihrer Flächennormalen vorgenommen (Blendenproblem) [7]. Das vorliegende Bildmaterial weist eine Reihe bekannter Eigenschaften auf:

- es treten aufgrund von Interferenzeffekten Speckles auf

– die Verteilungsfunktion der Grauwerte (Einhüllende der Rückstreuamplituden) kann als k-verteilt modelliert werden

– die Grauwerte hängen von der Entfernung zwischen Ort der Rückstreuung
und Transducer, vom angeschallten Gewebe und vom Einfallwinkel ab

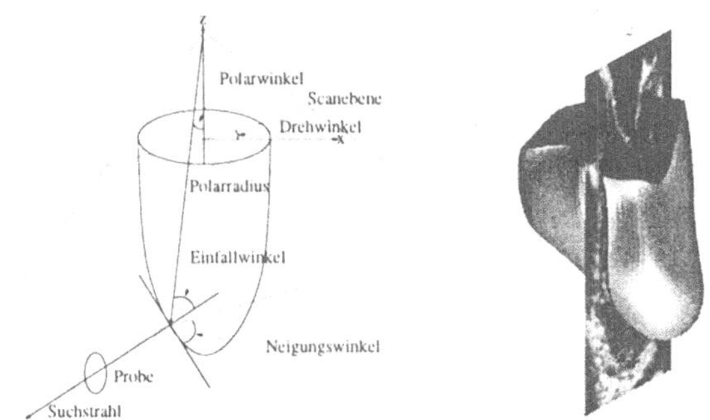

Abb. 1. Extraktion der Merkmale und rekonstruierter Ventrikel

Entlang eines Suchstrahls, der in Richtung der Flächennormalen orientiert ist, werden in einer lokalen Umgebung (Radius: 5 pixel) Grauwertstich-
proben gewonnen. Daraus werden empirischer Mittelwert und empirische Varianz berechnet. Als geometrische Merkmale werden die Polarkoordinaten der
Probe relativ zum Transducer, die Neigung der Modelloberfläche an dieser
Stelle und der Einfallwinkel verwendet (s. Abb. 1 (links)). Mit dem im
nächsten Abschnitt beschriebenen Mischverteilungsmodell wird basierend auf
den beobachteten Merkmalen x die Wahrscheinlichkeit $p(k|x)$ geschätzt, wobei
nur die 2 Klassen 'Cavum' und 'Myokard' verwendet werden ($K = 2$). Die
Wahrscheinlichkeit $p(2|x)$ (Myokard) wird entlang des Suchstrahls aufgetragen.
Die lokale Grenzfläche wird an der Stelle des maximalen positiven Gradienten erwartet. Negative Gradienten werden durch 0 ersetzt (Aussenhaut). Die jeweilige
Größe des Gradienten wird als Gewicht g_j bei der Oberflächenapproximation
verwendet (3).

4 Lokale Klassifikation über Gauß'sche Mischverteilungen

Für die Klassifikation einer Beobachtung x verwenden wir die Bayes'sche Ent-
scheidungsregel [8]:

$$x \longmapsto r(x) = \operatorname*{argmax}_{k} \{p(k)p(x|k)\} \tag{4}$$

Dabei ist $p(k)$ die a-priori Wahrscheinlichkeit der Klasse k, $p(x|k)$ die klassen-
bedingte Wahrscheinlichkeit für eine Beobachtung x gegeben die Klasse k und
$r(x)$ die Entscheidung des Klassifikators. Da weder $p(k)$ noch $p(x|k)$ bekannt
sind, müssen Modelle für diese Verteilungen gewählt und deren Parameter aus
den Trainingsdaten geschätzt werden. Bei konvergiertem Oberflächenmodell und
symmetrischem Suchstrahl ist hier $p(k) = \frac{1}{2}$. Mit einer Mischverteilung, d.h.
einer Linearkombination von Gauß'schen Normalverteilungen $\mathcal{N}(x|\mu_{ki}, \Sigma_{ki})$, die
im folgenden auch Mischverteilung-Komponenten genannt werden, setzen wir:

$$p(x|k) = \sum_{i=1}^{I_k} c_{ki} \cdot \mathcal{N}(x|\mu_{ki}, \Sigma_{ki}) \tag{5}$$

Dabei ist I_k die Anzahl der verwendeten Normalverteilungen zur Modellierung der Klasse k, c_{ki} sind Gewichte (mit $c_{ki} > 0$ und $\sum_{i=1}^{I_k} c_{ki} = 1$), μ_{ki} ist der empirische Mittelwertsvektor und Σ_{ki} die empirische Kovarianzmatrix der i-ten Normalverteilung der Klasse k.

Um eine zuverlässige Schätzung der Kovarianzmatrix zu ermöglichen, verwenden wir global gepoolte Kovarianzmatrizen, d.h. wir schätzen nur ein einziges Σ mit $\Sigma_{ki} = \Sigma$ für alle k und i [9]. Die Bestimmung der Parameter erfolgt unter Verwendung des Expectation-Maximization (EM) Algorithmus. Weitere Informationen zu diesem Thema finden sich in [10].

5 Ergebnisse und Diskussion

Der Trainings- und Testdatensatz wurde aus 20 handkonturierten Datensätzen gewonnen. Dabei wurden über 700.000 lokale Stichproben erzeugt. 10% davon wurden zum Test des lokalen Klassifikators verwendet, der Rest zum Training. Die erzielten Fehlerraten sind Abb. 2 zu entnehmen.

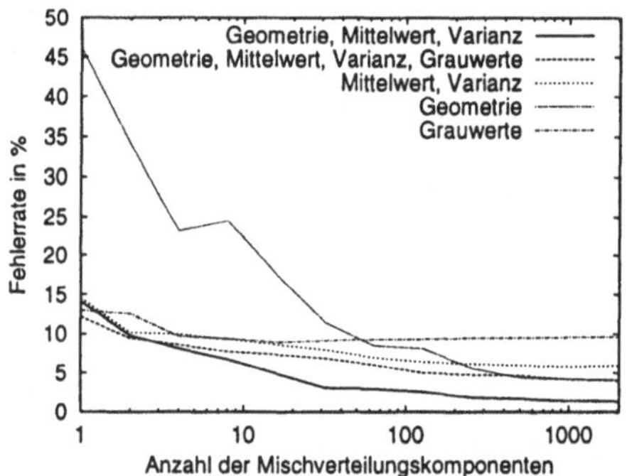

Abb. 2. Klassifikationsfehler bei verschiedenen Kombinationen von Merkmalen

Es ist deutlich zu erkennen, dass die Hinzunahme der unverarbeiteten Grauwerte sogar zu einer Verschlechterung der Klassifikation führt. Besonders bemerkenswert ist, dass die geometrischen Maße einen in etwa gleichwertigen Beitrag leisten wie Mittelwert und Varianz. Allerdings erfordert die Approximation ihrer Verteilung deutlich mehr Mischverteilung-Komponenten. In der Kombination werden die besten Ergebnisse erreicht.

Die mittlere Konturabweichung zwischen Handkontur und automatisch gefundener beträgt bei den verwendeten Daten -0.9 pixel, d.h. das Ventrikelvolumen wird gegenüber den Handkonturen geringfügig unterschätzt.

Abb. 1 (rechts) zeigt das Thin-Plate-Spline Modell des rekonstruierten Ventrikels. Die einzige manuelle Interaktion bestand im Zuschnitt des oberen Ventrikelrands. Für die Berechnung der Modelloberfläche eines typischen Volumendatensatzes werden derzeit 30 Minuten pro zeitlicher Phase benötigt.

Die erzielte Qualität der Konturfindung liegt im Bereich manueller Konturierung. Der hohe Rechenaufwand liegt im Wesentlichen in der Klassifikation begründet (die Approximation des gesamten Oberflächenmodells selbst wird in weniger als 30 s geleistet). Die Resultate wurden mit 2048 Mischverteilung-Komponenten pro Klasse erzielt. Durch diskriminatives Training (anstelle des bislang verwendeten EM-Trainings) kann diese Anzahl erfahrungsgemäß bei nur geringfügig verschlechtertem Klassifikationsfehler drastisch reduziert werden [11]. Der Geschwindigkeitsgewinn ist dabei annähernd linear.

Wir danken H. Kühl und A. Januschke, *MK I, Klinikum RWTH Aachen* für das bereitgestellte Bildmaterial und das Konturieren der Daten.

Literatur

1. V. Chalana et al, "A Multiple Active Contour Model for Cardiac Boundary Detection on Echocardiographic Sequences ", *IEEE Trans. Med. Img.* , 15:3, 1996
2. T. McInerney, D. Terzeopoulos, "A dynamic finite element surface model for segmentation and tracking in multidimensional medical images with application to cardiac 4D image analysis", *Computerized Medical Imaging and Graphics*, 19:1, pp. 69-83, 1995
3. R. Ronfard, "Region-Based Strategies for Active Contour Models", *International Journal of Computer Vision*, 13:2, pp. 229-251, 1994
4. F.L. Bookstein, "Principal Warps: Thin-Plate Splines and the Decomposition of Deformations", *IEEE Trans. on Pattern Anal. and Machine Intell.*, 11:6, pp. 567-585, 1989
5. G. Wahba, "Spline Models for Observational Data", *Society for Industrial and Applied Mathematics*, Philadelphia, Pennsylvania, 1990
6. M. Schreckenberg, G. Schummers, D. Meyer-Ebrecht, "3D-Vermessung der regionalen Wandverdickung des Herzmuskels in 3D-Echokardiographiesequenzen", *21. DAGM Symposium Mustererkennung 1999*, pp. 284-291, Bonn, Germany, 1999
7. M. Schreckenberg, G. von Dziembowski, D. Meyer-Ebrecht, "Erkennung deformierbarer Konturen und Oberflächen in verrauschten Bilddaten durch Einsatz modellgekoppelter anisotroper Merkmalsextraktoren", *20. DAGM Symposium Mustererkennung 1998*, pp. 219-226, Stuttgart, Germany, 1998
8. R. Duda, P. Hart, "Pattern Classification and Scene Analysis", Wiley & Sons, 1973
9. J. Dahmen, J. Hektor, R. Perrey, H. Ney, "Automatic Classification of Red Blood Cells using Gaussian Mixtures Densities", *Bildverarbeitung für die Medizin 2000*, Munich, Germany, 2000
10. J. Dahmen, K. Beulen, H. Ney, "Objektklassifikation mit Mischverteilungen", *20. DAGM Symposium Mustererkennung 1998*, pp. 167-174, Stuttgart, Germany, 1998
11. J. Dahmen, R. Schlüter, H. Ney, "Discriminative Training of Gaussian Mixtures for Image Object Recognition", *21. DAGM Symposium Mustererkennung 1999*, pp. 205-212, Bonn, Germany, 1999

Kategorisierung von Röntgenbildern mit aktiven Konturmodellen

Jörg Bredno, Sebastian Brandt, Jörg Dahmen*, Berthold Wein[†]
und Thomas Lehmann

Institut für Medizinische Informatik
*Lehrstuhl für Informatik VI
[†]Klinik für Radiologische Diagnostik
Rheinisch–Westfälische Technische Hochschule (RWTH), 52057 Aachen
Email: jbredno@mi.rwth-aachen.de

Zusammenfassung. Für das Image Retrieval in Medical Applications (IRMA) müssen digitalen Radiographien automatisch Körperregionen zugeordnet werden. Experimentell werden Methoden zum formbasierten Image Retrieval auf radiologische Bilder angewendet. Es wird untersucht, ob die Umrißlinie dargestellter Körperteile mit einem Ballon–Modell aufgefunden werden kann. Anschließend werden semilokale invariante Signaturen ermittelt und in ihren Klassifikationseigenschaften mit invarianten Momenten und Fourier–Koeffizienten verglichen. Eine dem visuellen Eindruck entsprechende Konturfindung mit dem Ballon–Modell gelingt auf 496 von 1616 Radiographien, die Nearest–Neighbour–Klassifikation auf Basis der extrahierten Formmerkmale in sechs Kategorien erreicht bisher nur Klassifikationsraten von 65%.

Schlüsselwörter: Image Retrieval, Klassifikation, aktive Kontur, Signatur, Invarianz

1 Einleitung

Im Rahmen des IRMA-Projektes (Image Retrieval in Medical Applications) werden unter anderem Methoden untersucht, um Bilder aus einem konventionellen Archiv automatisch in Kategorien bezüglich Körperregion, Aufnahmemodalität und –orientierung einzuteilen [1]. Einfache Klassifikationsmethoden für sekundär digitale Radiographien auf Basis deskriptiver Bildstatistiken wie Histogrammen oder Cooccurrence-Matrizen alleine erwiesen sich als nicht erfolgreich. Für den Betrachter ist ein wesentliches Kriterium zur Kategorisierung von Körperteilen die Form von dargestellten Organen oder Skelettabschnitten. Es existieren bereits verschiedene erfolgreiche Systeme zum formbasierten Image Retrieval [2, 3], wobei nach anderen Quellen Formmerkmale nicht zu guten Retrieval–Ergebnissen führen [4]. Experimentelle Aussagen über das vorliegende Bildmaterial sind bisher nicht bekannt. Im folgenden werden verschiedene Merkmale zur Formbeschreibung extrahiert und zur Klassifikation angewendet, um die Möglichkeiten einer automatischen Kategorisierung auf Grund von Forminformationen für Radiographien bewerten zu können.

2 Methode

2.1 Detektion der Umrißlinien

Zur Detektion einer beliebig geformten Kontur, über deren Form kein a–priori–Wissen vorliegt, wird ein Ballon-Modell eingesetzt. Dessen charakteristische Eigenschaft ist eine durch Innen– oder Außendruck modellierte Suchrichtung. Der Druck führt zu einer Bewegung von Knotenpunkten des Modells orthogonal zur aktuellen Richtung der Kontur. Damit sind Ballon–Modelle im Gegensatz zu vielen anderen aktiven Konturmodellen nicht von der Wahl einer der Lösung ähnlichen Startkontur abhängig.

Unser Ballon–Modell wurde bereits erfolgreich eingesetzt, um unterschiedlichstes Bildmaterial zu quantifizieren [5]. Es wird am Bildrand initialisiert und zieht sich um dargestellte Objekte unter Einfluß äußeren Drucks zusammen. Wir verwenden eine Zuordnung von Grauwerten zu Bildpotentialen, um die Stärke externer Einflüsse zu bestimmen. Diese Zuordnung wird nach einer Voranalyse des Histogramms so getroffen, daß alle Grauwerte im Bereich der ungeschwächten Filmbelichtung kein Potential erhalten, und daß die auf Kanten ausgeübte Kraft von maximalen Grauwerten doppelt so stark ist wie der Außendruck. Dieser läßt die Kontur schrumpfen, wenn nur geringe Bildpotentiale wirken. Grauwerte im Bereich metallischer Komponenten im Bild erhalten ebenfalls kein Potential.

Nach der Erstarrung der aktiven Kontur wird überprüft, welcher Prozentsatz der Kontur entlang metallischer Komponenten im Bild verläuft. Dieser Anteil wird durch eine Betrachtung der Grauwerte in einem schmalen Streifen außerhalb der Kontur bestimmt. Wenn er zehn Prozent überschreitet, werden weitere Iterationen mit veränderten Parametern durchgeführt, um die Kontur von diesen Gradienten zu lösen. Anschließend wird die Erkennung mit den ursprünglichen Einflußgrößen weitergeführt.

2.2 Merkmale zur Formbeschreibung

Zur Beschreibung einer gefundenen Umrißlinie wird eine Variante der semilokalen Signaturen verwendet, die invariant gegenüber affinen Transformationen ist. Diese Signaturen werden bereits für das Image Retrieval eingesetzt, wenn Teile einer Kontur verdeckt sind [2]. Unsere Motivation zum Einsatz dieser Merkmale ist nicht die teilweise Verdeckung, sondern die möglicherweise fehlerbehaftete Erkennung biologischer Objekte in medizinischem Bildmaterial. Zur Berechnung der Signaturen wird zunächst ein lineares Resampling der detektierten Umrißlinie auf N gleichmäßig verteilte Knoten durchgeführt. Dann werden für jeden Knoten n unterschiedliche Signaturwerte zum Skalenparameter d ermittelt. Es sei v_i ein Knoten der zyklischen Kontur mit $v_{i+N} = v_i$. Ein Signaturwert $s(i, d)$ für den Knoten v_i zum Parameter d wird ermittelt zu:

$$s(i,d) = \begin{cases} \max\limits_{i=0}^{N-1} s(i,d) & \forall \quad A(\triangle_{v_i,v_{i+2d},v_{i-d}}) = 0 \\[1.5em] \min\limits_{i=0}^{N-1} s(i,d) & \forall \quad A(\triangle_{v_i,v_{i+d},v_{i-2d}}) = 0 \\[1.5em] \ln\left(\dfrac{A(\triangle_{v_i,v_{i+d},v_{i-2d}})}{A(\triangle_{v_i,v_{i+2d},v_{i-d}})}\right) \text{ sonst} \end{cases} \qquad (1)$$

Ein Signaturwert ist also der natürliche Logarithmus des Flächenverhältnisses zweier Dreiecke, die neben dem Punkt v_i entweder durch die Punkte v_{i+d}, v_{i-2d} oder v_{i+2d}, v_{i-d} gebildet werden. Falls eines dieser Dreiecke aus kollinearen Punkten besteht, werden für den mathematisch nicht definierten Ausdruck der höchste bzw. niedrigste in der Kontur tatsächlich auftretende Signaturwert verwendet. Die Signaturwerte $s(i,d)$ werden zur Signatur $S = \{s(i,d) | i \in [0,\ldots,N-1], d \in [1,\ldots,n]\}$ der Kontur vereinigt.

Ein Distanzmaß $D(S_1, S_2)$ zwischen zwei Signaturen ist die minimale City-block–Distanz, die sich bei allen möglichen zyklischen Vertauschungen zweier Signaturen untereinander ergibt:

$$D(S_1, S_2) = \min_{k=1 \vee k=-1} \min_{i=0}^{N-1} \sum_{j=0}^{N-1} \sum_{d=1}^{n} |s_1(j,d) - s_2(i + k \cdot j \bmod N, d)| \qquad (2)$$

Der Vergleich wird gleichläufig und gegenläufig durchgeführt, um die affine Invarianz der Signaturwerte auch für die Signaturen selbst zu erhalten. Um die große Variabilität biologischer Formen besser widerspiegeln zu können, wurde zusätzlich ein elastisches Distanzmaß $\tilde{D}(S_1, S_2)$ eingeführt. Dieses teilt die Signatur S_1 in Blöcke fester Größe, die dann mit bester Übereinstimmung auf die Signatur S_2 gelegt werden. Dabei darf zwischen den einzelnen Blöcken eine Überlappung oder eine Lücke bis zu einer vorgegebenen Größe auftreten.

Neben den semilokalen invarianten Signaturen werden zu den ermittelten Umrißlinien sieben invariante Momente und die längennormierten ersten neun Fourier-Koeffizienten ermittelt. Für diese RST–invarianten Merkmale wird die Cityblock–Distanz verwendet [3].

2.3 Qualitätsbestimmung der Formmerkmale

Um die unterschiedlichen Formmerkmale auf ihre Fähigkeit hin zu untersuchen, Umrißlinien auf Röntgenaufnahmen charakteristisch und diskriminant zu beschreiben, wurden der klinischen Routine 1616 Röntgenaufnahmen entnommen, für die eine a–priori–Zuordnung in die Kategorien Extremitäten, Wirbelsäule, Abdomen, Thorax, Mammographie und Schädel vorliegt. Die ermittelten Merkmale wurden getrennt voneinander zu Klassifikationsexperimenten eingesetzt. Dabei wurde eine 1–Nearest–Neighbour–Klassifikation verwendet, die Güte der Merkmale wurde durch Klassifikation nach der Leaving–One–Out–Methode bestimmt. Die 1–Nearest–Neighbour–Klassifikation wurde gewählt, um die Qualität der Merkmale zu evaluieren. Die Untersuchungen wurden sowohl für den

Tabelle 1. Klassifikationsergebnisse für einzelne Merkmale

Merkmal	Alle Konturen	Korrekte Konturen
Fourier-Koeffizienten	43,2%	58,5%
Invariante Momente	48,9%	65,1%
Signaturen	n. bestimmt	59,8%
Elastische Signaturen	n. bestimmt	55.6%

kompletten Datensatz als auch nur für diejenigen Bilder, für die eine dem visuellen Eindruck entsprechende Konturdetektion erreicht wurde, durchgeführt.

3 Ergebnisse

Die Detektion der Umrißlinien und die Extraktion der Formmerkmale wurden in der IRMA–Entwicklungsumgebung [6] realisiert, um die folgenden Experimente durchzuführen. Für die invarianten Signaturen wurde $N = 100$ und $d \in [1, \ldots, 5]$ verwendet. Für das elastische Distanzmaß wurden 10 Blöcke der Breite 10 verwendet, die sich um bis zu drei Punkte überlappen oder voneinander trennen können.

3.1 Detektion der Umrißlinie

Der Algorithmus zur Konturdetektion liefert ein Detektionsergebnis für 1506 der 1616 Radiographien. In den übrigen Aufnahmen schrumpft die Kontur zu einem Punkt zusammen, ohne signifikante Kanten im Bild aufgefunden zu haben. Eine manuelle Inspektion der detektierten Konturen ergab nur für 496 Aufnahmen ein Segmentierungsergebnis, das den visuellen Eindruck eines Betrachters widerspiegelt. Die Erkennung ist zwar sehr robust gegen inhomogene Belichtungen und auch metallische Abdeckungen im Bild, aber die bisher gewählte Zuordnung von Grauwerten zu Bildpotentialen ist nur für Skelettradiographien geeignet. Aufnahmen mit hohem Weichgewebeanteil und metallischen Objekten im Bild, beispielsweise Mammographien mit aufgelegten Bleilettern, werden mit der gewählten Adaption falsch parametriert, so daß keine akzeptable Konturdetektion erfolgt.

3.2 Klassifikationsergebnisse

Die erfolgversprechenden ersten Ergebnisse mit geringerer Bildzahl ließen sich für die Gesamtmenge der vorliegenden Bilder nicht wiederholen. Ein Vergleich der Methoden für alle korrekten Konturen ergibt, daß die invarianten Momente das beste Klassifikationsergebnis (65,1%) ergeben, mit Fourier-Koeffizienten werden 58,5% der Bilder korrekt in eine der sechs Kategorien eingeordnet. Die nicht gravierende Verbesserung gegenüber der Klassifikation aller 1506 detektierten Konturen (48,9% bzw. 43,2%) zeigt, daß diese Merkmale auch für Radiographien nicht mit der kognitiven Wahrnehmung korrelieren.

Ein Vergleich der Signaturen mit elastischem Distanzmaß $\tilde{D}(S_1, S_2)$ (55,6%) bringt keine Verbesserung gegenüber dem statischen Maß $D(S_1, S_2)$ (59,8%) (Tab. 1). Insgesamt schneiden die affin invarianten Signaturen nicht besser ab als die RST–invarianten Merkmale. Nach unserer Interpretation führt insbesondere die Invarianz gegenüber der Stauchung und damit der Verlust der Information über die Proportion von Objekten zu vielen Fehlklassifikationen. Neben dem 1-Nearest–Neighbour–Klassifikators wurden bisher keine weiteren Klassifikationsmethoden angewendet, das Hauptaugenmerk liegt auf einem fairen Vergleich der unterschiedlichen Merkmale.

4 Diskussion

Sowohl die Erkennung von Umrißlinien als auch deren Kategorisierung werden noch nicht mit befriedigender Qualität durchgeführt. Bisher ließ sich der methodische Ansatz formbasierter Image–Retrieval–Systeme [2, 3] nicht erfolgreich auf medizinisches Bildmaterial übertragen. Die schwierige Erkennung ist insbesondere darauf zurückzuführen, daß die Einstellungen für die Belichtung eines Röntgenfilms nicht vorgenommen werden, um Kontrast und Schärfe der Umrisse dargestellter Objekte zu optimieren. Aufgabe ist die Darstellung bestmöglicher Informationen für eine Diagnose.

Die Kategorisierung im Rahmen des IRMA–Projektes wird mit der Kombination verschiedenster Merkmale erfolgen [1]. Die Forminformationen versprechen zwar nicht einzeln, nach der erfolgten Qualitätsbestimmung aber in Kombination mit anderen Merkmalen eine zufriedenstellende automatische Kategorisierung.

Literatur

1. Lehmann T, Wein B, Dahmen J, Bredno J, Vogelsang F, Kohnen M: Ein strukturiertes Konzept zum inhaltsbasierten Zugriff auf medizinische Bildarchive. (Dieser Band).
2. Kliot M, Rivlin E: Invariant–based shape retrieval in pictorial databases. Computer Vision and Image Understanding, 71(2), pp 182–197, 1998.
3. Huang DH, Huang CL: A content–based image retrieval system. Image and Vision Computing, 16(3), pp 149–163, 1998.
4. Dahmen J, Lehmann T, Spitzer K, Ney H: Image Retrieval für klinische Bildatenbanken. In: Lehmann T et al. (Hrsg.) Bildverarbeitung für die Medizin 1998, pp 442–446, Springer-Verlag, Berlin, 1998.
5. Metzler V, Bredno J, Lehmann T, Spitzer K: A deformable membrane for the segmentation of cytological samples. Proc. SPIE 3338, pp 1246–1257, 1998.
6. Bredno J, Vogelsang V, Dahmen J et al.: Eine Entwicklungsumgebung für die interdisziplinäre Zusammenarbeit bei der Entwicklung des Image–Retrieval-Systems IRMA. In: Evers H et al. (Hrsg.) Bildverarbeitung für die Medizin 1999, pp 362–366, Springer-Verlag, Berlin, 1999.

Wissensbasierte Optimierung von selbstorganisierenden Merkmalskarten (SOM) zur Analyse von funktionellen Magnetresonanztomographien (fMRT)

Stephan G. Erberich[1,2], Stefan Kemeny[3], Timo Krings[1], Susanne Weis[2], Klaus Willmes[4], Armin Thron[1] und Walter Oberschelp[5]

[1]Abt. Neuroradiologie,
[2]Neurofunktionelle Bildverarbeitung des IZKF/ZNS,
[3]Klinik für Neurologie,
[4]Lehr- und Forschungsgebiet Neuropsychologie,
Klinikum der RWTH Aachen, Pauwelstraße 30, 52074 Aachen
[5]Lehrstuhl für Informatik VII,
RWTH Aachen, Ahornstr. 55, 52074 Aachen
Email: stephan@izkf.rwth-aachen.de

Zusammenfassung. Die funktionelle Magnetresonanztomographie (fMRT) des Gehirns ermöglicht die Lokalisation funktioneller Abläufe im Gehirn. Erhöther Blutfluß als Folge von erhöhter neuronaler Aktivität in einem aktivierten Hirnareal ist mit Hilfe sehr schneller MR-Bildgebung meßbar. Durch geeignete Aktivierungsparadigmen über einen Zeitraum ist es möglich, aktivierte von nicht aktivierten Regionen zu trennen. Zur Trennung werden die gemessenen Zeitreihen (MR-Signal in der Zeit) für jedes Voxel auf dessen Korrespondenz mit dem Aktivierungsparadigma überprüft. Neben den bisher verwendeten statistischen Verfahren ist es auch möglich eine Separierung der Zeitreihen mittels einer selbstorganisierenden Merkmalskarte (SOM, Self-Organizing Map) zu erreichen, ohne dabei ein Modell der hämodynamischen Antwort des Gehirns zu verwenden. Die nur sehr geringe Anzahl an aktivierten Voxel setzt eine Vorauswahl geeigneter Kandidaten für das Training des SOM Neuronalen Netzwerkes voraus. Die hier beschriebene Methode wählt die geeignetsten Lernkandidaten anhand des Vorwissens über die Periodizität des Aufgabenparadigmas unter Verwendung des Fourierspektrums bzw. des Frequenzperiodogramms jeder Zeitreihe aus, wodurch eine erhebliche Verbesserung der Klassifikationsleistung der SOM erreicht wird.

Schlüsselwörter: fMRT, SOM, Fourierspektrum, Zeitreihen Periodogramm

1 Einleitung

Funktionelle magnetresonztomographische Aufnahmen des Gehirns ermöglichen die Lokalisation von funktionalen Abläufen in Gehirn. Erhöhter Blutfluß als Folge von erhöhter neuronaler Aktivität in einem aktivierten Hirnareal ist mit Hilfe der MR-Bildgebung meßbar. Durch die Aktivierung gelangt vermehrt mit Sauerstoff angereichertes Blut in die kleinen abführenden Venen nahe der aktivierten Neuronen. Als Folge dieser Sauerstoffüberversorgung verändert sich das Verhältnis zwischen Ox-

und Deoxyhämoglobin in diesen Venen. Die veränderte magnetische Eigenschaft des mit Sauerstoff angereicherten venösen Blutes nahe der aktivierten Hirnregion führt zur Veränderung der magnetischen Suszeptibilität, wodurch es zu einer verlängerten T2*-Dephasierung der Protonenspins und somit zu einem erhöhten MR-Signal kommt. Mittels schneller BOLD (Blood Oxygen Level Dependent) sensitiver MR-Pulssequenzen, z.B. Echo Planar Imaging (EPI) Sequenzen oder Turbo FLASH Sequenzen, sind Regionen meßbar, die mit einer Aktivierung korrespondieren. Durch geeignete Aktivierungsparadigmen, z.B. box-car Paradigmen mit alternierenden Kontroll- und Aktivierungsepochen, ist es möglich diese Regionen von nicht aktiviertem Parenchym zu trennen. Neben den statistischen Verfahren, die die hämodynamische Antwort (HRF) mit einem Modell testen, z.B. t-test oder KS-test, konnte gezeigt werden [1], daß selbst-organisierende Merkmalskarten (SOM) in der Lage sind, die zeitliche Antwort der MR-Signale zu erlernen und in aktivierte und nicht-aktivierte Regionen zu trennen. Es zeigt sich jedoch, daß die Güte des Trainings des SOM Neuronalen Netzwerkes durch zusätzliches Wissen über die Periodizität des Aufgabenparadigmas und der vorgestellten Vorverarbeitungsmethode entscheident verbessert werden kann.

2 Material

Funktionelle MR Gehirnaufnahmen von motorischer [3], sensorischer, visueller [5] und auditiver [4] Stimulation sind an Probanden und an neurochirurgischen Patienten zur präoperativen Planung durchgeführt worden. Insgesamt sind fMRT Zeitreihen von 100 Personen untersucht worden. Für die fMRT Versuche wurden BOLD kontrastierte multi-slice single-shot T2*-gewichtete Gradienten Echo EPI Sequenzen des gesamten Gehirns (TR 2000-4000ms, TE 40ms, FA 40° und 90°, Ortsauflösung: 64x64 Matrix mit 4x4x7 mm³ Elementen und 4x4x4 mm³ Elementen) auf einem 1.5 Tesla Philips Gyroscan NT MR-System verwendet. Die Aufgaben bestanden aus abwechselnden Kontroll- (Ruhe) und Aktivierungsepochen mit gleichen oder verschiedenen Epochenlängen (A: 11 TR Intervalle pro Epoche; B: 7 TR Intervalle pro Kontrollepoche und 15 TR Intervalle pro Aktivierungsepoche, jeweils insgesamt 6 Epochen), die zur Methodenvalidierung in die Klassen Motorik, Sensorik und Kognition unterteilt wurden. Diese Unterteilung der Daten garantiert, daß die sehr starken Signalintensitätsunterschiede zwischen den drei Aufgabenklassen keinen Effekt auf die gemeinsame Spektraluntersuchung haben.

3 Methoden

Zur Verbesserung des Trainingserfolges des SOM Clusterverfahrens wird die Periodizität des box-car Paradigmas in den MR-Zeitreihen über das Fourierpowerspektrum ermittelt. Alle Voxel einer fMRT-Messung werden hierfür zuerst mit einem Gaussfilter (Kerngröße 4) zeitlich gefiltert, um hochfrequentes Rauschen des Aufnahmeprozesses zu eliminieren und gleichzeitig die Zeitreihe zu glätten [2]. Über das Fourierpowerspektrum [6] wird das Periodogramm [6] aller Zeitreihen ermittelt und in einem Periodizitätsbereich üblicher Pardigmen von 5-20 Meßpunkte (TR/Epoche) das Maximum ermittelt. Zeitreihen, die eine Periodizität im Bereich des gefundenen Maximums aufweisen, werden in den Trainingsdatensatz der SOM aufgenommen. Die SOM, deren Neuronen dieselbe Vektorbreite der Zeitreihen besitzen, wird anschließend mit dem Trainingsdatensatz mit 10000 - 30000 Präsentationen in 2 Lernphasen, einer Vorphase mit einer Lernrate von 0.05 und einer Verfeinerungsphase mit einer Lernrate von 0.02, trainiert. Abschließend wird der SOM des Trainingsdatensatzes zur Klassifikation präsentiert, wobei ähnliche Zeitreihen durch ein Nachbarschaftsverhältnis auf der Karte sich zu Clustern gleichartiger Muster zusammenfinden. Zum Training und zur Klassifikation, d.h. Farbcodierung anhand der Neuronenzuordnung im fMRT Volumen, der MR-Zeitreihen wurde eine selbstorganisiernde Merkmalskarte mit einer Neuronenanzahl von 4x4, bzw. 5x5 Knoten verwendet.

4 Anwendungsbeispiel

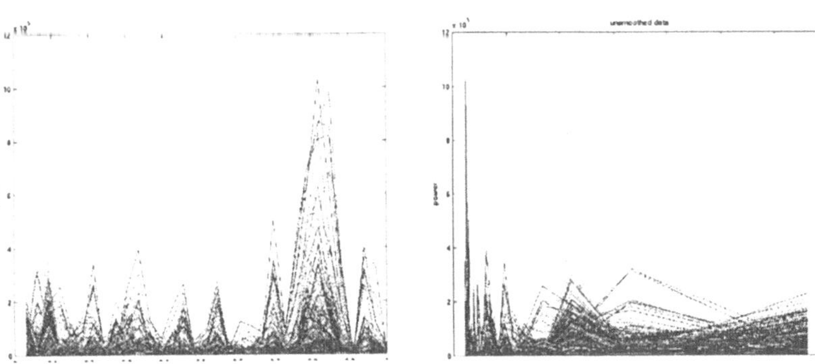

Abb. 1. Projektion des Frequenzspektrums (links) und des Periodogramms (rechts) aller 64x64x15 Voxelzeitreihen eines fMRT mit 66 TR-Intervallen und 6 alternierenden equidistanten Epochen (je 11 TR-Intervalle). Hochfrequentes Rauschen und Artefakte dominieren das Spektrum und Periodogramm.

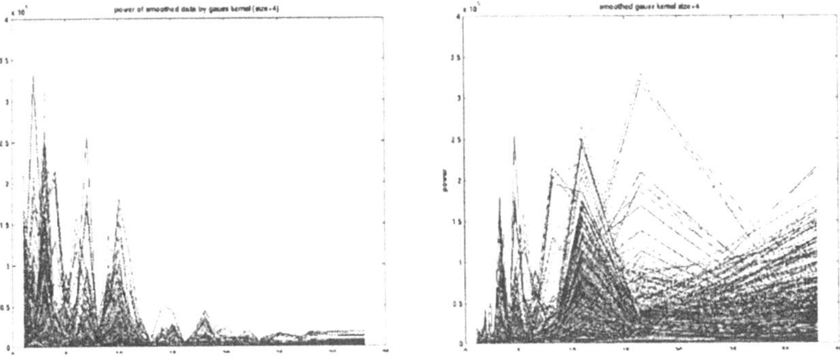

Abb. 2. Projektion des Frequenzspektrums (links) und des Periodogramms (rechts) aller 64x64x15 Voxelzeitreihen nach zeitlicher Filterung mit einem Gaussfilter der Größe 4. Das hochfrequente Rauschen ist stark geglättet, wodurch die Periodizität des Aktivierungsparadigmas (TR Zykel 11) hervorgehoben wird.

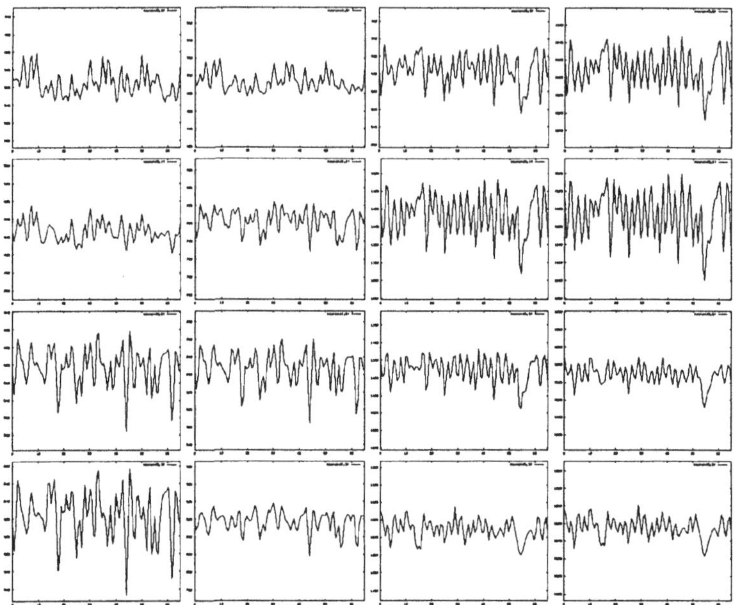

Abb. 3. Referenzvektoren eines 4x4 SOM Netzwerks nach Training ohne Vorauswahl. Rauschen wird als dominierendes Merkmal von der SOM gelernt - die Merkmale hämodynamischer Antworten aus aktivierten Hirnregionen sind nicht repräsentiert.

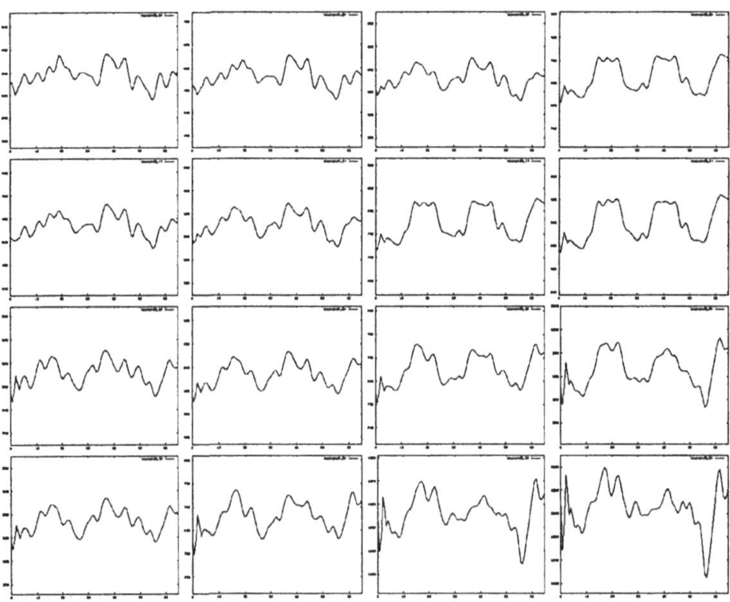

Abb. 4. Referenzvektoren eines 4x4 SOM Netzwerks nach Training mit den gefilterten fMRT Zeitreihen. Die hämodynamischen Antworten der verschiedenen Hirnregionen trennen sich jetzt anhand Ihrer dominanten Merkmale, die zuvor durch Rauschen und Artefakte überlagert waren. Deutlich sind die alternierenden Epochen des Aufgabenparadigmas zu erkennen.

5 Zusammenfassung

Die Probleme des statistischen Tests der Zeitreihen mit einem theoretischen Modell der HRF liegen in dessen statischen Annahmen über die HRF, die nicht gleichförmig ist, bedingt durch den unterschiedlichen Fluß und die lokale Blutversorgung in den einzelnen Hirnregionen. Bei einem dynamischen Ansatz wie der SOM hingegen, die keine Annahmen über die HRF macht, hängt die Güte der Klassifikation von den präsentierten Daten selbst ab. Die Güte des Lernprozesses wird durch die Verschiedenheit der Merkmale bestimmt, aber auch durch deren Anzahl. Da jedoch bei fMRT Untersuchungen nur sehr kleine Areale des Gehirn (2-5%) aktiviert werden oder werden sollen, um eine klare Aussage über die Lokalisation einer Aufgabe zu erhalten, ist die Vorauswahl der Voxel von entscheidender Bedeutung. Die SOM lernt die Eigenschaften der Mehrheit der präsentierten Daten. Daher ist bei der Suche nach aktivierten Voxels der Suchraum auf Kandidaten einzuschränken, die dem Aufgabenparadigma entsprechen könnten. Hierbei zeigt sich, daß der automatische wissensbasierte Ansatz, der nur Zeitreihen als Kandidaten auswählt, die der wahrscheinlichsten Periodizität des Aufgabenparadigmas entsprechen, zu einer deutlichen Verbesserung der SOM Leistung führt. Bei der beschriebenen Methode bleibt der unüberwacht dynamische Ansatz der SOM weiterhin erhalten, verbessert jedoch die Klassifikationsleitsung durch Suchraumreduktion – man beschränkt die Daten auf das Wesentliche. Die SOM mit wissensbasierter Vorverarbeitung stellt eine Alternative zu statistischen Tests dar. Ihre Stärken liegen im Auffinden von dynamischen, nicht im HRF Modell erfaßten Eigenschaften jeder einzelnen Versuchsperson, bzw. des Patienten.

6 Literatur

1. Erberich SG, Fellenberg M, Krings T, Kemeny S, Reith W, Willmes K, Oberschelp W: Unsupervised time course analysis of functional magnetic resonance imaging (fMRI) using self-organizing maps (SOM). Proc SPIE Medical Imaging, 3660:19-26, 1999
2. Erberich SG, Weis S, Kemeny S, Willmes K, Oberschelp W: Preprocessing strategies for MRI data analysis by self-organizing map (SOM) neural network. Neuroimage 9:20, 1999
3. Krings T, Töpper R, Foltys H, Erberich SG, Sparing R, Willmes K, Thron A: Cortical activation patterns during complex motor tasks in piano players and control subjects - a functional MRI sudy. Neuroscience Letters, in press
4. Zahn R, Huber W, Erberich SG, Kemeny, S, Specht K, Willmes K, Reith W, Thron A, Schwarz M: Semantic processing of auditory single words: a fMRI study. Neuroimage (9):102, 1999
5. Dietrich T, Krings T, Willmes K, Neulen J, Kemeny S, Erberich S, Thron A, Surm W: Cortical activation pattern of a mental rotation task during different phases of menstrual cycle - a fMRI study. Neuroimage (9):331, 1999
6. Press WH, Teukolsky SA, Vetterling WT, Flannery BP: Numerical Recipes in C, 2nd Edition, Cambridge University Press, 1997

Kategorisierung von digitalen Röntgenbildern mit parametrisierbaren Formmodellen

Michael Kohnen, Frank Vogelsang, Frank Weiler, Jörg Bredno[*]
und Jörg Dahmen[†]

Klinik für Radiologische Diagnostik
[*]Institut für Medizinische Informatik
[†]Lehrstuhl für Informatik VI
Rheinisch-Westfälische Technische Hochschule (RWTH), 52057 Aachen
Email: kohnen@rad.rwth-aachen.de

Zusammenfassung. Die automatische Kategorisierung von Bildern im Zusammenhang mit digitalen Bildarchiven erlangt in der medizinischen Informatik eine immer größere Bedeutung. Wir verwenden Vorwissen über die möglichen dargestellten Objekte und deren spezifischen Formmerkmale. Das Verfahren ist in der Lage, unterschiedliche Formeigenschaften anhand einer Trainingsdatenmenge mit Hilfe von vergleichsweise wenigen Parametern hinreichend genau zu beschreiben. Eine Optimierung dieser Formmodelle liefert für jedes Modell eine Minimalenergie, die die Korrelation des Modells mit den abgebildeten Objekten im Bild beschreibt. Anhand dieser Formenergien kann eine Zuordnung des Bildes in eine bestimmte Kategorie erfolgen. Entgegen klassischen Ansätzen, die kein Vorwissen einsetzen, erweist sich dieser Ansatz als robust gegenüber Bildartefakten und unvollständiger Objektkonturinformation.

Schlüsselwörter: Image Retrieval, Kategorisierung, Formmodell, Simulated Annealing

1 Einleitung

In der medizinischen Informatik erlangen digitale Bildarchive eine immer größere Bedeutung. Das IRMA-Projekt (Image Retrieval in Medical Applications) hat unter anderem zum Ziel, Methoden zu liefern, die eine automatische Kategorisierung sekundär digitalen Bildmaterials ermöglichen. Mit Hilfe des *Active Shape Model* [1] wird eine Zuordnung der Bilder auf Grundlage von Objektkonturen unter Einbeziehung von Vorwissen ermöglicht. Die automatische Kategorisierung wird benötigt, um später unter anderem Archivanfragen diagnostischer Relevanz zu ermöglichen.

Parametrisierbare Formmodelle werden in der medizinischen Bildverarbeitung bisher zur Segmentierung des Bildmaterials herangezogen. Hier wird die Kategorisierung von Röntegenaufnahmen als ein alternatives Anwendungsgebiet parametrisierbarer Formmodelle aufgezeigt.

2   Methode

Bei dem hier verwendetem Active Shape Model handelt es sich um eine als geschlossenes Polygon dargestellte Kontur v, für die durch Paramteroptimierung die bestmögliche Übereinstimmung mit im Bild vorhandenen Konturen aufgefunden wird. Die Optimierung findet auf einem Bildpotential D statt.

Unter der Voraussetzung, daß eine Kategorisierung des Bildmaterials in eine fest vordefinierte Anzahl von Kategorien $K_i, i \in \{1, \ldots, N\}$ erfolgen soll, können Forminformationen über die in der jeweiligen Kategorie auftretenden Bildobjekte a-priori trainiert werden. Das Active Shape Model ist in der Lage, in Abhängigkeit von vergleichsweise wenigen Parametern mögliche Formänderungen, präferiert durch eine Menge von Trainingsformen, eines gesuchten Objektes zu modellieren. Dabei wird die große Variabilität biologischer Strukturen durch eine Trainingsdatenmenge reflektiert.

2.1   Berechnung der Formmodelle

Das Verfahren der Active Shape Models versucht durch Dimensionsreduktion des Merkmalsraumes, der durch die Trainingsdatenmenge gegeben ist, die charakteristischen Formparameter mittels einer Hauptachsentransformation zu bestimmen. Um ein Active Shape Model zu berechnen, wird eine affin normierte Stichprobenmenge, bestehend aus m Konturen mit jeweils n sortierten Stützpunkten, benötigt. Eine affine Normierung der Stichprobenmenge kann mit Hilfe der Fehlerquadratmethode bestimmt werden.

Eine Kontur v_i der normierten Stichprobenmenge kann als Vektor $\mathbf{v}_i$ der Länge $2n$ definiert werden, dessen Einträge die Koordinaten seiner Stützpunkte sind:

$$\mathbf{v}_i = (x_{i_1}, y_{i_1}, x_{i_2}, y_{i_2}, \ldots, x_{i_n}, y_{i_n}) \tag{1}$$

Die Konturen der Stichprobenmenge können als Elemente eines $2n$-dimensionalen Vektorraums aufgefaßt werden. Das Ziel ist nun, den durch die charakteristischen Formmerkmale aufgespannten Unterraum anhand weniger Basisvektoren zu beschreiben. Dazu wird die $2n \times 2n$-Kovarianzmatrix K generiert, deren Einträge k_{ij} die Abhängigkeiten der jeweiligen Konturpunkte zueinander modellieren:

$$k_{ij} = \frac{1}{2n} \sum_{l=1}^{2n} (v_{l_i} - \overline{v}_i)(v_{l_j} - \overline{v}_j), \tag{2}$$

wobei $\overline{v}_i$ die Mittelwertkontur der Stichprobenmenge darstellt.

Die Hauptachsentransformation der Kovarianzmatrix K liefert eine Orthonormalbasis von Eigenvektoren mit ihren jeweiligen Eigenwerten. Die Größe der einzelnen Eigenwerte entspricht der Varianz der Stichprobenmenge entlang des zugehörigen Eigenvektors. Die Eigenvektoren werden nach der Größe ihrer Eigenwerte sortiert.

Eine Formvariation v^* des Modells kann mit Hilfe der Orthogonalbasis P, bestehend aus den k Eigenvektoren mit den größten Eigenwerten, und den zugeordneten variierten Eigenwerten ξ_i durch

$$v^* = \bar{v} + P\xi = (\bar{v}_1 \ldots \bar{v}_n) + \left[\begin{pmatrix} p_{1,1} & \cdots & p_{1,k} \\ \vdots & & \vdots \\ p_{n,1} & \cdots & p_{n,k} \end{pmatrix} \begin{pmatrix} \xi_1 \\ \vdots \\ \xi_k \end{pmatrix} \right]^T \tag{3}$$

berechnet werden.

Translation, Skalierung und Rotation wird durch eine auf v^* angewendete affine Transformation modelliert. Das so erhaltene Modell ist damit affin invariant und kann die gewünschten Formvariationen berücksichtigen.

In der Praxis nimmt die Größe der Eigenwerte schnell ab. Deshalb reichen wenige Eigenvektoren der Orthonormalbasis aus, um die auftretenden Formvariationen zu modellieren. Daher können die hier verwendeten Formmodelle durch zehn Parameter mit ausreichender Genauigkeit berechnet werden. Dies sind fünf affine Parameter (Translation in x- und y-Richtung, Skalierung in x- und y-Richtung, Rotation um den Winkel α) und die Variationen der fünf größten Eigenwerte. Die zulässige Variationsbreite der Parameter wird durch eine Festlegung von Grenzen eines diskretisierten Intervalls bestimmt.

2.2 Generierung des Bildpotentials

Zunächst ist eine Vorverarbeitung des Bildmaterials notwendig, um als Ausgangsbasis für eine Optimierung des Active Shape Model dienen zu können. Ziel dieser Vorverarbeitung ist die Generierung eines Bildpotentials, daß möglichst wenige lokale Minima enthält, um das Optimierungsverhalten des Formmodells zu verbessern.

Die im Bild enthaltene Konturinfomation wird mit Hilfe des Canny-Edge-Detectors [2] extrahiert. Da dieser Kantenfilter anhand von Grauwertgradienten die Zuordnung der Bildpixel zu Kanten vornimmt, wird eine Vielzahl von irrelevanten Kanten detektiert, die unter anderem durch Bildstörungen und andere Artefakte (z.B. medizinische Marker, Metallimplantate, etc.) hervorgerufen werden. Daher werden aus dieser primären Kantenmenge Kanten aussortiert, die bestimmten Kriterien, wie minimale Länge oder Inhomogenität des Kantenverlaufs, nicht genügen.

Als Bildpotential für die Optimierung wird schließlich ein distanztransformiertes Kantenbild verwendet. Die Grauwerte eines distanztransformierten Kantenbildes entsprechen der City-Block-Distanz zur nächsten Bildkante. Das Distanzbild hat den Vorteil, daß für jeden Pixel in $O(1)$ der Abstand zum nächsten lokalen Minimum bestimmt werden kann.

2.3 Optimierung der Formmodelle

Ziel der Optimierung ist die Ermittlung derjenigen Formvariation, die unter Berücksichtigung des Bildpotentials D eine minimale Energie E_{v^*} aufweist. Die

Energie der Kontur wird durch eine gewichtete Summation der von den Knoten des Polygons überdeckten Pixelgrauwerte bestimmt:

$$E_{v^*} = \sum_{i=1}^{n} w_i v_i^* \cdot D_{xy}, \quad \text{mit} \quad \sum_{i=1}^{n} w_i = 1 \tag{4}$$

Da die Anzahl der Variationen eines Active Shape Models mit k Parametern, wobei jeder Parameter l verschiedene Werte annehmen kann, gerade l^k ist, fällt eine exakte Lösung des Optimierungsproblems in die Klasse der NP-vollständigen Probleme.

Daher wird ein stochastisches Optimierungsverfahren gewählt, das sich in der Praxis bei der Lösung solcher Probleme oft bewährt hat, das Simulated Annealing. Voraussetzung für die Anwendbarkeit dieses Verfahrens ist jedoch eine topologische Ordnung des Suchraums. Die topologische Ordnung wird durch eine Nachbarschaftsbeziehung modelliert. Im Fall der hier verwendeten Formmodelle besitzt jede Variation genau zwanzig Nachbarkonfigurationen, da jeder der 10 Parameter durch Erhöhen bzw. Erniedrigen eine neue Konfiguration beschreibt. Die Suche erfolgt über eine zufallsbasierte Bestimmung neuer Nachbarn deren Akzeptanzwahrscheinlichkeit von einer Boltzmannverteilung abhängt.

Dadurch ist das Formmodell in der Lage, lokale Minima zu überwinden und unter sukzessiver Bestimmung neuer Nachbarkonfigurationen gegen das globale Minimum zu streben. Da das Bildpotential in der Regel eine Vielzahl von lokalen Minima enthält ist Simulated Annealing ein probates Verfahren zur Ermittlung des globalen Optimums.

2.4 Kategorisierung des Bildmaterials

Zur automatischen Kategorisierung eines Bildes wird für jede Klasse ein Active Shape Model erzeugt und mit Aufnahmen trainiert, die die biologische Variabilität in den einzelnen Klassen abbilden.

Nach Optimierung aller Formmodelle auf dem zu kategorisierenden Bild liegt für jedes Formmodell ein Energiemaß E_{v^*} vor, daß ein Maß für die Paßgenauigkeit des Formmodells auf dem Bild darstellt. Das Bild soll nun anhand der verschiedenen Energien einer bestimmten Kategorie zugeordnet werden. Da die Formmodelle jedoch unterschiedlich viele Stützpunkte besitzen, ist eine Normierung der Energien bezüglich der Punktanzahl notwendig, um eine Vergleichbarkeit zu erzielen.

Intention dieses Ansatzes ist, daß genau das Formmodell die geringste Energie aufweist, daß mit den auf dem Bild dargestellten Objekten am besten korreliert. Eine Zuordnung des Bildes kann damit anhand des minimalen Energiemaßes aller Formmodelle erfolgen.

3 Ergebnisse

Bisher wurden zwei Active Shape Models generiert, die jeweils die charakteristischen Formmerkmale von Händen [3] und von Wirbelkörpern modellieren. Die

Variabilitäten wurden durch ein Training mit jeweils 12 Aufnahmen bei beiden Modellen analysiert. Die Anwendung nicht trainierter Aufnahmen aus einer der beiden Klassen ergab beim Optimieren des Hand-Modells auf 20 verschiedenen Hand-Aufnahmen ein mittleres Energiemaß von $\mu_h = 0,280$ mit einer Standardabweichung von $\sigma_h = 0,169$. Wenn dagegen das Wirbelmodell auf den gleichen Handaufnahmen angewendet wurde erhöhte sich die mittlere Restenergie auf $\mu_w = 0,556$ mit einer Standardabweichung von $\sigma_w = 0,258$. Dies zeigt die Leistungsfähigkeit des Ansatzes bei der Unterscheidung unterschiedlicher Bildkategorien.

Desweiteren ist das Verfahren relativ unempfindlich gegenüber Bildartefakten, wie medizinischen Markern oder metallischen Implantaten. Falls jedoch zu große Teile der relevanten Konturen überlagert sind, oder das Objekt atypische Formmerkmale aufweist, die nicht in der Trainingsdatenmenge enthalten sind, kann es nicht zuverlässig detektiert werden und damit keine korrekte Zuordnung stattfinden.

4 Diskussion

Dieser Ansatz versucht durch Einsatz von a-priori Wissen über Objektkonturen auf dem Bildmaterial eine Kategorisierung des Bildmaterials zu erreichen. Die Formbasierte Kategorisierung ohne Verwendung von Formwissen führt bisher nicht zu befriedigenden Ergebnissen [4]. Jedoch ist anzumerken, daß bei Bildern, die keine oder zu verrauschte Kanteninformation enthalten (z.B. Ultraschallaufnahmen), das Verfahren nur bedingt anwendbar ist. Ebenfalls treten Probleme auf, wenn die Variationsbreite der dargestellten Objekte zu groß ist, wie zum Beispiel bei Kontrastmittelaufnahmen des Darms. Daher sieht das IRMA-Konzept zur Klassifikation eine Kombination verschiedener Methoden vor, um eine Verbesserung der Klassifikationsergebnisse zu erzielen.

Nichtsdestoweniger zeigt das Verfahren interessante Möglichkeiten auf, Formwissen, in einen Kategorisierungsprozeß zu integrieren. Insbesondere die Unempfindlichkeit des Verfahrens gegenüber Bildartefakten, hebt es von klassischen Verfahren ab. Darüber hinaus liefert das Verfahren eine grobe Vorsegmentierung der dargestellten Objekte, die sich für nachfolgende Segmentierungsverfahren als hilfreich erweisen kann.

Literatur

1. Cootes T, Taylor C, Cooper D, Graham J: Active Shape Models - Their Training and Application. Computer Vision and Image Understanding Vol. 61, No. 1, Jan, pp. 38-59, 1995
2. Canny J: A computational Approach to Edge Detection. IEEE Transactions PAMI, Vol 8(6), p. 679, 1986
3. Kohnen M: Modell- und wissensbasierte Segmentierung von Handröntgenbildern. Diplomarbeit Naturwissenschaftliche Fakultät, RWTH Aachen, 1998
4. Bredno J, Brandt S, Dahmen J, Wein B, Lehmann T: Kategorisierung von Roentgenbildern mit aktiven Konturmodellen. (Dieser Band).

Das generalisierte Positionsspektrum der Zirkulartransformationen

Volker Lohweg und Dietmar Müller*

Linnenstr. 35, 33699 Bielefeld
Email: v.lohweg@owl-online.de
*Professur Schaltungs- und Systementwurf
Technische Universität Chemnitz, 09107 Chemnitz

Zusammenfassung. Basierend auf der Klasse der Zirkulartransformationen wird ein generalisiertes Positionsspektrum vorgestellt. Die Berechnung des Positionsspektrums kann für alle Transformationen auf ein einheitliches Gerüst aufgebaut werden. Im Unterschied zu anderen in der Literatur bekannten Berechnungsstrategien kann die algorithmische Struktur *unabhängig* von einer Transformation der o.g. Klasse beibehalten werden. Mit Hilfe von schwach kommutativen Abbildungen kann ein datenreduziertes Positionsspektrum bestimmt werden, das eine Positionsunterscheidung in jedem Fall zulässt. Dieser Ansatz beruht letztendlich auf einer Interpretation des Positionsvektors im Sinne einer Klassentrennbarkeit von Positionen als Merkmal.

Schlüsselwörter: Positionsspektrum, Zirkulartransformationen, schwach kommutative Abbildungen

1 Einleitung

Nichtlineare ein- und zweidimensionale Spektraltransformationen sind eingeführte Werkzeuge in der Bildverarbeitung und Mustererkennung. Es sind verschiedene Transformationen bekannt, deren translationsinvariante Spektren (mit Berücksichtigung auf ihre Trenneigenschaften), zu einer Merkmalgewinnung herangezogen werden können. Oft wird jedoch neben invarianten Merkmalen auch die *Position* eines Objekts benötigt, das mit den Referenzmerkmalen übereinstimmt. Hierzu ist ein aus den Merkmalen zu bestimmtes Positionsspektrum nötig. Dieses sollte die Eigenschaft besitzen, unabhängig von einer Klasse von Transformationen gebildet werden zu können. Motiviert durch den effektiven Einsatz einfacher Spektraltransformationen wurde von Lohweg und Müller ein Ansatz zur einfachen Bestimmung von translationsinvarianten Spektralkoeffizienten mittels sogenannter zirkularer Transformationen vorgeschlagen [1]. Es handelt sich um Transformationen mit Radix-2-Struktur, die eine schnelle Berechnung translationsinvarianter Merkmale mit einem rechentechnischen Aufwand von $O(N)$ bis $O(N\mathrm{ld}(N))$ erlauben (N ist die Länge eines Dateneingangsvektors). Die Klasse der Transformationen wurde auf ein einheitliches Konzept zurückgeführt. Dieses basiert auf sogenannten *charakteristischen* und *zirkularen* Matrizen. Die Transformationen haben alle eine interessante Eigenschaft. Im Unterschied zu dem Leistungsspektrum der WHT wurde ein *Betragsspektrum* G mit $\mathrm{ld}(N)+1$ Koeffizienten definiert, welches mit absoluten Beträgen operiert und invariant bezüglich zyklischer Verschiebungen eines Eingangsvektors ist [1]. Diese Eigenschaft ist von der WHT und generalisierten Transformationen (GT, bzw. MGT) [2] nicht bekannt. Es ist eine interessante Tatsache, dass auch die modifizierte Walsh-Hadamard-Transformation (MWHT) [2] und auch eine vom Pender und Covey vorgeschlagene *Square Wave Transform* (SWT) [3] ebenfalls zu der Klasse der Zirkulartransformationen gehören.

Für diese Klasse von Transformationen ist es möglich, ein ein- bzw. zweidimensionales *generalisiertes Positionsspektrum* zu definieren, dass mit Hilfe des Betragsspektrums G berechnet werden kann. Das eindimensionale Positionsspektrum besitzt hierbei N Koeffizienten. Der Ansatz lässt eine „schnelle" Berechnung in Radix-2-Struktur zu. Darüber hinaus ist es möglich, aus dem Positionsspektrum und dem Betragsspektrum den Originaldatenvektor zurückzugewinnen.

Auch kann aus dem Positionsspektrum ein Positionsmerkmalvektor generiert werden, der mit $\mathrm{ld}(N)+1$ Einträgen (eindimensionaler Fall) operiert, sodass sich bei der Erkennung eines Objekts selbst sowie dessen Position eine deutliche Datenreduktion ergibt. Es stellt sich jedoch die Frage, ob ein derart reduzierter Positionsmerkmalverktor verschiedene Positionen unterscheiden kann? Wird ebenso für das Positionsspektrum das Konzept der sogenannten *schwach kommutativen Abbildungen* (SKA) [4,5,6,7] verwendet und das Positionsspektrum als Mermalvektor interpretiert, lässt sich auch für ein Positionsspektrum mit reduzierten Koeffizienten eine hohe Musterunterscheidbarkeit im Sinne einer Positionserkennung erreichen.

2 Grundlagen

Es werden nun Algorithmen vorgestellt, die auf einfache Weise ein generalisiertes Positionsspektrum für Zirkulartransformationen erzeugen. Die dazu genutzten Transformationen operieren mit zirkularen und charakteristischen Matrizen. Eine Herleitung der o.g. Matrizen sowie der nützlichen Eigenschaften sind in [1] erläutert. Es werden deshalb hier nur Ergebnisse vorgestellt.

2.1 Betragsspektrum G

Das translationsinvariante Spektrum G ist im Gegensatz zum Leistungsspektrum der DFT durch die Bildung von Periodengruppen, ähnlich dem Leistungsspektrum der WHT, definiert. Durch eine Summation der Beträge der Spektralkoeffizienten innerhalb einer Periodengruppe entsteht ein translationsinvariantes Spektrum mit $\mathrm{ld}(N)+1$ Koeffizienten, die als Merkmalvektor verwendet werden. Mit Hilfe des bekannten Verfahrens der Berechnung einer Shiftmatrix ${}^{s}S_N = \frac{1}{N} \cdot A_N \cdot {}^{s}I_N \cdot B_N^T$ mit $-(N-1) \le s \le (N-1)$ [8], das zur Definition des Betragsspektrums herangezogen wurde, ist es ebenfalls möglich, ein Positionsspektrum herzuleiten.

3 Das generalisierte Positionsspektrum

Der Konzept der Ableitung eines generalisierten Positionsspektrums basiert auf einem Ansatz von Rao und Narasimhan [9]. Sie gaben ein generalisiertes Phasenspektrum für verschiedene Transformationen (u.a. WHT und DFT) an, das die Rückgewinnung des Eingangsdatenvektors zulässt. Der Grundgedanke ist hierbei, ein Positionsspektrum durch zyklische Verschiebung des Eingangsdatenvektors zu gewinnen, das durch anschließende Berechnung einer Rücktransformation den Dateneingangsvektor ergibt.

Das in diesem Beitrag vorzustellende Positionsspektrum liefert eine einheitliche Berechnungsgrundlage für die Klasse der Zirkulartransformationen. Der Ansatz beruht auf der Eigenschaft der o.g. Shiftmatrix S_N und der Matrix ${}^sI_N$. Mit ${}^sI_N$ wird eine (m x m)-Einheitsmatrix bezeichnet, deren Spalten um s Stellen zyklisch verschoben werden. Hierbei gilt für $s \geq 0$, dass die Spalten um s Stellen nach rechts verschoben und für $s < 0$, dass die Spalten um s Stellen nach links verschoben sind. Die Matrizen ${}^sI_N$ und S_N können mit ${}^sI_{\frac{N}{2}} := {}^sIa_{\frac{N}{2}} + {}^sIb_{\frac{N}{2}}$ und ${}^sQ^T_{\frac{N}{2}} := {}^sIa_{\frac{N}{2}} - {}^sIb_{\frac{N}{2}}$ wie folgt dargestellt werden:

$$
{}^sI_N = \begin{bmatrix} {}^sIa_{\frac{N}{2}} & {}^sIb_{\frac{N}{2}} \\ {}^sIb_{\frac{N}{2}} & {}^sIa_{\frac{N}{2}} \end{bmatrix}, \quad {}^sS_N = \begin{bmatrix} {}^sQ^T_{\frac{N}{2}} & & & 0 \\ & {}^sQ^T_{\frac{N}{4}} & & \\ & & \ddots & \\ 0 & & & 1 \end{bmatrix}. \tag{1}
$$

Hiermit folgt sofort ${}^sX_p = {}^sQ^T_{\frac{N}{2}} \cdot X_p$ mit $p = 0, 1, \ldots, \frac{N}{2} - 1$ und ${}^sX_p = {}^sQ^T_{\frac{N}{4}} \cdot X_p$ mit $p = \frac{N}{2}, \frac{N}{2} + 1, \ldots, \frac{N}{2} + \frac{N}{4} - 1$, usw..

Als Maß für das Positionsspektrum der Zirkulartransformationen wird folgender Ansatz gewählt:

$$
{}^s\Phi_j := \frac{{}^sX_p^T \tilde{R}_p}{G_j} \quad \text{mit } \tilde{R}_N^T := \{1, 1, \ldots, 1\} = \{\tilde{R}_n^T, \ldots, \tilde{R}_2^T, 1, 1\}, \tag{2}
$$
$$
\tilde{R}_2^T = \{1, 1\}, \text{ usw..}
$$

Durch zeilenweise Anordnung des Ausdrucks $\left({}^sQ_{\frac{N}{i}} \cdot \tilde{R}_p \right)^T$ wird jeweils eine Matrix der Größe $\frac{N}{i} \times \frac{N}{i}$ gebildet. Der o.g. Ausdruck wird mit aufsteigendem Laufparameter s in die Zeilen einer Matrix eingeordnet. Hierdurch entsteht mittels einer zirkularen Matrix $\tilde{C}$ [1]

$$
\varphi_{\frac{N}{i}} = \prod_{i=1}^{\text{ld}(\frac{N}{i})} 2^{i-1} \tilde{C}^T_{\frac{N}{i}}. \tag{3}
$$

Und damit

$$\begin{bmatrix} \varphi_{\frac{N}{2}} & & & 0 \\ & \varphi_{\frac{N}{4}} & & \\ & & \ddots & \\ 0 & & & 1 \end{bmatrix} = \phi_N . \tag{4}$$

Durch die Normierung des Skalarprodukts mit der Diagonalmatrix

$$\Delta_N = \mathbf{diag}(\underbrace{G_0^{-1}, ..., G_0^{-1}}_{\frac{N}{2} - mal}, \underbrace{G_1^{-1}, ..., G_1^{-1}}_{\frac{N}{4} - mal, \text{ usw.}}, ..., G_n^{-1}) , \tag{5}$$

erhält man das gewünschte Positionsspektrum

$$^*\Phi_N = \Delta_N \cdot \phi_N \cdot X_N = \Pi_N \cdot X_N . \tag{6}$$

Die Bestimmung des Positionsspektrums läßt, wie bereits zuvor erwähnt, einen "schnellen" Algorithmus mit $N \cdot \mathrm{ld}(N) - 2 \cdot (N-1)$ Additionen/ Subtraktionen in $\mathrm{ld}(N)$ Schritten zu, da die Zirkularmatrizen nur spärlich besetzt sind. Die Anzahl der Multiplikationen mit den Komponenten des G-Spektrums beträgt N.
Die Rücktransformation des Positionsspektrums liefert die Spektralkomponenten

$$X_N = \Delta_N^{-1} \cdot \phi_N^{-1} \cdot {}^*\Phi_N = \Pi_N^{-1} \cdot {}^*\Phi_N . \tag{7}$$

Für Anwendungen in der Mustererkennung werden die Transformationen in eine Signalverarbeitungskette eingebettet (Abb.1). Die Kette besteht aus einer schwach kommutativen Abbildung (SKA), der Transformation (T), dem Betragsbildungsnetzwerk (BS) und dem Positionsnetzwerk (Π). Dieses System kann *ein- oder zweidimensional* ausgeführt sein [1].

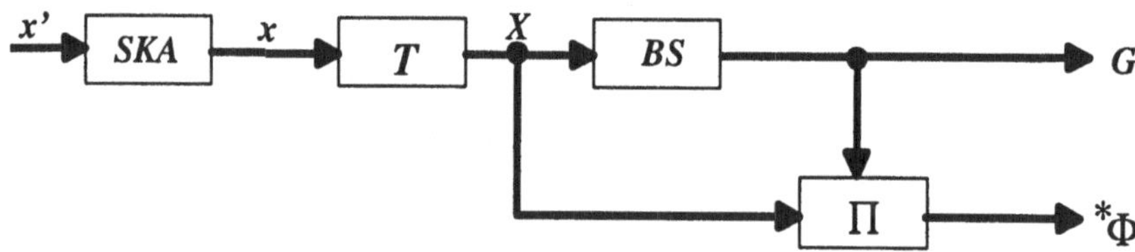

Abbildung 1. Die Signalverarbeitungskette

Werden wiederum die Positionskoeffizienten gruppenweise zusammengefasst, entsteht ein datenreduzierter Positionsvektor mit $\mathrm{ld}(N)+1$ Koeffizienten. Die Zusammenfassung wurde durch Addition der Koeffizienten durchgeführt. Hierdurch kann nicht in allen Fällen eine Merkmaltrennung im Sinne einer eindeutigen Positionsunterscheidbarkeit gewährleistet werden. Mit Hilfe einer ad hoc gewählten schwach kommutativen Abbildung $x_i = x'_{i\mathrm{mod}(N)} + \left| x'_{(i+1)\mathrm{mod}(N)} - x'_{(i+2)\mathrm{mod}(N)} \right|$, die für ein- und zweidimensionale (zeilen- und spaltenweise) Signale eingesetzt wurde, konnten Positionen mit $ld(N)+1$ Positionskoeffizienten eindeutig bestimmt werden. Es wurden die in [1] untersuchten Transformationen verwendet. Das Verfahren wurde auf die Speicherung von Bildinhalten im Sinne von translationsinvarianten Merkmalen und Positionen angewendet.

4 Zusammenfassung und Ausblick

Basierend auf der Klasse der Zirkulartransformationen wurde ein generalisiertes Positionsspektrum vorgestellt. Die Berechnung des Positionsspektrums kann für alle Transformationen auf ein einheitliches Gerüst aufgestellt werden. Im Unterschied zu anderen Berechnungsstrategien [2] kann die algorithmische Struktur *unabhängig* von einer Transformation der o.g. Klasse beibehalten werden. Mit Hilfe von schwach kommutativen Abbildungen kann ein datenreduziertes Positionsspektrum bestimmt werden, das eine Positionsunterscheidung in jedem Fall zulässt. Dieser Ansatz beruht letztendlich auf einer Interpretation des Positionsvektors im Sinne einer Klassentrennbarkeit von Positionen als Merkmal. Weitere Arbeiten haben zum Ziel, die vorgestellten translationsinvarianten Transformationen in einer skalierbaren Hardware-Umgebung, die prozessechtzeitfähig ist, zu implementieren. Mit Hilfe effektiver Entwurfsmethoden [10] soll die Implementierung, insbesondere von zweidimensionalen Transformationen, auf ein parametrierbares Grundgerüst aufgebaut werden.

5 Literatur

1. Lohweg V, Müller D: Anwendung schneller diskreter Spektraltransformationen zur translationsinvarianten Merkmalgewinnung, Mustererkennung 1999, 21. DAGM-Symposium, Bonn, 15. -17. Sept. 1999, pp. 266 - 275, Springer-Verlag, 1999
2. Ahmed N, Rao K R: Orthogonal Transforms for Digital Signal Processing, Springer-Verlag, 1975
3. Covey D, Pender J: New Square Wave Transform for Digital Signal Processing, IEEE Trans. on Signal Processing, Vol. 40, No. 8, pp. 2095-2097,1992
4. Fang M, Häusler G: Modified rapid transform, Applied Optics, Vol. 28, Nr. 6, 1989
5. Burkhardt H, Fenske A, Schulz-Mirbach H: Invariants for the recognition of planar contour and gray-scale images, Technisches Messen 59, Nr. 10, 1992
6. Schulz-Mirbach H: Anwendung von Invarianzprinzipien zur Merkmalgewinnung in der Mustererkennung, Dissertation, TU Hamburg-Harburg, als VDI Fortschrittsbericht, Reihe 10, 1995
7. Turan J: A novel system for 3D acoustic object recognition based on the MRT, Elektrotechniky Casopis Bratislava, Vol. 46, pp. 265-269, 1995
8. Ahmed N, Rao K R: Bifore or Hadamard-Transform, IEEE Audio Electroacoust. Trans., AU-19, pp. 225-234, 1971
9. Rao K R, Narasimhan M A: Generalized Phase Spectrum, IEEE Trans. On Acoustic, Speech and Signal Processing, Vol. ASSP-25, No. 1, pp. 84-89, 1977
10. Mauersberger H, Müller D: Effektive Entwurfsmethodik für leistungsfähige Bildverarbeitungssysteme, Technische Universität Chemnitz, Lehrstuhl Schaltungs- und Systementwurf, Dresdner Arbeitstagung Schaltungs- und Systementwurf, DASS'99, 19.-20.05.99

Verfahren zur Detektion der Papille auf den Fundusbildern

István Pál

Friedrich Alexander Universität Erlangen-Nürnberg
Augenklinik mit Poliklinik, Labor für okuläre Perfusion
D-91054 Erlangen, Schwabachanlage 6.
Email: inpal@cip.informatik.uni-erlangen.de

Zusammenfassung Die Untersuchung der Papille (blinder Fleck, Sehnervkopf) auf dem Augenhintergrund ist bei den Zirkulationserkrankungen von großer Bedeutung. Die Papille ist auf den Fundusaufnahmen ein kreisartiges dunkles Gebiet. Die Lage der Papille wird durch die Berechnung mit Hilfe des Schwerpunktes grob bestimmt. Ausgehend aus dem Mittelpunkt des Sehnervkopfes werden mit Kantendetektion entlang eines Kreisbogens die maximalen Gradientsprünge bestimmt und die Papille wird segmentiert.

Schlüsselwörter: Papille, Sehnervkopf, Segmentierung

1 Einleitung

Die Papille (blinder Fleck, Sehnervkopf) ist die Stelle auf dem Augenhintergrund, wo die Sehnerven und Gefäßen ins Auge ein- und austreten. Die Untersuchung der Papille ist von großer Bedeutung bei Zirkulationserkrankungen des Auges. Die Morphologie des Sehnervkopfes ist sehr wichtig in der Glaukomdiagnostik [1], wo eine Veränderung der Papillenform auf die Erkrankung bzw. auf Absterben des Sehnerves hinweist.

Der Bereich der Papille zeigt auf den Fundusaufnahmen eine kreisartige dunkle Form, die abängig von Aufnahmetechniken spezielle Verarbeitung braucht. Für verschiedene Vermessungen auf dem Augenhintergrund kann der Mittelpunkt der Papille als Referenzpunkt dienen. Das Gebiet der Papille wird extra verarbeitet und so kann z.B. bei Scanning Laser Doppler Flowmetrie (SLDF) Aufnahmen die Durchblutung für temporale und nasale Seite getrennt bestimmt werden. Der Bereich der Papille selbst kann aus der Verarbeitung ausgelassen werden.

2 Segmentierung der Papille

Die Papille zeigt auf den Fundusaufnahmen eine kreisartige Form mit unterschiedlicher Größe und sie liegt meistens zentral auf den Bildern. Die Helligkeit dieses Bereiches ist dunkler als der andere Teil des Augenhintergrundes und im pathologischen Fall sind innerhalb der Papille keine Gefäße zu erkennen und sie ist ganz schwarz. In der Phase der Segmentierung des Sehnervkopfes wird entlang der Kreisbogenstücken nach maximalen Gradientsprüngen gesucht und mit Hilfe der Gradientmaximas werden die Parametern des Papillenkreises bestimmt.

2.1 Segmentierung auf Tomograph-Bildern

Die Retina-Tomograph-Bildern bieten die Möglichkeit für die Verwendung der Schichtbildern, mit denen auch das Papillencup im 3D-Raum dargestellt werden kann. Obwohl die Papille sich auf den Tomograph-Aufnahmen, wie Heidelberg Retina Tomograph (HRT) sehr einfach mit Hilfe der Tiefeninformationen aus den Helligketisprofilkurven segmentieren lässt, wird hier diese Möglichkeit nicht behandelt, weil die Tiefeninformationen bei anderen Fundusaufnahmen nicht vorhanden sind. Die in folgenden vorgestellten Methoden sind auch hier verwendbar.

2.2 Segmentierung auf den SLDF-Bildern

Das Ziel dieses Verfahrens ist einen möglichst schnellen Algorithmus zu finden, mit dem der Papillenbereich segmentierbar ist.

Die Segmentierung der Papille erfolgt durch die Bestimmung der Parametern eines Kreises (Mittelpunkt (x_c, y_c), Radius r). So basiert das folgende Verfahren auf einem schnellen Kreiszeichnenalgorithmus von Bresenham [2] und auf einem Kantenfilter. Bei den SLDF-Aufnahmen wird davon ausgegangen, dass der Mittelpunkt der Papille etwa in der Mitte bzw. etwa auf der Mittelzeile des Bildes liegt. Der Algorithmus sucht nach maximalen Gradientsprüngen in zwei Richtungen (rechts, links) entlang zwei Halbkreisen, deren Radien $r_1; r_2$ sind und deren Kreismittelpunkte in dem Mittelpunkt des Bildes liegen (siehe Abb. 1) [3]. So entstehen zwei Gradientmaxima und die zugehörigen Kreisen mit ihren Radien. Danach müssen die folgenden Korrekturen durchgeführt werden, um den Mittelpunkt und den Radius des Papillenkreises bestimmen zu können:

$$x_c = \frac{(x_c - r_2) + (x_c + r_1)}{2}; \ y_c = y_c, \tag{1}$$

wobei x_c und y_c den Mittelpunkt des Bildes bezeichnen.

$$r = \frac{r_1 + r_2}{2} \tag{2}$$

Dieses Verfahren hat eine Beschränkung, weil der Papillenkreis nur um den Mittelpunkt des Bildes, der der Mittelpunkt der "Suchkreise" ist, gesucht wird. Damit können nur solche Bilder korrekt verarbeitet werden, in denen der Mittelpunkt der Papille in der Nähe der Mittellinie des Bildes liegt. Die Papillenbestimmung kann auch dann fehlerhaft sein, wenn innerhalb der Papille die Gefäße große Gradientsprünge haben (siehe Abb. 2 unten). Dieses Verfahren ist sehr schnell im Vergleich zu anderen Methoden, wie z.B. Hough Transformation oder statistische Verfahren, weil hier nur Additionen bzw. zwei Divisionen verwendet werden.

Abbildung1. Segmentierung des Papillenkreises

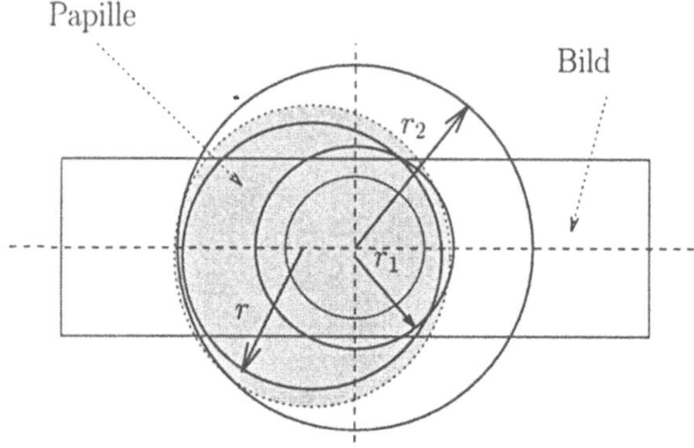

2.3 Die Bestimmung der Lage der Papille

Obwohl für die Untersuchung der Papille die Aufnahmen über dem zentralliegenden Sehnervkopf gemacht werden, kommen in der Praxis solche Bilder vor, bei denen der bereits vorgestellte Algorithmus fehlerhaft funktioniert, also die Papille nicht zentral liegt. Deswegen wird ein Punkt, der nahe zur Papillenbereich (kann auch innerhalb der Papille sein) liegt, mit Hilfe der Schwerpunktberechnung bestimmt. Dafür werden auf dem Bild die Gefäßen und die Papille mit Erosion "verkleinert", damit die Gefäße möglichst gut verschwinden und sie werden schließlich binarisiert. Für die weißen und schwarzen Pixels auf dem binarisierten Bild wird der Schwerpunkt bestimmt und dessen arithmetischen Mittel wird als Mittelpunkt der Suchkreise für Kantendetektion verwendet. Aus diesem Punkt ausgegangen, wie im Abschnitt 2.2, wird der Papillenkreis bestimmt.

Das Kenntnis über die Lage der Papille spielt auch bei den Scanning Laser Doppler Flowmetrie (SLDF) Bildern eine wichtige Rolle. Der Papillenbereich kann wegen der Konfokalität der SLDF-Aufnahmetechnik "unscharf" sein, da dieser "cupförmige" Volumen im 3D-Raum meistens außerhalb der Tiefschärfe von 300μm liegt und so kann die Durchblutung auf diesem Bereich ungenau bestimmt und dargestellt werden. Deswegen muss dieses Gebiet aus der Verarbeitung entweder ausgelassen oder extra verarbeitet werden, um genauere Messergebnisse erreichen zu können. Außerdem können mit Kenntnis der Papillenlage die temporale und nasale Seite des Auges getrennt verarbeitet werden.

2.4 Verfeinerung des Randsuchens

Bei SLDF-Aufnahmen funktionierte das Kreisbogengradientverfahren mit zwei horizontalen Richtungen (rechts, links) auffallend gut. Bei anderen Fundusaufnahmen ist es nicht immer ausreichend, so können mehrere Kreisbogen, also eine feinere Einteilung des Kreises verwendet werden. Der Algorithmus sucht nach maximalen Gradientsprüngen in zwei Richtungen (rechts, links) horizontal und ebenfalls vertikal (oben, unten), entlang vier Halbkreisen ausgehend von dem

Abbildung2. Ergebnisse der Papillendetektion auf den SLDF-Bildern

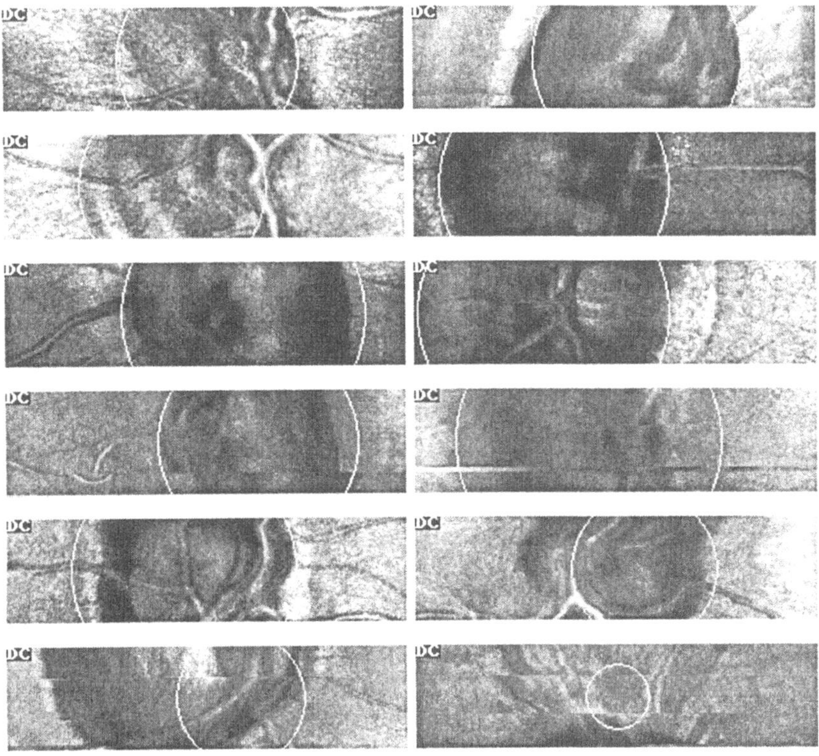

groben Mittelpunkt der Papille, deren Radien r_1, r_2, r_3, r_4 sind. So entstehen vier Gradientmaxima und die zugehörigen Kreisen mit ihren Radien, die noch auch korrigiert werden müssen.

$$x_c = \frac{(x_c - r_2) + (x_c + r_1)}{2}; \; y_c = \frac{(y_c - r_4) + (y_c + r_3)}{2} \tag{3}$$

$$r = \frac{1}{4} \sum_i^4 r_i \tag{4}$$

Um eine genaure Fläche der Papille bestimmen zu können, werden in radiale Richtung die Konturpunkte des Papillenrandes bestimmt und mit einem Spline [4] interpoliert. Für die Glaukomdiagnostik bzw. für die Untersuchung des retinalen Randschaumes kann es nützlich sein, den inneren und äußeren Rand der Papille, die durch eine Exkavation der Papille entstehen, mit aktivem Konturmodell (snakes) [5] zu bestimmen.

Abbildung3. Ergebnisse der Papillendetektion auf den HRT-Bildern, die kleinen Kreise bezeichnen die Schwerpunkte für weiße und schwarze Pixels

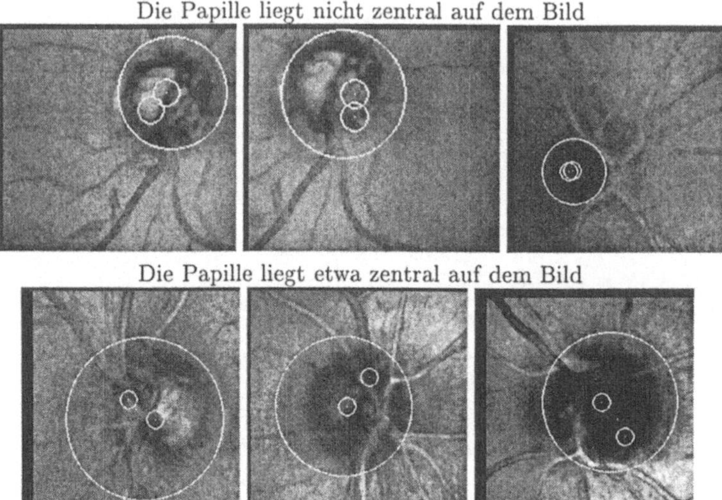

3 Ausblick

Bei der Untersuchung von Papille weiterer entfernten Gebiete des Augenhintergrundes ist der Sehnervkopf gar nicht auf dem Bild zu sehen. Für die Diagnose und Beurteilung wäre aber die Information über die Entfernung der Papille wichtig. Eine Bestimmung der Position des sogenannten virtuellen Sehnervkopfes könnte mit der Verwendung des Gefäßverlaufes, also mit der Verwendung der Richtungen der Gefäßmittellinie und mit dem Gefäßdicke bestimmt werden.

Literatur

1. Jonas J. B, Naumann G. O. H: Morphologie des gesunden und des glaukomatösen Sehnerven. Pillunat L.-E, Stodtmeister R (Hrsg.), *Das Glaukom: Aspekte der Forschung für die Praxis*, Springer-Verlag, Berlin, Ophthalmothek, S. 141–151, 1993.
2. Ernst H: *Einführung in die digitale Bildverarbeitung: Grundlagen und industrieller Einsatz mit zahlreichen Beispielen.* Franzis–Verlag GmbH, München, 1991.
3. Pál I: Scanning Laser-Doppler-Flowmetrie in der Augenheilkunde: Bildanalyse. *7. Heidelberger Bildverarbeitungsforum*, Ludwigshafen BASF, S. 103–110, Nov. 1997.
4. Jain A. K: *Fundamentals of Digital Image Processing.* Prentice–Hall, Inc., USA, 1989.
5. Lai K. F: *Deformable Contours: Modeling, Extraction, Detection and Classification.* Dissertation, Electrical Engineering, University of Wisconsin-Madison, 1994.

Automatisches Auffinden von potentiell irreversiblen Infarktregionen im menschlichen Gehirn anhand von kombinierten Perfusions-CT-Bildern

Carmen Theek und Matthias König*

Fachbereich Statistik, Universität Dortmund,
Vogelpothsweg 87, 44221 Dortmund
*Institut für Radiologie und Nuklearmedizin, Klinikum der Ruhr-Universität Bochum,
In der Schornau 23/25, 44892 Bochum
Email: theek@statistik.uni-dortmund.de

Zusammenfassung: Perfusions-CT wird erfolgreich eingesetzt als eine funktionelle Bildtechnik zur Differentialdiagnose von Patienten mit akutem Schlaganfall. Neben der üblichen ROI-basierten Analyse von CBF (cerebral blood flow) und CBV (cerebral blood volume) kommt hier ein Verfahren zur Anwendung, das die Ergebnisse von Fluß- und Volumenmessung miteinander kombiniert. Auf Basis einer Diskriminanzfunktion entsteht im Anschluß an Filterungs- und Segmentierungsverfahren ein Bild, in dem pixelweise die Diskriminanzwerte als Grautöne dargestellt sind. Potentiell ischämische Regionen können direkt ausgewiesen werden. Variationen des Schwellenwertes erzeugen eine Bildfolge, die die räumliche Ausbreitung des gefährdeten Bereiches zeigt. Exemplarisch wird hier die Umsetzung für die Daten eines Patienten vorgestellt.

Schlüsselwörter: Perfusions-CT, Ischämie, Diskriminanzanalyse, Schwellenwert, Segmentierung

1 Einleitung und Ziel der Arbeit

Für Patienten mit akutem Schlaganfall ist eine differenzierte Diagnose von nachhaltiger Bedeutung, da hiervon auch eine weitere Therapieentscheidung abhängt. Zusätzlich zu den üblichen computertomographischen Verfahren hat sich in letzter Zeit eine Untersuchung mit Hilfe des Perfusions-CT verstärkt durchgesetzt.

Allgemein üblich bei der Bestimmung von CBF (cerebral blood flow), CBV (cerebral blood volume) und TP (time to peak) ist die Injektion eines idealerweise ultrakurzen Kontrastmittelbolus. Für eine fest definierte Schnittebene des Gehirns werden daraufhin die Funktionsparameter zu Blutfluß und –volumen sowie die Zeit bis zur maximalen Kontrastmittelkonzentration errechnet und anschließend in Bilder umgesetzt. Basis der Berechnungen bildet dabei der sogenannten maximum-slope-Ansatz, d.h. die Perfusion ergibt sich als Quotient aus maximaler Steigung und maximaler Konzentration der Konzentrations-Zeit-Kurve [1].

Da sich Patienten je nach Alter, Kostitution etc. unter Umständen stark in den absoluten Werten der funktionellen Parameter unterscheiden, ist eine Standardisierung durch Bildung von Indizes sinnvoll, um eine bessere Vergleichbarkeit zu gewährleisten. Die Indizes für CBF, CBV und TP entstehen durch Division der Werte für Gebiete der rechten und linken Gehirnhälfte, die sich entsprechen, wobei ein Index global oder für ausgewählte Regionen (ROIs – regions of interest), im Extremfall für einzelne Pixel errechnet werden kann.

Ziel dieser Arbeit ist, die Informationen, die das Perfusions-CT in Form von Bildern liefert, geeignet zu bündeln, ggf. mit zusätzlichen Angaben zu kombinieren und wieder in Bildform darzustellen. Dieses Bild soll dann Hilfestellung zur Befundung bzw. Differentialdiagnose leisten.

2 Diskriminanzanalyse

Mit Hilfe einer Diskriminanzanalyse soll eine Gruppenzuordnung in Abhängigkeit verschiedener Einflußgrößen erfolgen. Ausgangssituation der Analyse hier sind Daten von 36 Schlaganfallpatienten einer Pilotstudie. Zur Verfügung stehen für insgesamt 84 Gehirnregionen Informationen über die Indizes für CBF, CBV und TP. Für diese ROIs ist durch eine Folgeuntersuchung zusätzlich der Befund bekannt, ob sie regenerationsfähig (Penumbra) oder irreversibel geschädigt (Infarktgebiet) sind. Ferner gehen in die Analyse persönliche Angaben zu Geschlecht und Alter sowie Latenzzeit bis zum Perfusions-CT bzw. Therapiebeginn ein.

Auf dieser Datenbasis wird im Rahmen einer schrittweisen linearen Diskriminanzanalyse für die binäre Gruppenvariable, die den Befund „Infarkt" oder „Penumbra" beschreibt, ein Modell aufgestellt, das die o.g. möglichen Einflußvariablen berücksichtigt. Als relevante Einflußgrößen stellen sich der CBF- und der CBV-Index heraus (Wilks-Lambda, p-Wert <0,001). Konkret ergibt sich als Schätzung der Diskriminanzfunktion

$$D = -2,880 + 8,128 \cdot CBV\text{-}Index - 4,017 \cdot CBF\text{-}Index \tag{1}$$

mit einem im Rahmen des Modells optimalen Diskriminanzwert D*=0,14 zur Trennung der beiden Befundgruppen. Eine Reklassifizierung zeigt eine Effizienz von 82,1% bei einer Sensitivität von 76,7% und einer Spezifität von 89,2%. Anhand der Koeffizientenschätzungen läßt sich erkennen, daß dem CBV-Index bei der Klassifizierung ein ca. doppelt so hohes Gewicht zukommt wie dem CBF-Index.

In [2] wird ein vergleichbarer Ansatz allerdings unter anderen Rahmenbedingungen vorgestellt.

3 Bildumsetzung

Ausgehend von der Diskriminanzanalyse erfolgt beispielhaft für einen weiteren Einzelfall die Kostruktion eines Grautonbildes der Diskriminanzwerte für jedes Pixel sowie einer Bildreihe über Schwellenwertkonzepte.

3.1 Bild der Diskriminanzwerte

Zunächst wird für den ausgewählten Patienten aus seinem CBF- und CBV-Bild für
jedes Pixel der entsprechende Index berechnet, indem die Schnittebene an der senkrechten Bildhalbierenden gespiegelt wird, so daß der Quotient aus den symmetrisch
gegenüberliegenden Werten links und rechts gebildet werden kann. Pixelweise wird
dann durch Einsetzen der errechneten Indizes der Diskriminanzwert über die geschätzte Funktion nach (1) bestimmt.

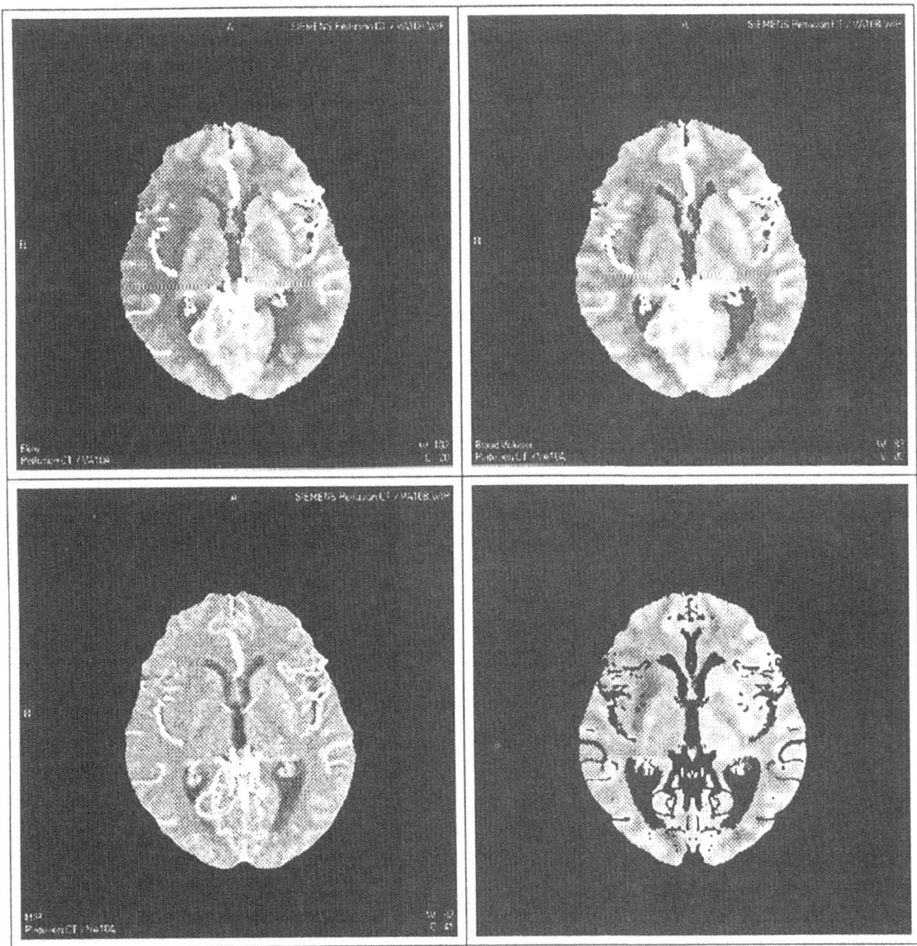

Abb. 1: a) Darstellung des cerebralen Blutflusses   b) Darstellung des cerebralen Blutvolu-
mens c) anatomische Struktur mit Gefäßen (weiß) und Hohlräumen (schwarz)   d) pixelweise Veranschaulichung der Werte der Diskriminanzfunktion, schwarz dargestellt nicht
relevante bzw. nicht beurteilbare Gehirnregionen

Abbildung 1 zeigt in a) und b) die Originalbilder des Perfusion-CTs und in d) das
resultierende Bild mit den Werten der Diskriminanzfunktion. Ein zyklischer Me-

dianfilter mit Radius 5 zur Glättung nach [3] bietet eine befriedigende Reduzierung des weißen Rauschens. Die Grautonverteilung liefert einen ersten Eindruck von potentiell ischämischen Regionen, der nun auf Kombination der ursprünglichen Bilder beruht und sich weitgehend mit dem aus einer Betrachtung der Einzelbilder deckt.

Zu beachten ist, daß Berechnungen sowohl für Hohlräme der Schnittebene als auch für Gefäßstrukturen nicht sinnvoll sind. Sie werden anhand einer Schwellenwert basierenden Segmentierung aus einem anatomischen Bild (vgl. Abb. 1 c)) isoliert, aufgrund der Indexbildung gespiegelt und aus dem Bild der Diskriminanzwerte ausgeblendet.

3.2 Bildsequenz durch Segmentierung auf Basis von Schwellenwerten

Wählt man den Diskriminanzwert D*=0,14 als Trennwert zwischen den beiden Befundmöglichkeiten „Infarkt" und „Penumbra" und wendet diesen als Schwellenwert einer Segmentierung auf das Bild der Diskriminanzwerte an, erhält man ein Schwarz-Weiß-Bild, in dem konsequent alle Pixel mit zugehörigen Werten unterhalb dieser Schwelle als Infarktgebiet ausgewiesen werden. Alternativ dazu ist es möglich, den Schwellenwert zu variieren und somit eine Bildfolge zu konstruieren, wie sie Abbildung 2 zeigt.

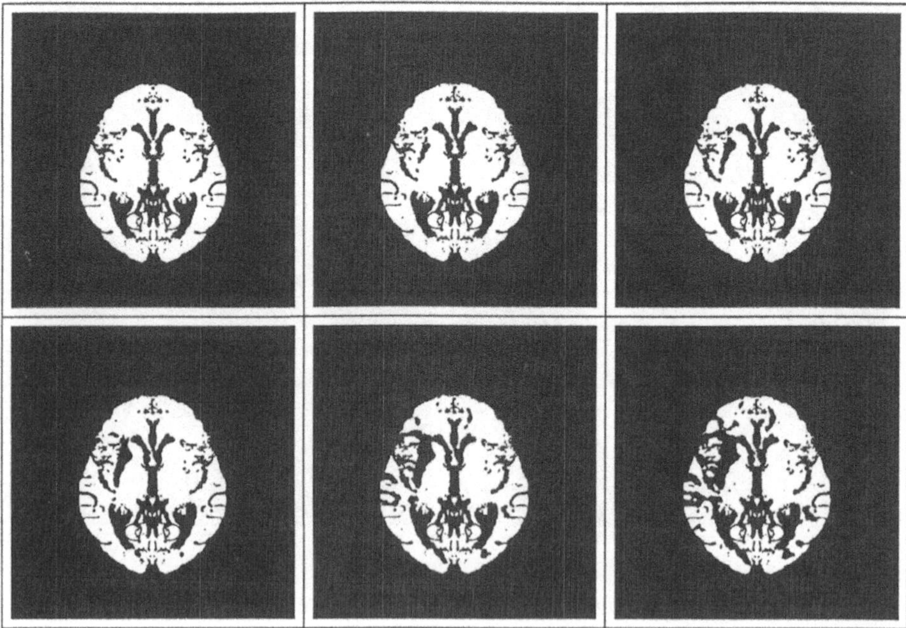

Abb. 2: a) Referenzbild, Schnittebene ohne Schwellenwert b) – f) Schnittebene mit steigender Schwelle für Segmentierung, deutlich erkennbar die Ausdehnung des potentiell ischämischen Gebietes in der linken Bildhälfte

Der Vorteil einer derartigen Sequenz besteht darin, daß die räumliche Ausbreitung des Infarktgebietes sichtbar wird und sich so ein „Infarktzentrum" besser erahnen läßt als in einem Grautonbild. Da nur als „Infarkt" klassifizierte Gebiete mit gewisser Ausdehnung klinisch relevant sind, wird auch im Rahmen der Bildsequenz eine Glättung durch den Medianfilter durchgeführt.

4 Diskussion der Ergebnisse und Ausblick

Die rechnerische Kombination von CBF- und CBV- Bildern des Perfusions-CTs bzw. die anschließende Darstellung der Ergebnisse in einem Schwellenwertbild liefert komprimierte Informationen über mögliche Infarktregionen für Patienten mit akutem Schlaganfall. Sie scheint eine sinnvolle Ergänzung zur alleinigen Betrachtung des Blutflusses und –volumens darzustellen. Dafür spricht neben dem optischen Eindruck der konstruierten Bilder im Vergleich zu den Ausgangsbildern auch die hohen Effizienz, die eine Klassifizierung anhand der Diskriminanzfunktion erreicht. Keinesfalls sollte das Verfahren aber als eine automatische Befundung angesehen werden.

Kritisch zu sehen ist die Indexbildung für die Funktionsparameter anhand der Bildhalbierenden, was gerade bei asymmetrischen Schnittflächen zu Problemen führen kann, da an dieser Achse gegenüberliegende Pixel sich nicht unbedingt entsprechen und so unter Umständen nur für sehr eingeschränkte Gebiete Aussagen getroffen werden können. Möglich wäre hier die Wahl einer individuellen Spiegelachse.

Desweitern soll die verwendete Diskriminanzfunktion durch ein erweitertes Patientenkollektiv erneut geschätzt und überprüft werden. Denkbar ist auch ein anderes statistisches Verfahren zur Klassifizierung wie zum Beispiel die Verwendung eines logistischen Regressionsmodells. Außerdem ist die konkrete Betrachtung weiterer Einzelfälle geplant.

5 Literatur

1. Miles K, Dawson P, Blomley M: Functional Computed Tomography. ISIS Medical Media, Oxford, 1997.
2. Hatazawa J, Shimosegawa E, Toyoshima H, Ardekani BA, Suzuki A, Okudera T, Miura Y: Cerebral Blood Volume in Acute Brain Infarction - A Combined Study With Dynamic Susceptibility Contrast MRI and ^{99m}Tc-HMPAO-SPECT. Stroke, 30, 800-806, 1999.
3. Glasbey CA, Horgan GW: Image Analysis for the Biological Sciences. Wiley, New York, 1995.

Ein hybrider Ansatz für Image-Retrieval in medizinischen WBT-Systemen

M. Uesbeck, G. Lindenthal, M. Skalej

Abteilung für Neuroradiologie
Hoppe-Seyler-Straße 3, 72076 Tübingen
Radiologische Universitätsklinik
Email: mduesbec@med.uni-tuebingen.de

Zusammenfassung. Im Rahmen des WWW-Projekts *MURMEL* - Multimediales Ausbildungssystem für die Medizinische Lehre - erfolgt momentan die Entwicklung eines Verfahrens zur Unterstützung von text- und bildbasiertem Information Retrieval aus den enthaltenen multimedialen Daten. Dieses Paper beschreibt den aktuellen Stand der Entwicklung und stellt bezüglich des bildbasierten Retrievals ein Konzept zur Extraktion signifikanter Bildmerkmale und den Vorgang ihrer Klassifikation vor. Die von den Autoren im Zusammenhang mit Bildern eingefügten Texte und Keywords, die sie zu markierten Bildbereichen vergeben können, werden mit in den Klassifikationsprozeß einbezogen, so dass das Image Retrieval somit insgesamt als ein hybrider Ansatz aus text- und bildbasiertem Retrieval bezeichnet werden kann.

Schlüsselwörter: WBT-System, Datenbank, Image Retrieval

1 Einleitung

Web-basierte Lern- und Trainingssysteme (WBT) besitzen im Vergleich zu konventionellen Lehrmethoden durch den Einsatz vielfältiger Medien und interaktiv nutzbarer Applikationen wie Java Applets und Animationen besondere Möglichkeiten der Präsentation von Lerninhalten. In der Abteilung für Neuroradiologie des Universitätsklinikums Tübingen erfolgt deshalb derzeit die Entwicklung eines Software-Pakets, mit dessen Hilfe sich menübasiert derartige WBT-Systeme für beliebige Anwendungsbereiche aufsetzen und individuell gestalten lassen. Die generierten Systeme basieren auf dem objekt-orientierten Datenbankmanagementsystem *ObjectStore* (Object Design Inc., MA, USA) und kombinieren so neueste Webtechnologien mit den Vorteilen von Datenbanken. Jedes generierte WBT-System bietet unter anderem eine javabasierte Schnittstelle für Autoren, welche graphisch unterstützt Struktur und Inhalte des Systems gestalten und die komplexen Wissenseinheiten, die aus Text und multimedialen Komponenten samt ihrer Legenden bestehen, beliebig anordnen und miteinander verlinken können. Als Pilotanwendung wird gegenwärtig das multimediale Ausbildungssystem für die medizinische Lehre *MURMEL* realisiert, mit dem beispielhaft gezeigt werden soll, wie ein WBT-System sinnvoll in den klinischen Teil der Studentenausbildung integriert werden kann [1].

2 Problembeschreibung

Während das Retrieval textueller Information innerhalb von WBT-Systemen mittels einer integrierten Volltext-Indexierung möglich wird, stellt das gezielte Information Retrieval aus den integrierten Bilddaten ein weitaus größeres Problem dar. Um im Rahmen des WWW-basierten Systems *MURMEL* ein praktisch einsetzbares Retrieval System zu realisieren, müssen Bildverarbeitungsoperatoren zur Extraktion von Merkmalen implementiert werden, die für einzelne Bildtypen und verschiedene Bildinhalte signifikant sind und sich somit zur Klassifikation mittels entsprechender Distanzmaße eignen. Darüber hinaus ist die Entwicklung eines Konzepts erforderlich, mit dem das von den Autoren gelieferte A-priori-Wissen sinnvoll sowohl in den Prozeß der Bildklassifikation, als auch beim Image Retrieval einbezogen werden kann.

3 Einordnung in den Stand der Technik

Im Gegensatz zu Systemen, die sich auf bestimmte medizinische Bildmodalitäten konzentrieren ([2], [3]), sollen im Projekt *MURMEL* nicht nur Bilder verschiedener Modalität, sondern ebenso medizinische Schemazeichnungen und beliebige andere Grafiken verarbeitet werden. Dazu bietet sich eine mehrstufige Vorgehensweise bei der Klassifikation der Bildinhalte an, wie sie beispielsweise in [5] oder [6] vorgestellt wird. Dort wird zunächst die Modalität eines Bildes ermittelt, um dann in Abhängigkeit von dieser spezielle Klassifikationsschritte mit höherem Detaillierungsgrad auszuführen. Dabei wird neben den typischen "Wissensebenen" wie Originaldaten und extrahierten Merkmalsvektoren weiteres Wissen über die Bildinhalte ermittelt und beim Image Retrieval mitverwendet. Auch im Rahmen des *MURMEL*-Systems soll weiteres Wissen über die Bildinhalte mit in den Klassifikationsprozeß einbezogen werden. Dazu wird ausgenutzt, dass die Inhalte des Informationssystems von medizinischen Experten über graphische Benutzerschnittstellen eingefügt werden und diese somit a-priori Wissen über den Bildinhalt beisteuern können. In [4] wird beispielsweise beschrieben, wie ein Experte bei der Bildeingabe interessante anatomische Marken in den kli-nischen Bildern kennzeichnet und dann nur der markierte Bildbereich weiterverarbeitet wird. Durch eine solche Vorselektion, die für Autoren einen verschwindend geringen Aufwand bedeutet und somit keine weiteren Kosten verursacht ([8]), kann direkt eine Unterscheidung von wichtigen und unwichtigen Merkmalen in den Bildern stattfinden. Liegen die Bilddaten z.B. im DICOM-Format vor, wie beispielsweise beim Webbasierten System ODITEB ([7]) oder dem verteilten Bilddatenbanksystem des AKHs Wien ([8]), so könnte durch Auswertung der vorhandenen Bildheader die Güte des Information Retrievals weiter verbessern werden. Im Rahmen des *MURMEL*-Projekts wird dieses Bildformat bisher jedoch nicht unterstützt. Da jedoch die Autoren Bilder stets in Zusammenhang mit textueller Information in das System integrieren, läßt sich durch Einbezug des jeweils zugehörigen Textes der Image Retrieval Prozeß weiter verbessern. Ein solcher Ansatz wird beispielsweise in [6] verfolgt.

4 Lösungskonzept

Ausgangsbasis des hier vorgestellten Konzepts ist das javabasierte Autorentool, mit dem Autoren bereits jetzt beliebige multimediale Daten in das System einfügen können. Mit dem Ziel einer Bildklassifikation wurde das Tool um eine graphische Komponente ergänzt, bei der die Autoren in den aktuell einzufügenden Bildern interessante Bereiche markieren und mit einem Keyword belegen können. Per Mouseclick werden Text, Originalbild, markierte Regionen und deren Keywords über das Internet an die Server-seitige Datenbank gesendet und in das System eingefügt. Der Text wird volltextindexiert und kann somit ebenfalls zum Information Retrieval herangezogen werden. Zur Ermittlung des Typs eines eingefügten Bildes wird in der ersten Klassifikationsstufe auf das Originalbild ein Bildverarbeitungsfilter angewendet, der unter anderem anhand des Grauwerthistogramms die Bildmodalität ermittelt und diese mit in der Datenbank abgelegt. Abhängig vom ermittelten Bildtyp erfolgt anschließend die Anwendung weiterer Filter auf die einzelnen vom Autor markierten Regionen, deren Resultate ebenfalls in der Datenbank gespeichert werden. Zusammen mit dem abgelegten Keyword pro Region entstehen so zunächst 1:1 Relationen zwischen dem jeweiligen Keyword, das im Prinzip einen Klassennamen darstellt, und dem zugehörigen Merkmalsvektor. Bei der Vergabe eines Keywords zu einer Region kann ein Autor dabei entweder einen beliebigen Begriff vorgeben oder aus der Menge aller bereits vorhandenen Keywords auswählen. So entwickelt sich aus der 1:1 Relation eine 1:m Relation zwischen Klassenname und Menge der zugehörigen Merkmalsvektoren.

Für die Bildverarbeitungsfilter beider Stufen sind zwei verschiedene Einsatzszenarien geplant: Zum Einen sollen sie langfristig die Aufgabe der Keyword-Vergabe zu einer markierten Region automatisieren, zum anderen sollen sie bei Query-by-Example Anfragen an das System auf das vom Nutzer vorgegebene Bild angewendet werden. In beiden Fällen wird dazu der jeweils berechnete Merkmalsvektor einer der bis dahin existierenden Bildklassen zugeordnet und als Ergebnis entweder dem Autor das zugehörige Keyword bzw. dem anfragenden Nutzer die Menge aller Bilder dieser Klasse zurückgeliefert. Genauso kann ein Nutzer ein Keyword vorgeben und das System liefert entweder alle Bilder der entsprechenden Klasse zurück, oder ermittelt via Volltextsuche die Bilder, deren zugehörige Texte das gesuchte Keyword signifikant häufig enthalten.

5 Merkmalsextraktion und Klassifikation

Im Fall des *MURMEL*-Systems handelt es sich bei den zu analysierenden Bildern neben klinischen CT-, MR-, Angio- und Standardröntgenaufnahmen auch um Schemazeichnungen neurophysiologischer Abläufe, pathologische Befunde und nachbearbeitete klinische Daten. Zu deren Klassifikation werden bisher Merkmale bezüglich Grauwertverteilung, Farbe, Textur und Form berechnet, in der Datenbank abgelegt und zunächst mittels des einfachen Distanzmaßes *Nächster-Nachbar*-Klassifikator nach Bildmodalität klassifiziert. Dabei basieren die Implementierungen auf der "Visual Information Retrieval Technology" (Fa. Virage Inc,

USA), einer Bibliothek objektorientierter Klassen, mit deren Hilfe Merkmalsvektoren persistent in der Datenbank abgelegt werden können.

Zur anschließenden Verarbeitung der einzelnen markierten Regionen der Originalbilder werden bisher ebenfalls die oben erwähnten Merkmale berechnet und in Abhängigkeit der Bildmodalität klassifiziert bzw. diese bilden den ersten Repräsentanten einer neuen Klasse. Desweiteren sind Merkmalsextraktionen in Bezug auf enthaltene Bildkanten, Homogenitäten, Umrißanalysen und weitere Textur-Merkmale wie z.B. das in [9] vorgeschlagene *NxM-Gramm* geplant.

Da die Zuordnung einer Bildregion zu einer Klasse auch von den Autoren gesteuert wird, ist es möglich, dass ein Merkmalsvektor mehr als einer Klasse zugeordnet wird. Aus diesem Grund wird zusätzlich zu jedem Merkmalsvektor eine Wahrscheinlichkeit abgelegt, die angibt, wie wahrscheinlich seine Zugehörigkeit zu der ausgewählten Klasse ist. Dieses Vorgehen lehnt sich an den in [5] vorgestellten Ansatz an.

Zur automatischen Klassifikation sollen neben dem *Nächster-Nachbar*-Klassifikator weitere Distanzmaße realisiert werden, wie z.B. das *Earth Movers Distance* Maß, das in [10] bzw. [11] vorgestellt wurde, oder der in [3] beschriebene *Synergetische Klassifikator*. Auch muß nach weiteren Möglichkeiten gesucht werden, das vorhandene A-priori-Wissen über die Bilder bzw. Regionen mit in die Klassifikation einzubeziehen.

6 Experimentelle Ergebnisse

Das Client-seitige Autorentool wurde um die Komponente zur Markierung verschiedener Bereiche innerhalb eines Bildes und der Vergabe von Keywords erweitert und sämtliche Daten können bereits über das Internet in die Serverseitige Datenbank eingefügt werden. Auf Datenbankseite wurde die grundlegende Struktur der Bildverarbeitungsfilter implementiert und mit den im vorherigen Abschnitt aufgezählten Merkmalsfiltern bzw. Distanzmaßen an ersten einfachen Beispielen getestet. Die Resultate aller implementierten Filter und Distanzmaße werden auf dem Workshop präsentiert.

7 Diskussion und Ausblick

Durch die Volltextindexierung sämtlicher Texte, die mit den einzufügenden Bilddaten in Zusammenhang stehen, den Aufbau des Klassenraumes durch Vergabe von Keywords durch die Autoren und deren aktive Vorauswahl interessanter Bildbereiche werden insgesamt Bedingungen geschaffen, die ein praktisch anwendbares Information Retrieval aus den bildbasierten Daten des WBT-Systems möglich machen. Wesentlich für die Güte der Ergebnisse sind jedoch genauso auch geeignete Merkmalsfilter und Distanzmaße, die in Abhängigkeit des vorhandenen A-priori-Wissens und der "Vor-Klassifikation" bezüglich des Bildtyps die Bilddaten verarbeiten. Die diesbezüglichen genaueren Evaluationen stehen noch aus.

8 Projektrahmen

Das Projekt *MURMEL* wird seit Januar 1999 im Rahmen der "Multimedia-Gemeinschaftsinitiative Land Baden-Württemberg und Deutsche Telekom AG" vom Ministerium für Wissenschaft, Forschung und Kunst Baden-Württemberg und der Deutschen Telekom AG finanziert.

Literatur

1. Uesbeck M: MURMEL - Multimediales Ausbildungssystem für die Medizinische Lehre. Int. Wissenschaftliche Fachtagung der Gesellschaft für Medien in der Wissenschaft e.V., Tübingen, 1999.
2. Bredno J, Brandt S, Dahmen J, Wein B, Lehmann T: Kategorisierung von Röntgenbildern mit aktiven Konturmodellen. Bildverarbeitung für die Medizin 2000. München, 2000.
3. Weiler F, Vogelsang F: Automatische Erkennung von Bildinhalten bei Standardröntgenaufnahmen. Aachener Workshop 1996: Bildverarbeitung für die Medizin. Aachen, 1996.
4. Shyu C, Brodley C, Kak A, Kosaka A, Aisen A, Broderick L: ASSERT: A Physician-in-the-Loop Content-Based Retrieval System for HRCT Image Databases. Computer Vision and Image Understanding 75(1/2), 111-132, 1999.
5. Lehmann T, Wein B, Dahmen J, Bredno J, Vogelsang F, Kohnen M: Content-Based Image Retrieval in Medical Applications: A Novel Multi-Step Approach. In: Electronic Imaging 2000. IS&T/SPIE' s 12th Annual International Symposium, San Jose, 2000.
6. Smith JR, Mohan R, Li C-S: Content-based Transcoding of Images in the Internet. IEEE Inter. Conf. On Image Proc. (ICIP-98), Oktober, 1998.
7. Horsch A, Balbach T, Hogg M, Sturm F: The Case-based Internet Textbook ODITEB For Multi-modal Diagnosis Of Tumors - Development, Features And First Experiences. MIE99, Ljubljana, 1999.
8. Prinz M, Lorang T, Gengler M, Schuster E: Ein verteiltes Bilddatenbank- und Bildverarbeitungssystem für medizinische Bilder. Bildverarbeitung für die Medizin 2000. Heidelberg, 1999.
9. Soffer A: Image Categorization Using Texture Features. 4th Int. Conf. on Document Analysis and Recognition, Ulm, 1997.
10. Rubner Y, Guibas L, Tomasi C: The Earth Movers Distance, Multi-Dimension Scaling, and Color-Based Image Retrieval. In Proceedings of the ARPA Image Understanding Workshop, Mai, 1997.
11. Rubner Y, Tomasi C, Guibas L: A Metric for Distributions with Applications to Image Databases. In Proceedings of the IEEE International Conference on Computer Vision, Januar, 1998.

Bildakquisition, -korrektur und -verbesserung

Ein Datenakquisitionssystem für einen hochauflösenden Positronen-Emissions-Tomographen

Guido Böning, Bernd Pichler*, Magdalena Rafecas*, Markus Schwaiger*,
Eckart Lorenz und Sibylle Ziegler*

Max-Planck-Institut für Physik, Werner-Heisenberg-Institut, Föhringer Ring 6,
80805 München
*Nuklearmedizinische Klinik und Poliklinik des Klinikums rechts der Isar der
Technischen Universität München, Ismaninger Str. 22, 81675 München
Email: guido@mppmu.mpg.de

Zusammenfassung. Die Positronen-Emissions-Tomographie ist die sensitivste nuklearmedizinische Methode zur in-vivo-Bestimmung physiologischer Prozesse. Für die Bildgebung an kleinen Tieren wurde ein Sektor-Positronentomograph entwickelt. Er besteht aus 48 kompakten Einzeldetektoren. Die Erfassung der Meßdaten ($\leq 0,5 MByte/s$) wurde mittels zweier, unter Linux operierenden PCs realisiert, die eine gemeinsame virtuelle Parallele Maschine bilden (*PVM*). Der *PVM-Slave* dient hierbei dediziert der Auslese der digitalisierten Meßdaten. Die Steuerung des Meßvorgangs und die simultane Speicherung, Visualisierung und Verarbeitung der gemessenen Daten erfolgt durch den zweiten Rechner (*PVM-Master*). Durch die *PVM*-Unterstützung wurde eine kostengünstige Alternative zu der üblichen Verwendung von teuren UNIX-Echtzeit-Rechensystemen gefunden. Aufgrund der Stabilität der *PVM*-Verbindung mehrerer Rechner in einem Meßsystem soll dieses Konzept auch bei dem bereits im Bau befindlichen Vollringtomographen (1152 Einzeldetektoren) zum Einsatz kommen. Hier muß jedoch wegen der erhöhten Datenraten ($\leq 40 MByte/s$) auf hochwertigere Rechnersysteme zurückgegriffen werden.

Schlüsselwörter: Positronenemissionstomographie (PET), Datenaufnahmesystem, Parallel virtual machine (PVM), Linux

1 Einleitung

In der Nuklearmedizin werden radioaktiv markierte Substanzen zur in-vivo Messung physiologischer Prozesse verwendet. Die sensitivste nuklearmedizinische Methode ist die Positronen-Emissions-Tomographie (*PET*). Beim Zerfall eines radioaktiven Atomkerns wird ein Positron freigesetzt, das mit einem Hüllenelektron annihiliert. Bei der Vernichtung werden zwei Gammaquanten mit jeweils 511 keV annähernd kolinear emittiert. Diese können von geeigneten Detektorsystemen (*Positronen-Emissions-Tomographen*) aufgefangen werden. In der Praxis werden zunächst alle einzeln detektierten Gammaquanten (*Einzelereignisse*, engl.

singles) registriert. Anschließend werden die *Singles* auf paarweises Eintreffen innerhalb eines kurzen Zeitfensters (z.B. $\Delta t \leq 15ns$) geprüft (*Koinzidenz*). Da der radioaktive Zerfall ein stochastischer Prozeß mit beliebigem zeitlichen Abstand zwischen den Zerfällen ist, ist eine hohe zeitliche Auflösung aller Bestandteile (Detektor, analoge und digitale Elektronik, Auslesesystem) eines Tomographen nötig [1]. Das Ziel bei der Auslese eines Tomographen ist die Erfassung aller registrierten Koinzidenzen ohne Verluste. Verluste werden durch limitierte Zeitauflösungen und überhöhte Auslastungen der einzelnen Bestandteile eines Systems verursacht, wie z.B. die Meßpause während der Auslese und Speicherung der im Detektorsystem gefundenen Koinzidenzen (Auslesetotzeit). Die Auslesetotzeit hängt in erster Linie von der verwendeten Hardware (z.B. Zugriffszeiten auf Geräte) und der Rate der gefundenen Koinzidenzen ab. Sie kann jedoch noch zusätzlich verschlechtert werden, wenn das Meßsystem seine Kapazitäten aufteilen muß (z.B. Plattenzugriffe, graphische Oberflächen oder Datenverarbeitung).

Besonders bei der Entwicklung neuer therapeutischer Ansätze in der Onkologie ist die Möglichkeit nicht-invasiver Messungen von methabolischen Veränderungen wertvoll [2]. Für diesen Zweck wurde am Max-Planck-Institut für Physik und der Nuklearmedizinischen Klinik des Klinikums rechts der Isar ein hochauflösender und hochsensitiver Kleintier-Tomograph entwickelt. Eine hohe Sensitivität wird erreicht, wenn das Detektorsystem einen großen Raumwinkel bezüglich des Objektraums abdeckt. Dies läßt sich durch kleine Detektoren, die möglichst nah an das Objekt herangebracht werden realisieren. Dazu wurde in diesem Projekt ein neuer, kleiner und kompakter Detektor entwickelt. Er basiert auf der direkten Kopplung von einzelnen, kleinen Lutetium-Oxyorthosilikat (*LSO*) Kristallen mit Lawinen-Photodioden (engl. *Avalanche Photodiode, APD*) [3].

Da die Zuverlässigkeit des *LSO-APD*-Detektorprinzips mit diesem Munich Avalanche Diode **PET** (*MADPET*) gezeigt werden konnte, wird derzeit innerhalb dieses Projekts ein Vollringtomograph aufgebaut (*MADPET²*). Im folgenden werden sowohl der *MADPET* als auch der *MADPET²* und die damit verbundene Problematik der rechnergestützten Datenauslese beschrieben.

2 MADPET

2.1 Detektorsystem des MADPET

Der *MADPET* ist aus 2 Blöcken zu je 24 Detektoren im Abstand von $86mm$ in einer transaxialen Schicht aufgebaut. Jeder Detektor besteht aus einem *LSO* Kristall ($4x4x12mm^3$) der direkt auf eine kleine *APD* ($3,7x3,7mm^2$) gekoppelt ist. Abbildung 1 (links) zeigt den schematischen Aufbau des Tomographen und des Auslesesystems. Da dies ein Prototyp-Tomograph ist, mit dem die Realisierbarkeit des *LSO-APD*-Prinzips für Kleintiertomographen studiert werden sollte, wurde zur Kosteneinsparung auf einen vollständigen Detektorring verzichtet. Durch Rotation des Systems während der Messung (in 30 Schritten über 180°) können jedoch die entstandenen Abtastlücken überbrückt und

Abb. 1. Links: Aufbau des Sektortomographen *MADPET* zur Messung einer transaxialen Schicht (2D-System). **Rechts:** Aufbau des 3D Ringtomographen *MADPET²* mit Doppellagenstruktur und 8 transaxialen Schichten

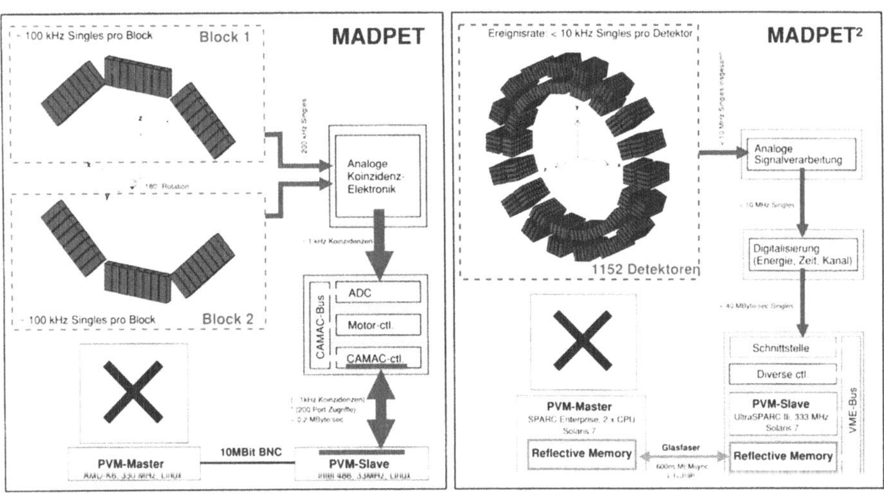

eine gleichmäßige tomographische Abtastung des Objektraums aus allen Blickwinkeln gewährleistet werden. Die resultierend Ortsauflösung konnte mit $2,5mm$ im Gesichtsfeld ($\oslash = 52mm$) bestimmt werden.

2.2 Analoge und Digitale Elektronik des MADPET

Während der Messung erzeugt jedes Einzelereignis einen Ladungsimpuls, proportional zur im Kristall deponierten Energie. Innerhalb der analogen Elektronik werden zunächst alle Signale eines Blocks über ein logisches ODER verknüpft. Die ODER-Signale beider Blöcke werden anschließend in einer logischen UND-Schaltung verglichen (analoge Koinzidenzelektronik). Damit wird geprüft, ob ein Einzelereignis aus dem Detektorblock 1 nahezu gleichzeitig ($\Delta t \leq 15ns$) mit einem Einzelereignis aus dem Block 2 eintraf (Koinzidenz). Wird eine Koinzidenz festgestellt, so werden die Ladungsimpulse aller Detektoren an Analog-Digital-Wandler (engl. analog-digital-converter, *ADC*) angelegt und diesen das Signal zum Konvertieren der Impulse gesendet.

2.3 Auslesesystem des MADPET

Die Verbindung des Tomographen mit dem Rechnersystem erfolgt über ein CAMAC Bus-System (*Computer Aided Measurement and Control*). In diesem befinden sich die ADC-Module, die Steuerung für den Drehmotor und die mit dem Rechner verbundene *CAMAC*-Kontrolleinheit (Wiener, Burscheid, Deutschland). Haben die ADC-Module die angelegten Pulshöhen (Energien der detektierten Gammaquanten) digitalisiert, setzen sie eine Flagge an der Kontrolleinheit. Diese Flagge wird ständig von dem, an die Kontrolleinheit angeschlossenen Meßrechner überwacht (polling). Registriert dieser die Flagge, sperrt er den CAMAC Bus, um weitere Digitalisierungen während der Auslese zu unterbinden und liest alle 48 ADC-Kanäle sequentiell aus. Anschließend wird der CAMAC BUS und somit die ADC-Module wieder zur Detektion weiterer Ereignisse freigegeben. Die verstrichene Zeit während dieser Ausleseoperation wird exakt bestimmt und die geforderte Meßzeit entsprechend der Halbwertszeit des verwendeten Nuklids erhöht (Korrektur der Auslesetotzeit).

Die Aufnahme der tomographischen Meßdaten erfolgt hierbei über ein System aus zwei unter Linux operierenden PCs [4], die einen virtuellen Parallelrechner bilden (engl. parallel virtual machine, *PVM*) [5]. Der Meßrechner (*PVM-Slave*, i486, 33 MHz, 8MB) übergibt via *PVM*-Meldungen die gemessenen Daten an den *PVM-Master* (AMD-K6, 350 MHz, 128MB, X-Windows), sofern sein Zwischenspeicher voll oder der Winkelschritt beendet ist. Während der *PVM-Slave* mit der Messung fortfährt, verarbeitet der *PVM-Master* die empfangenen Daten, berechnet daraus Energiespektren für aller Kanäle, stellt diese dar und speichert die unverarbeiteten Daten für eine spätere Bildrekonstruktion. Auf diese Weise konnten die Kapazitäten des Meßrechners optimal genützt werden, ohne auf eine simultane Speicherung, Verarbeitung und Visualisierung der Daten zu verzichten.

3   MADPET^2 (im Bau)

3.1   Detektorsystem des MADPET^2

Abbildung 1 (rechts) zeigt den schematischen Aufbau des *MADPET^2*. Für diesen neuen Vollringtomographen wurden verkleinerte Detektoren (Je: $2x2x6mm^3$, innerer Ring, bzw $2x2x8mm^3$, äußerer Ring) mit einer höheren Packungsdichte (4x8 Detektoren in einem Detektormodul) entwickelt [6, 7]. Jeweils 18 solcher Module bilden einen von zwei konzentrischen Detektorringen. Mit diesem 2-Lagen-Detektorsystem wird eine effektive Kristalllänge von 14 mm (hohe Sensitivität) und gleichzeitig eine Aufteilung des erfaßbaren Wechselwirkungsortes der Gammaquanten mit dem Detektor erreicht (Erhöhung der Ortsauflösung). Aufgrund der Anordnung der Module kann dieser Tomograph in 8 transaxialen Schichten Koinzidenzen zwischen beliebigen Detektoren (3D-*PET*) messen. Abschätzungen ergaben, daß die 1152 Einzeldetektoren dieses Tomographen insgesamt bis zu 10 MHz Singles registrieren werden ($\leq 40MByte/s$).

3.2   Analoge und digitale Elektronik des MADPET^2

Die Einzelereignisse werden innerhalb der Analogelektronik auf ihre Pulshöhe (Energiediskriminierung) geprüft und anschließend digitalisiert. Weiterhin wird die Kanalnummer des beteiligten Detektors und die exakte Detektionszeit digitalisiert. Es findet keine Prüfung auf Koinzidenz statt.

3.3 Auslesesystem des MADPET[2]

Die Schnittstelle zwischen Elektronik und Rechnersystem bildet ein *VME* Bus-System (*Versa Module Eurocard Bus, VME bus*). Innerhalb des *VME*-Systems (Ganymed, Miesbach, Deutschland) befindet sich ein dedizierter Meßrechner (*PVM-Salve*, UltraSPARC IIi, 333MHz, 128MB). Der *VME-Slave* liest über die *VME*-Schnittstelle die detektierte Energie, Kanalnummer des Detektors und absolute Detektionszeit von der digitalen Elektronik und schreibt diese in ein *Reflective Memory VME*-Modul. 600*ns* später ist dieses Datenpacket in der *Reflective Memory* Einheit des *PVM-Masters* (SUN Enterprise 2-CPU Server, 1GB) verfügbar. Dieser nutzt eine CPU zur Speicherung der gemessenen Singles Daten, während die zweite CPU zur Koinzidenzprüfung und tomographischen Bildrekonstruktion zur Verfügung steht.

4 Schlußfolgerung

Anhand der bisher gemachten Erfahrungen erwarten wir besonders bei diesem neuartigen Vollring-3D-Tomographen - durch die *PVM*-unterstützte Akquisition gekoppelt mit aureichender Rechenleistung - eine hinreichende Entlastung des Meßrechners, um möglichst alle detektierten Ereignisse erfassen und verarbeiten zu können. Dies wird vor allem bei Untersuchungen von dynamischen physiologischen Prozessen und bei der Ermittlung der genauen Aktivitätskonzentration (Quantitative Datenanalyse) von entscheidender Bedeutung sein.

5 Literaturangaben

Literatur

1. Jones WF, Reed JH, Everman JL, Young JW, Seese RD. Next generation PET data acquisition architectures. *IEEE Trans. on Nuclear Science*, 44:1202–1207, 1997.
2. Hume S, Jones T. Positron emission tomography (PET) methodology for small animals and its application in radiopharmaceutical preclinical investigation. *Nucl. Med. Biol.*, 25:729–732, 1998.
3. Pichler BJ, Guido Böning G, Lorenz E, Mirzoyan R, Pimpl W, Schwaiger M, Ziegler SI. Studies with a prototype high resolution PET scanner based on LSO-APD modules. *IEEE Trans. on Nuclear Science*, 45:1298–1302, 1998.
4. The Linux LAB project home page. http://www.llp.fu-berlin.de
5. The PVM home page. http://www.epm.ornl.gov/pvm/pvm_home.html
6. Pichler BJ, Böning G, Rafecas M, Schloßhauer M, Lorenz E, Ziegler SI. LGSO szintillation crystals coupled to new large APDs compared to LSO and BGO. *IEEE Trans. on Nuclear Science*, 46(3):289–295, 1999.
7. Pichler BJ, Böning G, Rafecas M, Pimpl W, Lorenz E, Schwaiger M, Ziegler SI. Entwicklung eines effizienten hochauflösenden PET-Detektors, basierend auf einer LSO-APD-Doppellagenstruktur. *Medizinische Physik 99, H. Gfirtner. Passau, Deutsche Gesellschaft für Medizinische Physik*, 219–220, 1999.

High image rate eye movement measurement
A novel approach using CMOS sensors and dedicated FPGA devices

Andrew H. Clarke, Caspar Steineke and Harald Emanuel

Labor für experimentelle Gleichgewichtsforschung, HNO Klinik
Klinikum Benjamin Franklin, Freie Universität Berlin
Hindenburgdamm 30, 12200 Berlin, FRG
Email: clarke@zedat.fu-berlin.de

Abstract. In contrast to previous devices based on conventional video standards, the present eye tracker is based on programmable CMOS image sensors, interfaced directly to digital processing circuitry to permit real-time image acquisition and processing. This architecture provides a number of important advantages, including image sampling rates of up to 400 /s measurement, direct pixel addressing for pre-processing and AOI acquisition, hard-disk storage of relevant image data. The reconfigurable digital processing circuitry (FPGA) also facilitates inline optimisation of the front-end, time-critical processes. The acquisition algorithm for tracking the pupil and other eye features is designed around the generalised Hough transform.

The tracker permits comprehensive measurement of eye movement (three degrees of freedom and head movement (six degrees of freedom), and thus provides the basis for many types of vestibulo-oculomotor and visual research. It is foreseen that the device will be used together with appropriate stimulus generators (rotating or translating devices, visual displays).

Keywords: eye movement measurement; videooculography, CMOS; Image Sensor, FPGA

1 Overview

The use of conventional video techniques for tracking eye movements has proved inadequate for the correct acquisition of saccades with angular velocities of up to 500 deg/s. Nevertheless there is an increasing requirement in both the clinical and research fields for non-invasive measurement of three-dimensional eye movement. The approach presented here side-steps the brickwall of previous video techniques and provides sampling rates of up to 400/s while maintaining high positional resolution.

The eye tracker consists of a head unit, which is individually adjustable, and carries the CMOS cameras for recording eye-in-head images; and the system unit, which accommodates the custom-designed DSP/FPGA architecture for the online, real-time acquisition and pre-processing of image and signal data. This is designed around a standard Windows NT PC with a PCI plug-in board. The head unit is connected to the system unit through high-speed digital data links. These provide the necessary data channels for the transfer of high bandwidth image and signal data from the head unit to the system unit, and the command sequences from the system unit to the head unit.

The image of the eye is reflected by the dichroic mirror to the optical lens and projected onto the image sensor. An infrared pass filter (>850 nm) is fitted in front of the image sensing area in order to exclude sporadic incident light from the environment. These optical elements and the cameras are arranged on the head unit to facilitate maximal field-of-view for the test subject. A field-of-view approaching +/-90° horizontal and +40/-60° vertical is attained (these values fluctuate from subject to subject).

2   Front-end image processing

Significant progress in image processing devices is evident in the most recent CMOS image sensors. Amongst the most important features of such smart vision sensors are the configurable acquisition of pixel-defined areas of interest and the on-chip parallel processing of pixel data. For the eye-tracking algorithm, a substantial part of the image pre-processing can be performed by the on-chip circuitry. This has the consequence that only the relevant data must be transferred from the sensor chip to the host computer where the main eye tracking algorithms are performed. This eliminates the bottleneck caused by standard frame-by-frame image acquisition, and thus facilitates considerably higher image sampling rates.

The digital cameras, which have been specially designed around state-of-the-art CMOS image sensors, are interfaced to a dedicated processor board in the System Unit via bi-directional high speed digital transmission links (200 Mbytes/s). This custom-designed PCI plug-in board carries a DSP/FPGA architecture for binocular, online image and signal acquisition. The PC provides the graphic user interface (GUI), data post-processing and storage facilities. The essential element in the System Unit is the Front-end Processor Board. This incorporates a custom-programmed field programmable gate array (FPGA) for each image sensor and a digital signal processor (DSP) with associated storage arrays.

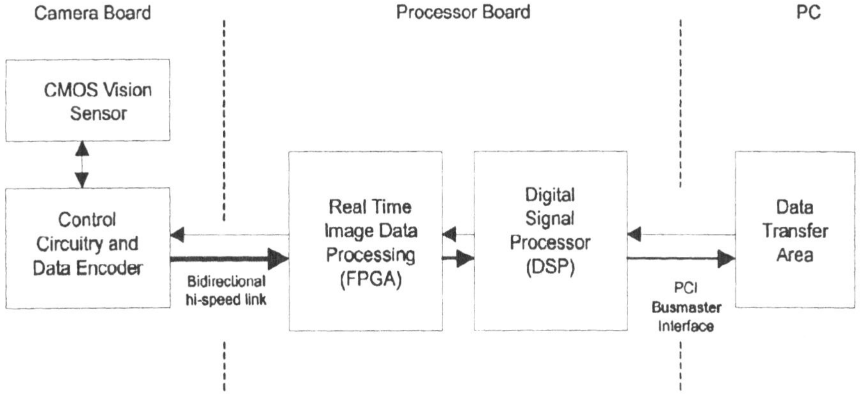

Fig. 1: Layout of front-end processing components used in the eye tracker.

3 Algorithms

The Windows NT software is designed for online acquisition of eye and head movement. Data reduction is performed by the front-end architecture and in the initial NT process permit online storage to hard disk of all relevant data for the subsequent calculation of eye position (3 dof) and head position (5 dof). In addition to online data acquisition and storage, the eye tracker provides online calculation of 2D/ 3D-eye position.

The software package for 3D eye tracking includes the main program running under Windows NT Version 4.0 and a set of front-end firmware modules implemented on the dedicated FPGA and DSP components. During online recording, the critical data acquisition and numerical analysis procedures are performed by algorithms implemented in the FPGA embedded in the CMOS cameras and on the front-end processor board. Here, priority is given to image data acquisition and storage at the selected sampling rate i.e. adequate regions-of-interest around the pupil and the iris markings are stored to facilitate comprehensive off-line processing.

A predefined data structure is implemented for the collation, storage and transmission of the sampled image and sensor data streams. Thus, each such data frame includes a header with time stamp, and the related image, sensor (and audio) data. The resulting data files consist of series of data packets (typically 200/s, however it should be noted that with this technique, the limiting factor is the maximum permissible irradiation to the eye by the infrared light source, rather than the performance of the processing capacity). According to the user-selected acquisition parameters i.e. sampling rate, 2D/3D and monocular/binocular acquisition, variable amounts of data may be acquired. For this reason the data type is configured dynamically. Thus, data storage capacity can range from that required for recording of online 3D co-ordinates, through to full grey-level image recording (digital video recorder mode).

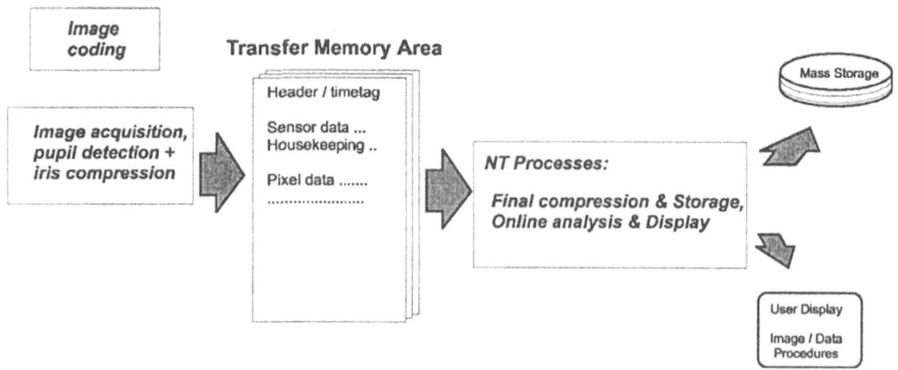

Fig. 2: System structure of eye tracker software illustrating processes and data flow.

While the simpler approaches (e.g. pupil centroid) can be rejected for their arte-fact susceptibility, it appears that the more adequate "circle approximation" tech-niques for the pupil perimeter (e.g. Barbur et al, 1988) must also be rejected in fa-vour of ellipse-fitting (Pilu et al, 1996) which represents a better approximation to the pupil form of most eyes, and allows for compensation of any geometric distortion during eye rotation (Moore et al, 1996). Besides the problem of pupil form, the greatest sources of error are image artefacts caused by shadowing, reflections from tear fluid, pupil occlusion. To overcome this, an algorithm based on the generalised Hough transform has been implemented (Hough, 1962), which has proved extremely robust against such artefacts. For 3D tracking, the torsional eye position calculated using the polar correlation algorithm (Hatamian & Anderson, 1983).

Considerable improvement to the quality of torsional measurement is facilitated by the application of high-contrast artificial tincture landmarks to the limbus (see example in Fig. 3). Compared to the variable quality of natural iris landmarks, this technique guarantees an ideal contrast profile for the polar correlation algorithm. Of considerably more importance is that the application of such markers permits the complete determination of the rotational position of the eye without having to rely on tracking physiologically variable features such as the pupil or iris patterns. Naka-yama (1974) initially demonstrated the necessary numerical routine for this two-marker approach.

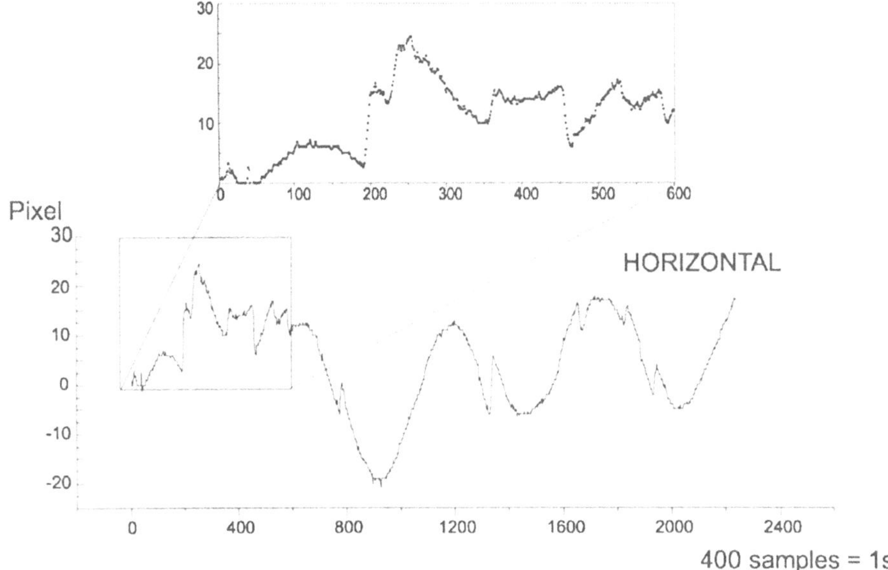

Fig. 3: Example of online eye tracking at 400 /s using smart sensors. Eye movement pattern elicited by oscillation of the head (i.e. vestibulo-ocular reflex). Note the complex pattern of slow and rapid phases. The blow-up demonstrates the adequate acquisition, which is achieved with a sampling rate of 400 /s.

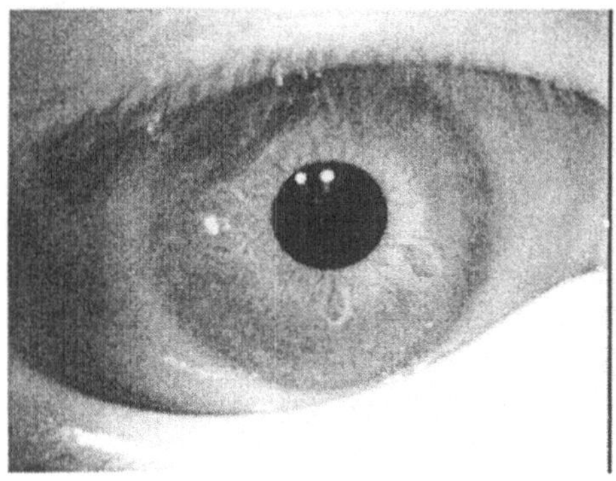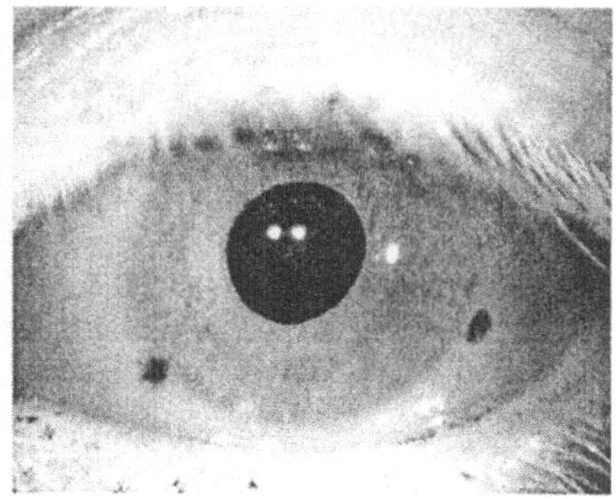

Fig. 4: Eye images recorded under infrared light (930 nm). The iris of example A contains sufficient landmarks to facilitate torsional measurement with iris signatures. In the example B the iris is poorly landmarked, but the tincture markings on the limbus enable measurement of eye movement independently of any natural features.

References

1. Clarke AH: Current trends in eye movement measurement techniques. In: Zangemeister WH, Stiehl HS, Freksa C (Eds) Visual Attention and Cognition, Elsevier, Amsterdam, 347-364, 1996.
2. Clarke AH: Vestibulo-oculomotor research and measurement technology for the space station era. Brain Research Rev 28: 173-184, 1998.
3. Clarke AH, Schücker D, Krzok W: Improved three-dimensional eye movement measurement using smart vision sensors. In: Becker W, Deubel H, Mergner T (Eds) Current Oculomotor Research: Physiological and Psychological Aspects. Plenum, NY, 1999.
4. Barbur J, Thomson WD, Forsyth PM: A new system for the simultaneous measurement of pupil size and two-dimensional eye movements. Clin Vision Sci 2(2): 131-145, 1987.
5. Hatamian M, Anderson DJ: Design considerations for a realtime ocular counterroll instrument. IEEE Trans Biomed Engg BME-13(2): 65-70, 1983.
6. Hough PVC: Metods and means for recognising complex patterns. US Patent 3069654, 1962.
7. Moore ST, Haslwanter T, Curthoys IS, Smith ST: A geometric basis for measurement of three dimensional eye position using image processing. Vision Res, 36,445-459, 1996.
8. Nakayama K: Photographic determination of the rotational state of the eye using matrices. Am J Optom & Physiol Optics 51, 736-741, 1974.
9. Pilu M, Fitzgibbon A, Fisher R: Ellipse-specific direct least-square fitting. IEEE Int Conf Image Proc, Lausanne, 1996.

Effiziente Scheduling-Algorithmen
für datenparallele Anwendungen
der funktionellen medizinischen
Bildgebung auf NOWs

F. Munz[1,2], T. Ludwig[2], A. Bode[2], S. Ziegler[1] und M. Schwaiger[1]

[1] Nuklearmedizinische Klinik und Poliklinik des
Klinikums rechts der Isar
[2] Lehrstuhl für Rechnertechnik und Rechnerorganisation
Technische Universität München (TUM)

email: Munz@Informatik.TU-Muenchen.DE

Zusammenfassung. Ziel dieser Arbeit ist die Evaluierung effizienter Scheduling-Algorithmen für den praktischen Einsatz in der medizinischen Bildverarbeitung, am Beispiel der Spektralanalyse dynamischer Aufnahmen der Positronen-Emissions-Tomographie (PET). Die Spektralanalyse, die im Gegensatz zu klassischen Kompartmentmodellen zur bildpunktweisen Berechnung physiologischer Parameter ohne a priori Modellannahmen eingesetzt wird, stellt ein wichtiges Werkzeug zur Analyse dynamischer PET-Aufnahmen dar. Die parallele Berechnung parametrischer Bilder ermöglicht den Einsatz modernster Analysemethoden auch für klinische Datensätze, beispielsweise im Rahmen der Epilepsiechirurgie. Die Spektralanalyse repräsentiert durch die hohe inhärente Parallelität eine charakteristische Anwendung der funktionellen Bildgebung. Durch die verteilte Berechnung der physiologischen Parameter auf einem Network of Workstations (NOW), lässt sich die Gesamtlaufzeit der Anwendung auf ca. 3 Minuten reduzieren. Wir betrachten fünf Scheduling-Strategien, die auf den Methoden theoretischer Arbeiten über parallelisierende Compiler für speichergekoppelte Parallelrechner aufbauen.

Schlüsselwörter:: Positronen-Emissions-Tomographie, Cluster Computing, kinetische Analyse, parallele Algorithmen.

1   Einleitung

Diese Arbeit setzt sich mit der Frage auseinander, in welchem Maße geeignete Zuteilungsstrategien der Einzelaufträge die Gesamtlaufzeit der parallelen kinetischen Analyse dynamischer PET-Daten reduzieren können. Wir betrachten die Verfahren im Zusammenhang mit der Spektralanalyse eines dynamischen Diprenorphindatensatzes. Die theoretischen Grundlagen und das methodische Vorgehen sind jedoch nicht von der Anwendung an sich abhängig, sondern können allgemein bei datenparallelen Algorithmen angewendet werden, wie sie in der Bildverarbeitung häufig anzutreffen sind. Die Frage, wie eine Zuteilung der Datensegmente auszusehen hat, die eine möglichst kurze Gesamtlaufzeit der Anwendung garantiert, läßt sich nicht allgemein beantworten.

Eine Vielzahl von Faktoren, angefangen von den Eigenschaften der Verbindungsstruktur zwischen den einzelnen Knoten eines Clusters bis hin zum Erwartungswert der Berechnungsdauer eines Auftrages spielen hier eine Rolle. Wir betrachten zunächst eine Reihe von Zuordnungsstrategien ausgehend von deren theoretischen Eigenschaften und analysieren dann deren Einfluß auf die Implementierung der parallelen Spektralanalyse bei unterschiedlichen Rahmenbedingungen.

2 Theoretische Überlegungen

Die theoretischen Grundlagen von Zuteilungsstrategien für nachrichtengekoppelte Systeme lassen sich aus Arbeiten zum Scheduling paralleler Schleifen auf Multiprozessoren mit gemeinsamem Speicher übertragen. Da voneinander unabhängige Schleifeniterationen, vor allem bei naturwissenschaftlichen Anwendungen, häufig auftreten, stellt sich beispielsweise für parallelisierende Übersetzer die Frage, wie bei minimalen Schedulingoverhead die Last auf die einzelnen Prozessoren optimal verteilt werden kann. Während man bei symmetrischen Multiprozessoren oft von einer Warteschlange mit den zu bearbeitenden Aufträgen und einer Schrankenoperation zur Synchronisation am Schleifenende ausgeht, stellt sich die Situation bei nachrichtengekoppelten Knoten eines Cluster anders dar: Hier erfolgt die Synchronisation implizit durch das Versenden von Nachrichten. So wird beispielsweise die Schrankenoperation am Schleifenende durch das blockierende Warten auf die ausstehenden Nachrichten ersetzt. Die prinzipielle Aufgabe ist allerdings die selbe. Die Last der Prozessoren soll möglichst gleichmäßig verteilt sein, aber die Verteilung der Datensegmente ist mit einer nicht unerheblichen Zusatzlast verbunden.

Zwei Verteilungsstrategien sind naheliegend: Gehen wir von der Situation aus, daß die entfernt laufenden Prozesse zur Spektralanalyse bereits gestartet und mit den Parametern initialisiert sind, dann können n Zeit-Aktivitätskurven auf triviale Weise p Prozessoren in n/p Blöcken zugeordnet werden. Wir bezeichnen die Strategie als statische Zuteilung (SC). Die eingesetzte Methode zur Rauschunterdrückung hat zur Folge, daß sich die Berechnungszeiten für die einzelnen Aufträge stark unterscheiden können. Die statische Zuteilungsstrategie SC führt zu Aufträgen mit geringeren Schwankungen bei der Bearbeitungszeit durch das Zusammenfassen der einzelnen Zeit-Aktivitätskurven. Da jedem Knoten nur ein Auftrag zugeordnet wird, kommt es zu hohen Gesamtlaufzeiten, falls die Bearbeitungszeiten für die Aufträge nicht identisch sind. Im ungünstigsten Fall warten $p - 1$ Prozessoren auf die Fertigstellung eines Auftrags. Andererseits ist es auch möglich, n Zeit-Aktivitätskurven als einzelne Aufträge den Prozessoren zuzuordnen. Wir sprechen dabei von Selbstzuteilung (SS). Die Selbstzuteilung führt zu einer gleichmäßigen Verteilung der Aufträge, die jedoch durch n Zuordnungsoperationen erkauft wird.

Kruskal und Weiss leiten in ihrer Arbeit mit Methoden der Statistik die Abschätzung einer oberen Grenze für die Berechnungsdauer von n Einzelaufträgen auf p Prozessoren zu jeweils gr Blöcken her. Wir sprechen dabei von einer Zuordnungsstrategie mit fester Auftragsgröße. Der Erwartungswert der Zeit T für die Berechnung der Aufträge kann bei p Prozessoren, denen insgesamt n Aufträge mit einer mittleren Ausführungszeit μ und einer Standardabweichung σ zugeteilt werden, nach oben wie folgt abgeschätzt werden [KW85]:

$$E(T) \leq \frac{n}{p}\mu + \frac{n \cdot h}{p \cdot gr} + \sigma\sqrt{2gr\log n} \tag{1}$$

Dabei bezeichnet gr die Größe der einzelnen Aufträge und h die Kosten, um einen einzelnen Auftrag einem Prozessor zuzuordnen. Der erste Summand beschreibt die Zeit, die p Prozessoren bei perfekter Lastbalancierung brauchen, um n Aufträge zu bearbeiten. Der zweite Summand beschreibt die Kosten der Auftragszuordnung und der dritte Summand die Ineffizienz, die durch die unterschiedlichen Berechnungszeiten der Aufträge bedingt ist. Der optimale Wert für gr läßt sich durch Differenzieren von Gleichung 1 ermitteln und ist unabhängig von der mittleren Ausführungszeit μ. Allerdings ist die Bestimmung von σ und h in der Praxis oft problematisch.

Als Alternative zur Bestimmung eines bestmöglichen Wertes für die Blockgröße gr haben Polychronopoulos und Kuck die Methode der geführten Selbstverteilung (GSS) entwickelt. Die Strategie der GSS liegt in der abnehmenden Größe der Aufträge. Dabei sorgt eine Reihe relativ großer Aufträge am Anfang für eine geringe Zusatzlast bei der Zuordnung durch wenige Zuordnungsoperationen, und die kleiner werdenden Aufträge zum Schluß hin dienen zum Ausgleich von Lastunterschieden, die durch die größeren Aufträge am Anfang entstanden sind. Die Blockgröße G_i eines Auftrages ist bestimmt durch die verbleibende Anzahl von Einzelaufträgen R_i dividiert durch die Anzahl der Prozessoren p:

$$R_0 = n \;; R_{i+1} = R_i - G_i \;; G_i = \left\lceil \frac{R_i}{p} \right\rceil = \left\lceil \left(1 - \frac{1}{p}\right)^i \frac{n}{p} \right\rceil \tag{2}$$

Polychronopoulos und Kuck zeigen, daß bei Einzelaufträgen mit konstanter Ausführungsdauer und unterschiedlichen Startzeiten der Prozessoren die Prozessoren innerhalb der Zeitspanne eines Einzelauftrages die Berechnungen beenden. Für Aufträge mit unterschiedlicher Ausführungsdauer ist die GSS-Strategie der SS-Strategie überlegen. Die von Flynn und Hummel vorgeschlagene Strategie der Faktorisierung basiert auf der Erkenntnis, daß bei der GSS-Strategie ungefähr zwei Drittel der verbleibenden Einzelaufträge während der nächsten p Zuordnungsoperationen verteilt werden, was im manchen Fällen bereits zu einem zu großen Lastungleichgewicht führen kann. Bei der Faktorisierung erhalten alle Prozessoren in einer Runde gleichgroße Aufträge, demnach ist auch die Gesamtbelastung der Prozessoren identisch mit n/p. Die Größe der Aufträge ergibt sich aus einem festen Verhältnis mit der Zahl der verbleibenden Einzelaufträge [FSF92].

$$F_j = \left\lceil \frac{R_j}{xp} \right\rceil = \left\lceil \left(1 - \frac{1}{x}\right)^j \frac{n}{xp} \right\rceil \;; F_j = \left\lceil \left(\frac{1}{2}\right)^{j+1} \frac{n}{p} \right\rceil (mit\ x = 2) \tag{3}$$

Sowohl bei der Selbstzuteilung als auch bei der Faktorisierung besteht theoretisch die Möglichkeit, ab einer bestimmten Auftragsgröße die Aufträge nicht mehr weiter zu verkleinern, sondern die Strategie auf die Zuteilung von Aufträgen mit konstanter Auftragsgröße zu ändern.

3 Einfluß von Scheduling-Strategien auf die parallele Spektralanalyse

Bei der Beurteilung der Scheduling-Strategien unterscheiden wir vier Fälle. Als Testdatensatz dient der dynamische Datensatz eines Probanden. Wir vergleichen die statische Aufteilung, die Aufteilung mit fester Auftragsgröße, die geführte Selbstzuteilung und die Faktorisierung auf einem unbelasteten Sun Ultra 20 Cluster, mit denselben Strategien auf einem Cluster mit zusätzlicher Last und interaktiver Nutzung. Messungen mit der Selbstzuteilung von Einzelaufträgen führten zu extrem hohen Laufzeiten und Kosten und sind deswegen in den Abbildungen nicht dargestellt. Bei der Zuteilungsstrategie mit fester Auftragsgröße wurden jeweils 128 Zeit-Aktivitätskurven je Auftrag zusammengefaßt, was einer Zeile in den parametrischen Bildern entspricht.

4 Ergebnisse

Betrachtet man die Kosten für die Anwendung auf dem dedizierten Cluster ohne zusätzliche Last, dann schneidet die statische Zuteilung am schlechtesten von allen Strategien ab. Sowohl die Laufzeit als auch die Kosten der statischen Zuteilung fallen deutlich höher als die der anderen Verfahren aus. Die anderen drei Zuteilungsstrategien liegen enger beieinander. Die Zuteilung von Aufträgen mit einer festen Größe ist die Strategie mit den geringesten Kosten, gefolgt von der Faktorisierung und der geführten Selbstzuteilung. Die Kosten für die beste Strategie der Messung, der festen Aufteilung der Aufträge, betragen bei zehn Knoten 82% der Kosten der schlechtesten Strategie, der statischen Aufteilung.

Vergleicht man die beste Strategie, die feste Aufteilung der Aufträge mit der zweitbesten Strategie, der Faktorisierung, dann zeigt sich, daß der größte Unterschied bei zehn Knoten liegt. Die Kosten der festen Aufteilung der Aufträge betragen dann 95% der Kosten der Faktorisierung.

Abbildung 1 zeigt die Situation bei zusätzlicher interaktiver Benutzung des Cluster. Auf allen Knoten liefen zeitweise Prozesse von anderen Anwendern, auf dem fünften und dem achten Knoten war jeweils ein ständig rechenbereiter Prozeß eines anderen Anwenders plaziert. Neben den höheren Gesamtkosten, die bei allen vier Strategien bemerkbar sind, zeigt sich als auffälligster Unterschied zur Situation ohne Last, daß die feste Aufteilung der Datensegmente nur noch die drittbeste Lösung darstellt. Mit zusätzlicher Last ist die Faktorisierung, gefolgt von der geführten Selbstzuteilung die beste Strategie. Während die feste Aufteilung die größten Schwankungen bei den Kosten zeigt, nehmen bei der Faktorisierung die Kosten gleichmäßiger zu. Das bessere Abschneiden der Faktorisierung gegenüber der Zuteilung von Aufträgen mit einer festen Größe kommt daher, daß durch die zusätzliche Last die Zuteilung der Daten zu den einzelnen Knoten im Verhältnis zur lastfreien Situation aufwendiger wird und die Zuteilungsoperationen bei der Gesamtlaufzeit mehr ins Gewicht fallen. Die Faktorisierung schneidet deswegen besser ab, da durch die Zuteilung großer Segmente bei den ersten Zuteilungsoperationen der Faktorisierung insgesamt weniger Zuteilungsoperationen notwendig sind. Bei zusätzlicher Last überwiegt dieser Effekt die etwas höhere Lastungleichheit im Vergleich zur Zuteilung von Aufträgen mit fester Größe.

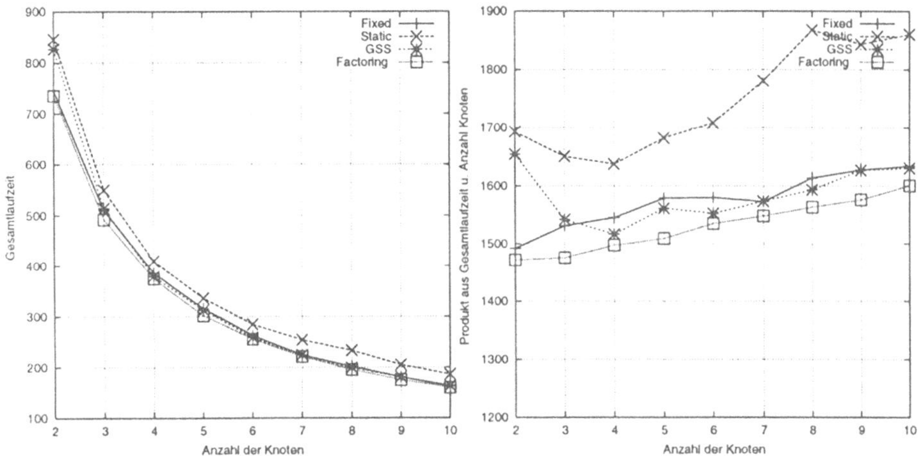

Abb. 1. Darstellung der Laufzeit (in Sekunden) der parallelen Spektralanalyse bei gleichzeitiger interaktiver Nutzung des Cluster (links). Die rechte Abbildung zeigt das Produkt aus Laufzeit und Anzahl der Prozessoren für die jeweilige Zuteilungsstrategie.

Die Faktorisierung erweist sich als robuste Strategie der Datenzuteilung, die im Vergleich zur Methode von Kruskal und Weiss ohne die exakte Ermittlung der Kosten für eine Datenzuteilungsoperation und der Standardabweichung der Bearbeitungszeiten auskommt. Die Methode stellt damit eine Alternative zur Bestimmung der optimalen Nachrichtengröße durch iteratives Leistungsdebugging oder einer analytischen Leistungsmodellierung dar.

Literatur

[FSF92] S. Flynn, E. Schonberg, and L. Flynn. Factoring: A method for scheduling parallel loops. *Communictions of the ACM*, 35(8):90–101, 1992.

[KW85] C. Kruskal and A. Weiss. Allocating independent subtasks on parallel processors. *IEEE Transactions of Software Engineering*, SE-11(10), October 1985.

Abhängigkeit von Interstimulusintervallen und Aufnahmegeschwindigkeit bei der Bildakquisition schneller ereigniskorrelierter funktioneller MRI

Susanne Weis, Steffen Pollrich, Stephan Erberich, Klaus Willmes*

Interdiszipliäres Zentrum für klinische Forschung "ZNS"
Universitätsklinikum, Pauwelstr. 30, 52074 Aachen
*Lehr- und Forschungsgebiet Neuropsychologie
Universitätsklinikum, Pauwelstr. 30, 52074 Aachen
Email: sweis@izkf.rwth-aachen.de

Zusammenfassung. Im Bereich der funktionellen Bildgebung des menschlichen Gehirnes durch fMRI beginnen event-related Paradigmen das übliche state -related fMRI abzulösen, d.h. untersuchte Aufgaben werden nicht mehr in Blöcken, sondern als Einzelstimuli in randomisierter Folge präsentiert. Beim Design dieser Studien liegt das Hauptaugenmerk auf der Wahl geeigneter Interstimulusintervalle und Bildakquisitionszeiten, Unsere Studie zeigt, daß eine Trennung der Anteile verschiedener aufeinanderfolgender Stimuli selbst bei sehr schneller Stimuluspräsentation möglich ist. Als besonders sinnvoll erweist sich ein Design, bei dem die Bildakquisitionszeit kleiner als das Interstimulusintervall gewählt wurde, da hierbei die evozierte HRF-Kurve optimal abgetastet und eine bestmögliche Aktivierungsauffindung erreicht wurde.

Schlüsselwörter: rapid event-related fMRI, Interstimulusintervall, Akquisitionszeit

1 Darstellung von funktioneller Gehirnaktivierungen durch fMRI

Die funktionelle Magnetresonanztomographie (functional magnetic resonance imaging, fMRI) ermöglicht die nicht invasive Untersuchung von funktionellen Abläufen im Gehirn. fMRI-Bildgebung beruht auf dem sogenannten BOLD (*Blood Oxygen Level Dependent*) - Effekt. Bei der Aktivierung einer Hirnregion kommt es infolge des erhöhten Energieverbrauchs zu einer verstärkten regionalen Durchblutung und damit zu einem erhöhten Zufluss an oxygeniertem Hämoglobin (oHB), welcher nicht durch eine gleich starke O_2-Extraktion des Gewebes ausgeglichen wird. Dies führt zu einer Luxusperfusion des Parenchyms, wodurch auch die oHB-Konzentration in den regionalen abfließenden Venen erhöht wird. Hierdurch wird der Magnetisierungsunterschied zwischen aktivem Hirnparenchym und den abfließenden Gefäßen reduziert und gleichzeitig der Signalabfall verlangsamt, wodurch sich ein messbar erhöhtes MR-Signal ergibt. Auf diese Weise kann der BOLD-Effekt dazu genutzt werden, Aktivierungen des menschlichen Gehirnes sichtbar zu machen.

Das bisher am häufigsten benutzte Modell ist das des sogenannten *Block Designs (state-related fMRI)*, bei dem ein Experiment aus Blöcken von sukzessiven Trials desselben Typs (zum Beispiel Fingerbewegung versus Ruhe) besteht, während derer Ausführung die Änderungen im zerebralen Blutfluss über Perioden von mehreren zehn Sekunden Länge bestimmt werden.

Die Software SPM (Statistical Parametric Mapping) [1,2] ist eine Standard Analyse Methode zur Identifizierung von aktivierten Hirnarealen. SPM benutzt Voraussagen über die Form *der hämodynamischen Antwort (hemodynamic response function, HRF)* in Zusammenhang mit dem Paradigma, um den vom Paradigma hervorgerufenen Zeitverlauf des MR-Signals zu modellieren. Zum Auffinden von Aktivierung, die mit dem Aufgabenparadigma korreliert sind, wird je Volumenelement des Gehirns (Voxel) ein statistischer Test (z.B. Student's t-Test) auf Korrelation mit dieser aus dem Aufgabenparadigma abgeleiteten Stimulationsfunktion verwendet.

1.1 Event-Related fMRI

Mit neuen highspeed fMRI Methoden, mit denen das gesamte Gehirn mit einer Auflösung von wenigen Sekunden aufgenommen werden kann, ist es inzwischen möglich geworden, auch die flüchtigeren Aspekte der hämodynamischen Antwort sichtbar zu machen, das heißt, man kann Veränderungen darstellen, die sich im Zeitbereich von Sekunden abspielen. Auch ist es heute möglich geworden, robuste hämodynamische Veränderungen auf einzelne Stimuli sichtbar zu machen, selbst wenn diese Stimuli nur für wenige Millisekunden präsentiert werden [3,4]. Mit diesen Techniken kann eine neue Klasse von Paradigmen studiert werden, die darauf ausgelegt sind, regionale hämodynamische Antworten auf einzelne sensorische oder kognitive Ereignisse zu entdecken [5].

Im Gegensatz zum bisher üblichen state-related fMRI, bei welchem die zu untersuchenden kognitiven Aufgaben im Blockdesign, d.h. in Blöcken von mehreren Wiederholungen desselben Aufgabentyps präsentiert werden, werden die Stimuli bei der neuen Technik des *event-related fMRI* einzeln und verschiedene Typen von Stimuli in (pseudo-)randomisierter Abfolge präsentiert, wodurch sich wesentliche Vorteile ergeben. State-related fMRI beurteilt die induzierten Reaktionen implizit im Kontext von wiederholten Stimuli desselben Typs bzw. im Kontext einer kontinuierlich fortlaufenden Ausführung derselben Aufgabe. Dies kann schon von sich aus die Reaktion auf die eigentlich zu untersuchenden Effekte beeinflussen, beispielsweise durch Aufmerksamkeitsfunktionen oder durch Gewöhnungseffekte über die Zeit. Solche Effekte können beim event-related fMRI Abfolge stark verringert werden.

Geeignete Modelle für die Auswertung von event-related fMRI-Daten werden zur Zeit weltweit entwickelt. So ist unter anderem nicht vollständig klar, ob es nötig ist, zwischen zwei Stimuli eine Pause zu lassen, die ein Abklingen der evozierten HRF ermöglicht, was Interstimlusintervalle von mindestens 12 - 15 Sekunden bedingt. Diese langen Pausen zwischen einzelnen Stimuli sind oft nicht tolerierbar. Zum einen wird die Untersuchung für den Probanden lang, bis eine für die statistische Auswertung ausreichende Anzahl von Stimuli dargeboten wurde. Zum anderen läßt die Aufmerksamkeit des Probanden zwangsläufig nach und während der langen Interstimulusintervalle laufen kognitive Prozesse ab, die schwer zu kontrollieren sind [6].

Daher ist es wünschenswert, kurze Interstimulusintervalle benutzen zu können. Aktuelle Forschungsergebnisse [7] deuten darauf hin, dass sich die evozierte HRF auf aufeinanderfolgende Stimuli bei kurzen Interstimulusintervallen additiv verhält, zumindest bei Intervallen von mehr als 2 Sekunden. Noch nicht endgültig geklärt ist allerdings, wie die Anteile der kumulierten HRF auf verschiedene aufeinanderfolgende Stimuli zu trennen sind und welche nichtlinearen Aspekte eine Rolle spielen.

Die zeitliche Anordnung der Stimuli (events) sowie die Dauer der MR-Bildakquisition sind die bestimmenden Parameter für die evozierte hämodynamische Antwort. Ziel ist es, ein möglichst kurzes Interstimulusintervall mit einer sehr schnellen Bildkquisition zu verbinden, um die Messzeit zu verkürzen und gleichzeitig eine möglichst hohe Abtastrate der evozierten HRF-Kurve zu erreichen. Bei kurzen Interstimulusintervallen erfolgen jedoch Überlagerungen der evozierten Reaktion auf aufeinanderfolgende Stimuli, die in der anschließenden statistischen Analyse z.B. mittels SPM schwer zu trennen sind und somit die Aktiverungslokalisation erschweren. In der hier vorgestellten Studie werden die Einflussgrößen Länge des Interstimulusintervalls und Aufnahmegeschwindigkeit sowie deren Abhängigkeit untersucht und es wird aus den Ergebnissen eine optimierte und valide Messmethodik vorgeschlagen.

2 fMRI-Studie zum Einfluss verschiedener Interstimulusintervalle und Akquisitionszeiten bei schneller event-related fMRI

Funktionelle MRI-Aufnahmen eines visuell-motorischen Stimulationsparadigmas wurden an 10 gesunden, männlichen, rechtshändigen Probanden durchgeführt. Die fMRI-Aufnahmen wurden mit einer BOLD-kontrastierten mulit-slice single-shot T2*-gewichteten Gradienten Echo EPI Sequenz (TE 40ms, FA 90°, 15 Schichten, 64x64 Matrix, Voxelgröße 4x4x7) auf einem 1.5 Tesla Philips Gyroscan NT MR-System aufgenommen.

2.1 Paradigma

Jeder Proband nahm an vier Durchläufen mit derselben Aufgabe, aber verschiedenen Interstimulusintervallen und Akquisitionszeiten teil:
   (a) ISI = TR = 2000 ms
   (b) ISI = TR = 3000 ms
   (c) ISI = 3000 ms > TR = 2000 ms
   (d) ISI = 13000 ms > TR = 3000 ms
Während der gesamten Dauer der Scans fixierten die Probanden eine zentrale vertikale Linie. Die Aufgabe bestand darin, durch Ballen der rechten bzw. linken Hand auf das Erscheinen eines Kreuzes zu reagieren, das in zufälliger Reihenfolge rechts oder links der zentralen Linie präsentiert wurde. Bei den Durchgängen (a) – (c) wurden rechts bzw. links jeweils 30 Stimuli präsentiert. Wegen des sehr viel längeren Interstimulusintervalls wurden in Durchgang (d) nur jeweils 20 Stimuli auf jeder Seite präsentiert.

2.2 Datenauswertung

Die Analyse der Daten erfolge unter Benutzung des Auswerteprogramms SPM [1,2]. Der Zeitverlauf des MR-Signals und damit die evozierte hämodynamische Antwort wurde unter Benutzung der vom Programm bereitgestellten hämodynamischen Antwortfunktion, die aus der Kombination zweier Gammafunktionen besteht, sowie derer zeitlichen Ableitungsfunktion modelliert. Die Ableitung ist in der Lage, kleinere zeitliche Verschiebungen im Einsatz der hämodynamischen Antwort zu auszugleichen.

In der Auswertung wurden sowohl die Hirnareale betrachtet, die eine signifikante HRF-Reaktion auf die rechte bzw. linke Handbewegung zeigen – also die Haupteffekte für Handbewegung auf der jeweiligen Seite - als auch diejenigen Areale, die signifikante Unterschiede zwischen rechter und linker Handbewegung zeigen (differentielle Effekte). Die Gruppeneffekte der 10 Probanden wurde in einer sogenannten *Random Effects*-Analyse untersucht, die die Intersubjekt-Variabilität in die Auswertung mit einbezieht und damit eine Verallgemeinerung der Ergebnisse ermöglicht.

3 Ergebnisse

Die Aktivierungen der Studie zeigt allgemein eine große Konsistenz über Probanden und die vier verschiedenen Durchläufe hinweg. Die Lokalisation des Aktivierungsmaximums der Bewegungsareale der rechten bzw. linken Hand unterschieden sich um nicht mehr als ein bis zwei Voxelgrößen.

3.1 Einfluss von Interstimulusintervall und Akquisitionszeit

In Versuch (a) mit kurzem Interstimulusintervall und gleichmäßig kurzer Bildakquisition weisen alle Probanden sowie auch die Gruppenauswertung eine deutliche fokale Lokalisation des jeweiligen motorischen Areals auf; die deutlichsten Ergebnisse erhält man bei der Betrachtung der durch die HRF modellierten differentiellen Effekte. Durch Modellierung mit der zeitlichen Ableitung zeigt sich keine deutliche Verbesserung.

Im Gegensatz dazu zeigt Versuch (b) mit längerem Interstimulusintervall und längerer Bildakquisition in der Gruppenauswertung sowohl für differentielle als auch für Haupteffekte ein sehr schlechtes Auffinden der motorischen Aktivierung. Wie bei Versuch (a) liegen die Maxima der Aktivierungen in den motorischen Arealen, jedoch wurden zusätzlich große Regionen auf mittlerem Signifikanzniveau als aktiviert identifiziert, was eine Interpretation der Daten erschwert.

In Versuch (c), in dem die Bildakquisitionszeit kürzer gewählt wurde als das Interstimulusintervall, werden die höchsten Signifikanzwerte mit sehr klarer Lokalisation gefunden. Dies gilt besonders für durch die HRF modellierte differentielle Effekte; die Modellierung von Haupteffekten zeigt sich etwas weniger klar.

In Versuch (d) mit sehr langem Interstimulusintervall und kürzerem Akquisitionszeit zeigt sowohl für Haupt- als auch für differentielle Effekte hohe statistische Signifikanzen. Allerdings zeigen sich auch verschiedenartige Aktivierungen in Arealen, die nicht den motorischen Funktionen zuzuordnen sind.

3.2 Interpretation der Ergebnisse

Im Einklang mit [8] erwiesen sich kürzere Interstimulusintervalle als geeingneter für die Untersuchung von differentiellen Effekten, während lange Interstimulusintervalle für die Haupteffekte zu klareren Aktivierungen führten. Als bestes experimentelles Design erwies sich Durchgang (c). Die Erklärung für dieses Ergebnis liegt in der unterschiedlichen Länge von Interstimulusintervall und Akquisitionszeit. Hierbei kommt es zu einer verteilten und damit besseren Abtastung der evozierten HRF-Kurve, wodurch mehr Stützstellen mit der modellierten HRF verglichen werden können.

Für sehr kurze Akquisitionszeiten wie in Durchgang (a) brachte die Einbeziehung der zeitlichen Ableitung für die Auswertung keine Verbesserung. Dies konnte von vorneherein erwartet werden, da die zeitliche Ableitung nur kleinere zeitliche Verschiebungen im Ansatz der HRF modelliert. Die Modellierung unter Benutzung der HRF ermöglichte jedoch trotz der sehr schnellen Präsentation der Stimuli eine gute Separierung der Aktivierungen.

In Versuch (d) kam es wegen der langen Stimulationspausen zu einer größeren Varianz durch andere Verarbeitungsprozesse (cognitve resting state [6]). Diese Varianz und die Ausweitung des BOLD-Effektes in die größeren Venen führten zu mehreren, nicht motorisch bedingten Aktivierungen.

Die gefunden optimalen Parameter für das visuell-motorische Experiment stellen die Grundlage für weitergehende Experimente mit komplexen kognitiven Aktivierungsaufgaben dar, die wegen der geringen lokalen Aktivierungsleistungen mit geringerer Signal-to-noise-ratio eine Herausforderung an Paradigmendesign und Messmethodik darstellen.

4 Literatur

1. Friston K, Holmes A, Worsley K, Poline JP, Frith C, Frackowiak R: Statistical parametric maps in functional imaging: a general linear approach. Human Brain Mapping, 2:189-210, 1995.
2. Frackowiak R, Friston K, Frith CD, Dolan R, Mazziotta J: Human Brain Function. Academic Press, London, 1. Auflage 1997.
3. Friston KJ, Fletcher P, Josephs O, Holmes A, Rugg MD, Turner R: Event-Related fMRI: Characterizing Differential Responses. Neuroimage, 7:30-40, 1998.
4. Josephs O, Turner R, Friston K: Event-Related fMRI. Human Brain Mapping, 5:243-48, 1997.
5. Rosen BR, Buckner RL, Dale AM: Event-related functional MRI: Past, present, and future. Proc. Natl. Acad. Sci. USA, Vol 95:773-80, 1998.
6. Binder JR, Frost JA, Hammeke TA, Bellgowan PSF, Rao SM, Cox RW: Conceptual Processing during the Conscious Resting State: A Functional MRI Study. Journal of Cognitive Neuroscience, 11(1):80-93,.1999.
7. Buckner RL: Event-Related fMRI and the Hemodynamic Response. Human Brain Mapping, 6:373-77, 1998.
8. Fristion KJ, Zarahn E, Josephs O, Henson RNA, Dale AM: Stochastic Designs in Event-Related fMRI. NeuroImage, 10: 607-619, 1999.

Confocale Fluoreszenzmikroskopie mit CCD-Sensoren

Geschwindigkeit durch Parallelisierung
Low Cost über mehr Elektronik

Rudolf E. Großkopf

Eschenweg 11, D 89551 Königsbronn
Email: re_grosskopf@t-online.de

Zusammenfassung. Mit CCD-Sensoren gelingt es, einige Megapixel in einem Frame confocal aufzunehmen. Das Bild wird elektronisch im Halbleiterchip gescannt (statt mechanisch-optisch mit Spiegeln, Nipkow-Discs oder acusto-optischen Deflektoren). Das neuartige Prinzip, das bereits praktisch erprobt ist, nutzt CCD-Sensoren zusammen mit je einem Pinholearray auf der Beleuchtungs- und der Beobachtungsseite. Es ermöglicht durch Parallelisierung Meßgeschwindigkeiten, die bisher nicht erreichbar waren. Routineanwendungen bei denen es auf Geschwindigkeit und Ökonomie ankommt, werden davon profitieren. So geht die Technologie der confocalen Bildgebung einen ähnlichen Weg, wie zuvor die des Fernsehens: von mechanischen Scanverfahren zum weitestmöglichen Einsatz von Elektronik.

Schlüsselwörter: Confocale Mikroskopie, Screening, molekulare Tumorzytogenetik, FISH

1 Prinzip der confocalen Abbildung

Confocale Mikroskope haben im Gegensatz zu konventionellen den wichtigen Vorteil der Tiefenauflösung. So können 3D-Bilder von reflektierenden, halbtransparenten und fluoreszierenden Objekten aufgenommen werden. Abb. 1 zeigt das Prinzip.

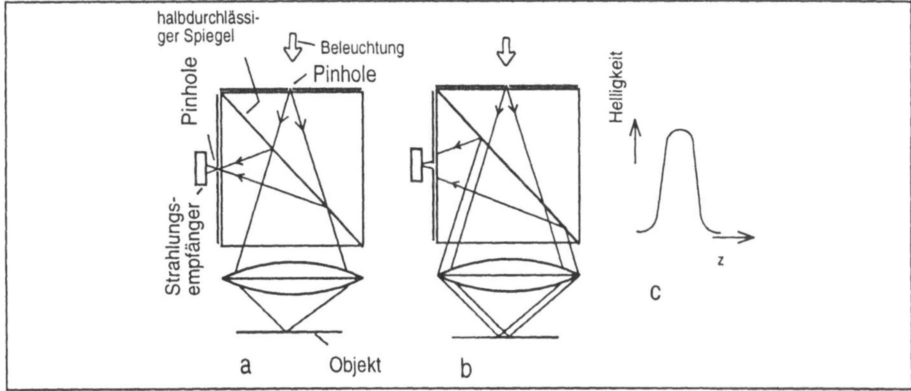

Abb. 1 Prinzip der confocalen Abbildung, a Objekt im Focus, b Objekt defocussiert, c Helligkeitsabfall beim Defocussieren

Ein Pinhole auf der Beleuchtungsseite und eines auf der Beobachtungsseite werden verwendet. Wenn das Objekt im Focus ist (Abb. 1a), wird das Pinhole der Beleuchtungsseite auf dem Objekt scharf und das vom Objekt reflektierte Licht wird scharf auf dem Pinhole der Beobachtungsseite abgebildet. Die beiden Pinholes befinden sich also in confocaler Position. So gelangt alles am Abbildungsvorgang beteiligte Licht zum Strahlungsempfänger.

Außerhalb des Focus (Abb. 1 b) entsteht auf dem Objekt ein unscharfes Bild des Beleuchtungspinhole und dieses wird noch unschärfer in der Ebene des Beobachtungspinhole abgebildet. Außerhalb des Focus gelangt also nur ein geringer Teil des Lichtes zum Strahlungsempfänger. Das bewirkt einen raschen Abfall der Bildhelligkeit, wenn sich das Objekt aus der Focuslage herausbewegt (Abb. 1 c).

Damit ein Bild entsteht, muß das Objekt abgescannt werden. Dazu verwenden die meisten Geräte nach dem Stande der Technik Anordnungen mit zwei Spiegeln, je einen für die x- und die y-Richtung (Laserscan)[1], oder sie verwenden eine Nipkowscheibe mit vielen (z.B. einigen 1000) spiralförmig angeordneten Löchern auf einer rotierenden Scheibe[2].

2 Parallelisierung mit CCD-Sensoren

Im Rahmen eines Forschungs- und Entwicklungsprojektes hat sich gezeigt, daß mit Vorteil eine Anordnung eingesetzt werden kann, die CCD-Sensoren nutzt [3]. Dazu wird auf der Beleuchtungsseite eine Pinholematrix mit so vielen Pinholes verwendet, wie der Strahlungsempfänger lichtempfindliche Pixel hat. Abb. 2 zeigt das.

Vor dem Empfänger befindet sich eine zweite, gleichartige Pinholematrix. Alle Pinholes beider Matrices und die Empfängerdioden des CCD befinden sich in confocaler Position. Jedem Pixel des Strahlungsempfängers sind also ein beleuchtungsseitiges und ein empfängerseitiges Pinhole zugeordnet. Wird zum Beispiel ein CCD-Empfänger mit 512*512 Pixeln verwendet, können mit dieser Anordnung 262 144 Meßpunkte gleichzeitig confocal aufgenommen werden.

Gegenüber den bekannten Anordnungen hat das den Vorteil, confocale Bilder rasch aufnehmen zu können, weil der CCD-Empfänger das Licht sehr vieler Pixel gleichzeitig in Elektronen umwandelt und weil er ohne bewegte Teile mit seiner Ladungsverschiebetechnik im Halbleiter ein Videosignal liefert.

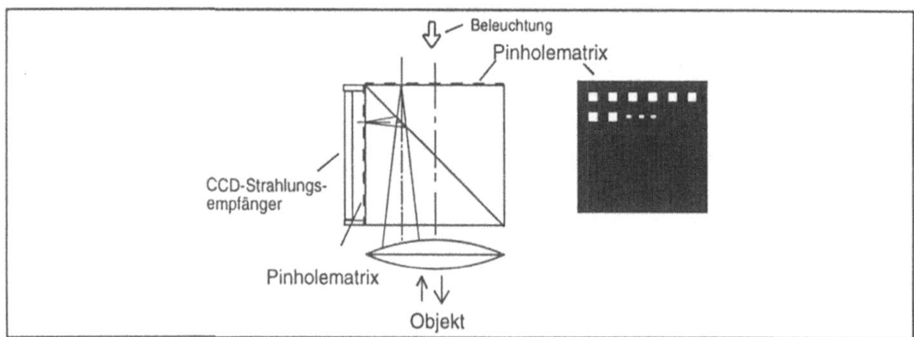

Abb. 2 Confocale Abbildung mit zwei Pinholematrices und CCD-Empfänger

Der Vorteil wird mit einem Nachteil erkauft. Während bei der confocalen Abbildung von nur einem Pixel gleichzeitig (Laserscan) das Signal auf dem Strahlungsempfänger nahe Null geht, wenn das Objekt weit von der Focuslage wegbewegt wird, sinkt es bei einer Anordnung, die viele confocale Lichtwege parallel enthält, z. B. nur auf 30 % seines Höchstwertes ab. Für den Restpegel des Lichtes, der sich außerhalb des Focus einstellt, ist das Verhältnis aus der Summe der Fläche der Löcher in der Pinholematrix zur Gesamtfläche der Pinholematrix maßgebend. Hinzukommt eine geringere Streulichtunterdrückung.

Der Nachteil fällt für Anwendungen ins Gewicht, bei denen es auf hohe Dynamik bei der Detektion von Fluoreszenzsignalen ankommt. Es zeigt sich jedoch, daß dies nicht die Mehrzahl der Anwendungen der confocalen Fluoreszenzmikroskopie ist.

Für ein nichtmedizinisches Anwendungsfeld, die 3D-Vermessung mechanischer Teile (Metrologie), ist das Prinzip schon ausgiebig erprobt worden. Anfängliche Befürchtungen, es könne Schwierigkeiten bei der Justierung der beiden Pinholearrays und der Empfängermatrix geben, haben sich als unbegründet erwiesen. In wenigen Monaten wird ein Meßgerät am Markt vorgestellt werden, das hohe Meßgeschwindigkeit und Meßgenauigkeit in bisher nicht verfügbarer Weise miteinander verbindet. Es arbeitet mit grünem Licht von einer Halogenlampe.

3 Fluoreszenzbildaufnahme für mehrere Wellenlängen gleichzeitig

3.1 Anforderungen für medizinische Anwendungen

Für medizinische Anwendungen ist die Aufnahme mehrerer Wellenlängen gleichzeitig (Farbbildaufnahme) erforderlich. Zum Beispiel wird zur Identifizierung von Krebsgenen in Präparaten zur Früherkennung dieser Krankheit mit ultraviolettem Licht beleuchtet und die krebsspezifischen Marker an den Chromosomen leuchten in drei verschiedenen Wellenlängenbereichen auf: grün, rot und infrarot [4]. Es ist deshalb wünschenswert, ein Instrument zu schaffen, das auf der Empfängerseite diese drei Wellenlängenbereiche gleichzeitig erfassen kann. Dem kommt entgegen, daß für die Fernsehtechnik und für elektronische, nicht auf fotografischem Film basierende Standbildaufnahme CCD-Sensoren entwickelt worden sind, die diese Forderung erfüllen. Sie werden zudem in hohen Stückzahlen und damit kostengünstig hergestellt.

Damit gelingt es, den Anforderungen medizinischer Anwendungen gerecht zu werden. So wird - vorausgesetzt, daß auch die tumorgenetische Forschung noch bestehende präparative Probleme lösen wird - eine so frühe und sichere Krebsfrüherkennung möglich werden, daß die Behandlungskosten der Erkrankten sinken und ihre Überlebenschancen kräftig steigen werden. Außer dieser Zukunftsperspektive für die medizinische Diagnostik bieten Anordnungen nach dem nachfolgend im Einzelnen geschilderten Prinzip auch eine kostengünstige und schnelle Alternative für viele der Anwendungen, für die derzeit noch teurere und langsamere Instrumente eingesetzt werden.

Abb. 3 Strahlungsempfängermatrix mit spektralen Empfindlichkeitskurven

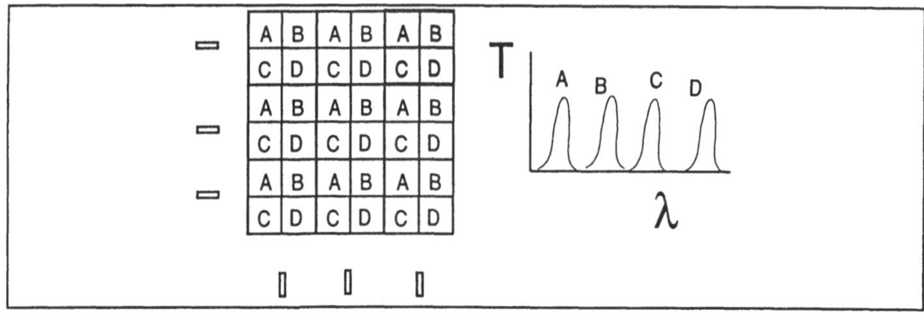

3.2 Geeignete CCD-Sensoren

Ein geeigneter CCD-Sensor, der die zu fordernden Leistungsdaten erfüllt, ist von Bosier et. al. beschrieben worden [5]. Er hat 1280*1600 aktive Pixel mit je 5,1*5,1 µm² Fläche. Sechs Bilder/s mit je 2 048 000 Pixel können mit diesem Sensor aufgenommen werden. Andere Hersteller bieten CCDs mit ähnlichen Leistungsdaten.

Je vier Pixel bilden eine Farbzelle. Abb. 3 zeigt das schematisch. Vor jeder Vierergruppe von CCD-Dioden befindet sich eine Matrix von vier Lichtfiltern mit verschiedenen spektralen Lichtdurchlässigkeitskurven A, B, C und D.

3.3 Confocale Farbbildaufnahme mit CCD-Matrixsensoren

Der Strahlengang einer Anordnung zur confocalen Farbbildaufnahme mit CCDs ist in Abb. 4 dargestellt. Der Strahlungsempfänger ist so zur empfängerseitigen Pinholematrix justiert, daß das Licht eines jeden Pinholes sich auf die vier Lichtfilter, die eine Farbzelle bilden, gleichmäßig verteilt.

1280*1600/4 = 512 000 Meßpunkte, jeder mit vier voneinander verschiedenen Wellenlängenbereichen, werden gleichzeitig aufgenommen, wenn der oben als Beispiel angeführte Empfänger zum Einsatz kommt. Daß vier statt der vorstehend geforderten drei Wellenlängenbereiche erfaßt werden, ergibt sich aus der zur Verfügung stehenden Empfängergeometrie und mag für künftige Anwendungen eine willkommene Reserve enthalten.

4 Geschwindigkeitsvorteil

Die geschilderte Parallelisierung bringt aus drei wesentlichen Gründen eine beträchtliche Steigerung der Meßgeschwindigkeit, die sich insbesondere dann auswirkt, wenn das Objekt nur schwache Fluoreszenzsignale aussendet. Die Gründe sind:

- es werden sehr viele Voxel gleichzeitig erfaßt (Multiplexvorteil),
- für die Messung eines jeden Volumenelementes steht erheblich mehr Zeit zur Verfügung,

Abb. 4 Die Empfängermatrix ist hinter dem empfängerseitigen Pinholearray so angeordnet, daß sich das Licht jedes Pinhole auf je eine Farbzelle verteilt

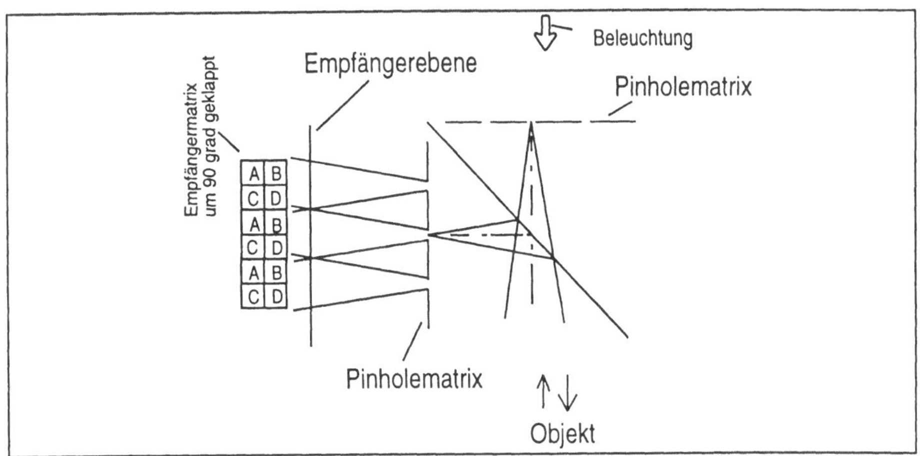

- es kann auf höchste Beleuchtungsdichte verzichtet werden. Sättigungseffekte der Fluorophore spielen eine geringere Rolle oder keine mehr. Siehe dazu auch [6].

Eine Abschätzung, die hier aus Platzgründen nicht im Einzelnen wiedergegeben wird, ergibt, daß ein Videodatenstrom von 3 MVoxel/s erreicht wird. Bei 8-bit Digitalisierung sind das bis zu 12 MByte/s. Zur Auswertung wird ein Algorithmus zu schaffen sein, der die 3D-Datenmatrix auf Maxima in z-Richtung absucht und dabei eine Deconvolution durchführt, die den Einfluß störender Überstrahlung von Nachbarpixeln herausrechnet. Das kann mit geeigneten Prozessoren videoschnell erfolgen.

Die erforderlichen Meßzeiten für viele Präparate werden so um den Faktor 10, in manchen Fällen sogar um das 100 oder 1000-fache gesenkt werden können. Da zur Beleuchtung Metalldampflampen ausreichen und da nur wenige bewegte Teile benötigt werden, ist zudem eine kräftige Kostenreduzierung im Instrumentenbau für die confocale Bildaufnahme zu erwarten.

5 Anwendungsbeispiel

Abb. 5 zeigt Ausschnitte eines FISH-Zellpräparates, das mit einem Zeiss-Laserscan confocal gescannt wurde [7].

In der x-z-Ebene ist deutlich zu erkennen, daß die FISH-präparierten Zellen flach sind wie „Spiegeleier„. Zellen, die im x-y-Bild gut voneinander getrennt erscheinen, liegen wie das x-z-Bild zeigt, so eng aneinander, daß es mit automatischer Bildauswertung kaum möglich sein dürfte, die Grenzen benachbarter Zellen zu detektieren. Das erschwert die Zuordnung von Fluoreszenzmarkern (in den hier wiedergegebenen Bildern nicht erkennbar) zu den einzelnen Zellen. Für das angestrebte effektive Screening künftiger Routinediagnoseverfahren (Zytodiagnostik) wird deshalb eine Präparation benötigt, die die ursprüngliche Form der Zellen besser bewahrt. Daran wird in einigen Forschungsstellen gearbeitet [8].

Abb. 5 FISH-präparierte Zellen confocal aufgenommen. oben: x-y-Ebene, unten: x-z-Ebene

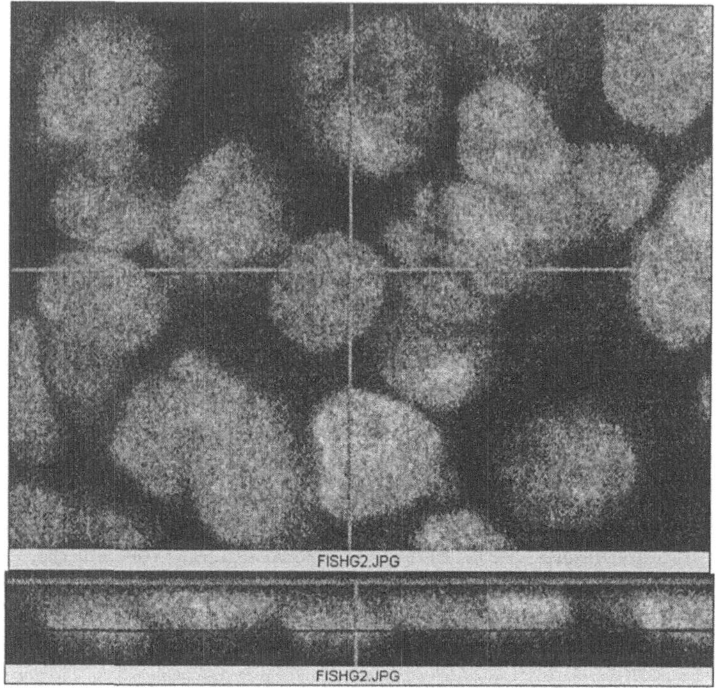

6 Literatur

1. V. Wilke, Optical Scanning Microscopy, Scanning 1985, 7:88-96
2. James B. Pawley, Handbook of Biological Confocal Microscopy, Second Edition, Plenum Press, New York and London
3. K. Knupfer, E. Derndinger, R. Großkopf, Vorrichtung zur dreidimensionalen Untersuchung eines Objektes, Deutsche Patentschrift DE 40 35 799 (1995)
4. Evelin Schröck, Spektrale Kariotypisierung und vergleichende genomische Hybridisierung - neue Methoden zur umfassenden Analyse chromosomaler Aberrationen in der klinisch-genetischen Diagnostik und der Tumorgenetik, Habilitationsschrift, Humboldt-Universität zu Berlin, 1998
5. J.T. Bosiers, A.C. Kleinman, A. v.d. Sijde, L. Korthout, D.W. Verbugt, H.L. Peck, E. Rocks, A. Heringa, F.F. Vledder, and P. Opmeer, A 2/3,, 2-M pixel progressive scan FT-CCD for still camera applications, IEDM Techn. Dig., pp 37-40, San Fancisco, Dec. 1998
6. R.Y. Tsien and A. Waggoner, Fluorophores for Confocal Microscopy, in [2]
7. Für die Zurverfügungstellung des Präparates und für anregende Gespräche zur hier aufgezeigten Forschungsrichtung danke ich E. Schröck, imb, Jena, für die Anfertigung der Aufnahmen und den Hinweis auf die Probleme bei der Diskriminierung benachbarter Zellen danke ich P. Hutzler, GSF-Forschungszentrum, Neuherrberg.
8. u.a. im Institut für Pathologie der TU-München, (priv. Kommunikation mit E. Bink)

Alternative Wege zur Objektrekonstruktion aus Radon-transformierten Bilddaten

Martin Haimerl [*]

Institut für Algorithmen und Kognitive Systeme
Am Fasanengarten 5, 76128 Karlsruhe
Email: *haimerl@ira.uka.de*

Zusammenfassung. In diesem Beitrag werden Methoden vorgestellt,
mit denen für CT-Aufnahmen Korrespondenzen zwischen Punkten oder
Objekten im Radon- bzw. Ortsraum ermittelt werden können. Anhand
dieser Entsprechungen lassen sich relevante Strukturen auf direktem Weg
rekonstruieren. Weiterhin können durch gezielte Anpassungen der Meßdaten Artefakte, wie sie z.B. bei metallischen Störobjekten auftreten,
erheblich reduziert und auf einen lokalen Bereich eingeschränkt werden.

Schlüsselwörter: Computertomographie, Radon-Transformation,
Rekonstruktionsverfahren, lokale Tomographie.

1 Einführung

Computertomographie-(CT)-Aufnahmen sind ein wichtiges Hilfsmittel für viele
medizinische Aufgabenbereiche wie z.B. die Diagnostik und die Operationsplanung. Problematisch wird eine zuverlässige Analyse der Bilddaten, sobald
Störeinflüsse (z.B. Metallimplantate oder Patientenbewegungen) die Aufnahme
beeinträchtigen. Bei den in der Praxis standardmäßig eingesetzten Verfahren
zur Rekonstruktion des Bildes aus den Meßdaten führen derartige Störungen zu
erheblichen Artefakten, die die Extraktion von Objektmerkmalen in den rekonstruierten Bilddaten nahezu unmöglich machen (siehe Abb. 1 (links)) [2]. In vielen
Fällen ist dies dadurch bedingt, daß hohe Frequenzen, die insbesondere an Objektkanten auftreten, beim Rekonstruktionsprozeß unverhältnismäßig verstärkt
werden. Durch den globalen Charakter der Rekonstruktion werden die daraus resultierenden Fehler über das gesamte Bild verstreut und machen dieses praktisch
unbrauchbar.

Stattdessen besteht aber insbesondere bei gut lokalisierte Objekten die Möglichkeit, Kanten bereits in den Meßdaten zu detektieren, um diese dann direkt
zu rekonstruieren oder die Rekonstruktion durch gezielte lokale Anpassungen

[*] Der Autor dankt der Deutschen Forschungsgemeinschaft für die Unterstützung im
Rahmen des Sonderforschungsbereichs 414 „Informationstechnik in der Medizin –
Rechner und sensorgestützte Chirurgie" (Teilprojekt Q1).

[2] Für die Bereitstellung der Daten bedanke ich mich bei Torsten Rohlfing (Abteilung
Radiologie, Charité, Virchow-Klinik Berlin).

robuster zu gestalten. Da die Meßdaten die Radon-Transformierte der zu ermittelnden Bilddaten darstellen, müssen dafür Korrespondenzen zwischen den Punkten im Radonraum und den Punkten im Ortsraum gefunden werden, die effizient und robust berechenbar sein sollten. In diesem Beitrag werden verschiedene Möglichkeiten vorgestellt, um derartige Entsprechungen zu bestimmen. Weiterhin werden Methoden erläutert, wie anhand der gefundenen Korrespondenzen der Einfluß von lokalen Störquellen im Wesentlichen auf kleine Bereiche beschränkt werden kann und somit auch dann der größte Teil des Bildes für die Diagnose und die Operationsplanung verwertbar bleibt, wenn Artefaktquellen den Aufnahmeprozeß beeinträchtigen.

2 Korrespondenzen zwischen Punkten im Radon- bzw. Ortsraum

2.1 Projektionen und Rückprojektionen

In idealisierter Betrachtungsweise wird bei einer CT-Aufnahme die Absorption eines entlang einer Gerade sich ausbreitenden Röntgenstrahls durch die Materieverteilung im Aufnahmebereich gemessen. Mathematisch läßt sich dieser Zusammenhang mittels der Radon-Transformation $\mathcal{R}$ darstellen. Für jede Meßgerade g errechnet sich der Datenwert $M(g)$ (dieser entspricht dem Verhältnis von Eingangs- und Ausgangsintensität bei logarithmischer Skalierung der Intensitäten) gemäß der Formel:

$$M(g) = \mathcal{R}(A)(g) = \int_{(x,y)\,\in\,g} A(x,y)\ ds(x,y). \tag{1}$$

$A(x,y)$ bezeichnet hierbei den Absorptionskoeffizienten im Ortspunkt (x,y) und $ds(x,y)$ stellt das euklidische Maß auf der Geraden g dar. Gleichung (1) besagt, daß für jede Gerade g über alle Punkte integriert wird, die auf der Geraden g liegen, die also inzident zu ihr sind. Damit wird eine Funktion im Ortsraum in eine Funktion im Radonraum (entspricht dem projektiven Raum $\mathbb{P}^2$) transformiert. Die Punkte im Radonraum repräsentieren Geraden des Ortsraums.

In ähnlicher Weise läßt sich auch eine Funktion im Radonraum in eine Funktion im Ortsraum transformieren, indem man für jeden Punkt $(x,y) \in \mathbb{R}^2$ über alle Geraden integriert, die den Punkt (x,y) enthalten, d.h. man bildet:

$$\tilde{A}(x,y) = \mathcal{R}^*(M)(x,y) = \int_{g\,\ni\,(x,y)} M(g)\ d\sigma(g), \tag{2}$$

wobei $d\sigma(g)$ das normierte, rotationsinvariante Maß auf der kompakten Menge $\{g \in \mathbb{P}^2 \mid (x,y) \in g\}$ darstellt. $\mathcal{R}^*$ ist der aus verschiedenen Rekonstruktionsalgorithmen bekannte Rückprojektionsoperator. Er repräsentiert die zur Radon-Transformation duale Transformation. (Für mathematische Details siehe [1].)

Es ist leicht nachzuweisen, daß bei der Konkatenation $\mathcal{R}^*\mathcal{R}$ der beiden Operatoren (diese stellt eine Transformation des Funktionenraums im Ortsbereich in sich dar) für jeden Punkt (x,y) zur Berechnung des Funktionswertes

$\mathcal{R}^*(\mathcal{R}(A))(x,y)$ jeder andere Punkt in $\mathbb{R}^2$ berücksichtigt werden muß. Weiterhin kann gezeigt werden, daß $\mathcal{R}^*\mathcal{R}$ einer Faltung mit dem Filterkern $L_1^{(2)} = c_1^{(2)}\|(x,y)\|^{-1}$ entspricht, wobei $c_1^{(2)}$ eine entsprechend gewählte Konstante ist. $L_1^{(2)}$ entstammt der Familie der n-dimensionalen Riesz-Kerne $L_\alpha^{(n)} = c_\alpha^{(n)}\|\mathbf{x}\|^{\alpha-n}$ (mit Konstanten $c_\alpha^{(n)}$) und besitzt eine Singularität im Ursprung. Die Faltung mit $L_1^{(2)}$ läßt sich im Fourierbereich durch eine Multiplikation mit dem Frequenzbetrag $(\omega_x^2 + \omega_y^2)^{1/2}$ invertieren. Allgemeiner bezeichne $\Lambda_\alpha^{(n)}$ die Multiplikation mit $(2\pi)^{-n/2}\|\omega\|^{-\alpha}$ im Frequenzbereich. Derartige Operatoren entstammen der Klasse der Calderón-Operatoren. Auf der Darstellung $\Lambda_1^{(2)}\mathcal{R}^*\mathcal{R} = Id$ basieren eine Reihe von Rekonstruktionsalgorithmen. Viele der in der Praxis eingesetzten Verfahren (z.B. die gefilterte Rückprojektion) machen sich zudem die Gleichung $\Lambda_1^{(2)}\mathcal{R}^*\mathcal{R} = \mathcal{R}^*\Lambda_1^{(1)}\mathcal{R}$ zunutze, wobei der eindimensionale Calderón-Operator $\Lambda_1^{(1)}$ bzgl. der Abstandskoordinate (Abstand der Geraden zum Ursprung) im Radonraum angewandt wird.

2.2 Direkte Korrespondenzen

Es ist zu beachten, daß bei derartigen Rekonstruktionsmethoden hohe Frequenzen verstärkt werden und damit insbesondere bei stark lokalisierten Objekten Instabilitäten und Artefakte auftreten können, selbst wenn Regularisierungen der Operatoren vorgenommen werden. In Abb. 1 sieht man diese Wirkung bei den metallischen Störobjekten in Form von streifenartigen Artefakten, die das gesamte Bild überstrahlen und es weitgehend unbrauchbar machen.

Derartige gut lokalisierte Objekte lassen sich wesentlich besser rekonstruieren, wenn man direkte Korrespondenzen zwischen den Objekten bzw. einzelnen Punkten im Radon- bzw. im Ortsraum findet. Dazu kann man die Eigenschaft ausnutzen, daß zu den Randkurven von Objekten im Ortsraum entsprechende (duale) Randkurven im Radonraum existieren. In Abb. 2 (links) sind beispielsweise die Randkurven des Kopfphantoms sowie das Metallimplantat gut zu erkennen. Genauer betrachtet kann für jeden Punkt (x,y) im Ortsbereich ein korrespondierendes Paar $(r, dr/d\theta)$ anhand der Legendre-Transformation

$$\begin{pmatrix} x \\ y \end{pmatrix} = \begin{pmatrix} sin(\theta) & -cos(\theta) \\ cos(\theta) & sin(\theta) \end{pmatrix} \begin{pmatrix} r \\ \frac{dr}{d\theta} \end{pmatrix} \tag{3}$$

berechnet werden (siehe auch [2], [3]). r bezeichne hierbei den Abstand der Geraden zum Ursprung im Ortsraum und $dr/d\theta$ die Steigung der Tangente an die Randkurve im Radonraum. Mit dieser Gleichung lassen sich Randkurven von Objekten, die bereits im Radonraum detektiert werden können, direkt und damit äußerst effizient rekonstruieren. Für die Berechnungen sind lediglich lokale Operatoren erforderlich. Die Tangentensteigung wurde im Rahmen dieser Arbeit anhand des Gradientenvektors der Intensitätsfunktion im Radonraum geschätzt. Die Positionsgenauigkeit ist bei dieser Form der Korrepsondenzermittlung jedoch relativ niedrig, da sich lokale Schwankungen auch hier verstärken. In dieser Arbeit wurden daher je nach Zuverlässigkeit der Berechnungen (hierfür ist u.a.

der Gradientenbetrag ausschlaggebend) Konfidenzbereiche für die Positionen der Korrespondenzpunkte eingeführt. Über die Berücksichtigung der Kurvenorientierung (siehe [3]) läßt sich die Methodik noch leicht verbessern, da auf diese Weise festgestellt werden kann, auf welcher Seite der Kurve im Ortsraum das Innen- bzw. Außengebiet liegt.

2.3 Alternative Projektionsoperatoren

Wird statt einer schnellen Rekonstruktion eine genaue Lokalisation von Objekten benötigt, so werden weitere Korrespondenzverfahren erforderlich. In dieser Arbeit wurden dazu Vorgehensweisen gefunden, bei der die Integration im Rückprojektionsschritt beispielsweise durch eine Minimumsbildung ersetzt wird. Der Punkt bzw. die Punkte im Radonraum, die dabei die minimalen Funktionswerte liefern, dienen für die jeweiligen Punkte im Ortsbereich als Korrespondenzpunkte. Diese Minimumsprojektion stellt eine nichtlineare Alternative dar, um Funktionen im Radonraum auf Funktionen im Ortsraum abzubilden. Es können damit auf schnelle und einfache Weise Positionen verschiedener Objekte bzw. Referenzstrukturen gefunden werden. Wie in Abb. 2 (rechts) zu sehen ist, eignet sich die Methode insbesondere zur Detektion der Randkurve des Gesamtobjekts (bzw. deren konvexe Hülle) sowie zur Lokalisation metallischer Objekte. Gerade für diese Bereiche, die bei der Artefaktreduktion von besonderem Interesse sind, liefert diese Korrespondenzbestimmung sehr gute Ergebnisse.

3 Artefaktreduktion

Darauf aufbauend können dann für die gefundenen Punkte oder Bereiche gezielte Anpassungen der Datenwerte im Radonraum vorgenommen werden. Dabei wurden im Rahmen dieser Arbeit nicht wie in vielen anderen Verfahren (siehe z.B. [4]) die Daten im kritischen Bereich eliminiert und daraufhin aus den Umgebungsdaten neu geschätzt. Stattdessen wurden die Datenwerte im Radonraum mit geeigneten Gewichtungen versehen. Die Gewichtungsfaktoren sind Funktionen, die vom Abstand D zum jeweils betrachtenden Objekt abhängen. Im Wesentlichen handelt es sich um Funktionen der Form $\exp(-(a + bD)^c)$. Auf diese Weise wird dafür gesorgt, daß einerseits die hohen Frequenzen im Bereich von Objektkanten a priori gedämpft und die Streifenartefakte damit weitgehend eliminiert werden sowie andererseits die Wirkung der Datenmanipulation im Nachhinein weitgehend rückgängig gemacht werden kann. Zu dieser Abstandsgewichtung im Radonraum gibt es nämlich eine entsprechende Abstandsgewichtung im Ortsbereich. Aufgrund der Eigenschaften des Calderón-Operators besteht wahlweise auch die Möglichkeit, die Korrektur der Gewichtung nach der Filterung im Radonbereich aber noch vor der eigentlichen Rückprojektion vorzunehmen. Abbildung 1 (rechts) verdeutlicht die Wirkungsweise der Gewichtungen gemäß dem zuletzt erläuterten Modell. Man erkennt, daß insbesondere im dorsalen Schädelbereich kaum Artefakte verblieben sind, die durch die Metallimplantate hervorgerufen wurden. Zudem sind im vorderen Bereich die Strukturen nun sehr viel deutlicher erkennbar.

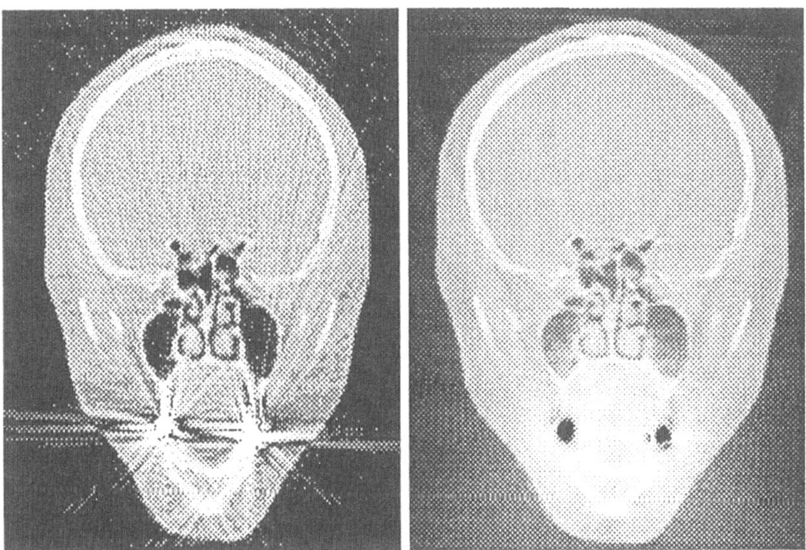

Abb. 1. CT-Aufnahme des Kopfes (mit Metallimplantaten im Zahnbereich). Links: Rekonstruktion mit Artefakten, rechts: angepaßte Rekonstruktion.

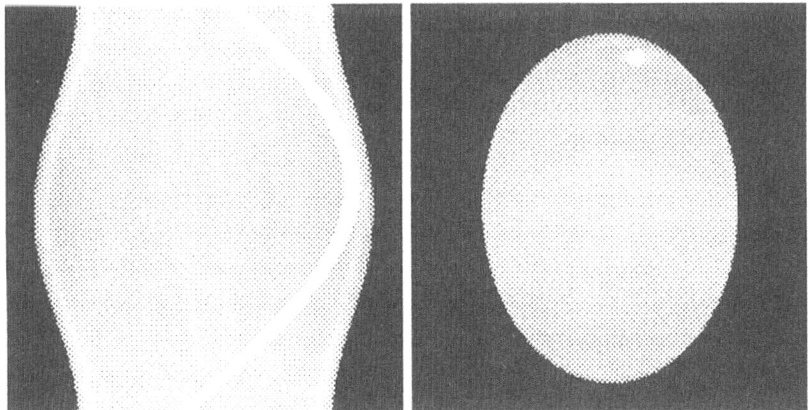

Abb. 2. Phantomdatensatz mit metallischem Objekt (Simulierte CT-Aufnahme). Links: Meßwerte im Radonbereich, rechts: Rückprojektion durch Minimumsbildung.

Literatur

1. Helgason S: The Radon Transform. Birkhäuser 1980.
2. Ramm AG, Katsevich AI: The Radon Transform and Local Tomography. CRC Press 1996.
3. Thirion J-P: Segmentation of Tomographic Data Without Image Reconstruction. IEEE Trans. on Medical Imaging, S.102-110, Vol. 11, Nr. 1, 1992.
4. Zerfowski D: Bildverbesserungsmethoden für die medizinische Diagnostik. Dissertation, IAKS, Universität Karlsruhe. CGA-Verlag 1998

Verwendung der lokalen Kovarianz-Information zur Bildverbesserung kleiner Blutgefäße in digitalen Subtraktionsangiogrammen

Klaus D. Toennies, Luca Remonda*, Regina Pohle

AG Bildverarbeitung und Bildverstehen
Institut für Simulation und Graphik, Fakultät für Informatik,
Otto-von-Guericke Universität Magdeburg, 39016 Magdeburg
*Abt. Neuroradiologie, DRNN, Inselspital, Universität Bern
CH-3010 Bern, Schweiz
Email: klaus.toennies@isg.cs.uni-magdeburg.de

Zusammenfassung. Zerebrale Blutgefäße einer Größe von weniger als einem Millimeter in digitalen Subtraktionsangiogrammen weisen ein sehr schlechtes Signal-zu-Rausch-Verhältnis (SNR) auf. Um die Segmentierung des Gefäßverlaufs dieser Strukturen zu vereinfachen, wurde ein Bildverbesserungsverfahren entwickelt, welches die Blutgefäßartigkeit auf Pixelebene definiert und verstärkt. Durch die lokal in einer vorgegebenen Umgebung um jedes Pixel angewendete Karhunen-Loeve-Transformation werden Richtung und Ausgestrecktheit der dort vorhandenen Strukturen berechnet. Letzteres wird als Maß für die Wahrscheinlichkeit des Vorhandenseins eines Gefäßes verwendet. Die Richtungsinformation dient anschließend zur Verstärkung der Gefäßinformation durch anisotrope Diffusion. Ergebnisse zeigen, dass das SNR von Blutgefäßen um den Faktor fünf angehoben werden konnte.

Schlüsselwörter: Karhunen-Loeve-Transformation, modellgestützte Bildverbesserung, Segmentierung, anisotrope Diffusion, Angiographie

1 Einleitung

Die bi-planare, digitale Subtraktionsangiographie (bi-planare DSA) ist ein projektives Verfahren, welches die Extraktion von Information über Verlauf, Größe und Form von Blutgefäßen ermöglicht /1/. Die Gefäßinformation kann für die Planung minimalinvasiver Eingriffe genutzt werden /2/,/3/, wobei wegen der hohen Ortsauflösung die Angiographie insbesondere für sehr kleine Gefäße ein ideales bildgebendes Verfahren ist. Obwohl die Bildqualität von DSA-Aufnahmen allgemein gut ist, ist das Signal-Rausch-Verhältnis von Gefäßen einer Größe von weniger als einem Millimeter jedoch mit 2:1 bis 3:1 sehr niedrig (siehe Abb. 1). Eine zur Extraktion von Blutgefäßen notwendige Segmentierung hängt daher in hohem Maß von dem in das Verfahren integrierten a-priori-Wissen ab. Das ist auch deshalb der Fall, weil die projektive Aufnahme zu überkreuzenden Blutgefäßen oder abrupten Änderungen des projezierten Gefäßverlaufs führt, so dass die in Segmentierungsverfahren oft integrierte Kontinuitätsannahme nur in eingeschränktem Maß gilt.

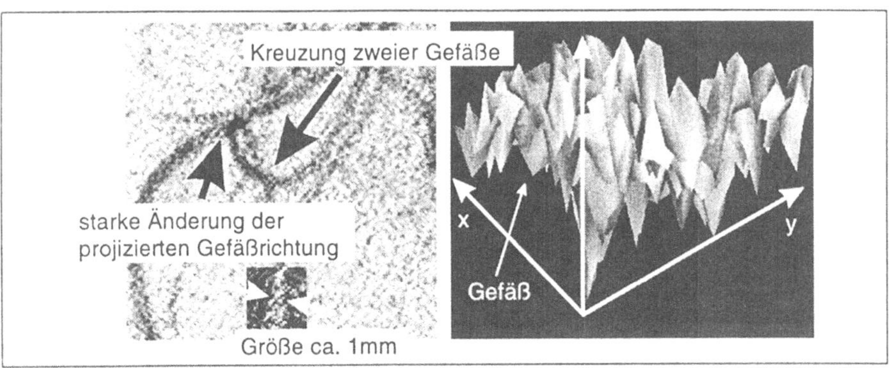

Abb.1: Gefäßeigenschaften: (a) Kleine Gefäße haben in DSA-Aufnahmen ein sehr geringes Signal-Rausch-Verhältnis: Links ein Teil eines Angiogramms und rechts eine 3D Darstellung des Grauwerts im hervorgehobenen Ausschnitt links unten. (b) Durch die Projektion bei der Aufnahme können Gefäße sich kreuzen oder ihren Verlauf abrupt ändern.

Informationen über die Morphologie der Gefäße können dabei einen wichtigen Anteil innerhalb eines Segmentierungsverfahren ausmachen (z.B. bei graphenbasierter Segmentierung /4/ oder durch Einsatz aktiver Konturen /5/). Da die morphologische Information bei sehr geringem SNR nur fehleranfällig ausgewertet werden kann, wurde eine Methode der Bildverbesserung entwickelt, bei der einfache morphologische Information bereits auf Pixelebene und damit vor der eigentlichen Segmentierung ermittelt und zur Bildverbesserung eingesetzt werden kann.

2 Ein Modell der Abbildung von Gefäßen in DSA

Morphologisch gesehen sind Blutgefäße längliche Strukturen, die in DSA-Aufnahmen sichtbar sind, weil sie als einzige mit Kontrastmittel gefüllt sind. Gefäße ändern ihre Form und Orientierung nur allmählich, wobei die Projektion der Aufnahme dazu führen kann, dass Gefäße sich kreuzen oder die Orientierung des projizierten Gefäßverlaufs sich stark ändert (siehe Abb. 1). Die Subtraktion führt dazu, dass das Rauschen verstärkt wird und sich gleichfalls dunkel vom hellen Hintergrund abhebt. Im Unterschied zu den Blutgefäßen weist das Signal, das durch Rauschen verursacht wurde, aber keine der oben genannten Kontinuitätseigenschaften auf.

Zur Modellierung wird die Abbildung der Blutgefäße als gaußverteilte Projektion der durch das Kontrastmedium abgeschwächten Röntgenstrahlung auf den Bildverstärker angenommen. Störeinflüsse, z.B. wegen der Streuung der Röntgenstrahlung, führen dazu, dass auch außerhalb der Blutgefäße eine Signalabschwächung im Subtraktionsbild sichtbar ist. Unter diesen Annahmen wird ein Maß für die Blutgefäßzugehörigkeit jedes Pixels p aus der Karhunen-Loeve-Transformation (KLT) über eine gegebene Nachbarschaft $N(p)$ berechnet. Die KLT erzeugt Hauptachsen und Varianz einer Verteilung aus der Kovarianzmatrix /6/. Das Resultat der KLT besteht aus:

- dem Schwerpunkt $(x_c\,y_c)^T$ der Kontrastmittelverteilung.
- den beiden Hauptachsen $\vec{h}_1$ und $\vec{h}_2$.

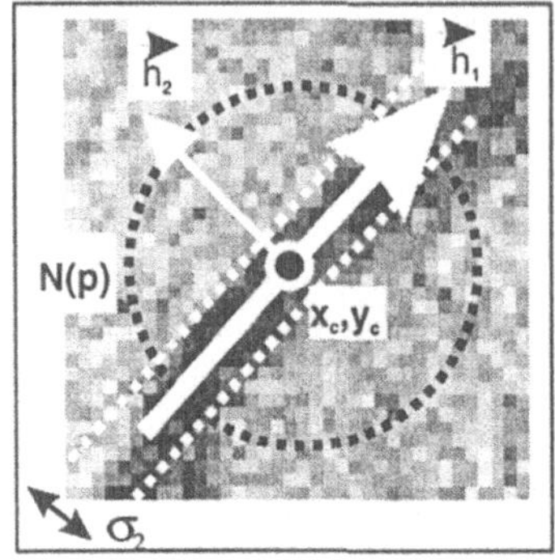

Abb. 2: Ein Gefäß wird durch die lokale KLT durch Schwerpunkt, Varianz und Richtung der ersten Hauptachse lokal approximiert.

- den Varianzen σ_1^2 und σ_2^2 der Verteilung entlang der Hauptachsen.

Enthält $N(p)$ nur ein Gefäß und besitzt dieses Gefäß einen Durchmesser, der kleiner ist als der Durchmesser von $N(p)$, so wird durch $(x_c\ y_c)^\mathrm{T}$ der Ort, durch die aus der Varianz berechenbare Standardabweichung σ_2 die durchschnittliche Abweichung (die mit der Gefäßbreite korreliert) und durch $\vec{h}_1$ die durchschnittliche Richtung eines Blutgefäßes repräsentiert (siehe Abb.2). Die beiden Varianzen sind ein Maß für die lokale Struktur um das aktuelle Pixel. Für punktförmige Strukturen oder Strukturen, die $N(p)$ komplett überdecken gilt $\sigma_1 \approx \sigma_2$. Längliche Strukturen, die kleiner als $N(p)$ sind, unterscheiden sich von solchen, die über $N(p)$ hinausragen durch eine geringere Standardabweichung entlang der ersten Hauptachse, d.h., $\sigma_1 < \sigma_{\min}$. Ein Maß für die lokal berechenbare Gefäßartigkeit eines Pixels ergibt sich aus all diesen Eigenschaften. Kontinuitätsannahmen über Gefäßform und –verlauf werden in einer anschließenden Nachverarbeitung genutzt um die Zuverlässigkeit dieses Maßes weiter zu verstärken.

3 Ein Algorithmus zur Verstärkung von Gefäßmerkmalen

Zur Berechnung der Gefäßartigkeit wird zunächst aus den Resultaten der KLT ein Maß für die lokal bestimmte Gefäßartigkeit $G_L(p)$ bestimmt. Gefäße werden erfasst, wenn sie kleiner sind als der Durchmesser dN der Nachbarschaft $N_{dN}(p)$, für die die KLT berechnet wird. Anschließend wird durch anisotrope Diffusion ein global beeinflußtes Maß der Gefäßartigkeit $G_T(p)$ berechnet.

3.1 Berechnung der lokalen Gefäßartigkeit $G_L(p)$

Wir nehmen an, dass ein Gefäß dann in der Nachbarschaft $N_{dN}(p)$ von p verläuft, wenn die Ausdehnung der Kontrastmittelverteilung entlang der ersten Hauptachse $\vec{h}_1$ mindestens doppelt so groß ist, wie die entlang von $\vec{h}_2$. Andernfalls liegen entweder keine oder mehrere Gefäße in N_{dN} oder das Gefäß ist größer als dN. Ferner nehmen wir an, dass eine Verteilung mit $\sigma_1 < \sigma_{\min} = \tfrac{1}{4} \cdot dN$ Strukturen beschreibt, die zu klein sind, um ein Gefäß zu sein. Damit ergibt sich das folgende Maß für die Gefäßartigkeit:

$$G_L'(p) = \begin{cases} 1, & \text{falls } \sigma_1 \geq \tfrac{1}{4}dN \wedge \sigma_1 \geq 2\sigma_2 \\ \dfrac{\sigma_1}{\sigma_2} - 1, & \text{falls } \sigma_1 \geq \tfrac{1}{4}dN \wedge \sigma_1 < 2\sigma_2 \\ 0, & \text{sonst} \end{cases} \qquad (1)$$

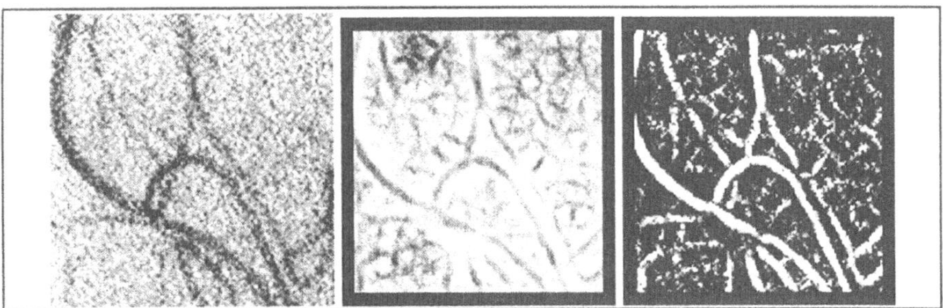

Abb. 3: Ausschnitt aus einer DSA-Aufnahme, der Varianz σ_2^2 und von $G_L(p)$.

Da zudem das Gefäß durch seinen Mittelpunkt $(x_c\ y_c)^{\mathrm{T}}$ repräsentiert wird, wird $G'_L(p)$ mit einem Abweichungsmaß d_{off} des Pixelmittelpunkts $(x_p\ y_p)^{\mathrm{T}}$ von $(x_c\ y_c)^{\mathrm{T}}$ gewichtet:

$$G_L(p) = G'_L(p) \cdot d_{off}(p)$$

$$d_{off}(p) = \begin{cases} 1, & \text{falls } d_{p,c} < 0.5 \\ 2(1 - d_{p,c}) & \text{falls } 0.5 \le d_{p,c} < 1 \\ 0, & \text{sonst} \end{cases} \tag{2}$$

$$d_{p,c} = \sqrt{(x_c - x_p)^2 + (y_c - y_p)^2}$$

Im Ergebnis werden alle Gefäße verstärkt, deren Standardabweichung der Kontrastmittelverteilung entlang der ersten Hauptachse geringer als $0.5 \cdot \sigma_2$ ist (siehe Abb. 3).

3.2 Berechnung von $G_T(p)$ durch anisotrope Diffusion

Die Gefäßartigkeit $G_L(p)$ verstärkt die Blutgefäße nur dort, wo genau ein Gefäß in $N_{dN}(p)$ liegt. Gefäßkreuzungen werden dagegen abgeschwächt. Da zudem die Größe der Nachbarschaft dN recht klein gewählt ist (in unseren Versuchen lag dN zwischen 5 und 9 Pixeln), werden Rauschanteile oft als Gefäß erkannt (siehe Abb. 3). Es ist daher eine Nachbearbeitung erforderlich, durch die globale Aspekte der Gefäßmorphologie in die Bearbeitung einfließen. Da sich der Gefäßverlauf nur langsam ändert während die Richtungen im Bereich hohen Rauschen beliebig variieren, wurde dieser Unterschied ausgenutzt, um das endgültige Maß $G_T(p)$ durch anisotrope Diffusion/7/ aus $G_L(p)$ zu erzeugen, wobei die Diffusion zwischen benachbarten Pixeln von der Ähnlichkeit zwischen deren Hauptrichtungen abhängt:

$$G_T^{(k+1)}(p) = G_T^{(k)}(p) + \sum_{q \in N(p)} \left\langle \vec{h}_1(p), \vec{h}_1(q) \right\rangle \left(G_T^{(k)}(q) - G_T^{(k)}(p) \right) \tag{3}$$

4 Resultate

Unsere Resultate an ausgewählten Beispieldaten zeigen, dass sich das SNR von Blutgefäßen mit einem Durchmesser von 0.5 mm von 1.5:1 auf 8:1 steigern ließ. Entscheidend war die Bildverbesserung auf Basis der lokalen Kovarianz. Durch die ab-

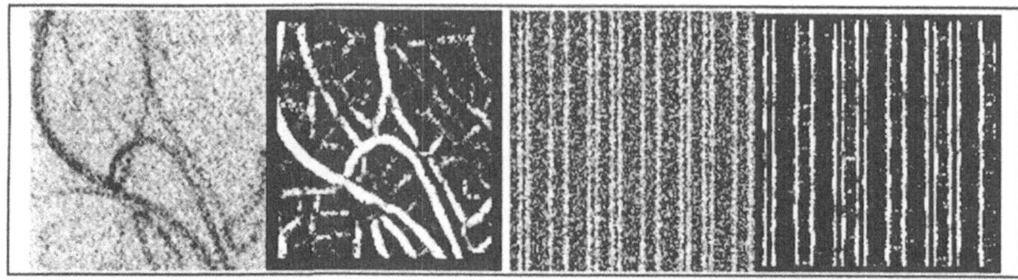

Abb. 4: Resultate nach Berechnung von *GT(p)*: links eine Angiographie, rechts künstliche Strukturen von 2 Pixel Breite und 1 Pixel Abstand bei SNR von 1.5:1.

schließende anisotrope Diffusion erfolgte eine Unterdrückung von fälschlich als Gefäß klassifizierten Pixeln, da diese selten über größere Strecken kontinuierlich verliefen. Für künstliche Daten zeigte sich, dass aneinander liegende Strukturen mit einem Durchmesser von zwei Pixeln und einem Abstand von einem Pixel zueinander unterschieden werden konnten, falls ihr SNR besser als 1.5:1 war (Abb. 4). Untersuchungen über die Ortstreue an künstlichen Testdaten zeigten zudem, dass die durchschnittliche Verschiebung des Mittelpunkts weniger als 0.3 Pixel (=0.1 mm) betrug. Sofern die Strukturen kleiner als die gewählte Nachbarschaft waren, ergab sich eine Veränderung des Gefäßrandes um weniger als 1 Pixel (=0.3 mm). Der Unterschied zwischen der Genauigkeit der Rekonstruktion des Gefäßrandes zu dem des Gefäßmittelpunktes ergibt sich aus der Berechnung von $G_T(p)$, welche auch dann hohe Werte annimmt, falls der Schwerpunkt bis zu 0.5 Pixel neben dem Mittelpunkt des Gefäßes liegt.

5 Diskussion

Die Integration von fuzzy a-priori Wissen über die Morphologie von Strukturen führt zu einer merklichen Verbesserung der Objektattribute. Es ist gleichzeitig eine gute Basis für anisotrope Diffusion die andernfalls fehleranfällg sein würde, da das Signal nur unzureichende Richtungsinformation liefert.

6 Literatur

1. Valavanis A: Intervetional Neuroradiology, Springer-Verlag, Berlin, 1993.
2. Toennies KD, Remonda L, Koster D, Combining extraction and 3-d reconstruction of vessel centre lines in biplane subtraction angiography. Proc. SPIE, Vol. 3338:492-503, 1998
3. Schroth G, Do DD, Remonda L, Baumgartner R., Stirnemann P, Godoy N: Spezielle Techniken der Angioplastie brachiozephaler Gefässe. Röfo, 167(2): 165-173, 1997.
4. Sonka M, Wilbricht CJ, Fleagle SR, Tadikonda SK, Winniford MD, Colins MD: Simultaneous Detection of Both Coronary Borders. IEEE Trans. Med. Imaging, Vol. 12(3):588-599, 1993.
5. Lobregt S, Viergever MA: A Discrete Dynamic Contour Model. IEEE Trans. Med. Imaging, Vol. 16(1):86-95, 1997.
6. Gonzales RC, Wintz P: Digital Image Processing. Addison-Wesley, Reading, 1987.
7. Jähne, B: Digitale Bildverarbeitung, 4. Auflage, Springer-Verlag, Berlin, 1998.

Systemdemonstrationen

LOCALITE Brain Navigator

Ein bildgestütztes Neuronavigationssystem für die interventionelle Kernspintomographie

Martin Bublat, Ralf Ratering, Harald Busse, Klaus Kansy, Arno Schmitgen

GMD Forschungszentrum Informationstechnik GmbH
FIT - Institut für Angewandte Informationstechnik
Schloß Birlinghoven, D-53754 Sankt Augustin
Email: bublat@gmd.de

Zusammenfassung. Der LOCALITE Brain Navigator ist ein bildgestütztes Navigationssystem, das minimalinvasive neurochirurgische Eingriffe an interventionellen Kernspintomographen unterstützt, indem es Nachteile bestehender Systeme – die fehlende Integration einer Operationsplanung sowie die langsame Bildwiederholungsrate von ca. 0,3 Hz, und schlechte Bildqualität der MR-Realzeitbilder – kompensiert. Basis für diese Verbesserungen sind intraoperativ gewonnene MR-Volumendatensätze mit deren Hilfe zunächst eine Operationsplanung durchgeführt wird. Während des Eingriffs werden mit ca. 5 – 10 Hz dem Realzeitbild entsprechende Schnittbilder mit deutlich gesteigerter Qualität aus diesen Volumendatensätzen berechnet. Das Auffinden des Operationskanals wird durch eine speziell entwickelte Navigationsszene deutlich beschleunigt.

Schlüsselwörter:, Neurochirurgie, Navigationssystem, intraoperative Bildgebung, interventionelle Kernspintomographie, minimalinvasive Chirurgie

1 Einleitung

Minimalinvasive Eingriffe gewinnen in allen Bereichen der Medizin immer mehr an Bedeutung. In der Neurochirurgie werden sie zunehmend für verschiedene Lasertherapien, Teilresektionen oder einfache Biopsien eingesetzt [1,2]. Der direkte Blick auf den Operationsbereich ist bei minimalinvasiven Eingriffen häufig nicht möglich, so daß spezielle Bildgebungstechniken erforderlich sind, um Informationen über die interessanten Regionen zu erhalten. In Navigationssystemen werden für die Planung präoperativ erhobene Datensätze benutzt. Um diese Daten auf die Patientenposition im Operationssaal abzubilden, ist eine Registrierung notwendig. Klassisch ist hier der Einsatz von Stereotaxierahmen, die seit einiger Zeit zunehmend durch Navigationssysteme mit optischen Trackingsystemen ergänzt werden [3,4]. Nachteil aller Navigationssysteme, die mit präoperativen Bilddaten arbeiten, ist, daß die gesamte Planung zunichte gemacht wird, sobald es während des Eingriffs zu einer signifikanten Verlagerung der betreffenden Geweberegionen kommt. Besonders in der Neurochirurgie sind derartige Gewebeverschiebungen (*brain shift*) aber die Regel [2]. Hier kann intraoperative Bildgebung eingesetzt werden, um derartige Gewebe-

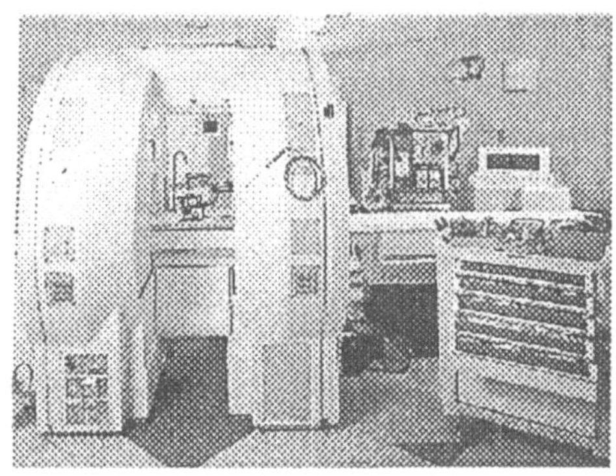

Abb. 1: Interventioneller Kernspintomograph Signa SP von General Electric

verschiebungen wahrzunehmen und Informationen über die neue Situation zu gewinnen.

2 Das bestehende System

In der Neuroradiologie ist die Kernspintomographie die bevorzugte Bildgebung. Seit einigen Jahren gibt es Kernspintomographen, die für die intraoperative Bildgebung, die sogenannte interventionelle Kernspintomographie (iMRI), geeignet sind. Beim offenen Kernspintomographen Signa SP von General Electric, siehe Abb. 1, steht der Chirurg zwischen dem Spulenpaar des Kernspintomographen und kann während der Operation auf einem LCD-Display Bilddaten abrufen. In das System ist ein optisches Trackingsystem, IGT Flashpoint 5000, integriert, das Positionsdaten von Operationswerkzeugen an das Computersystem weiterleitet. Der Tomograph kann nun Schichtbilder scannen, die sogenannten Realzeitbilder, die mit Position und Orientierung des Operationswerkzeugs korreliert sind. Der Chirurg kann so während eines Eingriffs den Vorstoß und die endgültige Positionierung des Operationswerkzeugs kontrollieren. Die Realzeitbilder werden hier also als Navigationssystem genutzt.

Nachteile des bestehenden Systems ist die fehlende Integration einer Operationsplanung sowie die langsame Bildwiederholungsrate von ca. 0,3 Hz der Realzeitbilder. Zusätzlich besitzt das Realzeitbild eine kontrastarme, verrauschte Bildqualität und durch die Schichtdicke von 6 – 10 Millimetern wird über einen deutlich größeren Bereich gemittelt als es der Chirurg von den diagnostischen Bildern gewohnt ist. Hierdurch wird ein zielgenaues und schnelles Auffinden des geplanten Operationsweges und des Zielareals deutlich erschwert; eine gute Auge-Hand Koordination ist nicht möglich.

3 Konzeption des LOCALITE Brain Navigators

Der LOCALITE Brain Navigator erweitert das iMRI um ein Navigationssystem und unterstreicht den Nutzen der intraoperativen Bildgebung, indem dem Chirurgen ein simuliertes Realzeitbild zusammen mit dem gescannten Realzeitbild visualisiert werden kann. Eine Registrierung wie bei anderen Navigationssystemen entfällt, da der Patient zwischen der Erhebung des Volumendatensatzes und dem Eingriff fest fixiert ist, und die Koordinatensysteme von Trackingsystem und Volumendatensatz identisch sind.

Auf Basis eines intraoperativ gewonnenen MR-Volumendatensatzes wird eine einfache Planung durchgeführt. Die Planungsdaten werden als virtuelle Objekte dem Volumendatensatz hinzugefügt. Diese Planungsdaten werden in der Navigationsphase zusammen mit den Positionsdaten, die das Trackingsystem liefert, genutzt, um in einer speziell konstruierten virtuellen Szene den geplanten Zugangsweg zu erreichen. Unabhängig von Planungs- und Navigationsphase wird, ebenfalls auf der Grundlage der Positionsdaten, die das Trackingsystem liefert, aus dem Volumendatensatz ein Schichtbild berechnet, das die gleiche Schicht darstellt wie das vom MR-Scanner generierte Realzeitbild. Die Bildwiederholungsrate beträgt hier ca. 5 – 10 Hz und die Bildqualität ist deutlich besser als bei den gescannten Realzeitbildern, siehe Abb. 4.

3.1 Visualisierungstechnik, Hard- und Software

Das LOCALITE System besteht aus einem PC mit 500MHz Pentium III Prozessor, 256 Mb Arbeitsspeicher und einer OpenGL-fähigen Grafikkarte. Dieser PC ist über ein Intranet und einen Videorouter mit dem bestehenden System verbunden. Die Software wurde unter Verwendung des Visualization Toolkit (VTK) [5] in C++ und Java entwickelt und läuft unter dem Betriebssytem Windows NT. Das VTK wurde hierzu durch einige neue C++-Klassen erweitert, die beliebig angulierte Schnittbilder aus dem Volumendatensatz durch trilineare Interpolation in Echtzeit berechnen und darstellen können. Die effiziente Darstellung der Schnittbilder in Kombination mit virtuellem Operationsinstrument und Planungsobjekten wurde durch die Verwendung texturierter Polygone erreicht, die die Lage des Schnittbildes im Raum wiedergeben.

3.2 Akquisition der Volumendatensätze

Zu Beginn einer Operation, unmittelbar nachdem der Patient im Tomographen fest positioniert wurde, wird ein Volumendatensatz generiert. Der Scan hierfür benötigt in Abhängigkeit von Schichtanzahl und Auflösung in der Ebene 2 – 8 Minuten. Der LOCALITE Brain Navigator arbeitet mit einer Kopie der Originaldaten, die durch einen 3 – 5-minütigen Transfer aus der Datenbank des Kernspintomographen gewonnen wird. Diese Vorgehensweise kann während des Eingriffs beliebig oft wiederholt werden, insbesondere dann, wenn es Hinweise gibt, daß es zu Veränderungen in der Lage der Zielareale gekommen ist.

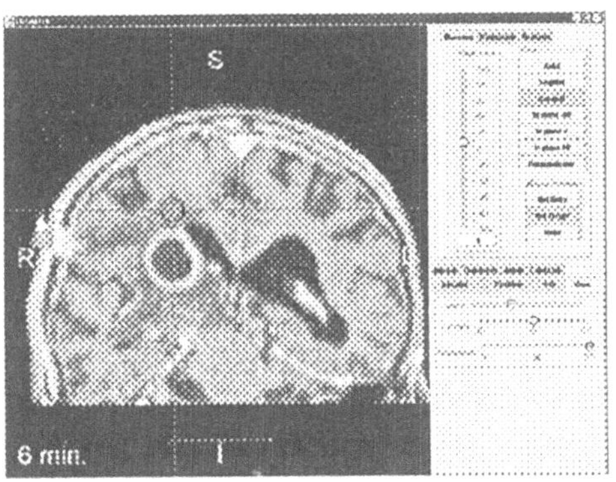

Abb. 2: GUI des LOCALITE Brain Navigators in der Planungsphase

3.3 Operationsplanung

In der Planungsphase, siehe Abb. 2, werden Start- und Zielpunkt als virtuelle Objekte dem dreidimensionalen Datensatz hinzugefügt. Hierzu kann das Volumen in drei verschiedenen Ebenen – axial, coronar oder sagittal – millimeterweise Schicht für Schicht visualisiert werden. Der jeweilige Operationskanal, der sich aus dem gesetzten Punktepaar ergibt, kann in verschiedenen Perspektiven evaluiert werden.

Die Planung muß nach jedem Volumenscan neu vorgenommen werden, wobei alte Punktepaare als Positionierungsgrundlage dienen können. Sind aus den diagnostischen präoperativen Bilddaten die Operationsziele bekannt, benötigt die Planung nur wenige Minuten.

3.4 Navigationsphase

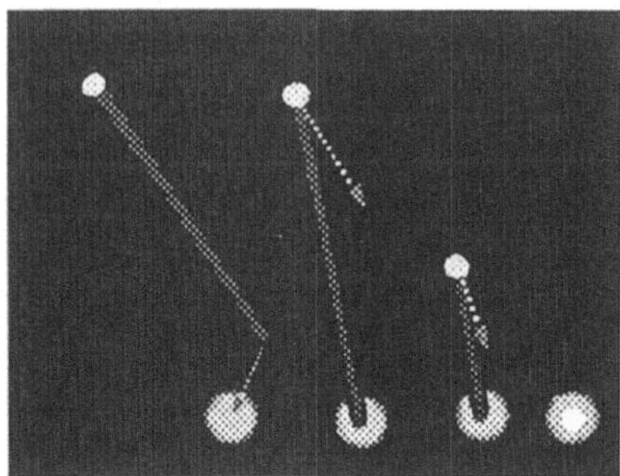

Abb. 3: Navigationsphase; hier wird in vier Schritten von links nach rechts schematisch ein Positionierungsvorgang dargestellt

Auf Basis der integrierten Planungsdaten kann nun eine gezielte Navigation erfolgen. Hierzu wurde eine spezielle Szene entwickelt, bei der die visuellen Informationen bewußt auf ein Minimum reduziert wurden. In Abb. 3 sind vier zeitlich aufeinander folgende Schritte der Positionierung dargestellt. Der grüne Punkt stellt den Operationskanal dar. Der Chirurg blickt also senkrecht in diesen Kanal. Der weiß-graue Stift ist das stilisierte Operationswerkzeug. Eine Positionierung erfolgt nun, indem zunächst der Eintrittspunkt mit der Spitze des Operationswerkzeugs angesteuert wird. Ist dies erreicht muß das Werkzeug aufgerichtet werden bis es parallel zur Orientierung des geplanten Operationsweges steht. Die Positionsdaten des Operationswerkzeugs liefert das optische Trackingsystem.

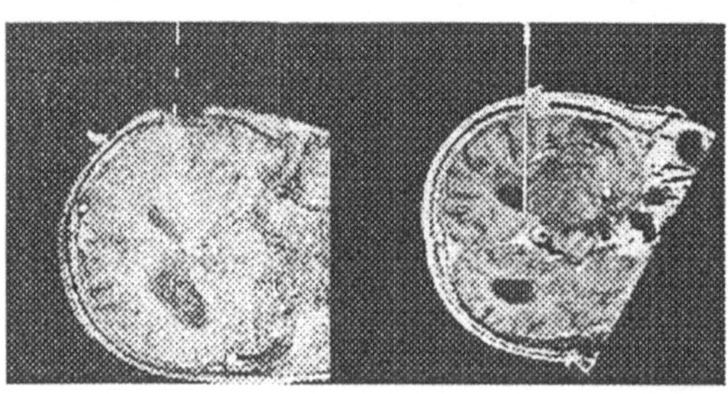

Abb. 4: Realzeitbilder; links: das gescannte Realzeitbild, rechts: das korrespondierende berechnete Schichtbild aus dem Volumendatensatz

3.5 Realzeitphase

In der Realzeitphase wird aus dem Volumendatensatz ein Schichtbild berechnet, das die gleiche Schicht darstellt wie das vom MR-Scanner generierte Realzeitbild. Die Bildwiederholungsrate und die Bildqualität sind deutlich besser als bei den gescannten Realzeitbildern. Maßgeblich für die endgültige Kontrolle der Positionierung sind die gescannten Realzeitbilder, da nur sie die aktuelle Situation darstellen.

4 Entwicklungsstand des Systems

Der LOCALITE Brain Navigator wurde in den vergangenen zwei Jahren in Zusammenarbeit mit dem Klinikum Krefeld entwickelt [6]. Derzeit durchläuft das System die letzten Tests, die für eine Zertifizierung nach dem Medizin-Produkte-Gesetz notwendig sind. Neben zahlreichen Tests an Phantomen und Evaluationen an einem Trainingssystem, wurden in der Entwicklungsphase des Systems 5 Operationen, vornehmlich an Gehirntumoren, assistierend unterstützt. Dabei konnte in zwei Fällen die geplante Orientierung in sehr kurzer Zeit, weniger als zwei Minuten, erreicht werden. In einem Fall kam es durch den Bohrvorgang zu einer starken Patientenbewegung, wodurch die zu Beginn der Operation gemachten Volumendaten nicht weiter benutzt werden konnten. Bei einer nicht minimalinvasiven Teilresektion konnte unser System durch die schnelle simulierte Realzeitbilddarstellung wertvolle Orientierungshinweise liefern. Für eine quantitative Analyse der Zeitersparnis und den Einfluß auf die Therapieergebnisse muß auf den Routineeinsatz des Systems, der im März 2000 beginnen soll, gewartet werden.

5 Ausblick

Mit dem zertifizierten System kann die Plazierung von Biopsienadeln oder Hüllkathetern navigiert werden. Besonders wertvoll ist das iMRI bereits bei der Resektionskontrolle. Unser Ziel ist es spezielle Therapien in Planung und Kontrolle wie zum Beispiel die laserinduzierte interstitielle Thermotherapie (LITT) oder die Kryotherapie in das System zu integrieren. Andere Aspekte der Weiterentwicklung des Systems ist die Integration anderer, präoperativer Bildmodalitäten, wie zum Beispiel CT oder funktionelle Bildgebungen, PET oder fMRI, oder die Erweiterung auf andere Körperregionen, wie die Bauchchirurgie oder des spinalen Bereichs.

6 Literatur

1. Antonio De Salles, Robert Lufkin (eds) (1997) Minimally Invasive Therapy of the Brain. Thieme, New York, Stuttgart.
2. Ferenc A Jolesz (1997) Image-guided procedures and the operating room of the future. Radiology 204:601-612
3. E Grimson et al. (1998) Clinical Experience with a High Precision Image- Guided Neurosurgery System. In: Wells WM, Colchester A (eds) Medical Image Computing and Computer-Assisted Intervention - MICCAI 98. Springer-Verlag Berlin (1998) pp. 63-73
4. D G T Thomas et al. (1997) Clinical Experiences with the EasyGuide Navigation System. In: Lemke HU, Vannier MW, Inamura K (eds) Proceedings CAR 97. Elsevier Science, Amsterdam, pp. 757-760. ISBN 0-444-82756-0
5. Will Schroeder and Ken Martin and Bill Lorensen (1998), The Visualization Toolkit: An Object-Oriented Approach to 3D Graphics, Prentice Hall, 2nd edition
6. Klaus Kansy et al. (1999) LOCALITE - a Frameless Neuronavigation System for Interventional Resonance Imaging Systems. In: Taylor, C., Colchester, A. (Eds.) Medical Image Computing and Assisted Intervention-MICCAI99. Berlin: Springer, ISBN 3-540-66503-X, pp. 832-841

Web-Technologie-basiertes Referenzbildarchiv
Ein benutzerorientierter Ansatz

Paul Hellerhoff und Thomas Treumann*

Institut für Röntgendiagnostik
Klinikum rechts der Isar, Technische Universität München
Ismaninger Straße 22, 81675 München
*Röntgeninstitut des Kantonsspitals Luzern, CH-6000 Luzern 16
Email: paul@roe.med.tu-muenchen.de

Zusammenfassung. Auf der Basis einer bestehenden elektronischen Bildsammlung mit radiologischen Referenzbildern wurde ein Referenzbildarchiv mit abteilungsweitem Zugriff über Intranettechnologie erstellt. Dabei kann inzwischen auf einen Pool von mehr als 1700 Fällen mit z.T. mehr als hundert Einzelbildern zugegriffen werden. Die Bilder sind im ACR-Code kategorisiert. Zusätzlich wurden für ein schnelleres Auffinden zwei weitere Kategorisierungsbäume aufgestellt, von denen sich der eine primär an den Organsystemen, der andere an Körperregionen orientiert. Die Weboberfläche wurde vollständig in die bestehende Intranet-Informationsseite des Institut für Röntgendiagnostik integriert, so dass eine einfache, intuitive Benutzbarkeit erreicht wurde.

Schlüsselwörter: Ergonomie, Radiologische Ausbildung, World Wide Web

1 Einleitung

Seit jeher werden von Radiologen interessante, weil lehrreiche Fälle gesammelt. Dabei werden solche Bildersammlungen in erster Linie für die Aus- und Weiterbildung sowie für wissenschaftliche Vorträge genutzt. Konventionelle Bildersammlungen mit z.T. einigen Tausend Filmen erlauben jedoch im täglichen Klinikalltag keinen schnellen Zugriff, um in vertretbarer Zeit Vergleichsbilder zu einem aktuellen Fall anzusehen und so die laufende Diagnosefindung zu unterstützen.

Neu begonnene Bildersammlungen werden daher heute in der Regel elektronisch aufgesetzt. Auch im Institut für Röntgendiagnostik des Klinikums rechts der Isar wurde dieser Weg beschritten, obwohl der Schritt zu einer komplett digitalen BildverarBildverarbeitung im Sinne eines PACS noch vor uns steht.

2 Zielsetzung

Die Nutzung einer Ressource hängt neben der Qualität derselben in erster Linie von Ihrer Verfügbarkeit ab. So wurde eine bestehende konventionelle Bildersammlung an unserem Institut nur extrem wenig genutzt. Zahlreiche der jüngeren Kollegen wußten nicht einmal um die Existenz der Sammlung. Zudem war die Motivation neue Bilder in das Archiv aufzunehmen aufgrund der schlechten Prognose für eine Nutzung minimal. Zwar existieren auch persönliche Sammlungen einzelner Ärzte, die von diesen natürlich genutzt werden. Es bleibt jedoch auch hier das Problem der Verfügbarkeit für andere. Erste Zielsetzung für ein neu aufzubauendes elektronisches Archiv war somit die Schaffung einer besseren, im Institut für Röntgendiagnostik möglichst ubiquitären Zugriffsmöglichkeit.

Dieses allgemeine Ziel der Verfügbarkeit ordnet sich den generellen Zielen einer radiologischen Bildsammlung unter. Diese sind in der Nutzung für Lehre und Forschung aber auch als Referenzbildsammlung für aktuell zu befundende Bilder zu sehen. Je schneller dabei der Zugriff auf ein Bild erfolgen kann, um so besser. Dabei spielt sowohl die technische Antwortzeit des Systems eine Rolle, wie auch die Strukturierung der Sammlung, so dass ein gesuchtes Bild schnell gefunden werden kann.

Ein weiteres spezielleres Ziel war die Schaffung der Möglichkeit, auch Bildserien als solche anzeigen zu können. Das betrifft Serien von Schnittbildern (Stackview) wie auch Serien 3D-rekonsturierter Bilder aus verschiedenen Blickwinkeln.

3 Umsetzung / Realisierung

Auf einem Standard-PC wurde eine kommerzielle DICOM-Software (HIPAX, Steinhart Medizinsysteme und elektronische Datenverarbeitung, Glottertal) eingerichtet, die es erlaubt, DICOM-Bilder als JPEG zu exportieren. Dabei ist inzwischen auch der Export ganzer Bildserien in einem Arbeitsgang möglich. An diesen DICOM-Knoten werden die Bilder der bereits vernetzten Modalitäten (CT, MRT) geschickt. Mit einem Röntgenbildscanner (VIDAR VXR 12 plus, VIDAR Systems Corporation) werden zusätzlich noch nicht digital vorhandene Filme (Thorax, Skelettaufnahmen) aufgenommen.

Für die Speicherung der als JPEG abgelegten Bilder hat sich eine 20 GB Festplatte als vorläufig ausreichend erwiesen. Die Bilder eines Falls werden in einem Verzeichnis abgelegt, Serien eines Falls jeweils in einem Unterverzeichnis.

Informationen zu dem jeweiligen Fall werden in eine Excel-Tabelle eingetragen. Um einen Fall später wiederfinden zu können, wird er kategorisiert. Dafür sollte zunächst nur der ACR-Code verwendet werden. Im Umgang mit diesem zeigte sich jedoch, dass es oftmals vor allem für den noch nicht Geübten schwierig ist, schnell in dem Codebaum die gesuchte Kategorie zu finden. Es wurden daher zwei eigene Kategoriebäume aufgestellt, von denen der eine die verschiedenen Organsysteme zum Ausgang nimmt (ähnlich dem ACR-Code), der andere die Körperregionen. Jeder Fall wird in jedem der Kategoriebäume mindestens einer Kategorie zugeordnet. Technisch erfolgt dies direkt in der Excel-Anwendung unter Verwendung eines VB-Scripts und ist in der Regel mit Ausnahme der ACR-Codierung mit wenigen Mausklicks in weniger als einer Minute abgeschlossen.

Für die Nutzung des Bildarchives an anderen Rechnern wurde auf dem PC ein Web-Server (Apache) installiert. Die Web-Seiten werden von selbst erstellten Perl-Scripts dynamisch erzeugt. Die Benutzung erfolgt dann an beliebigen Stellen im

Institut für Röntgendiagnostik mittels eines Web-Browsers. Dieser ist auf allen Rechnern im Institut installiert, so dass hier kein Aufwand entstand.

Beim Blättern in den Kategoriebäumen kann eine Ansicht gewählt werden, die nur die Zweige zeigt, hinter denen tatsächlich schon Fälle abgelegt sind. In jedem Fall werden diese als gefüllte Ordner im Gegensatz zu leeren Ordnern dargestellt.

Die verfügbaren Fälle werden mit einer Kurzbeschreibung aufgelistet. Ein Klick öffnet den Fall mit ikonisierter Vorschau aller Bilder bzw. Serien des Falles. Ein weiterer Klick auf ein Bild oder eine Serie öffnet dieses in einem neuen Fenster mit schwarzem Hintergrund. Dabei werden die Bilder über Javascript automatisch optimal skaliert dargestellt. Serien können innerhalb des Fensters dynamisch durchgeblättert werden, was ebenfalls mittels Javascript realisiert wurde.

Die Intranetdarstellugn des Bildarchivs ist vollständig in die schon bestehenden Intranetseiten des Instituts für Röntgendiagnostik integriert. Da auch die laufenden klinischen Befunde über diese Seite verteilt werden, konnte sehr einfach die Möglichkeit geschaffen werden, sich zu einem Fall aus dem Bildarchiv die echten Befundtexte anzeigen zu lassen, wobei so oftmals noch ein Verlauf über den Zeitpunkt der Aufnahme eines Falls in das Bildarchiv hinaus überblickt werden kann.

Das Bildarchiv im Intranet umfaßt zur Zeit schon mehr als 1700 Fälle mit zum Teil mehr als 100 Einzelbildnern. Eine Internetversion mit ausgewählten Beispielfällen ist unter http://www.roentgenbild.de verfügbar.

4 Schlussfolgerung

Auch vor der Realisierung eines PACS ist bei vorhandener Vernetzung mittels Intranettechnologie eine benutzerorientierte Realisierung eines radiologischen Referenzbildarchives bei entsprechender Kenntnis der Technik mit vergleichsweise einfachen Mitteln möglich.

Literatur

1. Bennett WF, et al.: Web-based viewing of picture archiving and communications systems images--Part II: The effect of compression on speed of transmission. J Digit Imaging. 1999 May;12(2 Suppl 1):116-8.
2. Bennett WF, et al.: Web-based viewing of picture archiving and communications systems images--Part I: Optimal personal computer configuration. J Digit Imaging. 1999 May;12 (2 Suppl 1):112-5.
3. Horsch A, et al.: Concepts of a Web-based open distributed textbook for the multimodal diagnostics of gastrointestinal tumours with MRI, CT and video-endoscopy addressing students of medicine and students of medical informatics as two different target groups. Medinfo. 1998;9 Pt 2:793-7.
4. Khorasani R, et al.: Web-based digital radiology teaching file: facilitating case input at time of interpretation. AJR Am J Roentgenol. 1998 May;170(5):1165-7.
5. Mehta A, et al.: A World Wide Web Internet engine for collaborative entry and peer review of radiologic teaching files. AJR Am J Roentgenol. 1999 Apr;172(4):893-6.
6. Zaidel M, et al.: Interactive web-based radiology teaching file. J Digit Imaging. 1999 May;12(2 Suppl 1):203-4.

A Workflow Component for Knowledge Management in the Field of Radiological Examinations

Krechel Dirk, Faber Kerstin, Reidenbach Daniel, Blasinger Klaus*, von
Wangenheim Aldo[+], Comunello Eros[+]

Knowledge Based Systems Group, University of Kaiserslautern,
Postfach 3049, 67553 Kaiserslautern, Germany
Email: {krechel,faber,reidenba}@informatik.uni-kl.de
*Radiologische Gemeinschaftspraxis Dr.Buddenbrock, Dr.Blasinger, Dr.Benz,
Rheinstrasse 4 A-C, 55116 Mainz, Germany
Email: krechel@goofy.zdv.uni-mainz.de
[+]Department of Computer Science, Universidade Federal de Santa Catarina,
88049 Florianopolis, Brazil
Email: {eros,awangenh}@inf.ufsc.br

Abstract In this paper we present a workflow component for the knowledge intensive task of reporting radiological images. Our component integrates the current developments in medical standards. It should act as an organizational memory for private radiological hospitals and help to train young physicians. We have build a computer aided methodology to create standard examination protocols and the physician can use an assistant system during his daily work. Our approach helps to save the organizational knowledge of a private hospital.

Keywords: DICOM, Workflow Management, Radiological Education

1 Introduction

Until now there exists no integrated software solution for the daily work in private radiological hospitals. Many single components are available, but there is no support for the complete workflow in this domain, starting with the registration of the patient and ending with the transfer of the report back to the referring doctor. Such a solution is under development in our German-Brazilian Cooperation project Cyclops. This system will be based on the actual developments, for example the IHE (Integrating the Healthcare Enterprise)[1] of HIMSS (Healthcare Information and Management Systems Society) RSNA (Radiological Society of North America) and the current enhancements of the DICOM (Digital Imaging and Communication in Medicine) Standard [2]. The component for the steps 14-18 of the IHE Basic Process Flow Chart of this system is presented in this abstract. The standard functionality for viewing, interpretation and reporting of radiological images is enhanced with some knowledge management features [3]. This component is integrated in our DICOM software, which is used by our medical partners in Germany and Brazil.

2   Objectives

One of the problems in private radiological hospitals is the lack of knowledge management. Often there are only few experienced radiologists, who spend a lot of time in teaching their younger colleagues. At the moment there exists only a small number of isolated computer based teaching tools, but no tools that could aid a young radiologist during their daily work. The only knowledge resources accessible are medical textbooks. One aim of this work is to create a database with the standard knowledge of the experienced radiologist and typical cases (including the images), which can easily be used during diagnosis. On the diagnosis workstation there are worklists for the examinations with different levels of abstraction available. The top level consists of the list with the standard diagnosis steps. This steps can be refined for unexperienced users so that detailed information and examples are presented. Each user must execute the diagnosis steps at his appropriate abstraction level and the system automatically generates a standard report from the decisions made. The intention of this approach is to make reports more comparable and to define some hospital standards.

3   Methods

The IHE Technical Framework defines a business process model for the hospital domain. A task in such a process consist of the predecessor and successors in the process, the particular activity with tools and resources, and the variables that are accessible from the workflow system and the tools. We added knowledge tasks to the standard model. This representation extends the business-modeling approach. The Knowledge task is characterized by the specification of supporting information that helps the user to achieve the goals of the task. An information need can be fulfilled by actions of varying complexity, for example presenting textual descriptions, retrieving example cases, calculations by some expert system or database queries.

3.1   Worklist Management and Structured Reporting

Our component is included into a workflow system based on the standard model of the workflow coalition and the process definition in the IHE Technical Framework. We have enhanced our existing DICOM software with the implementation of worklist management and structured reporting IODs and services of the DICOM standard.

IHE Technical Framework IHE, a joint initiative of HIMSS and RSNA, was founded to "stimulate integration of information and imaging systems and other software components and resources for healthcare"[1] by encouraging existing standards like DICOM and HL7(Health Level Seven). IHE shows the architecture of an integrated system, which connects several components of a hospital like RIS (Radiology Information System), modalities and PACS (Picture Archieving and Communication System), so that e.g. redundancy of data and function can be reduced and existing processes can be improved. As a result, examination times shall be cut down and so the cost of an examination is reduced.

IHE defines a Basic Process Flow Chart consisting of 18 steps, starting with the registration of a patient, and including steps like the arrival of the patient in the hospital, the acquisition of the images and the report of the results. In the beginning, IHE focuses on the first 13 steps of this workflow, which deal with the patient registration, the schedule of the modalities and the acquiring and storing of the images. For our application, steps 14 to 18 are the most relevant ones (excerpt from [1]):

14-16 The newly acquired images are interpreted (comparison/review of prior relevant information is important for this step, e.g. patient nodes, clinical notes, prior images), and reports, etc.

17-18 Report is generated (voice recognition or dictation)

DICOM Supplement 10: Basic Worklist Management Supplement 10 to the DICOM Standard [4] deals with Basic Worklist Management and has been published in February 1996 by the DICOM commission. It defines the Basic Worklist Management Service Class, which supports the exchange of any type of worklists from one Application Entity to another Application Entity. Currently it includes only one SOP Class (Service Object Pair Class): the "Modality Worklist SOP Class" supports the transfer of worklists from an Information System to a Modality. It is possible to define further SOP Classes in future and combine them all in the Service Class.

A Modality Worklist includes attributes of five Real-World objects:

- Scheduled Procedure Step
- Requested Procedure
- Imaging Service Request
- Service Episode
- Patient

DICOM Supplement 23: Structured Reporting Object This Supplement of the DICOM Standard [5], [6] defines several IODs (Information Object Definition) for a structured and standardized report. So different reports can be compared better and reports can be exchanged between diagnosis stations, archives and workstations easily.

A Report Series consists of the Original Report, which is not allowed to be changed, and several Amendments. The Original Report consists of a set of Findings Groups with unique Findings Group Contexts. Every Finding Group contains one ore more Observations, the smallest piece of information in a Structured Report.

In the Frozen Draft four different IODs for different kinds of reports are defined:

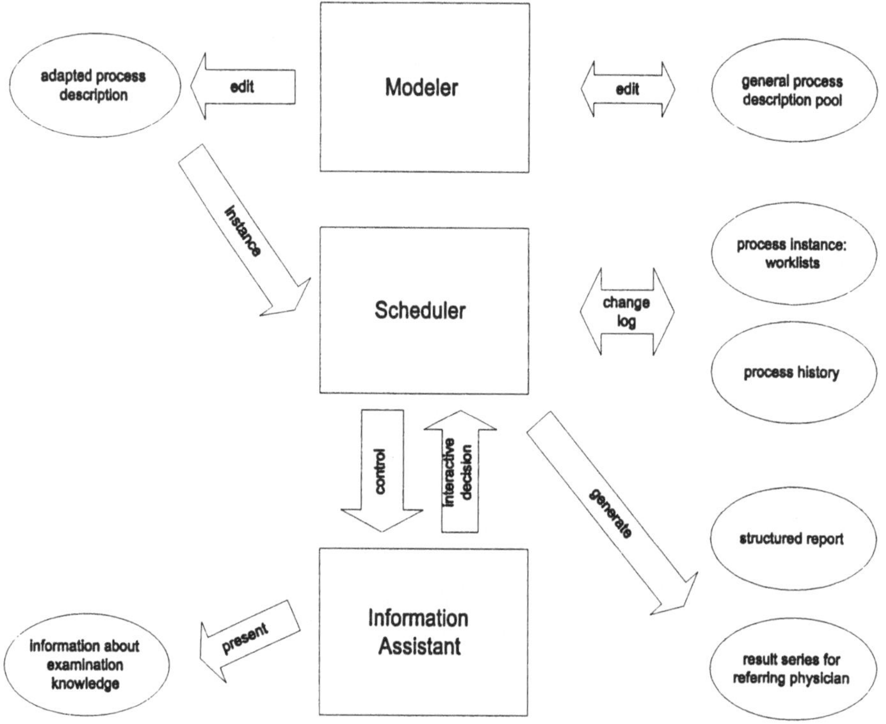

Figure1. knowledge management system architecture

- SR Text IOD
- SR Audio IOD
- SR Detail IOD and SR Comprehensive IOD

3.2 Knowledge Management

The reporting of radiological images is a knowledge intensive task. To support the doctor during his daily work we build an information assistant that presents the knowledge about specific examinations. The knowledge consists of worklists with the standard examination steps, textual descriptions, example cases and specific image processing routines which can help to find suspicious regions in big datasets. Figure 1 shows our system architecture.

One main problem is often the acquisition of the knowledge. We have build a modeling tool to support this task. This tool has three components. The first component is for the acquisition of the examination process models, textual descriptions and the integration of other tools in the process enactment. The second component is for storing and retrieving example cases for a specific examination. The third component is an interactive tool to create and test image processing sequences that help the physician to perform the diagnosis steps. The existing

Cyclops [7] image processing expert system is used to perform or support diagnostic worklist steps, for example to analyze contrast agent curves, to measure findings or to match time series volumes.

The modeled process descriptions are used by a scheduler who changes and logs the execution of the process instance worklists. The scheduler controls the Information Assistant and creates interactive decision tasks if user interaction is needed. The Information Assistant is integrated into our DICOM viewer [8] which has the usual functionalities of commercial products.

4 Results and Future Work

The first group of examinations we use as an example for our concepts are MR knee examinations. We will develop a standard examination protocol (worklist) for this type and will define text components for the structured reports. We hope that this first application can help to train unexperienced radiologists and reduce the costs of this examination

References

1. HIMSS and RSNA Integrating the Healthcare Enterprise: IHE Technical Framework, Revision 3.0, April 26, 1999
2. NEMA Standards Publication PS3.x-1999, Digital Imaging and Communications in Medicine (DICOM), National Electrical Manufacturers Association, 1300 N. 17th Street, Rosslyn, Virginia 22209 USA, 1999
3. D. O'Leary: Enterprise Kowledge Managment Computer, Vol.31, No. 3, Mar. 1998, pp. 54-61
4. Digital Imaging and Communications in Medicine (MEDICOM/DICOM), Supplement 10: Basic Worklist Management, Final Text, February 1, 1996
5. Digital Imaging and Communications in Medicine (DICOM), Supplement 23: Structured Reporting, Frozen Draft, November 20, 1997
6. S. von Gehlen, L. Vorwerk, M. Eichelberg, P. Jensch A multimedia editor for radiological reports based on the DICOM Supplement Structured Reporting, CARS'99 - H.U. Lemke, M.V. Vannier, K. Inamura, A.G. Farman (Editors), Elsevier Science B.V., 1999
7. v. Wangenheim A.: Ein Konfigurationsansatz zur Integration hybrider Systeme am Beispiel der Bildauswertung. Dissertation, Universität Kaiserslautern, 1996
8. Dirk Krechel, Kerstin Faber, Aldo von Wangenheim , Silvio Sampario: Object Oriented Implementation of a DICOM Network Client in Smalltalk, Proceedings of the Twelfth IEEE Symposium on Computer Based Medical Systems Stamford, IEEE Computer Society Press, ISBN 0-7695-0234-2, pages 12-17 1999

Softwareunterstützte Verhaltensbeobachtung in klinischer Arbeit und Forschung
Inhaltliche Erschließung von Video- und Multimediadaten

Pascal T. Mangold

Mangold Software & Consulting
Groschenweg 4, 81825 München
www.mangold.de
E-Mail: mangold@mangold.de

Zusammenfassung. Die Begutachtung komplexer Situationen durch Experten ist mittels technischer Einrichtungen oftmals nicht vollständig zu ersetzen. Dies gilt sowohl für klinische als auch industrielle Arbeit und Forschung. Die objektive Dokumentation von Experimenten mittels Video- und Audioaufzeichnungen spielt dabei in den letzten Jahren eine deutlich zunehmende Rolle. Erst durch den Einsatz wirkungsvoller Softwaretools wird eine schnelle und standardisierte Auswertung solcher Aufnahmen mittels systematischer Beobachtung möglich.

Schlüsselwörter: *INTERACT*, Video, Multimedia, Verhaltensbeobachtung

1 Einleitung

Mittels bildgebender und bildverarbeitender Verfahren ist es heute möglich, vollautomatisiert biologische Prozesse zu untersuchen oder quantitative Erhebungen durchzuführen. Damit solche Verfahren vergleichbare Ergebnisse produzieren können, müssen die Daten auf standardisierte Weise erhoben werden. Es gibt jedoch zahlreiche Untersuchungsobjekte, für die es keine standardisierten Methoden zur Erfassung von Daten gibt, insbesondere solche, in denen gleichzeitig räumliche, zeitliche und inhaltliche Komponenten erfaßt werden müssen. Beispiele hierfür sind Paar- und Gruppeninteraktionen, Bewegungsstudien oder Therapie-Evaluationen. Um in solchen Situationen trotzdem aussagekräftige Daten erheben zu können, kann die systematische Beobachtung als Methode eingesetzt werden, sofern sie durch effektive Werkzeuge unterstützt wird.

2 Systematische Beobachtung als wissenschaftliche Methode

Klassische sozialwissenschaftliche Methoden der Datenerhebung mit Fragebogen oder Interviews können beispielsweise bei der Arbeit mit Säuglingen oder Tieren nicht eingesetzt werden. Obwohl solche Einsatzgebiete prädestiniert für die Methode der systematischen Beobachtung sind, führt diese immer noch ein Schattendasein. Hauptsächlich deshalb, weil dem Anwender oftmals unklar ist, "was" und "wie" beobachtet werden soll. Die Beantwortung der Frage "was" beobachtet werden soll, ist verständlicherweise Aufgabe der Forschung. Das "wie" jedoch kann mit technischen Mitteln gelöst werden. Ein Beispiel dafür ist die Software INTERACT, die den gesamten Prozeß der systematischen Beobachtung begleitet, insbesondere bei der Auswertung von klassischen Video- und Multimediaaufzeichnungen.

2.1 Probleme der systematischen Beobachtung ohne Computerunterstützung

Daten durch Beobachten zu erheben, bedeutet prinzipiell das Abbilden der wahrgenommenen Realität auf objektive Maßskalen. Da der Aufbau und die Zusammensetzung der "Realität" jedoch nicht bekannt ist, kann i.d.R. keine allgemeingültige Abbildungsvorschrift für ein zu beobachtendes Element angegeben werden. Erschwerend kommt hinzu, daß jeder Beobachter seinen individuellen Ausschnitt der Realität wahrnimmt und die Abbildung auf diesen Ausschnitt anwendet. Wesentliche Aufgaben der wissenschaftlichen Beobachtung sind somit:

1. Die Entwicklung möglichst genauer, an die Fragestellung angepaßte Abbildungsvorschriften.
2. Das Training der Beobachter auf die Anwendung der Abbildungsvorschriften, sodaß vergleichbare und aussagekräftige Daten durch die Beobachtung entstehen können.

Unabdingbar für beide Aufgaben ist die Reproduzierbarkeit der Beobachtung. Deshalb muß die Situation als Gegenstand der Beobachtung objektiv aufgezeichnet werden – idealerweise als klassische Video-, Audio- oder Multimediaaufzeichnung.

Die Prinzipien der Auswertung solcher Aufzeichnungen gelten gleichermaßen für klinische Evaluationen, industrielle Forschung oder den Einsatz in Usability Labors. Dabei werden in gleichen Versuchsanordnungen eine Reihe von Aufzeichnungen vorgenommen, beispielsweise Personenpaare beim Spielen, Diskutieren und Planen. Liegt das so aufbereitete Ausgangsmaterial vor, kann der eigentliche Beobachtungsprozeß beginnen. Im wesentlichen gibt es hier zwei Ansatzpunkte:

1. Es liegt bereits ein Auswertesystem vor.
2. Ein neues Auswertesystem soll entwickelt werden.

Im ersten Fall benötigen die Anwender ein Werkzeug, mit dessen Hilfe sie die Beobachtung und Datenerhebung möglichst einfach durchführen können. Dies ist besonders wichtig, da die Gruppe der Beobachter meist nicht technisch versiert ist (ungeübte Anwender als Kontrollgruppen zur Verifikation der Auswertungssysteme). Wenn sich darüber hinaus aufgrund technischer Probleme eine "quick and dirty" Mentalität einstellt, hat dies i.d.R. Einfluß auf die Qualität der Ergebnisse. Spätestens hier ist die Beobachtung als wissenschaftliche Methode zum Scheitern verurteilt. Gleiches gilt verstärkt auch dann, wenn ein neues Auswertesystem entwickelt werden soll, das neben dem Entwurf von Abbildungsverfahren deren Verifikation durch Anwendung mit einbezieht.

Diese in der Praxis häufig zu beobachtenden Probleme haben in der Vergangenheit wesentlich dazu beigetragen, daß die systematische Beobachtung an den Rand der wissenschaftlichen Methoden gedrängt wurde.

2.2 Voraussetzungen für eine wirkungsvolle systematische Beobachtung

Daß die genannten Probleme bei der systematischen Beobachtung durch den Einsatz computergestützter Hilfsmittel gelöst werden können, zeigen beispielsweise Erfahrungen und Ergebnisse beim Einsatz der Software INTERACT. Dabei kann die softwareunterstützte systematische Beobachtung zu einer universell anwendbaren Methode mit hoher Ergebnisqualität werden, wenn folgende Voraussetzungen erfüllt sind:

- Hohe Qualität des Ausgangsmaterials

Von den Anwendern wird die Tatsache oft übersehen, daß eine schlechte Qualität des Ausgangsmaterials durch noch so große Anstrengungen im späteren Beobachtungs- und Auswerteprozeß nicht wettgemacht werden kann. Ist die Aufzeichnung zu dunkel, verrauscht oder verwackelt oder das Objekt der Beobachtung zeitweise überhaupt nicht sichtbar, versagen selbst fehlertolerante Berwertungssysteme. Die Praxis zeigt, daß dem Anwender oftmals nicht bewußt ist, wo die Schwächen seines Ausgangsmaterials liegen. Deshalb ist es notwendig, daß der Anwender vor der Auswertung sein Datenmaterial besonders kritisch darauf hin prüft, ob das klar und deutlich zu sehen oder zu verstehen ist, was beobachtet werden soll. Diese notwendige Sensibilisierung kann nur durch eine gute interdisziplinäre Ausbildung in der Lehre oder durch gezielte Kurse erreicht werden.

- Verfügbarkeit ausgereifter Beobachtungsskalen

Die Entwicklung von Beobachtungsskalen ist ein iterativer Prozeß, der direkt von der Qualität des Ausgangsmaterials, des Beobachtungsprozesses sowie der Datenauswertung beeinflußt wird und alle diese Bereiche in einem weiteren Zyklus selbst wieder beeinflußt. Erschwerend kommt wie bereits erwähnt hinzu, daß sich eindeutige Abbildungen von beobachteten Ereignissen auf Einheiten einer Maßskala nicht oder nur sehr schwer finden lassen. Dieser Prozeß kann durch den Einsatz von Software (durch die Steuerung von Videorecordern und systematisierte Erfassung von Daten) wesentlich erleichtert werden.

- Gesicherte Beobachtung durch trainierte Anwender

Ist ein ausgereiftes Beobachtungssystem vorhanden, muß dieses auf einfache und sichere Weise angewendet werden können. Das konsequente Training der Beobachter ist dabei aufwendig, ebenso der nachfolgende eigentliche Beobachtungsprozeß, da hier gleichzeitig Technik bedient und Daten erfaßt werden müssen. Ohne Computerunterstützung kann dies bereits bei einfachen Beobachtungssystem sehr mühsam sein.

- Einfache und fehlerfreie Datenübertragung

Die Auswertung und Interpretation der Daten selbst ist methodisch durch Mathematik und Statistik gut gesichert. Wurden jedoch die Daten nicht bereits von Anfang an softwareunterstützt erfaßt und gesammelt, entstehen in dieser Phase durch manuelle Datenübertragung Fehlerquellen und hohe Zeitaufwände.

3 Softwareunterstützte Beobachtung am Beispiel von INTERACT

Das Grundprinzip der Software INTERACT besteht darin, vom Beobachter definierte Anfangs- und Endzeitpunkte in Zusammenhang mit textuellen Beschreibungen (Codes oder Transkriptionen) zu speichern. Diese Codiervorgänge können beispielsweise in Echtzeit per Tastendruck stattfinden oder – wie bei sog. Mikroanalysen - auf Einzelbildebene und mit individuellen Beschreibungen. Wesentliche Unterstützung dabei bietet die Möglichkeit, jedes Ereignis einer Video- oder Multimediaaufzeichnung beliebig oft von INTERACT gesteuert abspielen zu lassen. Dabei wird neben Multimediaplayern eine Vielzahl marktgängiger Videorecorder unterstützt.

INTERACT unterstützt darüber hinaus die Entwicklung von Kategoriensystemen sowie deren Einsatz bei der Auswertung von Videobändern. Codes können jederzeit frei definiert werden. Die Software übernimmt die systematische Speicherung dieser Daten in Form von Kategoriensystemen. Das leichte Auffinden bestimmter Inhalte in Codierungen wird dabei durch komfortable Suchfunktionen unterstützt.

Mit INTERACT kann das Training von Codierern auf einfache Weise durchgeführt werden, da vom Forschungsleiter Trainingsszenarien vorbereitet- und von den zu trainierenden Anwendern systematisch abgearbeitet werden können. Darüber hinaus ist es auf einfache Weise möglich, den Grad der Übereinstimmung von Codierern bezüglich desselben Verhaltens von der Software überprüfen zu lassen.

Die aufgezeichneten Daten lassen sich auf einfache Weise z.B. in Statistikprogramme exportieren und dort weiter verarbeiten. Darüber hinaus bietet INTERACT selbst einige Möglichkeiten der Datenauswertung.

Diese Software wird seit Jahren in klinischer Psychologie, medizinischer Forschung und Lehre und industrieller Anwendung erfolgreich eingesetzt, wie Anwender bestätigen:

"As a powerful software for the analysis of video recordings, INTERACT has provided valuable help in our research on parent-infant interactions. Due to its open structure and flexibility, INTERACT is very easy to apply for a variety of experimental and clinical purposes. Built-in functions, such as Cohen's Kappa calculations, graphic display of data and their export to statistical programs and a good security against any misuse of data, facilitates and enhances scientific efforts wherever audiovisual documentation is necessary." [Hanuš Papoušek, M.D., Sc.D. Professor of Developmental Psychobiology]

"Mit Interact war die professionelle Analyse von Videos mit bildgenauer Kodierung, Beobachtertraining und der Ermittlung von Beobachterübereinstimmungen noch nie so einfach für unsere Arbeitsgruppe. Besonders begeistert war ich von den absolut einfach zu handhabenden Kodiermöglichkeiten und der problemlosen Exportfunktion für SPSS. Man sieht es dem Programm an, daß es von Leuten entwickelt wurde, die nicht nur etwas von Videodaten, sondern auch etwas von empirischer Psychologie verstehen.....," [Dr. Manfred Holodynski, Abt. Psychologie, Universität Bielefeld]

Technische Voraussetzungen für den Einsatz von INTERACT sind individuell, je nach Einsatzgebiet zu klären. Die Software ist inklusive umfangreichem Handbuch zweisprachig in englisch und deutsch verfügbar. Weitere Informationen finden sich im Internet auf der Homepage des Herstellers (www.mangold.de).

4 Literatur

Eine gute Einführung in die gesamte Thematik bietet:
Faßnacht, Gerhard: Systematische Verhaltensbeobachtung, eine Einführung in die Methodologie und Praxis, 2. Auflage, Ernst Reinhardt Verlag München, 1995

Segmentierung und Volumetrie von Tumorentitäten mit CT-Datensätzen

Christoph Räth, Wolfram Bunk, Britta Schulte*, Natalie Sorger*, Carl Ganter*, Hermann Helmberger* Alexander Horsch**, Paul Gerhardt* und Gregor Morfill

Max-Planck-Institut für extraterrestrische Physik
Giessenbachstraße, 85740 Garching
*Institut für Röntgendiagnostik der TU München
Ismaninger Straße 22, 81675 München
**Institut für Med. Statistik und Epidemiologie
Ismaninger Straße 22, 81675 München
E–mail: cwr@mpe.mpg.de

Zusammenfassung. Die Tumorvolumetrie ist für die Onkologie von großer Bedeutung. Sie dient insbesondere der exakten Bestimmung des Ausgangswertes bei geplanter neoadjuvanter Therapie. Hiermit wird die Kontrolle der Therapie gewährleistet, so daß entsprechend der Ansprechrate der Behandlungsplan beibehalten oder geändert werden kann.
In diesem Beitrag wird ein Volumetrieverfahren vorgestellt, das es erlaubt, in wenigen Minuten das exakte Volumen einer Tumorentität zu bestimmen. Zur Segmentierung werden Konzepte der Wasserscheidentransformation als auch nichtlineare Filtermethoden verwendet. Die Methodik wurde an Phantommessungen und durch Vergleich mit dem Goldstandard getestet.
Die entwickelten Verfahren wurden auf einem PC mit einer graphischen Benutzerschnittstelle implementiert. Ein erster Prototyp befindet sich in der klinischen Evaluierung.

Schlüsselwörter: Bildsegmentierung, Volumetrie, Computertomographie, Onkologie, Therapieverlaufskontrolle

1 Medizinische Problemstellung

Aus Sicht des onkologischen Therapeuten ist eine exakte, gut reproduzierbare und breit anwendbare volumetrische Erfassung von Tumormanifestationen von großer Bedeutung. So ist die Tumorausdehnung bei malignen Erkrankungen von prognostischer und therapeutischer Konsequenz. Vor allem aber ist die exakte Überprüfung des therapeutischen Ansprechens auf eine systematische Chemotherapie ein entscheidender Parameter für Therapieentscheidungen wie Therapiedauer oder Wechsel des Therapiekonzeptes.
Hierbei wird der Erfolg der durchgeführten Therapie sowie die Entscheidung über eine eventuelle Umstellung des Therapieschemas anhand der Änderung des Gesamttumorvolumens beurteilt. In diesem Kontext fällt der bildgebenden Diagnostik die Aufgabe zu, sowohl den Ausgangsbefund metrisch exakt zu dokumentieren, als auch Veränderungen unter Therapie in Verlaufskontrollen möglichst

exakt zu erfassen [1, 2].Bisherige Methode zur Volumenbestimmung erstrecken sich auf grobe planimetrische Abschätzungen oder sie erfordern zeitintensive Interaktionen (bis zu 1,5 Stunden) durch den Benutzer. Mit geeigneten Bildverarbeitungsverfahren soll eine schnelle, exakte und reproduzierbare Volumenbestimmung von Tumormanifestationen weitgehend automatisch realisiert werden, so daß die Tumorvolumetrie für die klinische Routine erschlossen werden kann.

2 Material

Um die Untersuchungsgenauigkeit sowie die Reproduzierbarkeit der verwendeten Verfahren zu beurteilen, wurden zahlreiche Untersuchungen an einem organischen Phantom durchgeführt. Eine isolierte Rinderleber wurde hierbei als realistische Simulation der menschlichen Leber gewählt. Tumorgewebe in der Leber wurde durch verschiedene Arten von Implantaten (gefüllte Tischtennisbälle, andere Fleischentitäten) simuliert. Das Volumen der Implantate wurde mittels Ausmessung oder Wasserverdrängungsmethode bestimmt. An diesem Phantom wurden CT-Messungen durchgeführt und die Datensätze volumetrisch ausgewertet.

Aus der klinischen Routine wurden vollständige Sätze von CT-Schnittbildern für Lebertumore, Magentumore, Bronchialkarzinome sowie Lymphomen bereitgestellt. Jeder Datensatz umfaßt zwischen 10 und 90 Schnittbilder der Größe 512×512 Pixel.

Für die Lebertumore wurde durch zeitaufwendige manuvisuelle Inspektion der Schnittbilder von einem erfahrenen Radiologen ein Goldstandard definiert, mit dem die Segmentierungsergebnisse für diese Tumorentität verglichen wurden.

3 Methoden der Bildbearbeitung

Die Auswertung der CT-Daten mit Methoden der digitalen Bildverarbeitung untergliedert sich in drei Verarbeitungsschritte, die im folgenden beschrieben werden.

3.1 Vorsegmentierung

In diesem ersten Bildbearbeitungsschritt wird manuell ein Teilvolumen des vollständigen Datensatzes, das das tumoröse Gebiet enthält, ausgewählt. Dadurch werden der Speicherplatz- und Rechenzeitbedarf für die nachfolgende Bearbeitung der Volumendaten erheblich verringert.

3.2 Segmentierung

Der Segmentierungsalgorithmus kombiniert Elemente des Bereichswachstums- und des Wasserscheiden-Verfahrens [3]. Dabei erfolgt die Bestimmung der für die Anwendung des Wasserscheiden-Verfahrens notwendigen Grauwertgradienten mit Hilfe nichtlinearer Filtermethoden [4] (Skalierungsvektormethode) in

einem vierdimensionalen künstlichen Darstellungsraum, der durch die drei Orts-
koordinaten und den Grauwert der Voxel aufgespannt wird. Diese Verfahren der
Bildanalyse erlauben es, auch sehr kleine Grauwertschwankungen bzgl. aller drei
Raumrichtungen quantitativ zu erfassen.
In dem entwickelten Verfahren zur 3D-Bildsegmentierung wird ein "Bildsegment" als eine zusammenhängende, homogene Region definiert. Diese ist entweder von inhomogenen Bereichen (Kanten) oder von anderen Segmenten mit
anderen mittleren Grauwerten umgeben. Um das betrachtete Volumen in seine
Segmente einzuteilen, beginnt somit das Wachstum bei Voxeln mit kleinen Dichte-
gradienten und erstreckt sich dann auf die Kantenregionen mit hohen Gradienten. Die Zuordnung von Voxeln zu Segmenten während des Bereichswachs-
tumsprozesses wird durch ein Voxel-Segment-Homogenitätskriterium gesteuert:
Grenzt ein Voxel an ein schon definiertes Bildsegment und weicht sein Grauwert
nur um einen vorgegebenen Betrag von dem des Ausgangsvoxels des Segments
ab, so wird dieses Voxel dem Segment zugeordnet. Andernfalls bildet es den
Ausgangspunkt eines neuen Bildsegments.
Zur Vermeidung von Übersegmentierung werden benachbarte Segmente, die einer
Segment-Segment-Homogenitätsbedingung genügen, d.h. deren mittlere Grauwerte sich nur um einen vorgegebenen Betrag voneinander unterscheiden, miteinander verschmolzen.

3.3 Nachbearbeitung und Volumetrie

Auf der Basis des Segmentierungsergebnisses wählt der Benutzer Gebiete, die
er als Tumor oder Metastase identifiziert, durch das Setzen von Saatpunkten
aus. Durch das sich anschließende Bereichswachtumsverfahren wird das tumoröse
Gebiet segmentiert. Ist ein Tumor nicht von dem ihn umgebenden Gewebe ab-
grenzbar (Dies ist gerade bei Magenkarzinomen häufig der Fall.), so ist eine abschließende manuelle Nachbearbeitung des Segmentierungsergebnisses möglich.
Die Bestimmung des Tumorvolumens erfolgt durch Auszählen der segmentierten
Voxel und Multipklikation der Voxelanzahl mit dem Einheitsvolumen eines Voxels.

4 Implementierung

Ein Prototyp für einen PC wurde unter Verwendung der Visualisierungssoftware
IDL im klinischen Umfeld implementiert. Die einzelnen Bildverarbeitungskom-
ponenten sind in einer Benutzerumgebung eingebettet, die dem Radiologen ein
leichtes Arbeiten mit der Bildverarbeitungssoftware ermöglicht.

5 Ergebnisse und Diskussion

Bei den Phantommessungen konnten die Volumina der Implantate durch Auswertung der CT-Daten mit dem Segmentierungsverfahren mit einer Genauigkeit von
ein bis drei Prozent reproduziert werden (siehe Abb. 1).

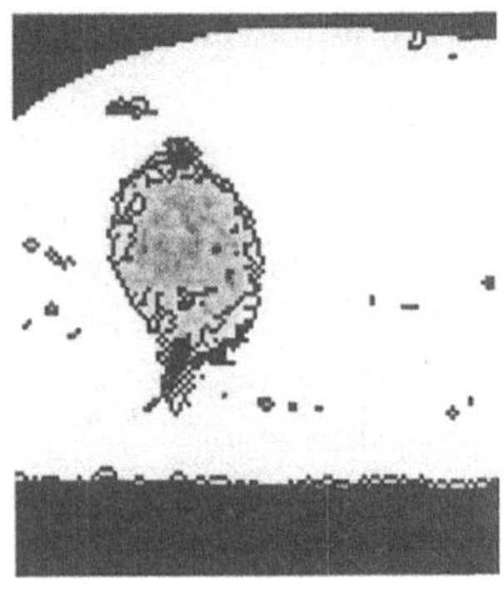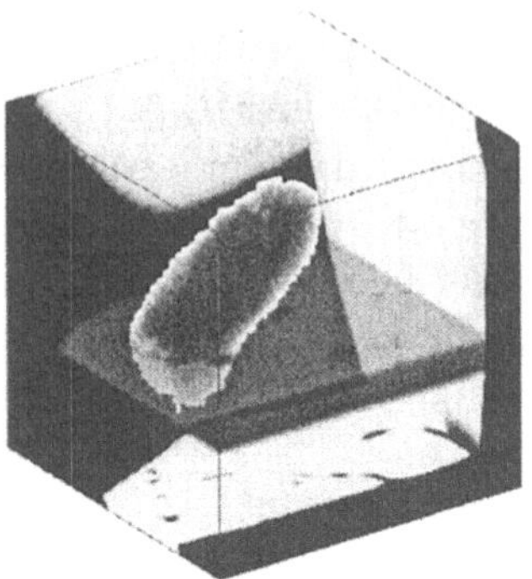

Abb. 1. Links: Schnittbild des Rinderleberphantoms mit implantierten Fremdgewebe. Die schwarze Linie markiert die Segmentgrenzen. Rechts: 3D-Rekonstruktion des segmentierten Implantats. Das rekonstruierte Volumen beträgt 18, 4 ml. Für das Implantat wurden 18, 1 ml gemessen.

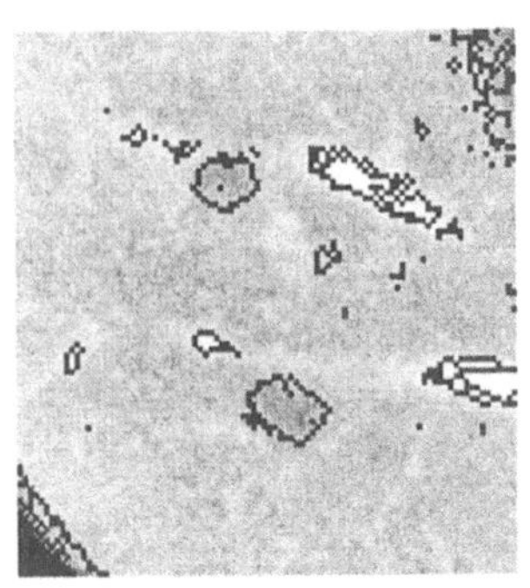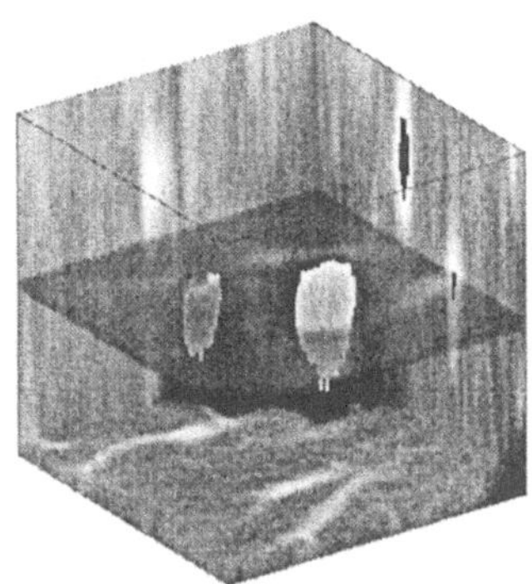

Abb. 2. Links: Schnittbild einer Leber mit tumorösen Gebieten. Die schwarzen Linien markieren die Segmentgrenzen. Rechts: 3D-Rekonstruktion des segmentierten Tumors. Das rekonstruierte Volumen beträgt 0, 75 ml. Von einem Radiologen wurden 0, 77 ml für das Tumorvolumen bestimmt.

Die Bearbeitungszeit (einschließlich der Rechenzeit für die Segmentierung) beträgt hierbei wenige Minuten.

Eine weitere Evaluierung der Methode fand durch die Gegenüberstellung der Segmentierungsergebnisse mit dem Goldstandard, d.h. mit den handsegmentierten Ergebnissen eines erfahrenen Radiologen statt. Im Falle von Lebertumoren wurde eine Genauigkeit von drei Prozent erzielt (siehe Abb. 2). In diesem Falle beträgt die Bearbeitungszeit ebenfalls nur wenige Minuten.

Derzeit wird das Segmentierungsmodell zur volumetrischen Analyse von Magenkarzinomen im Verlaufe einer Chemotherapie im Rahmen einer klinischen Studie mit mehr als 40 Patienten eingesetzt. Ebenso wird das Segmentierungsmodell auf die Erkennung von Bronchialkarzinomen sowie malignen Lymphomen ausgeweitet.

Literatur

1. Helmberger H, Bautz W, Fink U, Vogel U, Lenz M, Kersting-Sommerhoff B, Gerhardt P: Spiral CT arteriography via hepatic port catheder: a technique for monitoring of liver metastases? In: Tan L (ed.) ICR 94 Singapore: Handbook, Continental Press, Singapore, 104, 1994.
2. Helmberger H, Bautz W, Sendler A, Fink U, Gerhardt P: Volumetrie abdomineller Tumoren: Problemstellung - Lösungsansätze. Radiologie, 35, 587–591, 1995.
3. Vincent L, Soille P: Watersheds in digital spaces: An efficient algorithm based on immersion simulations. IEEE Trans. on Pattern Analysis and Machine Intelligence, 13 (6): 583–598, 1991.
4. Räth C, Morfill G: Texture detection and texture discrimination with anisotropic scaling indices. Jour. Opt. Soc. Am. A, 14: 3208–3215, 1997.

Autorenverzeichnis

Stichwortverzeichnis